实用内科疾病诊治与护理

主　编　王姗姗　王晓霞　滕　海　罗尚玉
　　　　冷　玲　罗治文　赵王磊　武　佳

中国海洋大学出版社
·青岛·

图书在版编目(CIP)数据

实用内科疾病诊治与护理 / 王姗姗等主编. —青岛：
中国海洋大学出版社,2019.10
ISBN 978-7-5670-2432-8

Ⅰ.①实… Ⅱ.①王… Ⅲ.①内科—疾病—诊疗②内
科—疾病—护理 Ⅳ.①R5②R473.5

中国版本图书馆 CIP 数据核字(2019)第 225395 号

出版发行	中国海洋大学出版社		
社　　址	青岛市香港东路 23 号	邮政编码	266071
出 版 人	杨立敏		
网　　址	http://pub.ouc.edu.cn		
电子信箱	369839221@qq.com		
订购电话	0532—82032573(传真)		
策划编辑	韩玉堂		
责任编辑	赵　冲　矫　燕	电　　话	0532—85902349
印　　制	北京虎彩文化传播有限公司		
版　　次	2019 年 11 月第 1 版		
印　　次	2019 年 11 月第 1 次印刷		
成品尺寸	185 mm×260 mm		
印　　张	19		
字　　数	480 千		
印　　数	1～1000		
定　　价	128.00 元		

发现印装质量问题,请致电 18600843040,由印刷厂负责调换。

《实用内科疾病诊治与护理》编委会

李世容　　贵州省人民医院

吴玉冰　　航空总医院

刘　慧　　内蒙古医科大学附属人民医院

　　　　　内蒙古自治区肿瘤医院

姚青刚　　石家庄第二医院

曹　瑾　　解放军 32138 部队

前　言

　　随着现代科学技术的发展，医学知识日新月异。医务工作者需要不断用新的知识来丰富自己的头脑，这样才能跟上时代的步伐，才能算得上称职的医务工作者，也才能不被时代淘汰。为此，我们组织拥有多年临床经验的内科专家及护理人员，参考大量国内外文献，编写了《实用内科疾病诊治与护理》一书，目的在于使内科疾病的诊治与护理融为一体。这样能使从事临床护理工作者懂得每个疾病护理的理论基础，只有理论和实际紧密结合，相互补充，对于一个疾病才算完整、彻底的治疗，也才更利于患者的恢复与痊愈。本书是从认识疾病与防治疾病入手，详细阐述内科疾病的诊断、治疗与护理方面的相关知识。本书内容丰富，资料翔实，深入浅出，明了易懂。衷心希望本书能对各位同仁在实际工作中提供一定的帮助。本书适用于临床内科医师和教学人员、相关科研人员参阅。

　　本书编写过程中参阅了国内外大量的医学文献资料，在此对相关作者表示真诚的谢意。由于编者水平有限，书中难免有不足之处，敬请专家和读者批评指正，我们会虚心接受，并表示感谢。

编者

2019 年 9 月

目　录

第一章　消化内科疾病

第一节　急性胃黏膜病变

急性胃黏膜病变(acute gastric mucosal lesion,AGML)是以胃黏膜浅表性损伤为特征的一组急性胃黏膜出血性病变,近年来发病有上升趋势,又称急性糜烂性胃炎或急性糜烂出血性胃炎。本病已成为上消化道出血的重要病因之一,约占上消化道出血的 20%。

一、病因与发病机制

(1)引起急性单纯性胃炎的各种外源性刺激因子尤其是酒精与非甾体类抗炎药均可破坏胃黏膜屏障,使 H^+ 及胃蛋白酶逆向弥散入黏膜而导致胃黏膜的急性糜烂。但一些危重疾病如严重创伤、大面积烧伤、败血症、颅内病变、休克及重要器官的功能衰竭等严重应激状态更是常见的病因。

(2)应激状态时去甲肾上腺素和肾上腺皮质激素分泌增加,内脏血管收缩,胃血流量减少,不能清除逆向弥散的 H^+;缺氧和去甲肾上腺素使前列腺素合成减少,黏液分泌不足,HCO_3^- 分泌也减少;应激状态时胃肠运动迟缓,幽门功能失调,造成胆汁反流,胆盐进一步损伤缺血的胃黏膜上皮,使胃黏膜屏障遭受破坏,最终导致黏膜发生糜烂与出血。

二、临床表现

(1)发病前有服用非甾体类消炎镇痛药、酗酒以及烧伤、大手术、颅脑外伤、重要脏器功能衰竭等应激状态病史,临床症状多为上腹部的隐痛或剧痛,伴恶心等症状,由药物所致者,亦称为药物性胃炎。

(2)少数患者由于原发病症状较重,因此出血前的胃肠道症状,如上腹部隐痛不适、烧灼感常被忽视或无明显症状,常以上消化道出血为首发症状。

表现为呕血和(或)柏油样便,出血常为间歇性,部分患者表现为急性大量出血,病情较重,可出现失血性休克。

三、临床检查

(1)实验室检查。血液分析均有失血后贫血,其程度取决于失血量。大便检查潜血试验(OB)呈阳性。

(2)急诊内镜检查。在出血后的 24~48 h 做急诊内镜检查,可见以多发性糜烂和出血灶为特征的急性胃黏膜病变,有确诊价值。

四、诊断与鉴别诊断

(一)诊断标准

依据病史和临床表现可作出初步诊断,确诊依赖于 48 h 内急诊胃镜检查。

（二）鉴别诊断

（1）消化性溃疡并出血。消化性溃疡可以上消化道出血为首发症状，需与急性糜烂性胃炎鉴别，急诊胃镜检查可鉴别。

（2）肝硬化食管静脉曲张破裂出血。患者多有肝炎病史，并有肝功能减退和门脉高压表现，如低蛋白血症、腹腔积液、侧支循环建立等，结合 X 线钡餐和胃镜检查，可与急性糜烂性胃炎相鉴别。

（3）其他。急性糜烂性胃炎还需与引起上消化道出血的其他疾病，如胃癌、食管贲门黏膜撕裂、胆道疾病等鉴别，通过这些原发疾病的临床表现和胃镜、B 超、CT、MRI 等辅助检查，一般可做出鉴别。

五、诊疗原则

（1）应去除诱发病因，治疗原发病，迅速降低胃内酸度，同时进行有效的药物止血治疗。

（2）对伴上消化道大出血者应立即建立静脉通道，积极补液，酌量输注新鲜血液，迅速纠正休克及水电解质紊乱。

六、治疗措施

（一）黏膜保护剂

无明显出血者，可应用黏膜保护剂，如硫糖铝混悬剂两包口服，3～4 次/日；铝碳酸镁 3 片口服，3～4 次/日。近年来多应用替普瑞酮（商品名：施维舒）胶囊 50 mg 口服，3 次/日或前列腺素 E_2 衍生物米索前列醇（Misoprostol，商品名：喜克溃），常用量为 200 g，4 次/日，餐前和睡前口服，还可选用胶体果胶铋、吉法酯或麦滋林-S 颗粒等黏膜保护剂。

（二）H_2 受体拮抗剂

轻者可口服 H_2 受体拮抗剂，如西咪替丁 1.0～1.2 g/d，分 4 次口服；雷尼替丁 300 mg/d，分两次口服；法莫替丁 40 mg/d，分两次口服。重者可静脉滴注用药。H_2-受体拮抗剂可有效抑制胃酸的分泌，减轻 H^+ 逆弥散，使用中需注意 H_2 受体拮抗剂的不良反应。

（三）质子泵抑制剂

一般而言，其抑酸作用要强于 H_2-受体拮抗剂。轻者可选用口服制剂，如奥美拉唑 20～40 mg/d，兰索拉唑 30～60 mg/d，潘托拉唑 40 mg/d。近年来抑酸作用更强的制剂已应用于临床，主要有雷贝拉唑（Rebaprazole，商品名：波利特）10～20 mg/d，因其药代动力学的特点属非酶代谢（即不依赖肝细胞色素 P_{450} 同工酶 CYP_2C_{19} 进行代谢），故其抑酸效果无个体差异性；埃索美拉唑（Esomeprazole），20～40 mg/d，口服。

（四）大出血者应积极采取以下治疗措施

（1）补充血容量。输液开始宜快，可选用 0.9% 氯化钠注射液、林格氏液、低分子右旋糖酐等，补液量根据失血量而定，但低分子右旋糖酐 24 h 不宜超过 1 000 mL。输血指征为：①血红蛋白 < 70 g/L，红细胞计数 < 3 × 10^{12}/L 或红细胞压积 < 30%。② 收缩压 <10.67 kPa(80mmHg)[①]。③脉率＞120 次/分。

（2）局部止血。留置胃管，可观察出血情况、判断治疗效果、降低胃内压力，也可经胃管注

---

① 临床上仍习惯用毫米汞柱，1 kPa＝7.5mmHg。全书同。

入药物止血。①去甲肾上腺素:6～8 mg 加于 0.9%氯化钠注射液 100 mL 中,分次口服或胃内间歇灌注。②凝血酶:1 000～4 000 U 加水稀释,分次口服或胃管注入。③云南白药:0.5 g 加水溶解后口服,3 次/日。④冰盐水:注入 3 ℃～5 ℃冰盐水,每次约 500 mL,反复冲洗,直至冲洗液清亮,总量不超过 3 000 mL,可清除胃内积血,使黏膜下层血管收缩,有利于止血。

(3)止血剂。①安络血:可以减低毛细血管的渗透性并增加断裂毛细血管断端回缩作用,每 4～8 h 肌内注射 10 mg。②止血敏:能促使血小板凝血活性物质的释放,并增加其集聚活性与黏附性,可用 2～4 g 加入 5%葡萄糖溶液或 0.9%氯化钠注射液中输入。③也可酌情选用立止血、6-氨基己酸、抗血纤溶芳酸等药物。

(4)抑酸剂。抑酸剂可以减少胃酸分泌,防止 H^+ 逆向弥散,pH 上升后,可使胃蛋白酶失去活性,有利于凝血块的形成,从而达到间接止血的目的。①H_2 受体拮抗剂:如西咪替丁每次 600～1200 mg,1～2 次/日;法莫替丁每次 20～40 mg,1～2 次/日,加入葡萄糖或 0.9%氯化钠注射液中静脉滴注。②质子泵抑制剂:奥美拉唑静脉滴注 40mg,1～2 次/日;潘托拉唑 40 mg 静脉滴注,1～2 次/日。

(5)生长抑素。人工合成的生长抑素具有减少胃酸和胃蛋白酶分泌及降低内脏血流量的作用,常用奥曲肽(8 肽,Sandostatin,善宁)首剂 100 μg,皮下或静脉注射,然后以 20～50 μg/h 的速度静脉维持 24～48 h;Somatostatin(思他宁,14 肽),首次以 250 μg 静脉注射,再以 250 μg/h静脉持续滴注,必要时剂量可加倍。

(6)内镜下止血。可用 5%～10%孟氏液 30～50 mL 或去甲肾上腺素、凝血酶局部喷洒止血,也可酌情选用电凝、激光、微波凝固止血,常规止血方法无效时可选用内镜下止血方法。

(7)选择性动脉内灌注垂体后叶素。常规止血方法无效时可考虑应用放射介入治疗,方法为经股动脉穿刺插管,将垂体后叶素灌注入腹腔动脉及肠系膜上动脉,每 5 min 0.1～0.3 U,维持 18～24 h。近年来多选用特利加压素每次 1～2 mg 灌注,疗效更好且不良反应少。

七、疗效评价

急性胃黏膜病变患者在给予有效的药物止血措施后,出血症状可好转并逐渐停止;若能同时去除病因,往往可以痊愈;少数伴有应激性溃疡出血者经 24～48 h 内科积极治疗无效,仍难以控制出血时。在急诊胃镜检查后基本明确诊断的基础上,可选用外科手术治疗。

八、出院医嘱

(1)照护原则。患者应卧床休息,禁食或流质饮食。加强护理,密切观察神志、呼吸、脉搏、血压变化及出血情况,记录 24 h 出入量。

(2)注意事项。药物因素诱发的患者应停服有关药物如非甾体抗炎药。

第二节　功能性消化不良

功能性消化不良(functional dyspepsia,FD)是指具有上腹痛、上腹胀、早饱、嗳气、食欲缺乏、恶心、呕吐等上腹不适症状,经检查排除了引起这些症状的胃肠道、肝胆道及胰腺等器质性疾病的一组临床综合征,症状可持续或反复发作,症状发作时间每年超过一个月。

FD是临床上最常见的一种功能性胃肠病。欧美的流行病学调查表明,普通人群中有消化不良症状者占19%～41%,我国发病率约为20%～30%。

一、病因与发病机制

(1)健康人在消化间期表现为特征性的移行性复合运动波(MMC),其中MMCⅢ期起清道夫的重要作用,餐后进入消化期,近端胃呈适应性舒张,容纳食物,远端胃收缩、蠕动,消化食物,使其变为细小的颗粒。胃窦、幽门与十二指肠的协调运动在排空过程中起重要作用。FD患者的胃窦、幽门与十二指肠动力异常,不仅存在于消化期,而且见于消化间期,后者包括MMCⅢ期出现次数减少,MMCⅡ期的动力减弱和十二指肠胃反流等,因此患者空腹就有症状,餐后也不减轻,甚至加重。

(2)FD的病因和发病机制至今尚不完全清楚,可能与多种因素有关。目前认为,上胃肠道动力障碍是主要的病理生理学基础,精神因素和应激因素也一直被认为与其发病有密切关系。

FD患者存在个性异常、焦虑、抑郁积分明显高于正常人群和十二指肠溃疡组。

二、临床表现

(一)症状

(1)FD的症状有上腹痛、上腹胀、早饱、嗳气、食欲缺乏、恶心、呕吐等,常以某一个或某一组症状为主,至少持续或累积4周/年以上,在病程中症状也可发生变化。

(2)起病多缓慢,病程常经年累月,呈持续性或反复发作,不少患者由饮食、精神等因素诱发。部分患者伴有失眠、焦虑、抑郁、头痛、注意力不集中等精神症状。无贫血、消瘦等消耗性疾病表现。

(3)临床上将FD分为3型:溃疡型(上腹痛及反酸为主)、动力障碍型(早饱、食欲缺乏及腹胀为主)和非特异型。

(二)体征

FD的体征多无特异性,大多数患者的上腹有触痛或触之不适感。

三、临床检查

(1)胃排空测定技术。核素扫描被认为是测定胃排空的金标准,25%～50%患者胃半排空时间延长,主要是对固体食物半排空时间延长。

(2)内镜检查、B超及其他影像学检查(包括X线检查、CT、MRI等)。其意义在于排除器质性疾病,有利于与胃及十二指肠溃疡、食管炎,肝、胆、胰腺疾病和肿瘤等器质性病变鉴别。X线、MRI成像技术在一定程度上还可以反映不同时间的胃排空率。

四、诊断与鉴别诊断

(一)诊断标准

FD的诊断标准如下:①上述消化不良的症状在一年中持续4周或3个月以上。②内镜检查无食管、胃和十二指肠溃疡、糜烂和肿瘤性病变,也无这类疾病病史。③B超、X线、CT、MRI和有关实验室检查排除了肝、胆、胰腺疾病。④无精神病、结缔组织病、内分泌和代谢疾病及肾脏病存在。⑤无腹部手术史。

（二）鉴别诊断

诊断 FD 患者时,必须除外器质性消化不良,后者经有关检查能显示相关病因,如消化性溃疡、糜烂性胃炎、食管炎及恶性疾病等。FD 需与下列疾病鉴别:①慢性胃炎:慢性胃炎的症状与体征均很难与 FD 鉴别。胃镜检查发现胃黏膜明显充血、糜烂或出血,甚至萎缩性改变,则常提示慢性胃炎。②消化性溃疡:消化性溃疡的周期性和节律性疼痛也可见于 FD 患者,X线钡餐发现龛影和胃镜检查观察到溃疡病灶可明确消化性溃疡的诊断。③慢性胆囊炎:慢性胆囊炎多与胆结石并存,也可出现上腹饱胀、恶心、嗳气等消化不良症状,腹部 B 超、口服胆囊造影、CT 等影像学检查多能发现胆囊结石和胆囊炎征象可与 FD 鉴别。④其他:FD 还需与其他一些继发胃运动障碍疾病,如糖尿病胃轻瘫、胃肠神经肌肉病变相鉴别,通过这些疾病特征性的临床表现与体征一般可做出鉴别。

五、诊疗原则

FD 主要是对症治疗,要遵循综合治疗和个体化治疗的原则。治疗包括避免可能的诱发因素,缓解症状,减少复发以提高生活质量。

六、治疗措施

FD 尚无特效药,主要是经验性对症治疗。

(1)抑制胃酸分泌药。适用以上腹痛伴有反酸为主要症状者,可选择碱性制酸剂或酸分泌抑制剂,如西咪替丁等 H_2 受体拮抗剂或奥美拉唑等质子泵抑制剂等。

(2)促胃肠动力药。适用于以上腹饱胀、早饱、嗳气为主要症状者。多潘立酮为周围性多巴胺受体阻滞剂,常用剂量为 10 mg,每天 3 次,饭前 15 min 服;西沙必利为 5-羟色胺受体激动剂,用量为 5~10 mg,每天 3 次,餐前 15~30 min 服用,疗程 2~8 周。但西沙必利可致腹鸣、稀便或腹泻、腹痛和心肌 QT 间期延长等不良反应,故现已较少应用,心脏病患者更应慎用。甲氧氯普胺(胃复安)为中枢性及周围性多巴胺受体阻滞剂,因长期服用锥体外系不良反应大,故现已少用或不用。近年来新的促胃肠动力剂如莫沙必利、依托比利等也可选用,莫沙必利常用剂量为每次 5 mg,3 次/日,于餐前 30 min 服用。对疗效不佳者,抑制胃酸分泌药和促胃肠动力药可轮换用或合用。

(3)抗幽门螺旋杆菌(Hp)治疗。对小部分 FD 伴有(Hp)感染的患者应加用杀灭(Hp)药物,一般采用二联或三联药物疗法。

(4)抗抑郁药。上述治疗疗效欠佳而伴随明显焦虑、紧张、抑郁等症状者可试用抗抑郁药,但起效较慢。常用药有二环类抗抑郁药,如阿米替林 25 mg,每天 2~3 次;具有抗 5-羟色胺作用的抗抑郁药,如氟西汀 20 mg,每天 1 次,宜从小剂量开始,注意药物不良反应。

(5)其他。可用黏膜保护剂,如氢氧化铝凝胶、铋剂、硫糖铝、麦滋林-S 等。

七、疗效评价

FD 患者经上述治疗,症状一般可得到有效控制。大多数患者在去除焦虑、紧张等情绪因素并通过系统的药物治疗后,可痊愈出院。据报道约 3% 患者可发展成消化性溃疡,约 25% 患者可多年不愈,甚至终身罹患。

八、出院医嘱

(1)照护原则。建立良好的生活习惯,避免烟、酒及服用非甾体抗炎药,避免个人生活经历中会诱发症状的食物。由于心理因素可引起发病,应进行解释和劝告,调整患者的心理状态。

(2)注意事项。注意根据患者不同特点进行心理治疗,消除患者对所患疾病的恐惧和疑虑。若有失眠、焦虑者可于睡前口服适当镇静催眠药。少数 FD 患者药物治疗疗效不佳,可采用多种药物联合治疗,同时进行心理行为治疗,必要时可结合暗示治疗。

(3)常规用药。根据患者的临床表现,一般给予抑酸剂、促动力药和黏膜保护剂。若伴随明显焦虑、紧张、抑郁等症状者可加用抗抑郁药物。

第三节 上消化道大量出血

从食管到直肠称为人体的消化道。以十二指肠和空肠的交点为界,上面为上消化道,下面为下消化道。因此,上消化道应包括食管、胃、十二指肠以及胰腺、胆道的出血,统称为上消化道大量出血。其中溃疡病约占半数,食管胃底静脉曲张占 25%,近年来急性出血性胃炎和糜烂性胃炎伴发出血的病例也有所增长,有 5% 左右病例的出血病灶未能确定,即使剖腹探查也未能找出出血原因。其临床表现以呕血和黑粪为主,常伴有血容量不足的临床表现,是常见的急症。

一、病因

1. 炎症与溃疡性因素

(1)食管炎、食管糜烂或溃疡(包括 Barrett 食管)、反流性食管炎。

(2)急、慢性胃炎,尤急性糜烂出血性胃炎(急性胃黏膜病变或称为应激性溃疡,其中如系重度烧伤后引起的应激性溃疡常称为 Curling 溃疡;出血性脑血管病变及脑肿瘤所致的溃疡称之为 Curling 溃疡)。急性胃黏膜病变引起的出血占上消化道出血的 20% 左右。

(3)胃、十二指肠溃疡病,是引起出血的最常见病因。尤其是十二指肠溃疡病,占上消化道出血的 70%～80%。

(4)胃十二指肠溃疡手术后(毕罗 I 或 II 式手术)所致的吻合口炎或溃疡,残胃炎或残胃溃疡也是较多见的出血病因。

(5)强酸、强碱及酚类等化学物质引起的食管、胃与十二指肠的烧伤,必然会导致黏膜的糜烂与溃疡形成,最终发生出血。

(6)急性坏死出血性胰腺炎,当发生坏死出血后,血液可经主胰管进入十二指肠,也可因并发出血性十二指肠炎所致。

(7)其他炎症性病变尚有胃及十二指肠结核、克罗恩病(Crohn 病)、胃血吸虫病及胃嗜酸性肉芽肿等。

2. 机械性因素

(1)食管裂孔疝:当食管下端炎性水肿明显或已发生糜烂、溃疡时常可引起较大量出血。

此外,如疝入胸腔的部分胃发生嵌顿或梗阻时,则可引起大出血。

（2）食管下端黏膜裂伤：也称 Mallory-Weiss 综合征。出血多因食管—胃连接部的黏膜发生撕裂所致。占上消化道出血的 5％左右。

（3）器械或异物损伤食管：如误吞鱼刺而刺破食管黏膜或吞入缝针刺破食管等。

（4）胆道病变：如胆囊、胆管结石嵌顿、胆道蛔虫等均可导致胆管出血。

（5）胃扭转：可能系发生扭转部位的血管和黏膜缺血、损伤而致出血。

（6）胃黏膜脱垂：脱垂的胃黏膜如嵌顿于幽门管,再加之幽门管持续性痉挛,即可引起嵌顿黏膜缺血、糜烂,甚至引起坏死而致出血。但此种情况十分少见。

（7）食管、胃及十二指肠憩室：食管憩室好发于食管上部后壁;胃憩室可发生于胃的任何部位,但较少见;十二指肠憩室较多见,且多位于十二指肠壶腹部或十二指肠降部内侧,常紧邻乳头部。憩室出血多因憩室炎或糜烂所致。

3.血管性因素

（1）食管及胃底曲张静脉破裂：引起静脉曲张的病因较为复杂,可因肝内或肝外的各种病变而导致门静脉高压,最后引起食管、胃底静脉曲张,如发生破裂则可导致大出血,占上消化道出血的 8％～10％。

（2）Dieulafoy 病（胃黏膜下恒径动脉破裂）：系紧贴黏膜下的小动脉在胃黏膜的炎症、糜烂后发生破裂而导致出血,也可是胃黏膜下层曲张的小动脉瘤破裂而致出血。近年来随着急诊胃镜的广泛开展,因本病发生大出血者日趋增多,多见于中、老年患者。其出血特点常呈喷射状或呈搏动性出血。

（3）主动脉—食管、胃肠道瘘或动脉瘤破裂常导致大出血,见于以下疾病：胸主动脉瘤破入食管;腹主动脉、肝总动脉或脾动脉瘤破入胃、十二指肠;胃动脉瘤、胃十二指肠动脉瘤或胰十二指肠动脉瘤破裂出血,胃十二指肠动静脉或胰十二指肠动静脉畸形或血管发育不良而致出血;食管异物（如较大的鱼刺）穿破胸主动脉或主动脉弓后,如时间过长,当拔除异物后可引起食管内大出血。

（4）遗传性毛细血管扩张症（hereditary telangiectasis）：系罕见的家族性先天性疾病。血管扩张可发生于消化道的任何部位。

（5）蓝色橡皮瘤痣综合征（Blue rubber bleb nerus 综合征）：此综合征罕见,其特点是皮肤及消化道同时发生海绵状或毛细血管性血管瘤,瘤表现为蓝色斑痣样。如发生破裂,则可导致出血。

（6）动脉炎：①结节性多动脉炎。当病变侵犯胃肠道黏膜下层及肌层小动脉时,常可形成囊状动脉瘤,如发生破裂即导致出血。②系统性红斑狼疮（SLE）。发生出血主要是胃肠道黏膜的血管炎所致。③弹性假黄色瘤（pseudoxanthoma elasticum）。属罕见的一种结缔组织疾病,发生出血是因胃肠道血管的弹力纤维遭受破坏所致。

（7）胃动脉硬化：患者多为老年人,常伴全身性的动脉粥样硬化,诱因多为乙醇、粗糙食物及药物,出血停止后钡餐或胃镜检查可无异常发现。

4.肿瘤性因素

（1）良性肿瘤：①食管、胃及十二指肠息肉或息肉病。②食管、胃及十二指肠的平滑肌瘤或神经纤维瘤等。

（2）恶性肿瘤：①食管癌、胃癌。也是引起出血较常见的病因,占上消化道出血的

$10\%\sim20\%$。②十二指肠癌。原发性十二指肠癌并不多见。③胃、十二指肠平滑肌肉瘤或淋巴瘤，也较少见。④类癌。发生在胃、十二指肠的类癌较少见。⑤胆囊、胆管癌(主要为胆总管癌)或 Vater 壶腹癌。在癌肿中，是较为多见的出血原因。⑥肝癌破入胆道、胰腺癌破入胰管。少数胰头癌可因浸润十二指肠后而引起大出血。⑦纵隔恶性肿瘤如破入食管，则可表现为上消化道出血，但较少见。

5.全身性疾病

(1)血液系统疾病：包括白血病、血友病、血小板减少性紫癜、过敏性紫癜(尤其是腹型过敏性紫癜)、弥散性血管内凝血及其他凝血机制障碍性疾病，均可导致上消化道出血。

(2)重度肺气肿及肺源性心脏病：系因高碳酸血症和长期慢性缺氧而引起胃黏膜屏障功能减退，最终导致胃黏膜糜烂出血。

(3)心脏疾病：如风心病、先天性心脏病、心肌病与缩窄性心包炎等，如发生右心衰竭时可引起体循环瘀血，若瘀血持续时间过长可使胃、十二指肠黏膜缺血、缺氧。重者，胃肠黏膜可发生糜烂、出血。

(4)急性传染病：如流行性出血热、钩端螺旋体病及重症肝炎等可发生上消化道出血。

(5)其他：如尿毒症、败血症等均可引起上消化道出血。

二、临床表现

1.呕血与黑便

呕血与黑便是提示上消化道出血的最直接证据。患者和家属均能较准确提供呕血和(或)黑便的信息。如果呕血和(或)黑便次数多，每次的量亦多，则提示患者出血量大。

2.失血性周围循环衰竭

若在短时间内出血量超过 1 000 mL 以上时，患者常出现周围循环衰竭的症状，除头晕、乏力、心悸外，常伴冷汗、四肢厥冷、脉搏细弱、心跳加速、心音低钝、呼吸气促、血压下降等失血性休克表现。少数患者在出血后有一过性昏厥或意识障碍(系暂时性或一过性脑缺血所致)。部分患者，尤老年患者可有烦躁不安的表现，系脑缺氧所致。

3.发热

上消化道大出血后，多数患者可有低热，但一般不超过$38.5\ ℃$，可持续$3\sim5\ h$。发热可能是失血性周围循环衰竭后，引起背侧丘脑下部体温调节中枢功能不稳定所致。但其确切机制尚不清楚。上消化道大量出血导致急性周围循环衰竭。失血量太大，出血不止或治疗不及时可引起机体的组织血液灌注减少和细胞缺氧。进而可因缺氧、代谢性酸中毒和代谢产物的蓄积，造成周围血管扩张，毛细血管广泛受损，以致大量体液淤滞于腹腔脏器与周围组织，使有效血容量锐减，严重地影响心、脑、肾的血液供应，终于形成不可逆转的休克，导致死亡。在出血周围循环衰竭发展过程中，临床上可出现头昏、心悸、恶心、口渴、黑矇或昏厥；皮肤由于血管收缩和血液灌注不足而呈灰白、湿冷；按压甲床后呈现苍白，且经久不见恢复。

三、检查

(一)实验室检查

1.血常规变化

在出血的早期，患者的血红蛋白、红细胞计数及血细胞比容等可无变化，只有当组织液渗入血管内或补给等渗液体扩充血容量、血液被稀释后才出现贫血的表现,患者常呈正细胞正色素性贫血,网织红细胞常升高。大出血后,白细胞计数可达$(1\sim2)\times10^9/L$,出血停止后$2\sim3$ h才恢复正常。肝硬化门静脉高压患者出血后白细胞计数可不增高,其原因是患者常存在有脾功能亢进。

2.氮质血症

上消化道出血后,由于血液进入肠道,其蛋白质消化产物被肠黏膜吸收,故可引起血中尿素氮浓度增高,称肠源性尿素氮增高。在出血后的数小时,尿素氮即可增高,一般在$24\sim48$ h达高峰。如尿素氮继续升高,可能是继续出血或者系大出血后,因有效血容量减少,而致肾血流量与肾小球滤过率降低所导致的肾性尿素氮增高。因此,在排除了肾性尿素氮升高的因素之后,监测血尿素氮的变化是判断出血是否停止的一项有用指标。

3.上消化道出血的病因诊断

常可依赖红细胞、白细胞及血小板都减少除可见于再生障碍性贫血外,还可见于肝硬化、肝功能异常,如血清胆红素浓度增高(结合与非结合胆红素都增高)、总蛋白、清蛋白降低而球蛋白增高、转氨酶增高等有利于肝硬化的诊断。出血后短期内胆红素浓度增高应考虑胆道、胰腺及壶腹部病变。

(二)其他辅助检查

1.B超检查

如发现肝硬化、门静脉高压的特征性改变,即有利于肝硬化的诊断;如发现局部胃黏膜显著增厚则有利于胃癌的诊断。

2.CT 或 MRI 检查

对诊断肝硬化、胆道病变及胰腺病变有较大的帮助。

3.X 线钡餐检查

一般而言,在大出血时不宜行 X 线钡餐检查,因有可能加重出血或再出血,故多主张钡餐检查在出血停止、病情稍稳定以后进行。

但此时钡餐检查的病因诊断阳性率则明显降低,如对急性胃黏膜病变、应激性溃疡等的诊断会发生困难。

这些病变可在短期内恢复正常。但是钡餐检查对于食管静脉曲张、消化性溃疡或胃癌等病变仍有重要诊断价值。

4.胃镜检查

胃镜检查是诊断上消化道出血重要的方法之一。且可在出血后的$24\sim48$ h行紧急胃镜检查,以确定食管、胃或十二指肠有无出血性病变,其阳性率可达95%左右。如发现病变后再行活组织病理检查,则可确定病变的性质;如果是在出血停止后再做胃镜检查,则其阳性率可大为降低,有可能仅达$40\%\sim50\%$。

5.选择性血管造影

经上述检查手段还不能明确出血的病因时,可行选择肠系膜上动脉插管造影检查。多主张在出血的情况下立即行造影检查,其出血的部位或病变的性质多数可获得诊断,如发现造影剂从某破裂的血管处溢出,则该血管处即是出血的部位。当发现异常的病变血管时,可根据该异常血管影做出是否有血管畸形的病因诊断。

四、诊断与鉴别诊断

（一）诊断

1. 症状体征

略。

2. 实验室及其他辅助检查

略。

3. 出血量的判断

消化系统急危重症上消化道出血时，若每天出血量达 5 mL 以上，粪便隐血试验即可呈阳性；每天出血量超过 50 mL 时，粪便可呈黑色。黑便一般较黏稠，如柏油状。若胃内积聚的血量超过 350 mL 以上时，则可引起呕血。由于血液在胃内停留或停留时间较长，血液中的血红蛋白经胃酸的作用而形成正铁血红蛋白（Methemoglobin），故呕出物的色泽呈棕褐色或似咖啡渣样。

当血液在肠道停留时间较长，则血红蛋白与硫化物结合而形成硫化亚铁，所以粪便呈黑色。如果患者出血量大，血液在胃内停留时间很短，则呕出的血色可呈暗红，甚至鲜红，且常有凝血块。同样道理，大出血时如血液在肠道内停留时间过短，则可排出暗红色血液，或者看似黑便，但用水稀释后，可见到有暗红的血液混在其中。一般而言，出血量的大小与破裂血管的大小、动脉或静脉破裂有密切关系。较大静脉血管破裂，其出血量大；小动脉破裂的出血量也大；广泛的毛细血管渗血，其出血量一般也较大。

4. 出血是否停止的判断

（1）呕血和（或）黑便的次数与量：经积极治疗后，患者呕血和（或）黑便的次数与量显著减少，提示出血减轻；当患者无再呕血、黑便或数天无黑便或大便已转为黄色则提示出血已基本停止。

（2）临床表现：患者出血后的症状，如头晕、心慌、冷汗等减轻或消失，脉搏及血压维持在正常水平，即脉搏不再增快，血压不再降低则提示出血已经停止。

（3）实验室检查：红细胞计数、血红蛋白及血细胞比容均较稳定，不再进行性下降或血尿素氮逐渐降至正常，均提示出血已经停止。

（4）如患者留置有胃管，则从胃管抽吸出的血液其色泽逐渐变淡，提示出血已减轻，当抽出含有胆汁的清亮胃液时，则提示出血已经停止（胆汁系从十二指肠反流入胃内，如不伴有血液时，提示降部无出血性病变或者出血病变已停止出血）。

5. 上消化道出血的病因诊断

根据患者的病史、症状与体征，部分患者可做出初步的病因诊断，而确诊常需依赖有关实验室检查和其他辅助检查。

（二）鉴别诊断

1. 胃与十二指肠溃疡病

（1）胃与十二指肠溃疡病是引起上消化道出血最常见的原因。胃溃疡占上消化道出血病因的 10%～15%，而十二指肠溃疡占上消化道出血病因的 25%～30%。

（2）既往有溃疡病史或有溃疡病出血史，多数患者以冬春季节好发。

（3）疼痛多位于上腹部，多呈隐痛、烧灼样痛。多数十二指肠溃疡者有饥饿痛或夜间痛醒。

（4）疼痛具节律性。胃溃疡多餐后 0.5～1 h 疼痛发作,持续 1～2 h,至下餐前疼痛逐渐缓解;十二指肠溃疡疼痛多餐后 3～4 h 发作(即饥饿时疼痛),进食后疼痛常消失。

（5）服用制酸剂、H_2 受体拮抗药或质子泵抑制剂疼痛可缓解或消失。

（6）少数病例可无上腹痛,无反酸、嗳气等症状,而仅以呕血和(或)黑便为首发症状,此种病例占消化性溃疡病例总数的 10％～15％。

（7）X 线钡餐检查,如发现龛影征对诊断有重要帮助。

（8）胃镜检查,可在直视下观察溃疡的形态与大小,结合活组织病理检查可确立诊断。

2.急性胃黏膜病变

（1）急性胃黏膜病变是引起上消化道出血的重要病因之一,占上消化道出血病因的 20％左右。

（2）常有引起胃、十二指肠黏膜损害的诱因存在。这些诱因包括:①服用过阿司匹林等非甾体消炎药、肾上腺糖皮质激素、某些抗生素等。②饮酒,尤其是酗酒后。③多种应激状态,如颅脑外伤、急性脑血管疾病、重度烧伤等。④败血症,严重肝、肾功能损害等。

（3）常有上腹疼痛或隐痛,反酸、恶心、呕吐等前驱症状,也可以呕血和(或)黑便为首发症状。

（4）在出血后的 24～48 h 做急诊胃镜检查,如发现胃、十二指肠黏膜弥散性充血、水肿,多处有出血糜烂灶时即可确诊。

3.肝硬化

（1）肝硬化是引起上消化道出血的重要病因之一,占上消化道出血病因的 8％～10％。

（2）常有病毒性肝炎史、长期饮酒史或慢性血吸虫病史。

（3）肝功能代偿期,多数患者有食欲缺乏、四肢乏力、腹部膨胀等症状,可有皮肤色素沉着、肝脾大等体征。

（4）肝功能失代偿期,患者除有明显的消化道症状外,常有腹壁静脉显露、腹腔积液、蜘蛛痣和肝掌,脾大更显著,常伴有脾功能亢进表现,即表现为红细胞、白细胞及血小板都减少。也可呈白细胞与血小板的减少。

（5）多数情况下腹腔积液呈漏出液表现。

（6）B 超检查可发现肝硬化及门静脉高压的特征性改变,如肝脏缩小、边缘呈锯齿状,肝内光点密集,门静脉、脾静脉内经增宽,脾大,肝前间隙可发现腹腔积液或发现大量腹腔积液(液性暗区)。如系血吸虫病所致,则肝内呈网络状结构。

（7）CT 或 MRI 检查结果与 B 超相类似。

（8）上消化道钡餐检查可发现食管下端与胃底静脉曲张。

五、治疗

1.一般治疗

卧床休息;观察神色和肢体皮肤是冷湿或温暖;记录血压、脉搏、出血量与每小时尿量;保持静脉通路并测定中心静脉压;保持患者呼吸道通畅,避免呕血时引起窒息;大量出血者宜禁食,少量出血者可适当进流质;多数患者在出血后常有发热,一般无须使用抗生素。

2.补充血容量

当血红蛋白低于 90 g/L,收缩血压低于 12 kPa(90 mmHg)时,应立即输入足够量的全血。

对肝硬化伴门静脉高压的患者要提防因输血而增加门静脉压力激发再出血的可能性。要避免输血、输液量过多而引起急性肺水肿或诱发再次出血。

3.上消化道大量出血的止血处理

(1)胃内降温:通过胃管以 10 ℃～14 ℃冰水反复灌洗胃腔而使胃降温。从而可使其血管收缩、血流减少并可使胃分泌和消化受到抑制。出血部位纤维蛋白溶解酶活力减弱,从而达到止血目的。

(2)口服止血剂:消化性溃疡的出血是黏膜病变出血,用血管收缩剂如去甲肾上腺素 8 mg加冰盐水 150 mL 分次口服,可使出血的小动脉强烈收缩而止血。此法不主张对老年人使用。

(3)抑制胃酸分泌和保护胃黏膜:H_2 受体拮抗剂如甲氰咪胍因抑制胃酸提高胃内 pH 值,从而减少 H^+ 反弥散,促进止血,对应激性溃疡和急性胃黏膜病变出血的防治有良好作用。近年来作用于质子泵的制酸剂奥美拉唑,是一种 H^+-K^+-ATP 酶的阻滞剂,大量出血时可静脉注射,一次 40 mg。

4.内镜直视下止血

局部喷洒 5％碱式硫酸铁溶液,其止血机制在于可使局部胃壁痉挛,出血周围血管发生收缩,并有促使血液凝固的作用,从而达到止血目的。内镜直视下高频电灼血管止血适用于持续性出血者。由于电凝止血不易精确凝固出血点,对出血面直接接触可引起暂时性出血。近年已广泛开展内镜下激光治疗,使组织蛋白凝固,小血管收缩闭合,立即起到机械性血管闭塞或血管内血栓形成的作用。

5.食管静脉曲张出血的非外科手术治疗

(1)气囊压迫:是一种有效的、但仅是暂时控制出血的非手术治疗方法。半个世纪以来,此方法一直是治疗食管静脉曲张大出血的首选方法,近期止血率 90％。三腔管压迫止血的并发症有:①呼吸道阻塞和窒息;②食管壁缺血、坏死、破裂;③吸入性肺炎。最近几年,对气囊进行了改良,在管腔中央的孔道内,可以通过一根细径的纤维内镜,这样就可以直接观察静脉曲张出血及压迫止血的情况。

(2)经颈内静脉门体分流术(TIPS):经颈内静脉门体分流术(TIPS)是指经颈静脉插管至肝静脉后,穿刺肝实质至肝内门静脉分支,将可扩张的金属支架植入后建立肝内门静脉与下腔静脉之间的分流道,以使整个肝外门静脉系区域的压力显著降低,从而达到治疗胃食管静脉曲张破裂出血和腹腔积液等门脉高压并发症。

当药物治疗和内镜下常规治疗方法均不能控制急性出血时,患者的病死率可达 80％。其中,许多患者因全身状况差、病情危重和严重的肝病而不适宜并较少接受外科手术。根据既往经验,这类患者接受急诊外科分流术亦有较高的病死率(31％～77％)。多项研究表明,急诊TIPS 对于 90％～100％的急性出血患者有效,早期再出血发生率为 16％～30％,早期或 6 周住院病死率为 17％～55％。虽然缺乏随机对照研究,但临床实践已达成共识,即 TIPS 是内科和内镜治疗无效的急诊静脉曲张出血唯一的"救命治疗(rescue therapy)"。药物和内镜治疗是预防静脉曲张再出血的一线治疗。药物或内镜下治疗对于预期 1 年内再出血率为40％～50％的患者疗效有限。几项研究结果均提示,与内镜治疗相比,TIPS 可显著降低再出血的发生率,但也以增加肝性脑病的发生率为代价,而病死率没有明显差异。因为接受内镜治疗或 TIPS 之后,患者的病死率没有显著差异,所以 TIPS 多在药物和内镜止血无效的情况下作为二线治疗进行的。

（3）降低门脉压力的药物治疗：使出血处血流量减少，为凝血过程提供了条件，从而达到止血目的。不仅对静脉曲张破裂出血有效，而且对溃疡、糜烂、黏膜撕裂也同样有效。可选用的药物有血管收缩剂和血管扩张剂二种：①血管加压素及其衍生物，以垂体后叶素应用最普遍，剂量为 0.4 U/min 连续静脉滴注，止血后每 12 h 减 0.1 U/min。可降低门脉压力 8.5%，止血成功率 50%～70%，但复发出血率高，药物本身可致严重并发症如门静脉系统血管内血栓形成，冠状动脉血管收缩等，应与硝酸甘油联合使用。该品衍生物有八肽加压素、三甘氨酰赖氨酸加压素。②生长抑素及其衍生物：近年合成了奥曲肽（善得定，Sandostatin），能减少门脉主干血流量 25%～35%，降低门脉压 12.5%～16.7%，又可同时使内脏血管收缩及抑制胃泌素及胃酸的分泌。适用于肝硬化食管静脉曲张的出血，其止血成功率为 70%～87%。对消化性溃疡出血之止血有效率 87%～100%。静脉缓慢推注 100 μg，继而每小时静脉滴注 25 μg。③血管扩张剂：不主张在大量出血时用，而认为与血管收缩剂合用或止血后预防再出血时用较好。常用硝苯啶与硝酸酯类药物如硝酸甘油等，有降低门脉压力的作用。

第四节　下消化道出血

下消化道出血是指 Treitz 韧带远端的消化道出血。其病因繁多，轻重不等，重症者出血量大，导致出血性休克，是常见的重症之一。无症状小量便血者常被误为痔疮。

一、病因及发病机制

下消化道出血的病因可分为以下几类。

（1）肿瘤性。大肠和小肠的良恶性肿瘤，是下消化道出血的最常见原因。肠道良性肿瘤指各种类型的息肉，其中以腺瘤性息肉最多见，小肠肿瘤较为少见。少数右半结肠肿瘤患者可表现为长期隐匿性出血，即粪外观呈黄色，而粪隐血阳性。

（2）炎性。炎性疾病所致下消化道出血居病因之第二位。肠道的特异性及非特异性炎性都可能成为下消化道出血的原因，其中常见特异性炎症有痢疾、肠结核等细菌感染，血吸虫等寄生虫感染以及真菌感染等；非特异性炎症主要是溃疡性结肠炎和克罗恩病。放射性肠炎常引起下消化道出血。

（3）血管性。此类疾病包括血管畸形、血管瘤、肠系膜血管栓塞、痔疮及静脉曲张。

（4）机械性。肠扭转、肠套叠及肠憩室可因机械因素损伤血管或继发炎症、坏死而引起出血。

（5）全身性。血液系统疾病、肾衰竭等全身或系统性疾病也可引起下消化道出血；出血热、钩端螺旋体病等传染性疾病也常伴发下消化道出血。

（6）其他。除上述一些下消化道出血的病因外，肠重复畸形等一些先天性疾病，某些中毒也常伴发下消化道出血。

二、临床表现

（1）下消化道出血患者之出血原因的临床表现可先于出血而表现出其固有特征，也有的在出血后逐渐出现,有的甚至始终表现不明显。

(2)下消化道出血的临床表现视出血量、出血速度及机体代偿情况不同而异。轻者且出血速度较慢者,可无任何临床表现,仅粪隐血试验阳性。显性出血者则为血便,其颜色视出血部位而定,邻近肛门处的出血颜色较鲜红,越向上,颜色越暗,升结肠以上部位的出血,且出血后在肠道停滞时间较长者,可表现为类似上消化道出血之黑便。血便的性状视病因不同而异,血管破裂出血者可为鲜血便,而炎症所致者则为黏液脓血便。直肠息肉或痔疮出血则为血液附着于粪表面。下消化道出血患者多伴有腹痛或腹部不适,尤其是在便血之前。下消化道出血患者全身症状的临床谱很广,轻的可无任何症状,或仅有轻微头晕等贫血表现。重者可因大出血而很多出现出血性休克的表现。

三、临床检查

(1)三大常规。①血常规检查主要在于判断失血程度,有无血小板减少及有无白细胞升高。②尿常规检查对下消化道出血诊断意义不大,但有时对某些全身或系统性疾病的诊断有帮助。③粪常规检查非常重要。下消化道出血患者粪中可见大量红细胞,如为炎症所致者,可见大量白细胞等炎性细胞;如为特异性感染所致者,有时可发现寄生虫虫卵、原虫、真菌等病原体。

(2)结肠镜检查。对结肠和小肠末端病变所致的下消化道出血有较大诊断价值。对慢性或亚急性出血,可行常规肠道准备后行肠镜检查。但急诊肠镜检查因出血或肠内容物影响观察视野而影响成功率。结肠镜检查对下消化道出血定位诊断的准确率在85%以上,而对其病因的诊断准确率也可达77.5%以上。择期检查的诊断准确率高于急诊检查。大多数出血病因,除位于小肠中上段结肠镜不能达到外,均有可能被结肠镜检查所发现。

(3)钡剂造影检查。无论是经口钡剂造影还是钡剂灌肠检查,均仅适用于慢性或较轻的下消化道出血患者。其仅对肿瘤性、溃疡性、憩室等引起出血有一定诊断价值,但诊断准确性、阳性率均低于结肠镜检查。

(4)血管造影。在有活动性出血时阳性率较高。因该检查对放射设备及技术要求较高,检查时机又不好掌握,故目前多用于结肠镜等检查后仍不能明确出血病因或高度疑诊出血部位在小肠者。

(5)胶囊内镜检查。对小肠出血者有较大诊断价值,但费用昂贵,不易普及。另外,其对急诊或大出血的诊断价值也有待评价。

(6)其他。放射性核素检查、PET对下消化道出血也有一定价值,仅用于疑难患例。

四、诊断与鉴别诊断

根据便血这一临床表现,确定有下消化道出血并不难,但有时需与上消化道出血鉴别。

下消化道出血病因众多,诊断时有困难,故作出诊断时,应结合患者的人口统计学资料、居住地流行病学特点、既往史、家族史、临床表现特点并结合有关辅助检查。对诊断困难者,行剖腹探查应慎重,因下消化道较长,很多病因通过触摸及观察肠浆膜面表现不易被发现。但对多种检查后仍不能确诊,或是大出血危及生命,可在做好术中内镜检查准备,征得患者或家属同意的情况下慎重进行。

五、治疗原则

下消化道出血的治疗原则为：①治疗原发病；②止血治疗；③纠正因失血引起的内环境紊乱；④预防治疗并发症。

六、治疗措施

(一)止血治疗

(1)垂体后叶素或生长抑素可降低门静脉系统压力，从而减缓血流速度，起到止血作用，其有效率可达 80％以上。其用法同上消化道出血。

(2)止血药灌肠。如出血部位在左侧结肠，可用止血药灌肠，常用药为 4％～8％的去甲肾上腺素液、凝血酶、云南白药等。

(3)止血敏、抗血纤溶芳酸、6-氨基己酸等止血药的有效性尚未得到证实，可视情况使用。

(4)内镜止血。弥散性病变可在内镜下喷洒去甲肾上腺素、凝血酶、云南白药等止血药。对局部血管破裂出血可视情况应用电凝、激光、注射、钳夹等治疗。

(二)其他治疗

对血容量不足者应补充相应液体；对严重贫血或失血性休克者，应及时输血，维持有效循环和组织供氧；对有并发症者也应给予相应治疗。

七、疗效判断

(1)准确判断下消化道出血是否停止非常重要。粪转为黄色，且全身情况稳定，血色素稳定在某一水平是出血停止的指标。因下消化道长达数米，可储藏大量血液，若患者有便秘习惯或因疾病所致肠蠕动减慢，甚至出现休克而无便血出现，故无便血不是已止血的金标准。

(2)单纯血便不是活动性出血的标志。尽管下消化道出血的诊断技术有了很大进步，药物治疗及内镜治疗的方法和疗效都有提高，但下消化道大出血的病死率仍高达 5％～10％。

八、出院医嘱

(1)下消化道出血患者，如出血停止，基础疾病已治疗，出院后不需特别随访。如出血停止，基础病未愈，应继续治疗基础病至痊愈(如肠结核)。

(2)如出血停止，而原发病诊断未明者，出院后应注意尽可能避免出血的诱因。一旦再出血，应立即临床检查，以明确病因。

(3)反复出血而高度疑为小肠出血者，可在间歇期择期行胶囊内镜检查，或是再次出血时，立即入院行急诊血管造影以明确出血原因。

第五节　消化性溃疡

消化性溃疡(peptic ulcer)主要指发生于胃和十二指肠的慢性溃疡，是一多发病、常见病。溃疡的形成有各种因素，其中酸性胃液对黏膜的消化作用是溃疡形成的基本因素，因此得名。

酸性胃液接触的任何部位,如食管下段、胃肠吻合术后吻合口、空肠以及具有异位胃黏膜的 Meckel 憩室。绝大多数的溃疡发生于十二指肠和胃,故又称胃、十二指肠溃疡。

一、病因

近年来的实验与临床研究表明,胃酸分泌过多、幽门螺杆菌感染和胃黏膜保护作用减弱等因素是引起消化性溃疡的主要环节。胃排空延缓和胆汁反流、胃肠肽的作用、遗传因素、药物因素、环境因素和精神因素等,都和消化性溃疡的发生有关。

1.胃酸分泌过多

盐酸是胃液的主要成分,由壁细胞分泌,受神经、体液调节。已知壁细胞内含有 3 种受体,即组胺受体(hirstamine receptors)、胆碱能受体(cholinergic receptors)和胃泌素受体(gastrin receptors),分别接受组胺、乙酰胆碱和胃泌素的激活。当壁细胞表面受体一旦被相应物质结合后,细胞内第二信使便激活,进而影响胃酸分泌。

在十二指肠溃疡的发病机制中,胃酸分泌过多起重要作用。十二指肠溃疡患者的胃酸基础分泌量(BAO)和最大分泌量(MAO)均明显高于常人;十二指肠溃疡绝不发生于无胃酸分泌或分泌很少的人。食糜自胃进入十二指肠后,在胃酸和食糜的刺激兴奋下,胰腺大量分泌胰液泌素、胰酶泌素、促胆囊收缩素,肠黏膜除分泌黏液外,也释放激素如肠高血糖素、肠抑胃肽(GIP)、血管活性肠肽(VIP),这类激素具有抑制胃酸分泌和刺激胃泌素分泌的作用,故十二指肠黏膜释放这些激素的功能减退时,可引起胃泌素、胃酸分泌增高,促成十二指肠溃疡的形成。

胃溃疡在病程的长期性、反复性,并发症的性质,以及在胃酸减少的条件下溃疡趋向愈合等方面,均提示其发病机制与十二指肠溃疡有相似之处。但是,胃溃疡患者的 BAO 和 MAO 均与正常人相似,甚至低于正常;一些胃黏膜保护药物(非抗酸药)虽无减少胃酸的作用,却可以促进溃疡的愈合;一些损伤胃黏膜的药物如阿司匹林可引起胃溃疡,以及在实验动物不断从胃腔吸去黏液可导致胃溃疡等事实,均提示胃溃疡的发生起因于胃黏膜的局部。由于胃黏膜保护屏障的破坏,不能有效地对抗胃酸和胃蛋白酶的侵蚀和消化作用,而致溃疡发生。

2.幽门螺杆菌感染(Hp)

Hp 感染是慢性胃炎的主要病因,是引起消化性溃疡的重要病因。在 Hp 黏附的上皮细胞可见微绒毛减少,细胞间连接丧失,细胞肿胀、表面不规则,细胞内黏液颗粒耗竭,空泡样变,细菌与细胞间形成黏着蒂和浅杯样结构。

3.胃黏膜保护作用

正常情况下,各种食物的理化因素和酸性胃液的消化作用均不能损伤胃黏膜而导致溃疡形成,乃是由于正常胃黏膜具有保护功能,包括黏液分泌、胃黏膜屏障完整性、丰富的黏膜血流和上皮细胞的再生等。无论是黏液抑或重碳酸盐,单独均不能防止胃上皮免受胃酸和胃蛋白酶的损害,两者结合则形成有效的屏障。这一梯度的形成取决于碱分泌的速率及其穿过黏液层的厚度,而黏液层的厚度又取决了黏液新生和从上皮细胞表面丢失入胃腔的速率。上述因素中任何一个或几个受到干扰,pH 梯度便会减低,防护性屏障便遭到破坏。

4.胃排空延缓和胆汁反流

胃溃疡病时胃窦和幽门区域的这种退行性变可使胃窦收缩失效,从而影响食糜的向前推进。胃排空延缓可能是胃溃疡病发病机制中的一个因素。

十二指肠内容物中某些成分,如胆汁酸和溶血卵磷脂可以损伤胃上皮。十二指肠内容物反流入胃可以引起胃黏膜的慢性炎症。受损的胃黏膜更易遭受酸和胃蛋白酶的破坏。胃溃疡病时空腹胃液中胆汁酸结合物较正常对照者的浓度显著增高，从而推测胆汁反流入胃可能在胃溃疡病的发病机制中起重要作用。

5.胃肠肽的作用

已知许多胃肠肽可以影响胃酸分泌，但只有胃泌素与消化性溃疡关系的研究较多。关于胃泌素在寻常的消化性溃疡发病机制中所起的作用，尚不清楚。

6.遗传因素

现已一致认为消化性溃疡的发生具有遗传素质，而且证明胃溃疡和十二指肠溃疡病系单独遗传，互不相干。胃溃疡患者的家族中，胃溃疡的发病率较正常人高3倍；而在十二指肠溃疡患者的家族中，较多发生的是十二指肠溃疡而非胃溃疡。

7.药物因素

某些解热镇痛药、抗癌药等，如吲哚美辛、保泰松、阿司匹林、肾上腺皮质激素、氟尿嘧啶、氨甲蝶呤等曾被列为致溃疡因素。非类固醇抗炎药，如吲哚美辛、保泰松、布洛芬、萘普生等，也可在不同程度上抑制前列腺素的合成，从而在理论上可以产生类似阿司匹林的临床效应。利血平等药具有组胺样作用，可增加胃酸分泌，故有潜在致溃疡作用。

8.环境因素

吸烟可刺激胃酸分泌增加，长期大量吸烟不利于溃疡的愈合，亦可致复发。食物对胃黏膜可引起理化性质损害作用。暴饮暴食或不规则进食可能破坏胃分泌的节律性。据临床观察，咖啡、辛辣调料、泡菜等食品，以及不良饮食习惯，均可能是本病发生的有关因素。

9.精神因素

根据现代的心理—社会—生物医学模式观点，消化性溃疡属于典型的心身疾病范畴之一。心理因素可影响胃液分泌。

二、临床表现

(一)消化性溃疡疼痛特点

1.长期性

由于溃疡发生后可自行愈合，但每于愈合后又好复发，故常有上腹疼痛长期反复发作的特点。整个病程一般6～7年，有的可长达一二十年，甚至更长。

2.周期性

上腹疼痛呈反复周期性发作，乃为此种溃疡的特征之一，尤以十二指肠溃疡更为突出。中上腹疼痛发作可持续几天、几周或更长，继以较长时间的缓解。全年都可发作，但以春、秋季节发作者多见。

3.节律性

溃疡疼痛与饮食之间的关系具有明显的相关性和节律性。在一天中，早晨3点至早餐的一段时间，胃酸分泌最低，故在此时间内很少发生疼痛。十二指肠溃疡的疼痛好在二餐之间发生，持续不减直至下餐进食或服制酸药物后缓解。一部分十二指肠溃疡患者，由于夜间的胃酸较高，尤其在睡前曾进餐者，可发生半夜疼痛。

胃溃疡疼痛的发生较不规则，常在餐后1h内发生，经1～2h后逐渐缓解，直至下餐进食后再复出现上述节律。

4.疼痛部位

十二指肠溃疡的疼痛多出现于中上腹部,或在脐上方,或在脐上方偏右处;胃溃疡疼痛的位置也多在中上腹,但稍偏高处,或在剑突下和剑突下偏左处。疼痛范围约数厘米直径大小。因为空腔内脏的疼痛在体表上的定位一般不十分确切,所以,疼痛的部位也不一定准确反映溃疡所在解剖位置。

5.疼痛性质

多呈钝痛、灼痛或饥饿样痛,一般较轻而能耐受,持续性剧痛提示溃疡穿透或穿孔。

6.影响因素

疼痛常因精神刺激、过度疲劳、饮食不慎、药物影响、气候变化等因素诱发或加重;可因休息、进食、服制酸药、以手按压疼痛部位、呕吐等方法而减轻或缓解。

(二)消化性溃疡其他症状与体征

1.其他症状

本病除中上腹疼痛外,尚可有唾液分泌增多、胃灼热、反胃、嗳酸、嗳气、恶心、呕吐等其他胃肠道症状。食欲多保持正常,但偶可因食后疼痛发作而惧食,以致体重减轻。全身症状可有失眠等神经官能症的表现,或有缓脉、多汗等自主神经系统不平衡的症状。

2.体征

溃疡发作期,中上腹部可有局限性压痛,程度不重,其压痛部位多与溃疡的位置基本相符。

三、检查

1.内镜检查

不论是选用纤维胃镜还是电子胃镜,均作为确诊消化性溃疡的主要方法。在内镜直视下,消化性溃疡通常呈圆形、椭圆形或线形,边缘锐利,基本光滑,为灰白色或灰黄色苔膜所覆盖,周围黏膜充血、水肿,略隆起。

2.X线钡餐检查

消化性溃疡的主要X线征像是壁龛或龛影,指钡悬液填充溃疡的凹陷部分所造成。在正面观,龛影呈圆形或椭圆形,边缘整齐。因溃疡周围的炎性水肿而形成环形透亮区。

3.Hp感染的检测

Hp感染的检测方法大致分为四类:①直接从胃黏膜组织中检查Hp,包括细菌培养、组织涂片或切片染色镜检细菌。②用尿素酶试验、呼吸试验、胃液尿素氮检测等方法测定胃内尿素酶的活性。③血清学检查抗Hp抗体。④应用多聚酶链反应(PCR)技术测定Hp-DNA。细菌培养是诊断Hp感染最可靠的方法。

4.胃液分析

正常男性和女性的基础酸排出量(BAO)平均分别为 2.5 mmol/h 和 1.3 mmol/h,(0~6 mmol/h),男性和女性十二指肠溃疡患者的 BAO 平均分别为 5.0 mmol/h 和 3.0 mmol/h。当 BAO>10 mmol/h,常提示胃泌素瘤的可能。

五肽胃泌素按 6 μg/kg 注射后,最大酸排出量(MAO),十二指肠溃疡者常超过40 mmol/h。

由于各种胃病的胃液分析结果,胃酸幅度与正常人有重叠,对溃疡病的诊断仅作参考。

四、诊断与鉴别诊断

(一)诊断

依据本病慢性病程,周期性发作及节律性上腹痛等典型表现,一般可做出初步诊断。但消化性溃疡的确定诊断,尤其是症状不典型者,需通过钡餐 X 线和(或)内镜检查才能建立。

(二)鉴别诊断

1.胃癌

胃良性溃疡与恶性溃疡的鉴别十分重要,两者的鉴别有时比较困难。以下情况应当特别重视:①中老年人近期内出现中上腹痛、出血或贫血。②胃溃疡患者的临床表现发生明显变化或抗溃疡药物治疗无效。③胃溃疡活检病理有肠上皮化生或不典型增生者。临床上,对胃溃疡患者应在内科积极治疗下,定期进行内镜检查随访,密切观察直到溃疡愈合。

2.慢性胃炎

本病亦有慢性上腹部不适或疼痛,其症状可类似消化性溃疡,但发作的周期性与节律性一般不典型。胃镜检查是主要的鉴别方法。

3.胃神经官能症

本病可有上腹部不适、恶心呕吐,或者酷似消化性溃疡,但常伴有明显的全身神经官能症状,情绪波动与发病有密切关系。内镜检查与 X 线检查未发现明显异常。

4.胆囊炎胆石症

多见于中年女性,常呈间歇性、发作性右上腹痛,常放射到右肩胛区,可有胆绞痛、发热、黄疸、Murphy 征阳性。进食油腻食物常可诱发。B 超检查可以做出诊断。

5.胃泌素瘤

本病又称 Zollinger Ellison 综合征,有顽固性多发性溃疡,或有异位性溃疡,胃次全切除术后容易复发,多伴有腹泻和明显消瘦。患者胰腺有非 β 细胞瘤或胃窦 G 细胞增生,血清胃泌素水平增高,胃液和胃酸分泌显著增多。

6.功能性消化不良

功能性消化不良中的溃疡样(ulcer like)型症状酷似消化性溃疡,其鉴别有赖于内镜或 X 线检查。

五、治疗

本病确诊后一般采取综合性治疗措施,包括内科基本治疗、药物治疗、并发症的治疗和外科治疗。治疗消化性溃疡的目的在于:缓解临床症状;促进溃疡愈合;防止溃疡复发;减少并发症。但目前现有的各种疗法尚不能改变消化性溃疡的自然病程和根治溃疡。

(一)内科治疗

1.生活

消化性溃疡属于典型的心身疾病范畴,心理—社会因素对发病起着重要作用,因此乐观的情绪、规律的生活、避免过度紧张与劳累,无论在本病的发作期或缓解期均很重要。当溃疡活动期,症状较重时,卧床休息几天乃至 1～2 周。

2.饮食

在 H_2 受体拮抗药问世以前,饮食疗法曾经是消化性溃疡的唯一或主要的治疗手段。

1901 年,Lenhartz 指出少食多餐对患者有利。其后,Sippy 饮食疗法问世,并一直被在临床上沿用达数十年之久。Sippy 饮食主要由牛奶、鸡蛋、奶油组成,以后还包括了一些"软"的非刺激性食物,其原理在于这些食物能够持久地稀释和中和胃酸。对消化性溃疡患者的饮食持下列观点:①细嚼慢咽,避免急食,咀嚼可增加唾液分泌,后者能稀释和中和胃酸,并可能具有提高黏膜屏障作用。②有规律的定时进食,以维持正常消化活动的节律。③当急性活动期,以少吃多餐为宜,每天进餐 4~5 次即可,但一旦症状得到控制,应鼓励较快恢复到平时的一日三餐。④饮食宜注意营养,但无须规定特殊食谱。⑤餐间避免零食,睡前不宜进食。⑥在急性活动期,应戒烟酒,并避免咖啡、浓茶、浓肉汤和辣椒酸醋等刺激性调味品或辛辣的饮料,以及损伤胃黏膜的药物。⑦饮食不过饱,以防止胃窦部的过度扩张而增加胃泌素的分泌。

3.镇静

对少数伴有焦虑、紧张、失眠等症状的患者,可短期使用一些镇静药或安定剂。

4.避免应用致溃疡药物

应劝阻患者停用诱发或引起溃疡病加重或并发出血的有关药物,包括:①水杨酸盐及非类固醇抗炎药(NSAIDs);②肾上腺皮质激素;③利血平等。如果因风湿病或类风湿病必须用上述药物,应当尽量采用肠溶剂型或小剂量间断应用。

(二)药物治疗

治疗消化性溃疡的药物主要包括降低胃酸的药物、根除幽门螺杆菌感染的药物和增强胃黏膜保护作用的药物。

1.降低胃酸的药物

包括制酸药和抗分泌药两类。制酸药与胃内盐酸作用形成盐和水,使胃酸降低。种类繁多,有碳酸氢钠、碳酸钙、氧化镁、氢氧化铝、三硅酸镁等,其治疗作用在于:①结合和中和 H^+,从而减少 H^+ 向胃黏膜的反弥散,同时也可减少进入十二指肠的胃酸。②提高胃液的 pH,降低胃蛋白酶的活性。胃液 pH 1.5~2.5 时,胃蛋白酶的活性最强。制酸药分可溶性和不溶性两大类,碳酸氢钠属于可溶性,其他属于不溶性。前者止痛效果快,但长期和大量应用时,不良反应较大。含钙、铋、铝的制酸剂可致便秘,镁制剂可致腹泻,常将二种或多种制酸药制成复合剂,以抵消其不良反应。抗分泌药物主要有组胺 H_2 受体拮抗剂和质子泵抑制剂两类。组胺 H_2 受体拮抗剂选择性竞争 H_2 受体,从而使壁细胞内 cAMP 产生及胃酸分泌减少,故对治疗消化性溃疡有效。胃酸分泌最后一步是壁细胞分泌膜内质子泵驱动细胞 H^+ 与小管内 K^+ 交换,质子泵即 H^+-K^+-ATP 酶。质子泵抑制剂可明显减少任何刺激激发的酸分泌。

2.Hp 感染的治疗

对 Hp 感染的治疗主要是应用具有杀菌作用的药物。清除指药物治疗结束时 Hp 消失,根除指药物治疗结束后至少 4 周无 Hp 复发。临床上要求达到 Hp 根除,消化性溃疡的复发率可大大降低。体外药物敏感试验表明,在中性 pH 条件下,Hp 对青霉素最为敏感,对氨基糖苷类、四环素类、头孢菌素类、氧氟沙星、环西沙星、红霉素、利福平等高度敏感,对大环内酯类、呋喃类、氯霉素等中度敏感,对万古霉素有高度抗药性。但 Hp 对铋盐中度敏感。

3.加强胃黏膜保护作用的药物

已知胃黏膜保护作用的减弱是溃疡形成的重要因素,近年来的研究认为加强胃黏膜保护作用,促进黏膜的修复是治疗消化性溃疡的重要环节之一。

(1)胶态次枸橼酸铋(CBS)商品名 De-Nol、德诺、迪乐。CBS 对消化性溃疡的疗效大体与

H_2 受体拮抗剂相似。CBS 在常规剂量下是安全的,口服后主要在胃内发挥作用,仅约0.2%吸收入血。严重肾功能不全者忌用该药。少数患者服药后出现便秘、恶心、一时性血清转氨酶升高等。

(2)前列腺素 E:是近年来用于治疗消化性溃疡的一类药物。前列腺素具有细胞保护作用,能加强胃肠黏膜的防卫能力,但其抗溃疡作用主要基于其对胃酸分泌的抑制。

(3)硫糖铝:硫糖铝是硫酸化二糖和氢氧化铝的复合物,在酸性胃液中,凝聚成糊状黏稠物,可附着于胃、十二指肠黏膜表面,与溃疡面附着作用尤为显著。

(4)表皮生长因子(EGF):EGF 是一种多肽,由唾液腺、Brunner 腺和胰腺分泌。EGF 不被肠道吸收,能抵抗蛋白酶的消化,在黏膜防御和创面愈合中起重要作用,EGF 不仅能刺激黏膜细胞增殖,维护黏膜光整,还可增加前列腺素、疏基和生长抑素的释放。胃肠外的 EGF 还能抑制壁细胞的活力和各种刺激引起的酸分泌。

(5)生长抑素:生长抑素能抑制胃泌素分泌,而抑制胃酸分泌,可协同前列腺素对胃黏膜起保护作用。主要应用于治疗胃十二指肠溃疡并发出血。

4.促进胃动力药物

在消化性溃疡病例中,如见有明显的恶心、呕吐和腹胀,实验室检查见有胃潴留、排空迟缓、胆汁反流或胃食管反流等表现,应同时给予促进胃动力药物。如甲氧氯普胺(Metoclopramide),多潘立酮(Domperidone),西沙必利(Cisapride)。

5.药物治疗的选择

当今用以治疗消化性溃疡的药物种类众多,新的药物又不断问世,如何选择,尚无统一规范,以下意见可供临床参考。

(1)药物的选用原则:组胺 H_2 受体拮抗剂可作为胃、十二指肠溃疡的首选药物。抗酸剂和硫糖铝也可用作第一线药物治疗,但疗效不及 H_2 受体拮抗剂。前列腺素拟似品 Misoprostol 主要预防 NSAIDs 相关性溃疡的发生。奥美拉唑可用作第一线药物,但在更多的情况下,用于其他药物治疗失败的顽固性溃疡。Hp 阳性的病例,应采用双联或三联疗法根除 Hp 感染。

(2)难治性和顽固性溃疡的治疗:经正规内科治疗无明显效果,包括溃疡持久不愈合,或在维持治疗期症状仍复发,或发生并发症者,称难治性溃疡,十二指肠溃疡经 8 周,胃溃疡12 周治疗而未愈合者,称为顽固性溃疡。这时,可尝试增加 H_2 受体拮抗剂的剂量,或应用奥美拉唑,后者可使90%的顽固性溃疡愈合。铋剂和抗生素联合治疗清除 Hp 感染,对某些顽固性溃疡也有一定效果。如果药物治疗失败宜考虑手术。

(3)NSAIDs 相关性溃疡的治疗:阿司匹林和其他 NSAIDs 能抑制黏膜合成前列腺素,削弱细胞保护作用,增加黏膜对损伤的敏感性,导致消化性溃疡,尤其是胃溃疡。相当多的胃溃疡患者,尤其是老年人,有服用 NSAIDs 病史。NSAIDs 性溃疡常无症状(50%),不少患者以出血为首发症状。

NSAIDs 性溃疡发生后应尽可能停用 NSAIDs,或减量,或换用其他制剂。H_2 受体拮抗剂对此种溃疡的疗效远较对一般的溃疡为差。有人认为奥美拉唑有良好效果,不管是否停用 NSAIDs,均可使溃疡愈合。Misoprostol 单用或 H_2 受体拮抗剂合用,已被证明有助于溃疡愈合。

(4)溃疡复发的防治:消化性溃疡是一慢性复发性疾病,约80%的溃疡病治愈后在一年内复发,五年内复发率达 100%。如何避免复发是个尚未解决的问题。已经认识到吸烟、胃高分泌、长期的病史和以前有过并发症、使用致溃疡药物、幽门螺杆菌感染是导致溃疡复发的重要危险因素,临床上对每一个消化性溃疡患者要仔细分析病史和作有关检查,尽可能地消除或减少上述危险因素。

(5)消化性溃疡的维持治疗:由于消化性溃疡治愈停药后复发率甚高,并发症发生率较高,而且自然病程长达 8～10 年,因此药物维持治疗是个重要的措施。有下列三种方案可供选择:①正规维持治疗:适用于反复复发、症状持久不缓解、合并存在多种危险因素或伴有并发症者。维持方法:西咪替丁 400 mg,或雷尼替丁 150 mg,或法莫替丁 20 mg,睡前服用 1 次,也可口服硫糖铝 1 g,每日 2 次。正规长程维持疗法的理想时间尚难定,多数主张至少维持 1～2 年,对于老年人、预期溃疡复发可产生严重后果者,可终身维持。②间隙全剂量治疗:在患者出现严重症状复发或内镜证明溃疡复发时,可给予 1 个疗程全剂量治疗,据报告有 70% 以上患者可取得满意效果。③按需治疗:本法系在症状复发时,给予短程治疗,症状消失后即停药。对有症状者,应用短程药物治疗,目的在于控制症状,而让溃疡自发愈合。事实上,有相当多的消化性溃疡患者在症状消失后即自动停药。按需治疗时,虽然溃疡愈合较慢,但总的疗效与全程治疗并无不同。下列情况不适合此法:60 岁以上,有溃疡出血或穿孔史,每年复发 2 次以上以及合并其他严重疾病者。

(三)并发症的治疗

1.大量出血

消化性溃疡病并发大量出血,常可引起周围循环衰竭和失血性贫血,应当进行紧急处理:①输血输液补充血容量、纠正休克和稳定生命体征是重要环节。②同时给予全身药物止血,如生长抑素 250 μg 稀释后静脉滴注,以后每小时注入 250 μg,治疗 24～48 h 有止血作用。组胺 H_2 受体拮抗剂能减少胃酸分泌,有助于止血、溃疡愈合,可选择西咪替丁 0.8 g/d 或法莫替丁 40 mg/d,溶于 500 mL 葡萄糖中,静脉滴注。也可选用质子泵抑制剂奥美拉唑 40 mg/d 加入补液中滴注。

以下情况考虑紧急或近期内外科手术治疗。

①中老年患者,原有高血压、动脉硬化,一旦大出血,不易停止。②多次大量出血的消化性溃疡。③持续出血不止,虽经积极治疗措施未见效。④大量出血合并幽门梗阻或穿孔,内科治疗多无效果。

2.急性穿孔

胃十二指肠溃疡一旦并发急性穿孔,应禁食,放置胃管抽吸胃内容物,防止腹腔继发感染。无腹膜炎发生的小穿孔,可采用非手术疗法。

饱食后发生穿孔,常伴有弥散性腹膜炎,需在 6～12 h 内施行急诊手术。

慢性穿孔进展较缓慢,穿孔毗邻脏器,可引起粘连和瘘管形成,必须外科手术。

3.幽门梗阻

功能性或器质性幽门梗阻的初期,其治疗方法基本相同。

①静脉输液,以纠正水、电解质代谢紊乱或代谢性碱中毒。②放置胃管连续抽吸胃内潴留物 72 h 后,于每日晚餐后 4 h 行胃灌洗术,以解除胃潴留和恢复胃张力。③经胃灌洗术后,如胃潴留已少于 200 mL,表示胃排空已接近正常,可给流质饮食。④消瘦和营养状态极差者,宜及早予以全肠外营养疗法。⑤口服或注射组胺 H_2-受体拮抗药。⑥应用促进胃动力药,如吗

丁啉或西沙必利,但禁用抗胆碱能药物如阿托品、颠茄类,因此类药物能使胃松弛和胃排空减弱而加重胃潴留。

第六节 肝脓肿

肝脓肿主要包括细菌性肝脓肿和阿米巴肝脓肿。近年来由于抗生素的应用使细菌性肝脓肿的临床表现变得极不典型,给诊断带来了困难。但由于很多诊断技术的发展,大量抗生素的使用和一些治疗技术的改进,使细菌性肝脓肿的愈后明显改善。

一、细菌性肝脓肿

(一)诊断

诊断依据如下。

(1)感染性疾病,尤其是胆道感染、败血症及腹部化脓性感染者,出现寒战、高热,热型多为弛张热。

(2)肝区疼痛,肝大并有叩痛。

(3)血常规:白细胞总数及中性粒细胞计数明显增高,核左移或有中毒颗粒,50%患者有贫血。

(4)血生化:90%以上患者血沉增快,大部分患者碱性磷酸酶、γ-谷氨酰转肽酶升高,少数转氨酶、胆红素轻至中度升高,若出现明显低蛋白血症则提示预后差。

(5)细菌学检查:血培养可有致病菌生长,部分与脓液培养的致病菌相同。血培养阴性可能是细菌不经血行感染或已使用抗生素影响培养结果。肝脓液培养:致病菌与感染途径有关。经门静脉和胆道入侵的多为大肠杆菌和其他革兰阴性杆菌;经肝动脉入侵的多为球菌、链球菌和金黄色葡萄球菌,在创伤后及免疫抑制患者的肝脓肿较为多见;克雷伯杆菌、变形杆菌和绿脓杆菌是长期住院和使用抗生素治疗患者发生脓肿的重要致病菌,部分为厌氧菌感染,常见为脆弱类杆菌、微需氧链球菌。

(6)X线检查:右叶肝脓肿常伴有右侧膈肌升高,活动受限。并发脓胸或支气管胸膜瘘者肋膈角消失,肺内有阴影。产气菌感染或已与支气管穿通的脓肿内可见气液平面。

(7)B超检查:肝脓肿部位、大小及其特征表现常与病程及脓肿的液化程度有关:①初期病变区呈分布不均的低、中度回声,边界模糊。②随病程进展,脓肿开始液化坏死,B超可见蜂窝状结构,当液化范围较广时,可见到脓肿壁回声增强。③如脓液稀薄,则可见不规则分布的低回声,周围为纤维组织包裹呈一圈较清晰的增强带。

(8)CT检查:病灶多为低密度区,平均CT值为2~29 HU,其密度不均,形态多样,单发或多发,边界清楚,可清晰显示脓肿气影,脓肿壁为致密环影。

(9)MRI检查:可对2 cm以下小脓肿作出早期诊断,因病灶部位炎症和水肿,在T_1加权像上表现为边界不清楚的低信号区,在T_2加权像上信号强度增高。当脓肿形成后,则脓肿在T_1加权像上为低强度信号区。

(二)诊断思维程序

典型的肝脓肿有寒战、高热、肝区疼痛、肝大、肝区叩痛等炎症表现,进一步检查发现白细胞计数明显升高,以中性粒细胞为主,核左移或中毒颗粒。胸透、CT、超声波检查提示肝内占位,则高度怀疑本病,行肝穿刺抽出脓液即可确诊,但应除外下列疾病:阿米巴肝脓肿、胆道感染、右膈下脓肿、原发性肝癌。

(三)治疗

肝脓肿较身体一般部位的脓肿更具有严重性,一经确诊或怀疑肝脓肿应及时治疗。因其治疗效果主要取决于发病原因、脓肿特点及病变累及肝脏的范围,故许多学者主张根据患者的一般情况、病情严重程度等进行个体化选择根本性治疗方法。

1.全身支持治疗

细菌性肝脓肿是一种消耗性疾病,一般多经历过较长时间的诊治过程,加之患者营养摄入不足,而又处于高分解代谢的负氮平衡状态,故多有严重贫血,低蛋白血症,水、电解质紊乱和酸碱失衡及营养不良等。故此类患者极易死于全身衰竭,应积极进行全身支持治疗。

2.抗菌药物治疗

抗菌药物的应用是治疗细菌性肝脓肿的重要措施。脓肿处于早期浸润阶段,或脓肿直径<2 cm的多发脓肿及部分脓肿直径<5 cm,而临床症状不明显者,可单纯应用抗菌药物达到治愈目的。

(1)如何选择抗菌药物:患者的脓液、血液、胆汁的细菌培养及药物敏感试验是选用抗菌药物的可靠依据。为防止抗菌药物干扰细菌培养的结果,取送培养标本前最好不用抗菌药物,为合理而有效地联合应用抗菌药物,最好做联合药敏试验。联合用药应掌握以下指征:①估计单一抗菌药物难以控制的严重肝脓肿。②估计为多致病菌混合感染的肝脓肿,难以用单一抗菌药物控制者。③长期使用某一种抗菌药物疗效不佳,而疑有耐药菌株产生者。

(2)抗菌药物的给药途径、用量、疗程及注意点:细菌性肝脓肿患者的病情常较重,消化道吸收功能差,为保证药物在血浆中能迅速、持续地达到有效浓度,一般初始治疗时应静脉给药,病情较轻者亦可肌内注射给药,待感染控制后,再改为经口给药以巩固疗效。单纯应用抗菌药物治疗肝脓肿,尤其是病情严重时,用药剂量应是该药物能允许的最大剂量,以利迅速控制感染。如选用的抗菌药物适当且剂量足够,一般应在48～72 h内发挥治疗效果,如用药72 h后疗效不显著,应更换其他抗菌药物。抗菌药物的疗程应视病情而定,一般认为,胆源性多发脓肿,病情严重,抗菌药物治疗时间至少要4～6周,孤立性脓肿已做引流,抗菌药物作为辅助治疗时,给药2周足够。根据药代动力学规律,应将全天的药物总量分为3～4次间隔给药,最好静脉给药,使血浆内药物浓度达到持续的峰值水平,避免将全天的药集中在短时间内给完,这样给药,血浆内抗菌药物大部分时间不能达到有效浓度。而短时间内大量药物入血易导致毒性不良反应,同时应避免将全天的用药加入多量的液体内长时间缓慢滴注,则会降低药效,而且药物在血浆中始终达不到有效浓度。

3.脓肿引流

(1)经皮肝穿抽吸引流和置管引流:适应证为脓肿直径>3～5 cm,数目<3 个,经抗菌药物治疗无效而又无经皮引流禁忌证者可首先选用,多房脓肿的脓腔间常相互交通,故只须引流其中的最大脓腔。禁忌证或应慎行:①脓肿早期处于蜂窝织炎非化脓阶段;②胆源性多发小脓肿(直径<1 cm),尤其伴机体免疫功能低下;③腹内有须手术处理的原发病或其他手术指征

者；④穿刺须经胸腔或腹内重要脏器及大血管者；⑤有腹腔积液者；⑥严重凝血功能障碍或者有出血倾向者；⑦脓肿巨大，疼痛剧烈示脓肿将要破溃者；⑧脓液稠厚，经皮引流管难以通畅引流者；⑨既往有腹部手术史者，可能存在腹腔粘连应慎行；⑩肝左叶脓肿穿刺易伤及心包，小儿局麻下常不合作应慎行。

术后监护与处理：①术后卧床休息 24 h，严密观察血压、脉搏、有无腹膜刺激征出现。②经皮肝穿抽吸治疗者，每次治疗前后均应作 B 超检查，根据脓腔大小变化决定是否再次进行抽吸。③置管引流者应保持引流导管通畅，每天用含抗生素的0.9％氯化钠注射液冲洗脓腔。④注意防止引流管滑脱致腹腔污染，防止引流管扭曲影响引流效果。⑤拔管指征：临床症状控制，发热消退，白细胞恢复正常，引流出的脓液很少或停止。影像学检查显示脓腔已基本消失，即可拔管。⑥经皮引流 3 d 症状不改善，脓液引流不通畅，影像学检查显示脓腔不缩小，应考虑改行手术引流。

（2）手术引流适应证：①肝脓肿并发腹腔内须手术处理的原发病灶。②多发性肝脓肿经抗生素或非手术治疗无效或不适非手术治疗者。③脓肿已穿破至胸、腹或心包腔者。④肝左叶脓肿，抗生素治疗无效或穿刺途径须经过胸腔或心包者。⑤脓液黏稠或坏死组织较多，防碍穿刺引流。⑥巨大肝脓肿，肝区疼痛剧烈或有明显腹膜刺激征等提示脓肿将要破溃者。

4.肝切除治疗

适应证：①经抗菌药物或引流治疗后经久不愈的慢性厚壁脓肿，尤其是左叶肝脓肿。②局限于左半肝或右半肝的肝内胆管结石或先天性肝胆管扩张感染所致的肝脓肿。③肝脓肿并发严重的胆道出血、腹内出血等，经其他方法治疗无效。④巨大肝囊肿继发感染，周围肝组织因受压已萎缩或囊肿与肝组织致密粘连无法剥离。

5.细菌性肝脓肿并发症治疗

①肝脓肿破裂：脓肿破裂至腹腔、胸腔或心包腔，在进行根本性外科治疗时，应同时行这些浆膜腔引流，经引流治疗长期不愈者，可行受累部位肝切除。②腹内出血或胆道出血：脓肿破裂所致的腹内出血或脓腔内胆管和血管破溃交通所致的胆道出血治疗较困难。可行肝动脉结扎、肝切除、脓腔填塞压迫出血，亦有报道采用肝动脉栓塞治疗可获得良好的疗效。③全身感染：肝脓肿可由全身感染引起，也可导致全身感染。主要治疗是抗菌药物、激素及引流。

6.细菌性肝脓肿原发病的治疗

细菌性肝脓肿几乎均是继发于身体其他部位的感染，其中最多见的为胆道感染。因此在行脓肿手术引流的同时应同时探查处理胆道疾病，如结石、肿瘤、肝胆管囊性扩张症等，必要时行胆总管引流术。

继发于腹内感染源如急性胆囊炎、十二指肠溃疡穿孔等所致的膈下感染和继发于体表等处化脓性感染的肝脓肿，在行肝脓肿治疗的同时应注意原发感染病灶的处理。

（四）预后

决定预后因素包括：及时诊断、适当的治疗及患者自身的免疫机制。如能在脓肿早期处于蜂窝织炎非化脓阶段作出诊断，及时给予适当治疗，阻断疾病进程则预后好。

患者原有血液病、糖尿病、慢性肝病及长期使用肾上腺皮质激素等病史，这些因素可导致机体免疫抑制，并发细菌性肝脓肿，病死率高。故在治疗同时可加用免疫调节剂，如干扰素、白细胞介素-2 等。

二、阿米巴肝脓肿

(一)诊断

诊断依据如下。

(1)对有阿米巴流行区居住史,部分患者有痢疾或腹泻史,出现发热尤其是长期不明原因的发热伴有肝区痛、肝大、肝区压痛或叩击痛应怀疑有阿米巴肝病。

(2)血常规:血细胞计数正常或轻度升高,明显升高者多并发细菌感染或存在多发性脓肿。

(3)血生化检查:血沉常明显增快,慢性期有不同程度贫血及低蛋白血症。胆碱酯酶的活性检测对本病诊断和愈后有重要意义,85%的病例降低,且与病变范围成正比,并随病变的缩小或消失而回升。

(4)免疫血清学检查:因患者血内有多种阿米巴抗体,阳性率90%,阴性时几乎可以排除本病。间接血凝法抗体滴度>116,酶联免疫吸附法>1:32有诊断价值。但因抗体阳性能持续半年至数年,故不能区别是现在正患阿米巴病或是从前患过阿米巴病。因此,必须结合临床表现和其他检查才能做出最后诊断。

(5)病原学检查:大便找阿米巴滋养体或包囊,找滋养体时粪标本要求较严格,一般取稀便、半稀便或带有脓血的新鲜标本,容器不加消毒剂,要求立即或30 min内送检。引流的脓液一般找不到阿米巴滋养体,一般在抽脓的最后部分近脓腔壁的脓液中找到阿米巴的可能性大。典型的阿米巴脓液呈咖啡色,抽到的第一管脓液不论颜色如何均应送细菌培养,以了解是否并发感染。

(6)X线检查:阿米巴肝脓肿多发于肝右叶顶部,脓肿增大时X线下可以看到右膈肌抬高、活动受限;并发胸膜炎、胸水则肋膈角消失;并发肺脓肿,肝-支气管瘘则可以看到肺部阴影,肝内脓肿可以有液平面。

(7)B超检查:脓肿初期表现为分布不均匀的低至中度回声。边缘模糊且不规则;当脓肿出现坏死及液化时可见到蜂窝状结构,回声较低;完全液化后则为无回声区;液化范围广泛且时间较久时,则可见到较厚脓肿壁的回声增强带;有时脓肿区有分层现象,并出现液平面。

(8)CT检查:有利于检出肝内多发小脓肿和小于1 cm的病灶。平扫时表现为圆形或椭圆形密度减低区,边缘模糊,加强后病灶显示更清楚,表现为病变缩小,这是由于平扫时密度稍高的脓肿壁在增强后变为等密度而使病变缩小。

(9)血管造影:此为有创检查,只有在与原发性肝癌鉴别有困难时才考虑用此检查。主要表现在实质期可见充盈缺损,脓肿区无肿瘤染色和病理性血管。

(二)诊断思维程序

阿米巴肝脓肿的诊断主要依靠流行病学、临床表现(发热、肝区痛、肝大)、X线检查和B超来提供线索,血清学或穿刺抽脓病原学检查结果或甲硝唑试验性治疗可确定诊断。

本病还应注意一些不典型表现:①以呼吸系统症状为主要表现,由于脓肿与膈肌粘连,引起反应性胸膜炎或穿破引起脓胸或右下肺炎。②类似急腹症表现,由于脓肿向腹腔穿破或脓肿接近腹部表面,致剧烈腹痛,有局部压痛、反跳痛。③部分患者因多发性脓肿或并发败血症时出现肝细胞性黄疸或压迫胆管引起淤胆性黄疸。④肝右叶后面的脓肿或脓肿穿破后腹膜引起腰痛,尿检有蛋白质、白细胞,似肾周围炎或肾盂肾炎。⑤脓肿位于肝脏深部,局部征象不明显,只有长期发热。⑥病变范围小,病情较轻,或患者抵抗力强,起病时仅有短暂发热,不久自退。其他临床表现可有乏力、厌食、肝区不适及肝轻度肿大等。⑦慢性肝脓肿病程长,发热不明显,除肝大外,仅表现为一般衰弱、贫血和水肿。有鉴于此,充分认识本病的临床特点,有助于提高诊断的准确性。由于本病早期阶段症状及体征不典型,辅助检查缺乏特征性改变或脓肿位置特殊或由于脓肿穿破使临床征象多样化,故常易误诊,主要应与细菌性肝脓肿、原发性肝癌和肝囊肿继发感染相鉴别。腹痛剧烈或有黄疸者须与胆系结石或感染、膈下脓肿鉴别。

(三)治疗

1.药物治疗

阿米巴性肝脓肿除非存在并发症或可能引起并发症外,一般主张保守治疗。治疗阿米巴肝脓肿首先要消灭肝内阿米巴原虫,其次还要彻底清除肠道内阿米巴才能使疾病根治,防止复发。目前临床所用抗阿米巴药主要作用于滋养体,对包囊一般很少或毫无直接作用,但杀死肠内的滋养体也就杜绝了包囊的来源,从而消除了复发的根源。阿米巴肝脓肿是肠道内阿米巴循门静脉分支侵袭肝脏所致,故应选用既能杀死侵入肝脏的阿米巴,又能清除肠腔内阿米巴药物。对肠外阿米巴有效的药物有甲硝唑、吐根碱、氯喹等。对肠内阿米巴有效的药物有甲硝唑、吐根素、二氯散、巴龙霉素、双碘喹啉。

首选药物为甲硝唑 750 mg,每日 3 次,5～10 天;或甲硝唑 2.4 g,每日 1 次,1～2 天,加二氯散 500 mg,每日 3 次,10 天;或甲硝唑 2.4 g,每日 1 次,1～2 天,加巴龙霉素 30 mg/(kg·d),5～10 天,治愈率可达 95% 左右。其次可用氯喹,最初 2 天为磷酸氯喹基质 0.5 g,每日 2 次,以后减为基质 0.25 g,每日 2 次,连用 20 天为 1 个疗程,治愈率可达 60%。吐根碱因其有严重的心肌损害作用,多在上述药物治疗失败时方可考虑,1 mg/(kg·d),最大剂量0.06 g/d,分2 次肌内注射,治疗 6 天,使用前后 2 天须卧床观察,经常检查心电图。

2.穿刺引流

阿米巴肝脓肿较小者,使用抗阿米巴药物治疗即可痊愈,不必穿刺,穿刺最好在抗阿米巴药物治疗 2～4 天后进行。一般认为下列情况需要引流:①抗阿米巴治疗 2～4 天临床症状未改善者;②高热及右上腹疼痛剧烈者;③脓肿直径大于 10 cm 者;④血清抗阿米巴抗体阴性者;⑤右膈明显抬高者;⑥位于肝左叶的脓肿;⑦怀疑有继发细菌感染者。穿刺部位应选择压痛最明显处,或最好在超声引导下穿刺。每次应尽量将脓液抽尽,3～5 天后重复穿刺,直到脓液变清,体温降至正常为止。

3.手术切开引流

适应证:①脓肿已穿破引起外科并发症,尤其是腹膜炎、心包炎。②脓腔部位深至 8 cm 以上,肝穿刺有刺穿肝脏或损伤大血管、胆管的危险或脓肿位于肝门等部位,穿刺危险性较大。③左叶肝脓肿易向心包穿破,穿刺易污染腹腔者。④脓液黏稠或并发有细菌感染而致穿刺引流不畅者。

4.并发症治疗

控制感染可选用广谱抗菌药物,以全身给药为主,也可在穿刺抽脓局部加用。经血行播散至脑者,应采用甲硝唑治疗,也可加用吐根素。肝脓肿一旦穿破,病死率大大增加,以穿破腹腔、心包者为甚。故应积极处理:①给予组织内杀虫药,且两种联合使用较单一用药为佳,如甲硝唑+吐根碱或氯喹。②行闭合引流术。

(四)预后

阿米巴肝脓肿,包括多数穿破并发症(如穿破至肺、胸膜腔、胃或结肠等处)经内科综合治疗可以治愈。但由于脓肿穿破到不同部位，临床表现各异，使诊治趋于复杂，并严重地影响预后。因此应熟悉各种穿破并发症的表现，避免漏诊误诊。

第七节　原发性肝癌

一、概念

原发性肝癌(hepatocelular carcinoma,HCC)是指原发于肝细胞或肝内胆管上皮细胞的恶性肿瘤。HBV与HCC之间存在着稳定而特异的关系，是肝癌发生的主要病因；由输血传播的HCV，约85%的患者慢性化，也是肝癌发生的原因之一。病理上原发性肝细胞癌占4/5，胆管细胞癌占1/5。

二、诊断

(一)我国1999年制定的诊断标准

(1)AFP>400 $\mu g/L$，能排除活动性肝病、妊娠、生殖腺胚胎源性肿瘤及转移性肝癌者，并能触及坚硬及有肿块的肝脏或影像学检查具有肝癌特征性占位性病变者。

(2)AFP<400 $\mu g/L$，有两种影像学检查具有肝癌特征性占位性病变或有两种肝癌标志物(AFP异质体、异常凝血酶原、γ-谷氨酰转肽酶同工酶Ⅱ及 α-L-岩藻糖苷酶)阳性，以及一种影像学检查具有肝癌特征性占位性病变者。

(3)有肝癌的临床表现并有肯定的肝外转移灶(包括肉眼可见的血性腹腔积液或在其中发现癌细胞)，并能排除转移性肝癌者。目前一般将直径<3 cm的肝癌称为小肝癌。

(二)临床分期

1987年国际抗癌联盟制定了一个根据临床资料确定肝癌分期的标准。

三、诊断思维程序

1.有病毒性肝炎、肝硬化病史，影像学检查发现肝脏占位性病变

此时应高度怀疑肝癌。肝癌患者常表现为肝区疼痛、食欲缺乏、消化不良、恶心呕吐、腹胀、腹腔积液、肝功能障碍、消瘦、乏力、腹部包块、发热、黄疸、出血倾向及转移部位相应的症状。此外，应注意癌旁综合征，这是由于癌本身代谢异常或癌组织对机体产生各种异常作用而引起的内分泌或代谢紊乱的病证。常见的有：①低血糖症：表现为低血糖伴神经精神症状，如惊厥、神志恍惚，甚至昏迷，这种低血糖很难以静脉输注高糖控制。②红细胞增多症：与肝癌细胞异位产生促红细胞生成素有关。③其他：如癌细胞异常分泌溶骨素与前列腺素，临床表现为高钙血症；异常分泌5-羟色胺可致类癌综合征，出现严重腹泻和昏厥；异位分泌血管紧张素可致严重的、难治性高血压；异常甲状腺刺激素分泌可致甲亢；肝癌细胞表面缺乏乳糜微粒受体，循环中的胆固醇不能进入癌细胞，对胆固醇的生物合成不能产生负反馈抑制作用，可出现异常高胆固醇血症。此外，溶血、浆细胞增多症、纤维蛋白原血症、卟啉病、胱硫醚尿症、氨基乙酸尿症、假性甲状旁腺功能亢进、性征改变、肥大性肺骨关节病变、影响四肢的感觉运动性多神经病

等与肝癌细胞蛋白质合成异常、异位分泌及代谢紊乱有关。

肝癌常见的体征：①进行性肝大；②不同程度脾大；③肝细胞性或阻塞性黄疸；④腹腔积液；⑤肝区血管杂音和血管摩擦音；⑥并发肝硬化表现；⑦转移癌的体征。

2.进行有关血清学、B超、CT、MRI或血管造影等检查

包括甲胎蛋白、甲胎蛋白异质体及其他肝癌标志物，如异常凝血酶原，血清AFP活性增高，γ-谷氨酰转肽酶（γ-GGT）Ⅰ、Ⅱ、Ⅲ、碱性磷酸酶（ALP）同工酶，Ⅰ、M_2型丙酮酸激酶同工酶，醛缩酶同工酶A，谷胱甘肽S-转移酶同工酶B，α_1-抗胰蛋白酶、5′核苷酸磷酸二酯酶同工酶Ⅴ，铁蛋白和酸性同工铁蛋白等在肝癌中表达均较高。

(1)超声显像：肝癌可为结节型、巨块型和弥散型，内部回声有低回声型、低周边回声型、高回声型和混合回声型。肝内占位B超的基本特点为声晕（Halo征）、结节中结节、瘤中隔、高回声小瘤。

(2)CT扫描：病灶一般为低密度，低于周围肝实质的密度，部分病灶周围有一层更低密度的环影，称为晕圈征。

(3)磁共振成像（MRI）检查：HCC伴脂肪变性者T_1弛豫时间短，在T_1加权图像产生等信号或高信号强度；HCC伴纤维化者T_1弛豫时间长产生低信号强度，此征象具有较高的特异性；肿瘤包膜是HCC的重要征象之一。

(4)选择性动脉造影：原发性肝癌尤其是小肝癌唯一特征性表现是动脉期肿瘤血管增生紊乱，毛细血管期显示肿瘤染色，小肝癌有时仅有肿瘤染色而无血管增生；较大的肿瘤不仅显示巨大肿瘤的特点，且表现为动脉拉直、扭曲和移位，肿瘤湖，肿瘤包绕动脉征，动、静脉瘘，门静脉癌栓形成。

(5)放射性核素成像：肝癌在通常的核素显像中显示为局限性放射缺损区；对于AFP阴性，各种检查手段均难以定性、其部位又在可窥见的范围之内的肝内占位性病变，腹腔镜仍不失为一种可供选择的检查手段。

四、治疗

肝癌治疗分为两种：一为根治性治疗，另一种为姑息性治疗。前者包括肝切除和肝移植，主要对象为肝功能储备良好的小肝癌（直径＜5 cm）。小肝癌切除是目前肝癌获得长期生存的最主要途径，通常采用的手术方式为局部切除。通过小肝癌切除、肝癌根治后亚临床期复发灶的再切除及介入治疗等多模式"综合治疗"，使不能切除的肝癌缩小后切除，有15％～30％的患者术后可获得长期生存。通过积极治疗，原发性肝癌的5年生存率现已达到45％以上。

(一)根治性外科治疗

1.手术切除

手术切除为延长肝癌患者生存期的首选治疗方法。肿瘤越小，5年生存率越高。

2.肝移植

与部分肝切除术相比，肝移植不仅切除了肝癌，而且切除了肝癌多中心发生的土壤——肝硬化，对于肝硬化基础上发生的肝癌，肝移植不仅能消除肿瘤，而且置换了硬化的肝脏。HBV肝癌多须治疗性肝切除，而HCV肝癌适应肝移植治疗。

(二)介入治疗

这在"不能切除肝癌"的治疗中占有十分重要的地位，其目的是使肿瘤从无根治希望变为

有根治可能。治疗包括肝动脉结扎(HAL)、肝动脉插管(HAI)、门静脉插管注入化疗药物、生物治疗剂或栓塞剂等。

1.经皮选择性肝动脉插管灌注化疗及栓塞治疗(TACE)

TACE 被推荐为非手术治疗的首选方案。

(1)栓塞剂:①末梢栓塞剂:有碘油、^{131}I-lipiodol、带药微球^{90}Y-微球、^{32}P-玻璃微球和微囊。②近端栓塞剂:有明胶海绵、不锈钢卷等。

(2)常用化疗药物:有 5-氟尿嘧啶(5-FU,750～1 250 mg)、丝裂霉素(MMC,10～20 mg)、顺铂(DDP,60～100 mg)、阿霉素(ADM)或表阿霉素(40～80 mg)。可选择其中 2～3 种组合应用。如 5-FU-DDP-MMC(FDM)或 5-FU-ADM-MMC(FAM)方案。

2.肝动脉结扎合并肝动脉插管药物灌注(HAL+HAI)

肝动脉结扎可使肿瘤大部分坏死,肝动脉插管药物灌注可大大提高肿瘤灶化疗药物的浓度而对肝癌有一定疗效。将上述两种方法结合起来可极大地提高肝癌的治疗效果。

3.经门静脉介入治疗

通过脐静脉或经皮直接穿刺,做门静脉插管,灌注化疗药物和栓塞剂,与 TACE 联合应用所引起的肿瘤完全坏死率高于单一 TACE 的效果。通常先行 TACE,其后几天行经门静脉介入治疗。

(三)局部治疗

包括冷冻、微波、高功率激光、瘤内无水乙醇注射等。对确实不能切除的肝癌,姑息性手术可改善症状并提高生活质量。

1.冷冻治疗

冷冻疗法是通过肿瘤组织内部的循环液氮头在特定的肿瘤区域内快速冷冻(温度下降30 ℃/min)、缓慢溶解(温度上升 5 ℃/min)、低温(-35 ℃)持续(3～5 min)的循环,使肿瘤细胞通过渗透性脱水、蛋白变性、晶体冰形成造成瘤细胞膜穿孔或非特异性"冷休克"而使肿瘤细胞死亡,形成一个界限明显、范围可预测的冷冻坏死区,以此达到治疗肿瘤的目的。

适应证:①并发严重肝硬化,不能耐受切除手术者;②主癌切除后余肝或切缘有残癌者;③复发性、多发性肝癌,或位于两叶的不能手术切除的肝癌。对手术不能切除的小肝癌,也可冷冻治疗。

2.经皮乙醇注射(PEI)

无水乙醇可弥散入肿瘤细胞内,通过细胞毒作用引起癌细胞变性、脱水,凝固性坏死,继而间质纤维化、小血管血栓形成,后者进一步促发肿瘤细胞坏死。在包膜完整的瘤结节内注入的乙醇常于数十秒至几分钟内保持瘤内高浓度和高渗状态,迅速在瘤内弥散引起肿瘤坏死。乙醇很少向瘤外扩散,故对正常组织影响甚微。此外,乙醇可沿着穿刺的针道扩散,伤及少量正常肝组织,但确有减少瘤细胞种植的危险。适应证与禁忌证:血小板数不减少、凝血功能正常、瘤结节直径<4 cm,数目 2～3 个为 PEI 适应证。但直径大于 4～5 cm,数目多至 4 个的肝癌也可应用。PEI 特别适用于因反复 TACE 肿瘤营养动脉遭破坏、少血管性肝癌或不能滞留碘油者。肝硬化不是 PEI 的禁忌证,反而由于硬化组织血供一般较少,而癌结节内血供丰富,如在瘤结节或其附近注射乙醇,可更有选择性地弥散入瘤结节内。

浅表的、邻近大血管的肝癌应列为 PEI 的禁忌证,PEI 的绝对禁忌证是无法纠正的凝血异常、难治性腹腔积液和全身衰竭。

3.经皮射频电灼(PRFE)

射频可使离子激活,产生组织内摩擦热引起组织凝固性坏死。坏死区大小和形状取决于电极的直径、暴露长度和作用的时间。单根电极 90 ℃、作用 6 min,最大坏死区直径可达 1.6 cm,若多根电极,坏死区即相应扩大。主要设备为 RF 发生器和电极针(14～17 G),在超声引导下,将电极针插入肝癌组织内,根据肿瘤的大小变换其在瘤内的方向,重复加热。PRFE 治疗肝癌可取得与乙醇注射相似的疗效。

4.间质激光凝固(ILP)

本法是将光能转换为热能,促使瘤组织凝固性坏死。常采用 Nd-YAG 激光。

5.微波电凝(PMC)

在微波电磁辐射下,分子极化,产生热量,引起继发性凝固、坏死。在超声引导下,微波电极经皮植入肿瘤内,用 50 W 的功率,加热 60～120 s,可重复加热,使肿瘤发生凝固性坏死。

6.高功率聚焦超声(HIFU)

高功率聚焦超声是一种既能聚焦定位又能瞬间产生高温的超声加热装置,对深部肿瘤内聚焦,较少影响周围正常组织。动物实验发现,体外输入 HIFU 能有效地消除靶组织。

(四)化学药物治疗

有一定效果的药物有 5-氟尿嘧啶及其衍生物、阿霉素和表阿霉素、顺铂和卡铂。化疗药物经肝动脉或门静脉插管灌注,或与栓塞疗法联合应用,是目前治疗中、晚期肝癌的重要措施。

(五)放射治疗

肝癌对放疗敏感性不高,一般仅用于中、晚期肝癌伴严重肝硬化不宜手术切除的患者。对肿瘤进行精确定位后,采用直线加速器局部治疗,与 TACE 结合,可提高疗效,减少放射性肝炎等的发生。外照射主要采用^{60}Co(钴)、加速器及质子。凡肝内肿瘤为单个、直径不超过 9 cm,或在一叶内有一个大的和几个小的癌灶,总体积不超过肝体积的 50%,全身情况相对良好者,均可给予放射治疗。对于门静脉癌栓,放射治疗也有一定的作用;有远处转移者,若原发灶已控制,也可给予放射治疗;对单个或少数几个骨转移灶,放射治疗可止痛。放疗常见并发症为放疗性肝病和消化道出血。

(六)生物治疗

卡介苗(BCG)、胸腺肽、左旋咪唑及混合细菌疫苗(MBV)等,作为手术或放疗的辅助疗法,有助于预防复发和延长生存期;从革兰氏阴性杆菌神灵杆菌提取的灵杆菌素(亚达欣),具有抗细胞增生和免疫调节作用,可用于肝癌的免疫治疗;大剂量白细胞介素-2(IL-2)肝动脉局部灌注,可使肝癌缩小;α-干扰素单独使用可使少数病例 AFP 下降;将自体淋巴细胞用重组白细胞介素-2、抗 CD3 抗体体外激活,于肝切除术后的 6 个月输注,可减少复发。

五、预后

大量临床资料表明,小肝癌愈后良好,5 年生存率可达65%。中、晚期肝癌预后差,生存时间 6 个月至 1 年。

第八节 肝硬化

肝硬化(hepatic sclerosis)是临床常见的慢性进行性肝病,由一种或多种病因长期或反复作用形成的弥散性肝损害。病理组织学上有广泛的肝细胞坏死、残存肝细胞结节性再生、结缔组织增生与纤维隔形成,导致肝小叶结构破坏和假小叶形成,肝脏逐渐变形、变硬而发展为肝硬化。临床上以肝功能损害和门脉高压症为主要表现,并有多系统受累,晚期常出现上消化道出血、肝性脑病、继发性感染等并发症。

一、病因及发病机制

(一)发病原因

引起肝硬化的病因很多,不同地区的主要病因也不相同。欧美以酒精性肝硬化为主,我国以肝炎病毒性肝硬化多见,其次为血吸虫病肝纤维化,酒精性肝硬化亦逐年增加。研究证实,2 种病因先后或同时作用于肝脏,更易产生肝硬化。如血吸虫病或长期大量饮酒者合并乙型病毒性肝炎等。

(1)病毒性肝炎。乙型及丙型病毒性肝炎可以发展成肝硬化,称为病毒性肝炎后肝硬化。

(2)慢性血吸虫病的肝汇管区结缔组织增生,常引起显著的门脉高压症。

(3)酒精中毒。酗酒引起的肝硬化,称为酒精性肝硬化。

(4)化学毒物或药物。长期反复接触四氯化碳、磷、砷等化学毒物,或长期服用某些药物如双醋酚汀、辛可芬、甲基多巴等,可引起中毒性肝炎,最后演变为肝硬化,称为中毒性肝硬化。

(5)长期肝外胆管阻塞或肝内胆汁淤积时,高浓度的胆酸特别是双氢胆酸可使肝细胞发生变性、坏死及纤维化,而发展为肝硬化,称为胆汁性肝硬化。

(6)循环障碍。慢性心功能不全、缩窄性心包炎、下腔静脉阻塞等肝以上部位的心血管病变,使肝静脉回流受阻,肝脏长期阻塞性充血及缺氧,导致肝细胞坏死和萎缩、纤维组织增生,最终演变为肝硬化,称为瘀血性肝硬化,由心脏病引起者,称为心源性肝硬化。

(7)营养不良或失调作为肝硬化的病因尚有争议。

(8)由于遗传缺陷,导致某些物质的代谢障碍而沉积于肝脏,引起肝细胞变性坏死及结缔组织增生,发展为肝硬化。

(二)发病机制

1.病理过程

肝硬化的病因很多,其形成途径和发病机制亦不相同,有的通过慢性肝炎的途径(如病毒性肝炎);有的以大囊泡性肝脂肪变性途径(如酒精性肝病);有的以长期肝内、外胆汁淤积或肝静脉回流障碍,致门脉区或小叶中央区纤维化的途径等。不论何种病因、哪种途径,都涉及到肝细胞炎性坏死,结节性肝细胞再生和肝纤维化等 3 个相互联系的病理过程。

2.病理分类

肝硬化因病因、炎症程度以及病情发展的不同,可呈现不同的病理类型,目前仍多采用1974 年国际肝胆会议所确定的病理分类,按结节大小、形态分为 4 型。

(1)小结节性肝硬化:结节大小比较均匀,一般在 3～5 mm,最大不超过 1 cm,纤维隔较细,假小叶大小一致。此型肝硬化最多见。

(2)大结节性肝硬化:结节较粗大,且大小不均,直径一般在1~3 cm,以大结节为主,最大直径可达3~5 cm,结节由多个小叶构成,纤维隔宽窄不一,一般较宽,假小叶大小不等。此型肝硬化多由大片肝坏死引起。

(3)大小结节混合性肝硬化:为上述二型的混合型,大结节和小结节比例大致相等。此型肝硬化亦甚多见。

(4)不完全分隔性肝硬化:又称再生结节不明显性肝硬化,其特点为纤维增生显著,向小叶内延伸,然肝小叶并不完全被分隔;纤维组织可包绕多个肝小叶,形成较大的多小叶结节,结节内再生不明显。此型的病因在我国主要为血吸虫病。

国外有人对520例肝硬化进行病理分类,大结节型达58.8%,以大结节为主的混合型占12.2%,小结节型占9.2%,小结节为主的混合型6.7%,大小结节相等的混合型12.2%,我国仍以小结节性肝硬化多见。同济医院51例肝硬化尸检中,小结节性肝硬化32例,大结节性肝硬化仅2例。梁伯强等报告80例肝硬化尸检结果,小结节型58.75%,大结节型为23.75%。在一些病例中,上述分类并非固定不变,小结节性肝硬化通过再生改建,可转变为大结节性或混合性肝硬化。病因与形态学改变有一定相关性,如乙肝性肝硬化常见嗜酸性小体,但也见于酒精性肝硬化;脂肪变性和Mallory小体常见于酒精性肝硬化,也见于Wilson病等;黄色瘤样变见于胆汁性肝硬化;PAS阳性小体则见于α_1抗胰蛋白酶(α_1-AT)缺乏。

3.病理生理

肝硬化时病理生理变化广泛复杂,几乎累及全身各个系统脏器。

二、临床表现

临床上肝硬化分为肝功能代偿期与肝功能失代偿期。

1.肝功能代偿期

症状较轻,常缺乏特征性,可有乏力、食欲减退、恶心、呕吐、右上腹隐痛或不适和腹泻等症状。体征可有肝、脾轻度肿大、蜘蛛痣、肝掌等。肝功能检查多在正常范围内或有轻度异常。

2.肝功能失代偿期

(1)肝功能减退征群:由于消化道瘀血、水肿及胃肠道分泌吸收功能障碍,可有恶心、呕吐、腹痛、腹泻等消化道症状。部分患者有轻度黄疸。黄疸进行性加深者,提示肝细胞有进行性坏死。可出现鼻出血、牙龈出血、皮肤黏膜淤点及紫癜等出血倾向,系由于肝功能减退时,凝血因子合成减少和脾功能亢进时血小板减少所致。因营养缺乏、肠道吸收功能障碍和脾功能亢进等而有贫血。由于内分泌代谢失衡,周围毛细血管扩张而出现蜘蛛痣与肝掌等,但两者发生机制不尽相同,蜘蛛痣分布于颜面、颈、上胸、肩背、上肢等上腔静脉分布区域。性激素失调可致男性患者性欲减退、阳痿、睾丸萎缩、阴毛女性化及乳房发育;女性患者有闭经及不育。肝脏质硬,表面呈结节状,一般无压痛。在有进行性肝细胞坏死或肝炎活动和肝周围炎时,可有触痛或叩击痛。

(2)门静脉高压征群:脾脏一般中度肿大,有时可为巨脾。伴脾功能亢进时表现为血白细胞、红细胞与血小板数减少。侧支循环形成。在临床上最有重要意义的是食管下段和胃底静脉曲张,常易破裂而发生大出血;腹壁和脐周静脉曲张及痔核的形成。腹腔积液是肝硬化门静脉高压最突出的表现。腹腔积液量多时腹部隆起,腹壁皮肤紧张发亮,皮下静脉显露曲张。大量腹腔积液时,脐可突出而形成脐疝。由于膈肌抬高可出现呼吸困难和心悸。腹腔积液的产生和发展与门静脉高压,血浆胶体渗透压因清蛋白浓度降低而下降,肝与肠道淋巴循环障碍,肾功能障碍,继发性肾素、血管紧张素、醛固酮和抗利尿激素增多,激肽释放酶、缓激肽活力降低以及利钠因子活力降低有关。

三、检查

1.实验室检查

(1)血常规:血红蛋白(血色素)、血小板、白细胞数降低。

(2)肝功能实验:代偿期轻度异常。失代偿期血清蛋白降低,球蛋白升高,A/G 倒置;凝血酶原时间延长,凝血酶原活动下降;转氨酶、胆红素升高;总胆固醇及胆固醇脂下降;血氨可升高,氨基酸代谢紊乱。尿素氮、肌酐升高;电解质紊乱:低钠、低钾。

(3)病原学检查:HBV-M 或 HCV-M 或 HDV-M 阳性。

(4)免疫学检查:①免疫球蛋白:IgA、IgG、IgM 可升高。②自身抗体:抗核抗体、抗线粒体抗体、抗平滑肌抗体、抗肝脂蛋白膜抗体可阳性。③其他免疫学检查:补体减少、玫瑰花结形成率及淋转率下降,CD_8(Ts)细胞减少,功能下降。

(5)纤维化检查:P-Ⅲ-P 值上升,脯氨酰羟化酶(PHO)上升,单胺氧化酶(MAO)上升,血清板层素(LM)上升。

(6)腹腔积液检查:新近出现腹腔积液者、原有腹腔积液迅速增加原因未明者应做腹腔穿刺,抽腹腔积液做常规检查、腺苷脱氨酶(ADA)测定、细菌培养及细胞学检查。

为提高培养阳性率,腹腔积液培养取样操作应在床边进行,使用血培养瓶,分别做需氧和厌氧菌培养。

2.影像学检查

(1)X 线检查:食管-胃底钡剂造影,可见食管-胃底静脉出现虫蚀样或蚯蚓样静脉曲张变化。

(2)B 型及彩色多普勒超声波检查:肝被膜增厚,肝脏表面不光滑,肝实质回声增强,粗糙不均匀,门脉直径增宽,脾大,腹腔积液。

(3)CT 检查:肝脏各叶比例失常,密度降低,呈结节样改变,肝门增宽、脾大、腹腔积液。

3.内镜检查

可确定有无食管—胃底静脉曲张,阳性率较钡餐 X 线检查高,也可了解静脉曲张的程度,并对其出血的风险性进行评估。

食管—胃底静脉曲张是诊断门静脉高压的最可靠指标。在并发上消化道出血时,急诊胃镜检查可判明出血部位和病因,并进行止血治疗。

4.肝组织活检

肝穿刺组织活检可确诊。

5.腹腔镜检查

能直接观察肝、脾等腹腔脏器及组织,并可在直视下取活检,对诊断有困难者有价值。

6.门静脉压力测定

经颈静脉插管测定肝静脉楔入压与游离压,二者之差为肝静脉压力梯度(HVPG),反映门静脉压力。正常多小于 5 mmHg,大于 10 mmHg 则为门脉高压症。

四、诊断与鉴别诊断

(一)诊断

失代偿期肝硬化诊断不难,肝硬化的早期诊断较困难。

1.代偿期

慢性肝炎病史及症状可供参考。如有典型蜘蛛痣、肝掌应高度怀疑。肝质地较硬或不平滑及(或)脾比正常大 2 cm,质硬,而无其他原因解释,是诊断早期肝硬化的依据。肝功能可以正常。蛋白电泳或可异常,单氨氧化酶、血清 P-Ⅲ-P 升高有助诊断。必要时肝穿病理检查或腹腔镜检查以利确诊。

2.失代偿期

症状、体征、化验皆有较显著的表现,如腹腔积液、食管静脉曲张。明显脾大、有脾功能亢进及各项肝功能检查异常等,不难诊断。但有时须与其他疾病鉴别。

(二)鉴别诊断

(1)肝硬化的临床表现比较复杂,须与有类似表现的疾病相鉴别。腹腔积液须与下列疾病鉴别。

1)结核性腹膜炎:肝硬化腹腔积液初起,且进展较快时,可有腹部胀痛,触诊有压痛,须与结核性腹膜炎鉴别。后者有结核中毒症状,腹部可有柔韧感,压痛及反跳痛,症状及体征持续不退,腹腔积液性质为渗出液,极少数可为血性腹腔积液。

2)癌性腹膜炎:腹腔脏器的癌瘤可转移至腹膜而产生腹腔积液。年龄在 40 岁以上,起病快发展迅速,腹腔积液可呈血性,腹腔积液中可找到癌细胞。

3)卵巢癌:特别是假黏液性囊性癌,常以慢性腹腔积液为临床表现,病情进展缓慢,腹腔积液呈漏出液,有时造成诊断困难,妇科及腹腔镜检查有助于诊断。

4)缩窄性心包炎:可有大量腹腔积液、易误诊为肝硬化,但静脉压升高、颈静脉怒张,肝大明显,有奇脉,心音强、脉压小等表现可资鉴别。

5)巨大肾盂积水及卵巢囊肿:较少见,无移动性浊音,无肝病表现,前者肾盂造影,后者妇科检查可助诊断。

(2)上消化道出血须与消化性溃疡、出血性胃炎、胃黏膜脱垂、胆道出血等相鉴别。

1)消化性溃疡出血:常有溃疡病史,脾不大、无脾功能亢进表现。但与肝硬化同时存在,则鉴别困难。急诊内镜有助诊断。肝硬化患者因食管静脉曲张破裂出血者占 53%。其余为溃疡病或胃黏膜病变。

2)出血性胃炎:可有诱因如酗酒、药物等引起,可有胃痛。与肝硬化合并存在胃黏膜病变时,鉴别困难。可靠的诊断法是急诊内镜检查。

3)胆道出血:较少见,常有上腹剧痛、发热、黄疸、胆囊肿大压痛等,呕血常在腹部剧痛后发生。胃镜检查,或止血后作逆行胰胆管造影或经皮经肝胆管造影,可发现胆道系病变。

以上各种出血均可在必要时选择腹腔动脉造影法进行鉴别诊断。

4)脾大:须与其他原因所致的疾病鉴别,如疟疾、白血病、霍奇金病、血吸虫及黑热病等。疟疾有反复发作史,血中可查到疟原虫。慢性粒细胞性白血病末梢血白细胞可达 $10 \times 10^9/L$ 以上,分类中有幼稚粒细胞,骨髓检查可确诊。霍奇金病常伴淋巴结肿大,依靠淋巴结活检可确诊。黑热病在我国已少见,偶有个别病例,不规则发热、鼻出血、牙龈出血、贫血及末梢血白细胞显著减少（$3.0×10^9$/L 以下），骨髓检查或脾穿刺可找到利杜体。血吸虫病有反复疫水接触史，血吸虫环卵试验、血吸虫补体结合试验及皮肤试验等检查为阳性；直肠黏膜活检可找到血吸虫卵；可做粪便孵化试验。

五、治疗

肝硬化是因组织结构紊乱而致肝功能障碍。目前尚无根治办法。主要在于早期发现和阻止病程进展，延长生命和保持劳动力。

1.代偿期

肝硬化诊断确定后，注意劳逸结合，合理治疗及饮食，应以高热量、高蛋白、维生素丰富易消化的食物为宜，严禁饮酒。避免应用有肝损害的药物。一般可参加轻工作。定期随访。

2.失代偿期

一般病情较重，须休息或住院治疗。

（1）饮食：以易消化，富营养的饮食为宜，适当高蛋白，按 $1.0～1.5$ g/(kg·d)，适当的高糖、低脂，脂肪约相当于热量的 1/3 左右，总热量每天 8 000～10 000J。有肝性脑病时，应限制蛋白，每天 $0.5～1.0$ g/(kg·d)。防止食管静脉曲张破裂出血，应免用刺激性及硬的食物。有腹腔积液及水肿时应限钠和水的摄入。液体量的维持，以 24 h 的排尿量和不显性消耗量为准，或每天在 1 500mL 以下为宜。

（2）补充维生素：肝硬化时有维生素缺乏的表现，适当补充维生素 B_1、维生素 B_2、维生素 B_6、维生素 B_{12}、维生素 C、维生素 D 及维生素 K、烟酸、叶酸等。

（3）有慢性肝炎活动时，应控制肝炎，必要时抗病毒及免疫调节治疗，如干扰素、阿糖腺苷等，必要时应用强地松等治疗。

（4）抗肝纤维化药物：抗纤维化药物在动物实验中可阻止肝脏纤维化，但临床使用尚少。常有不良反应，影响应用。

泼尼松在肝硬化前期（肝纤维化时）有效，可以促进蛋白合成和胶原吸收，肝硬化晚期则无效。铃兰氨酸（脯氨酸类似物 Cis-4-crminoproline；L-azetidine-2-caboxylic acid；AZC），置换前胶原的羟脯氨酸，影响胶原的合成和分泌，从而使胶原生成减少。秋水仙碱（Colchicine）Kershenobich 报道，1～2 mg/d，每周用药 5 h，疗程 14.5 个月，经连续肝穿刺观察，可见纤维化显著减少。肝功能改善，腹腔积液、水肿消失、脾脏缩小。青霉胺（D-青霉胺）是含巯基化合物，与铜络合，抑制含铜氨基氧化酶如赖氨酰氧化酶的活力（即单胺氧化酶）切断胶原形成过程的前胶原的共价交联，使胶原纤维的形成受阻。激活胶原酶，促进胶原分解及吸收。

青霉胺每天 800 mg。葫芦素 B（甜瓜蒂）有，报告其有明显抑制肝纤维化作用，机制尚不明。山黧豆素（Lathyrus-fator）、木瓜蛋白酶，具有对单胺氧化酶的抑制作用。

丹参、冬虫夏草有明显的抗纤维化作用。

近年，有的活血化瘀中药方药在抗纤维化方面取得了明显的疗效。

（5）保护肝细胞，促肝细胞再生，防止肝细胞坏死的药物：常用有葡萄糖醛酸内酯（肝太乐）可有解除肝脏毒素作用。每次 0.1～0.2 g，口服，3 次/天，或肌内注射、静脉点滴。水飞蓟宾片（益肝灵）有保护肝细胞膜、抗多种肝脏毒物作用，每次 2 片，3 次/天。肌苷、三磷酸胞苷、能量合剂、蛋白同化药等促进肝细胞再生。

近年研究证明促肝细胞生长素、前列腺素 E_2、硫醇类（谷胱甘肽，半胱氨酸）、维生素 E 等均有抗肝细胞坏死,促进细胞再生作用。丹参也可改善肝缺氧,降低变性坏死,改善微循环,促肝糖原及三磷腺苷合成,可使心肌排血量增加、减少肝瘀血利于肝细胞再生。

第九节　急性胰腺炎

急性胰腺炎是多种病因导致胰酶在胰腺内被激活后引起胰腺组织自身消化、水肿、出血甚至坏死的炎症反应。临床以急性上腹痛、恶心、呕吐、发热和血胰酶增高等为特点。病变程度轻重不等,轻者以胰腺水肿为主,临床多见,病情常呈自限性,预后良好,又称为轻症急性胰腺炎。少数重者的胰腺出血坏死,常继发感染、腹膜炎和休克等,病死率高,称为重症急性胰腺炎。

临床病理常把急性胰腺炎分为水肿型和出血坏死型两种。

一、病因

1.梗阻因素

由于胆道蛔虫、乏特壶腹部结石嵌顿、十二指肠乳头缩窄等导致胆汁反流。如胆管下端明显梗阻,胆道内压力甚高,高压的胆汁逆流胰管,造成胰腺腺泡破裂,胰酶进入胰腺间质而发生胰腺炎。

2.酒精因素

长期饮酒者容易发生胰腺炎,在此基础上,当某次大量饮酒和暴食的情况下,促进胰酶的大量分泌,致使胰腺管内压力骤然上升,引起胰腺泡破裂,胰酶进入腺泡之间的间质而促发急性胰腺炎。

酒精与高蛋白高脂肪食物同时摄入,不仅胰酶分泌增加,同时又可引起高脂蛋白血症。这时胰脂肪酶分解三酰甘油释出游离脂肪酸而损害胰腺。

3.血管因素

胰腺的小动、静脉急性栓塞、梗阻,发生胰腺急性血循环障碍而导致急性胰腺炎;另一个因素是建立在胰管梗阻的基础上,当胰管梗阻后,胰管内高压,则将胰酶被动性地"渗入"间质。由于胰酶的刺激则引起间质中的淋巴管、静脉、动脉栓塞,继而胰腺发生缺血坏死。

4.外伤

胰腺外伤使胰腺管破裂、胰腺液外溢以及外伤后血液供应不足,导致发生急性重型胰腺炎。

二、临床表现

1.症状

(1)腹痛:急性胰腺炎多数为突然发病,表现为剧烈的上腹痛,并多向肩背部放射,患者自觉上腹及腰背部有"束带感",腹痛的位置与病变的部位有关,如胰头的病变重者,腹痛以右上腹为主,并向右肩放射;病变在胰尾者,则腹痛以左上腹为重,并向左肩放射,疼痛强度与病变程度多相一致,若为水肿性胰腺炎,腹痛多为持续性伴有阵发性加重,采用针刺或注入解痉药物而能使腹痛缓解;若为出血性胰腺炎,则腹痛十分剧烈,常伴有休克,采用一般的止痛方法难以止痛。

(2)恶心呕吐:发病之初即出现,其特点是呕吐后不能使腹痛缓解,呕吐的频度亦与病变的严重程度相一致,水肿性胰腺炎中,不仅有恶心,还常呕吐 1~3 次;在出血性胰腺炎时,则呕吐剧烈或为持续性频频干呕。

(3)全身症状:可有发热,黄疸等,发热程度与病变严重程度多一致,水肿性胰腺炎,可不发热或仅有轻度发热;出血坏死性胰腺炎则可出现高热,若发热不退,则可能有并发症出现,如胰腺脓肿等。黄疸的发生,可能为并发胆道疾病或为肿大的胰头压迫胆总管所致,这两种原因引起的黄疸需要结合病史,实验室检查等加以鉴别。

有极少数患者发病非常急骤,可能无明显症状或出现症状不久,即发生休克或死亡,称为猝死型或暴发性胰腺炎。

2.体征

(1)全身体征:①体位:多平卧或侧卧位,但喜静卧。②血压,脉搏,呼吸:在水肿性胰腺炎时,多无明显变化,但在出血坏死性胰腺炎时,可有血压下降,脉搏及呼吸加快,甚至出现休克,值得指出的是,在急性出血坏死胰腺炎时,可以出现急性呼吸窘迫综合征(ARDS),这是一种十分危险的综合征,需要根据病史、实验室检查等方法,做到早期诊断与治疗。③舌苔:舌质多淡红,伴有感染时多红或紫红;舌苔多薄白或白腻,严重病例则黄腻或黄燥。

(2)腹部体征:①视诊:腹部多平坦,但出血坏死性胰腺炎可因肠麻痹而出现腹胀,并发胰腺囊肿或脓肿时,可有局限性隆起。②触诊:压痛、反跳痛与肌紧张可因病变程度和部位不同而各异,一般情况下,多在上腹部有程度不同的压痛,但压痛部位与病变部位有关,病变在胰头者,压痛在右上腹;病变在胰尾者,压痛在左上腹;病变累及全胰腺者,全上腹有压痛,若出血坏死性胰腺炎,腹腔渗液多时,常为全腹的压痛、反跳痛和肌紧张。

急性胰腺炎时,也常在上腹部发现肿块,肿块的原因可能有:①胀大的胆囊,位于右上腹胆囊区;②肿大的胰头,位于右上腹,但位置较深;③胰腺囊肿或脓肿,多为圆形的囊性肿物;④水肿的发炎组织,如大网膜、肠管或小网膜囊内的积液。

三、检查

(一)实验室检查

1.血白细胞计数

轻型胰腺炎时,血白细胞可不增高或轻度增高,但在严重病例和伴有感染时,常明显增高,中性粒细胞也增高。

2.淀粉酶测定

这是诊断急性胰腺炎的重要客观指标之一,但并不是特异的诊断方法。在发病早期,胰腺血管有栓塞以及某些出血坏死性胰腺炎时,由于胰腺组织的严重破坏,则可不增高,有时休克、急性肾衰竭、肺炎、腮腺炎、溃疡病穿孔以及肠道和胆道感染的情况下,淀粉酶也可增高。因此,有淀粉酶增高时,还需要结合病史,症状与体征,排除非胰腺疾病所引起的淀粉酶增高,才能诊断为急性胰腺炎。

淀粉酶增高与胰腺炎发病时间也有一定的关系,根据临床观察可有以下几种表现。

(1)发病后 24 h,血清淀粉酶达到最高峰,48 h 后尿淀粉酶出现最高峰。

(2)发病后短期内尿淀粉酶达到最高峰,而血清淀粉酶可能不增高或轻度增高。

(3)血清淀粉酶与尿淀粉酶同时增高,但以后逐渐恢复正常。

(4)淀粉酶的升降曲线呈波浪式或长期增高,揭示已有并发症的发生。值得指出的是,淀粉酶的增高程度与炎症的轻重不一定成正比,如水肿性胰腺炎时,淀粉酶可以达到较高程度,而在某些坏死性胰腺炎,由于胰腺组织的大量破坏,淀粉酶反而不增高。关于血清淀粉酶与尿淀粉酶何者准确,文献上有分歧,有人认为,血清淀粉酶的测定准确,有人则认为尿淀粉酶测定准确,而且尿液收集容易,可反复进行检查,因此,目前临床上以测定尿淀粉酶者较多。

3.血液化学检查

重型胰腺炎时,二氧化碳结合力下降,血尿素氮升高,表明肾脏已有损害;胰岛受到破坏时,可有血糖升高,但多为一过性;出血性胰腺炎时,血钙常降低,当低于 1.7 mmol/L(7mg%)时,常示预后不良。

4.腹腔穿刺术

对于有腹腔渗液的病例,行腹腔穿刺术有助于本病的诊断,穿刺液多为血性,如淀粉酶测定增高,即可确诊为该病。

5.淀粉酶同工酶检查

已确定的淀粉酶同工酶有两种,胰型同工酶(PIA)和唾液型同工酶(STI)。急性胰腺炎时,胰型同工酶可明显增高,对高度怀疑胰腺炎而淀粉酶正常者,对高淀粉酶血症的淀粉酶是否来源于胰腺,测定同工酶则更有价值,国内有人采用电泳方法,从阴极到阳极端显示 PIA 有 P_3,P_2,P_1 三种,其中 P_3 为诊断急性胰腺炎的敏感可靠指标。

6.放射免疫胰酶测定(RIA)

因淀粉酶测定对胰腺炎的诊断没有特异性,随着免疫测定技术的进步,许多学者寻找更为准确的诊断方法,即胰酶的放射免疫测定法,当前测定的酶大致有以下几种。

(1)免疫活性胰蛋白酶(IRT):急性胰腺炎时,胰腺腺泡损坏可释放大量胰蛋白酶及酶原,它是一种仅存在于胰腺内的蛋白酶,因此测定血清中胰蛋白酶及酶原的浓度,应具有一定的特异性,临床应用证明,血清 IRT 在重型胰腺炎时升高的幅度大,持续时间久,对急性胰腺炎的早期诊断与鉴别轻重程度具有一定帮助。

(2)弹力蛋白酶Ⅱ(elastaseⅡ):应用放射免疫法可测定血清免疫活性弹力蛋白酶(IRE),由于胰腺全切除后血清 IRE 可以消失,故对该酶的测定可有特异性。

(3)胰泌性胰蛋白酶抑制物(PSTI):PSTI 是由胰腺腺泡分泌,能阻抑胰内蛋白酶的激活,由于它是一种特异性胰蛋白酶抑制物,存在于胰液与血液中,测定其含量不仅能早期诊断急性胰腺炎,还能鉴别病情轻重程度,有利于病情观察。

(4)磷脂酶 A_2(PLA$_2$):PLA$_2$ 是一种脂肪分解酶,是引起胰腺坏死的重要因素之一,急性胰腺炎早期即可升高,且持续时间较血清淀粉酶长,对重型胰腺炎的诊断是有用的。

(二)影像学检查

1.X 线检查

(1)腹平片:可能见到以下征象:①胰腺部位的密度增强(由于炎症渗出所致);②反射性肠郁张(主要在胃,十二指肠,空肠和横结肠);③膈肌升高,胸腔积液;④少数病例可见胰腺结石或胆道结石;⑤十二指肠环淤滞,其内缘有平直压迹;⑥仰卧位腹平片,表现"横结肠截断"征,即结肠肝曲、脾曲充气,即使改变体位横结肠仍不充气,这是由于急性胰腺炎引起结肠痉挛所致。

（2）上消化道钡餐造影：可能见到以下征象：①胰腺头部肿大，十二指肠环有扩大；②胃窦部受压；③十二指肠有扩张、淤积现象；④十二指肠乳头部水肿或由于胰头肿大所致倒"3"字征；⑤胰腺假性囊肿时，可见胃肠受挤压现象。

2.超声检查

超声在急性胰腺炎的诊断中占有越来越加重要的位置，成为不可缺少的常规检查方法之一，但易受胃肠积气的影响，超声对胰腺炎的诊断可有以下发现。

（1）胰腺体积增大：在水肿型胰腺炎时，胰腺体积增大者少；而在重型胰腺炎时则多有增大，且胰腺轮廓模糊，表面不光滑，胰腺深面与脾静脉分界不清，有时胰腺前后界难以辨认。

（2）胰腺回声增强：在水肿型胰腺炎可见部分胰腺回声增强，但在重型胰腺炎时可见胰腺内部大幅度凹凸不平，多有强回声，间有不规则低回声区。

（3）腹腔渗液：在水肿型胰腺炎不多见，但在重型胰腺炎时多有之，其中多为弥散性积液，也可为胰腺周围之局限性积液，经治疗之后也可发现胰腺脓肿及假性囊肿。

根据以上所述，结合临床特点，超声可以作为鉴别水肿型与重型胰腺炎的手段之一。

3.CT检查

CT扫描也可显示胰腺及其周围组织从轻度水肿、出血到坏死和化脓的各种病理变化，CT也能发现胰腺周围的积液和小网膜、肾周围间隙的水肿，有助于早期发现及追踪观察胰腺假性囊肿，因不受胃肠积气与肥胖的影响，CT扫描较超声检查更具有优越性与准确性，但因检查费用较昂贵，尚不能常规使用。

4.纤维内镜检查

（1）纤维胃镜检查没有直接的诊断价值，可能看到胃十二指肠黏膜的水肿与充血，胃后壁可能见到凸起的改变（肿大胰腺所致）。

（2）纤维十二指肠镜除可看到胃十二指肠黏膜的病变外，可观察到十二指肠乳头部的异常或病变，特别是在壶腹部结石嵌顿引起的胰腺炎时，可看到凸起的乳头或结石，从而直接找到病因。

（3）内镜逆行性胆胰管造影术（ERCP）：只适合于急性症状控制后，作为了解胆道病变而使用，虽对胰管梗阻情况也能做出判断，但有造成胰腺炎再次发作，成为注入性胰腺炎的可能，故不宜常规使用。

5.腹腔镜检查

对于诊断尚不十分清楚的急性上腹痛或重型胰腺炎，腹腔镜检查可有一定意义，通过腹腔镜可见到一系列的病变，可分为准确征象和相对征象。

（1）准确征象：指镜下见到后即可肯定胰腺炎的诊断，其中有：①病灶性坏死：是由于脂肪酶与磷脂酶活化造成脂肪坏死的结果，在发病早期的病例，这种坏死见于上腹部小网膜腔内，由于病变的扩散，可发现于大网膜、小网膜、横结肠、胃结肠韧带、肾周围脂肪囊、结肠旁等处，这种灰白色脂肪坏死的范围与病变的程度是一致的。②渗出液：在重型胰腺炎中，可发现于85.5%的病例，渗液量在$10\sim600$ mL，最多的胰性腹腔积液可达6 L以上，有人测定渗出液的淀粉酶活力增加，略增高者病死率19%，淀粉酶高于1 024 U者，病死率59.1%，渗出液的颜色与预后也有关。

（2）相对征象：没有独立诊断意义，需结合准确征象与临床，才能做出正确的诊断：①腹腔充血：常伴有腹腔渗出液，在上腹部发现较多。②胃位置的抬高：这是由于肿大的胰腺，小网膜的炎症或囊肿将胃垫起所致，用纤维胃镜接触胃壁时，可感受出坚硬的胰腺。

6. 血管造影术

为了诊断急性胰腺炎的血管性或出血性并发症，有选择地对一些患者进行腹腔血管造影，也是近几年来的一项新进展，血管造影可显示出胰腺和胰腺周围动脉的血管病变（如动脉瘤和假性动脉瘤），从而有助于制订治疗方案，如能施行动脉插管栓塞术，就可能避免因控制出血而施行的开腹手术。

7. 核素扫描

发病早期多正常，但在重型胰腺炎时，可见不均匀或不显影或局限性放射性缺损区，由于这种检查方法需要一定的设备，故不能普遍使用。

8. 其他检查方法

心电图、脑电图等，对本病的诊断虽无直接帮助，但在重型胰腺炎时也多有改变，可作为诊断与治疗的辅助检查方法。

四、诊断

（一）诊断标准

(1) 具有典型的临床表现，如上腹痛或恶心呕吐，伴有上腹部压痛或腹膜刺激征。

(2) 血清、尿液或腹腔穿刺液有胰酶含量增加。

(3) 图像检查（超声，CT）显示有胰腺炎症或手术所见或尸解病理检查证实有胰腺炎病变。

(4) 其他类似临床表现的病变。

（二）鉴别诊断

急性胰腺炎的正确诊断率近年来有显著提高，但在非典型的病例中，往往易与其他急性腹部疾患相混淆，故应随时提高警惕。

现将鉴别要点略述如下。

1. 急性胆囊炎，胆石症

急性胆囊炎的腹痛较急性胰腺炎轻，其疼痛部位为右上腹部胆囊区，并向右胸及右肩部放射，血尿淀粉酶正常或稍高；如伴有胆道结石，其腹痛程度较为剧烈，且往往伴有寒战、高热及黄疸。

2. 胆道蛔虫病

胆道蛔虫病发病突然，多数为儿童及青年，开始在上腹部剑突下偏右方，呈剧烈的阵发性绞痛，患者往往自述有向上"钻顶感"，疼痛发作时，辗转不安，大汗，手足冷，痛后如常人，其特点为"症状严重，体征轻微"（症状与体征相矛盾），血尿淀粉酶正常，但在胆道蛔虫合并胰腺炎时，淀粉酶可升高。

3. 胃及十二指肠溃疡穿孔

溃疡病穿孔为突然发生的上腹部剧烈疼痛，很快扩散至全腹部，腹壁呈板状强直，肠鸣音消失，肝浊音缩小或消失，腹平片有气腹存在，更可能帮助明确诊断。

4. 急性肾绞痛

有时应与左侧肾结石或左输尿管结石相鉴别，肾绞痛为阵发性绞痛，间歇期可有胀痛，以腰部为重，并向腹股沟部与睾丸部放射，如有血尿、尿频、尿急，则更有助于鉴别。

5.冠心病或心肌梗死

在急性胰腺炎时,腹痛可反射性放射至心前区或产生各种各样的心电图改变,往往相混淆,然而,冠心病患者可有冠心病史,胸前区有压迫感,腹部体征不明显等,须仔细鉴别。

五、治疗

急性胰腺炎的非手术疗法合理应用则大部分急性水肿型胰腺炎可以治疗,同时也为出血坏死型胰腺炎做了较好的术前准备,非手术疗法包括:防治休克,改善微循环、解痉、止痛,抑制胰酶分泌,抗感染,营养支持,预防并发症的发生,加强重症监护的一些措施等。急性胰腺炎非手术治疗主要措施如下。

(一)防治休克,改善微循环

急性胰腺炎发作后数小时,由于胰腺周围(小网膜腔内)、腹腔大量炎性渗出,体液的丢失量很大,特别是胰腺炎导致的后腹膜"化学性烧伤"丧失的液体量尤大。因此,一个较重的胰腺炎,胰周围、腹腔以及腹膜后的渗出,每 24 h 体液丢失量可达 5~6 L,又因腹膜炎所致的麻痹性肠梗阻、呕吐、肠腔内积存的内容物等,则每日丢失量将远远超过 5 L。体液丢失造成大量电解质的丢失,并导致酸碱失衡。在 24h 内要相应地输入 5~6 L 液体,以及大量的电解质,若输入速度过快则将造成肺水肿。为此对于大量输液,又要减少输液带来的并发症,应通过 CVP 和尿量的监测,通过中心静脉压的高低和尿量、比重的变化进行输液。为改善微循环予以适量输入右旋糖酐。右旋糖酐的分子量大、小,可灵活掌握,在快速扩充血容量时用高分子,随即改为低分子以改善微循环,并给以扩张微血管的药物如 654-2 等。为扩充血容量并减少炎性渗出,输入清蛋白。此外,根据血生化所检测的电解质变化,以及血气所测得的酸碱结果补充钾、钙离子和纠正酸碱失衡。

(二)抑制胰腺分泌

1.H_2 受体阻断剂

如甲氰咪胍、雷尼替丁等均可减低胃酸的分泌,并能抑制胰酶的作用。有人将 H_2 受体阻断剂与 5-FU 同时应用,认为对胰腺外分泌有更好的抑制作用,500~1 000 mg/d 静脉滴入。

2.抑肽酶(Trasylol)

自 Trapnell 1974 年大剂量应用于临床以来,现已广泛地临床使用大剂量用以抑制胰酶分泌。它除了能抑制胰蛋白酶分泌以外,并能抑制激肽酶、纤维蛋白溶酶的分泌。目前的剂量是 2 万单位/千克体重,加入静脉输液内滴注,1 周为 1 个疗程。

3.5-FU(5-氟脲嘧啶)

5-FU 可以抑制核糖核酸(DNA)和脱氧核糖核酸(RNA)的合成。在急性胰腺炎时,用其阻断胰腺外分泌细胞合成和分泌胰酶。5-FU 治疗急性胰腺炎始于 70 年代,现已逐渐用于临床。要注意 5-FU 的作用要点:①免疫功能低下、重型胰腺炎但淀粉酶不高者或做胰部分切除后不宜使用。②对水肿性胰腺炎而且淀粉酶很高者、部分"清创"者应配合使用 5-FU,则效果良好,患者恢复顺利。

4.禁食和胃肠减压

这一措施在急腹症患者作为常规使用。急性胰腺炎时使用鼻胃管减压,不仅可以缓解因麻痹性肠梗阻所导致的腹胀、呕吐,更重要的是可以减少胃液、胃酸对胰酶分泌的刺激作用,而抑制了胰腺炎的发展。由于食糜刺激胃窦部和十二指肠而致胰酶分泌,通常要禁食时间较长。

当淀粉酶至正常后,再禁食 1～2 周,否则由于进食过早,而致胰腺炎复发。

(三)解痉止痛

急性重型胰腺炎腹痛十分剧烈,重者可导致疼痛性休克,并可通过迷走神经的反射,而发生冠状动脉痉挛。因此应定时给以止痛剂,传统方法是静脉滴注 0.1% 的普鲁卡因用以静脉封闭,并可定时将哌替啶与阿托品配合使用,既止痛又可解除 Oddi 括约肌痉挛。另有亚硝酸异戊酯、硝酸甘油等在剧痛时使用,特别是在年龄大的患者使用,既可解除 Oddi 括约肌的痉挛,同时对冠状动脉供血大有益处。

(四)营养支持

急性胰腺炎时合理的营养支持甚为重要,若使用恰当则可明显的降低病死率,若使用不当有时可能增加病死率。急性重型腹膜炎时,机体的分解代谢高、炎性渗出、长期禁食、高烧等,患者处于负氮平衡及低血蛋白症,故需营养支持,而在给以营养支持时,又要使胰腺不分泌或少分泌。因此,必须掌握其内在的规律,以发挥营养支持的最大作用。

1.急性胰腺炎营养支持

应考虑下列几点:①轻度胰腺炎,又无并发症者,不需要营养支持。②中、重度急性胰腺炎,早期开始营养支持(在血流动力学和心肺稳定性允许的情况下)。③初期营养支持,应通过肠道外途径,要有足够量的热量。④患者在手术时做空肠造口输供肠饲。⑤当患者的症状、体检以及 CT 检查所显示的胰腺图像基本正常后,再行口服饮食,但含脂肪要少。

2.急性重型胰腺炎的营养支持

第一阶段应以全胃肠外营养(TPN)为主,一般需 2～3 周;第二阶段通过空肠造口,予以肠道要素饮食 2～3 周,胃肠造口注肠道要素饮食(EEN),仍有一定的胰酶刺激作用,因此,EEN 不宜过早使用;第三阶段逐步过度到口服饮食。口服饮食开始的时间至关重要,必须对患者的全面情况进行综合后,再逐步开始进食。

3.急性胰腺炎发病的重要机制

激活的胰酶使腺体和胰组织自身消化,因此在治疗中的重要手段之一是要使胰腺分泌"静止"或"休息"。在使用营养支持时,一定要把握住何种营养成分从哪种途径进入体内,可使胰腺不分泌或少分泌,现对下列几个问题进行讨论。

(1)肠道营养和胰腺分泌:胃胰和肠胰反射则可刺激胰腺外分泌。有人对狗胃、十二指肠或空肠输注要素饮食(含葡萄糖、脂肪、氨基酸)与输注水对照进行研究,胃内输注要素饮食后,胰分泌量、蛋白、碳酸氢盐分泌量增加。十二指肠内输注要素饮食后,胰分泌量增加,而蛋白、碳酸氢盐的分泌无明显改变。空肠内输注要素饮食后,则胰外分泌量、蛋白、碳酸氢盐分泌增加。对照组空肠输注不增加胰外分泌。Stabile 将不同剂量的乳化脂肪(Intralipid)注入实验狗十二指肠,发现超过基础量的乳化脂肪,则与蛋白和碳酸氢盐排出量的关系明显。因此,在急性胰腺炎的恢复期,口服脂肪饮食的量要低。而在肠饲中将脂肪饮食直接输入空肠,排除胃胰、肠胰的反射,则胰腺外分泌减少。

(2)胃肠外营养与胰腺分泌:①葡萄糖:Klein 报道静脉输注葡萄糖可抑制胰腺外分泌,可能与血清渗透性增高有关。②氨基酸:Fried 将晶体 1-氨基酸输入犬瘘管模型,发现胰蛋白分泌量无改变。Stabile 输注混合氨基酸液,不增加胰腺分泌、蛋白或碳酸氢盐的排出。说明静脉输注氨基酸并不刺激人的胰腺分泌。③脂肪酸:经研究证实十二指肠内注入脂肪酸有明显的刺激胰腺分泌作用。而静脉输注脂肪酸,则不刺激胰腺外分泌。

上述说明经静脉注射氨基酸和葡萄糖,或单用脂肪乳剂,均不刺激胰腺外分泌。

(3)营养支持对急性胰腺炎的作用:TPN 已是用作治疗急性胰腺炎的营养支持和治疗手段,TPN 在减少胰腺外分泌,使负氮平衡转为正氮平衡,以及预防并发症方面均起到积极作用。TPN 应用时糖量不宜过多,以免引起血糖升高。

近几年来生长抑素八肽(Sandostatin)用于临床,尤其是用于治疗急性坏死性胰腺炎、胰漏(瘘)取得了良好的效果。现已广泛用于胰腺疾病、上消化道出血、胃肠道瘘管、消化系内分泌肿瘤。Sandostatin(善得定),是一种人工合成的八肽环化合物,保留了天然的生长抑素的药理活性,并有长效的作用。它能抑制生长激素和胃肠胰内分泌激素的病理性分泌过多;还可以明显改善胰腺微循环,抑制胰酶释放,又可减少肺的含水量及肺血管外水量,从而达到治疗胰腺炎和防止肺水肿之目的(但大剂量的 Sandostatin 可导致胰腺微循环血量下降);善得定对 Oddi 括约肌的作用,近来通过动物实验发现,它可使其压力下降,注射善得定 3 min 后压力即开始下降,在 5、10、15 min 后下降尤为明显,持续时间达 4 h,从而减少胆汁反流于胰管内。

(五)抗生素的应用

抗生素对急性胰腺炎的应用,是综合性治疗中不可缺少的内容之一。急性出血坏死性胰腺炎时应用抗生素是无可非议的。急性水肿性胰腺炎,作为预防继发感染,应合理使用一定量的抗生素。胰腺坏死并发化脓感染的细菌种类较多,最常见的为肠道 G^- 杆菌,如大肠杆菌、克雷伯氏杆菌、粪链球菌、产碱杆菌、肺炎杆菌、变形杆菌、金黄色葡萄球菌等。胰腺炎合并感染时病死率甚高。因此,在急性胰腺炎时怎样正确地使用抗生素是一个重要的课题。

1.抗生素的血—胰液屏障

将胰液及血清经微生物法、酶免疫法以及接用高效液相色谱法测定抗生素的含量,发现抗生素在透入胰液受很多因素的影响,最主要的是在胰腺内存在着一种类似血—脑屏障的血—胰屏障。抗生素在透过血—胰屏障时,首先要透过毛细血管内皮细胞层和基底膜,然后透过胰腺腺泡及导管的细胞膜而进入胰液。由于细胞膜含有较多量的脂类,故极性小、脂溶性高的抗生素较极性大、水溶性高者更易透过,抗生素的血清蛋白结合率、作为载体的结合蛋白分子量大小、抗生素的 pH 均可影响其进入胰液。

因此,在急性胰腺炎时,炎症影响细胞膜通透性改变,亦影响抗生素向胰液的透入。既然胰液中含有抗生素、胰组织中也应含有抗生素,但胰液中的抗生素浓度能否代表胰组织中的浓度,经实验证明,胰组织和胰液中抗生素的浓度,两者是平行的。到目前经研究的 30 多种抗生素能够进入胰腺且能达到有效浓度的仅 1/3。在血—胰屏障作用下有的抗生素如青霉素 G 和一些头孢类抗生素不能进入胰组织。四环素、庆大霉素、氨苄青霉素进入胰组织很少,不能形成有效的浓度。

2.急性胰腺炎对抗生素应用的原则

能透过血-胰屏障;能在胰腺组织内形成有效浓度;能有效地抑制已知的致病菌。近些年研究,胰腺感染的菌种出现的频率依次为:大肠杆菌、肺炎克雷伯氏菌、肠球菌、金葡菌、绿脓杆菌、奇异假单孢菌、链球菌、产气肠杆菌、脆弱类杆菌等。近年来真菌(念珠菌)感染有所增加。经研究发现超广谱的抗生素,亚胺培南—西司他丁钠(泰宁)以及环丙氟哌酸能够抑制以上的细菌(脆弱杆菌除外)。

头孢他唑(复达欣)、头孢噻肟、西梭霉素、利福平、复方新诺明能够抑制上述 9 种中的 5 种菌,氯林可霉素能抑制 3 种菌,而甲硝唑只能抑制脆弱类杆菌。

3.急性胰腺炎时细菌的来源

①因肠黏膜屏障功能受损、免疫力下降、肠道菌群失衡则某些致病菌生长繁殖从而发生肠道细菌易位。②TPN 的因素,在 TPN 时感染甚易发生,特别是因导管的护理不当尤易发生。

(六)腹膜腔灌洗

1.腹腔灌洗的方法

局麻下在脐下腹中线作小切口,置入软而不易折断的硅胶管,而后将硅胶管周围封闭。灌洗液为等渗,包括有右旋糖酐和葡萄糖 15 g/L、钾 4 mmol/L、肝素100 U/L、氨苄青霉素 125～250 mg/L。每 15 min 灌入 2 L,保留 30 min 后再由引流管引出(又需 15 min),一个循环时间为 1 h,如此进行 48 h 或更长些时间(当视患者情况而定),一般为 2～7 天。

2.灌洗的目的

灌洗的目的是将胰腺炎渗出液中含有多种毒性物质和有害物质如淀粉酶、脂肪酶、磷脂酶 A、胰蛋白酶原、类前列腺素活性酶和激肽形成酶等,引出体外减少中毒,并能将继续坏死的胰组织引出体外。在实施腹膜腔灌洗时要注意:在置管时切忌损伤高度胀气的肠管;灌注液,按常规为每次用量约 2 L,但由于急性胰腺炎常并发呼吸衰竭,若在短时间内再增加腹内的容量,则将加重呼吸衰竭,因此必须减少灌注量和延长灌注时间。同时要加强监护,如定时测血气的改变;若用葡萄糖作为维持渗透压时,要密切检测患者的血糖变化,因重型胰腺炎患者的糖耐受量常有降低,若有降低则可同时使用胰岛素。

腹腔灌洗在早期由于减少了毒素物质的吸收,减少了心、肺的并发症,起到了良好的作用。但其引流的效果仍不理想,部分胰腺的坏死或液化物不能引出体外,后期的引流灌洗效果不及开腹后经小网膜腔的胰周和后腹胰的引流效果好。

3.灌洗方法

无论是腹膜腔灌洗,抑或双下腹小切口置管引流,在术前必须对胰腺的病理变化有所了解,即经过 B 超、CT 检查若胰腺有坏死变化不能使用。而且在灌洗的过程中,仍应以 B 超和 CT 做动态观察,当出现胰腺坏死并有感染时即改为剖腹探查,按手术治疗原则进行病灶处理。

(七)加强监护

急性重型胰腺炎的围手术期均应进行加强监护。监护的重点:肺、肾、心及其他。监护的指征:$PaO_2 < 8$ kPa;尿素氮> 1.8 mmol/L;血糖> 11.0 mmol/L;CT 分级为Ⅲ和Ⅳ级;腹腔抽出血性腹腔积液等。

ARDS 的监测与支持。ARDS 在急性重型胰腺炎时的发生率为 30％～45％,它远远高于一般急腹症的发生率(19％)。在急性胰腺炎中病死率最高的亦为 ARDS,而肾衰竭和其他的并发症如应急性溃疡胃肠道出血、腹内大血管胰液消化性破溃出血等病死率均较 ARDS 为低。而因 ARDS 又占急性胰腺炎死亡的 60％,若临床能将 ARDS 早期认识,早期予以合理的治疗,则病死率可以大为减少。但临床上发现 ARDS 往往已属晚期,失去了救治的时机。

据 Ranson 报道的 85 例急性胰腺炎,在开始治疗的 48 h 内有 38％的病例的 PaO_2 在 8.78 kPa 以下(临界水平为 9.31 kPa),但临床体征并不明显,胸片的毛玻璃状阴影者约 10％。倘此时不予纠正,病情继续发展则可发展为不可逆性变化。因此,在急性重型胰腺炎,应常规进行血气分析监测。重症者应每 8h 测一次血气。当 $PaO_2 < 8$ kPa,$PaCO_2 < 4$ kPa 时,则 ARDS 的诊断已成立。应予以气管切开,使用呼吸机给以 PEEP 治疗,使 PaO_2 迅速提高,心

排量不受损害,保持适当的氧输送(DO$_2$)。由于红细胞容积以及血 pH 和体温等可以改变动脉血氧的含量而影响氧的输送,当氧的输送低于某临界值时,则组织不能增加氧摄取率以保持氧耗量不变,因而出现氧耗量依赖氧输送,呈同向变化,此临界氧输送是反应患者对缺氧的最低耐受限度。应改善微循环,消除炎性肺水肿、改善线粒体等功能提高组织氧的摄取;同时应限制液体的输入量,使用利尿剂,静脉滴入清蛋白、肾上腺皮质激素、α-受体阻滞剂、肝素等,对防止肺水肿、改善肺功能大有益处。

急性肾衰竭:急性胰腺炎时并发肾衰竭并不少见,各家报道不一,发生率 10%～15%,主要病理改变为急性肾小管坏死。其原因可概括为:低血容量血压下降致肾脏灌血不足;胰腺坏死后释出的血管活性物质,通过血流入肾导致肾血管通透增加,肾间质水肿而使肾小管坏死;一些脱落的碎屑形成管型堵塞肾小管等。这些诸多因素使肾小球滤过率下降,则少尿或无尿。处理的方法:首先扩充血容量,并给以强效利尿剂。

为鉴别少尿或无尿是肾前性抑或肾脏的损害,可采用"快速利尿"法进行试验,使用甘露醇、速尿、多巴胺静脉推注,观察注射后 1h 的尿量,若尿量达 60～100 mL,系血容量不足,如未达到上述标准可再重复 1 次,若仍未达到上述指标,则进一步证实为肾衰竭。则应采用腹腔(膜)透析以及相应方法治疗。

(八)间接降温疗法

急性胰腺炎的间接降温方法可分为开放式间接降温和封闭式间接降温疗法两种。前者是应用冷溶液行胃灌洗,但并发症较多,而改用封闭式间接降温。封闭式间接降温,是应用含有冷液的封闭式管道系统,在胃内循环用以降低胰腺的温度。动物实验证明可降低淀粉酶100%,脂肪酶可降低 40%,动物的生存率提高。1964 年临床应用,也被许多人所承认。它虽然没有开放式间接降温的并发症,如冷溶液反流或吸入呼吸道、严重腹泻、电解质紊乱、低氯性碱中毒、手足抽搐等,但封闭式间接降温也有一些并发症,如期外收缩、呼吸抑制和代谢紊乱等。相继有人用冷液循环在体外进行腰部和腹部降温;用 1 ℃～5 ℃奴夫卡因 200～500 mL 腹膜后注射进行渗透降温;用 1 ℃～4 ℃液体以(9～10) mg/(kg · min)的速度进行腹腔动脉灌注。但由于急性胰腺炎时胰腺微循环遭到破坏而使局部降温的效果不佳,未能广泛使用。

第十节 慢性胰腺炎

慢性胰腺炎是由于各种不同因素造成的胰腺组织和功能持续性的损害。胰腺可有不同程度的腺泡萎缩或胰管变形,有部分或广泛的胰腺纤维化或钙化,有轻重不一的胰腺外分泌或内分泌功能障碍。慢性胰腺炎时即使某些致病因素去除后,胰腺仍有持续组织及功能损害的特定病变,因此不能把有多次发作的急性胰腺炎诊断为慢性胰腺炎。慢性胰腺炎临床表现不一,重症患者可有腹痛、腹泻或脂肪泻、消瘦、胰腺钙化等典型症状和体征。轻度和中度患者大多仅有腹胀、消化不良、纳差、腹痛等不特异症状,常易误诊、漏诊,有些甚至延误诊断数年得不到及时治疗。

慢性胰腺炎可由胆道疾病、酒精中毒、急性胰腺炎、遗传代谢病等许多因素造成。

一、诊断

(一)诊断标准

(1)胰腺组织学检查有慢性炎症改变、伴胰腺假性囊肿。

(2)X 线检查确实发现胰腺有钙化。

(3)有显著的胰腺外分泌功能降低。

(4)胆道或胰实质造影显示特征性损害。

(5)上腹痛、压痛持续 6 个月以上。

(二)诊断要点

1.临床表现

慢性胰腺炎的病程常超过数年,临床表现为无症状期与症状轻重不等的发作期的交替出现,也可无明显症状而发展为胰腺功能不全的表现。

(1)腹痛:是慢性胰腺炎最突出的症状,初可为间歇性后转为持续性腹痛,性质可为隐痛、钝痛、钻痛甚至剧痛,多位于上腹或左右上腹,可放射至后背、两胁部。患者取坐位,膝屈曲位时疼痛可有所缓解,但躺下或进食时疼痛加剧。

(2)胰腺功能不全表现:慢性胰腺炎的后期,可出现吸收不良综合征和糖尿病的表现。由于胰腺外分泌功能障碍引起腹胀、食欲减退、恶心、嗳气、厌食油腻、乏力、消瘦、腹泻甚至脂肪泻。常伴有维生素 A、维生素 D、维生素 E、维生素 K 缺乏症,如夜盲症、皮肤粗糙、肌无力和出血倾向等。约半数的慢性胰腺炎患者可因胰腺内分泌功能不全发生糖尿病。

(3)其他:腹部压痛与腹痛不相称,多仅有轻度压痛。当并发假性囊肿时,腹部可扪及表面光整的包块。当胰头肿大和纤维化肿块及胰腺囊肿压迫胆总管,可出现黄疸。少数患者可出现腹腔积液和胸腔积液、消化性溃疡和上消化道出血、多发性脂肪坏死、血栓性静脉炎或静脉血栓形成及精神症状。

慢性胰腺炎症状繁多而无特异性,典型病例可出现五联症:上腹疼痛、胰腺钙化、胰腺假性囊肿、糖尿病及脂肪泻。但同时具五联症者不多,临床上常以某一些症状为主要特征。

2.实验和其他检查

(1)胰腺外分泌功能试验:①直接刺激试验:胰泌素可刺激胰腺腺泡分泌胰液和碳酸氢钠。静脉注射胰泌素 1 U/kg,其后收集十二指肠内容物,测定胰液分泌及碳酸氢钠浓度。慢性胰腺炎患者 80 min 内胰液分泌<2 mL/kg(正常>2 mL/kg),碳酸氢钠浓度<90 mmol/L(正常90 mmol/L)。②间接刺激试验:a. Lundh 试验:餐后十二指肠液中胰蛋白酶浓度<6 U/L 为胰功能不全。b.胰功肽试验(N-苯甲酰-L-酪氨酰对氨苯甲酸,简称 BT-PABA):试验的原理是胰分泌的糜蛋白酶能分解 BT-PABA 而释出 PABA,后者经尿排出,根据尿中 PABA 排出率可反映胰腺泡功能。在口服 BT-PABA 0.5g 后,收集 6 h 内全部尿液,正常人回收率(72.9±6.9)%,慢性胰腺炎为(51.4±11.3)%。

(2)吸收功能试验:①粪便脂肪和肌纤维检查:慢性胰腺炎患者因胰酶分泌不足,脂肪和肌肉的消化不良,粪便中性脂肪、肌纤维和氮含量增高。正常人每天进食 100 g 脂肪的食物后,72 h 粪便的脂肪排泄量应<6 g/d。每天进食含 70 g 蛋白质的食物后,正常人粪便中含氮量<2 g/d。②维生素 B_{12} 吸收试验:应用[58]Co 维生素 B_{12} 吸收试验显示不正常时,口服碳酸氢钠和胰酶片后被纠正者,提示维生素 B_{12} 的吸收障碍与胰分泌不足有关。

（3）淀粉酶测定：慢性胰腺炎急性发作时，血、尿淀粉酶清除率与肌肝清除率比值（Cam/Ccr%）可一过性增高。严重的胰外分泌功能不全时，血清型淀粉酶同工酶大多降低。

（4）胰腺内分泌测定：①血清胆囊收缩素（CCK）：正常为 30～300 pg/mL，慢性胰腺炎可高达 8 000 pg/mL，因胰外分泌减少，对 CCK 的反馈抑制作用减弱有关；②血浆胰多肽：主要由胰腺 PP 细胞分泌，空腹血浓度正常为 8～313 pmol/L。餐后血浆中其浓度迅速增高，而慢性胰腺炎患者血浆胰多肽明显下降；③空腹血浆胰岛素水平：大多正常，口服葡萄糖、甲苯磺丁脲（D860）或静脉注射胰升糖素后血浆胰岛素不上升者，反映胰腺内胰岛素贮备减少。

（5）影像学检查：①X 线腹部摄片：观察位于第 1～3 腰椎左侧胰腺区钙化或结石，对诊断有价值。②B 超显像和 CT 检查：可见胰腺增大或缩小、边缘不清、密度异常，钙化斑或结石、囊肿等改变。③经十二指肠镜逆行胰胆管造影（ERCP）：对诊断慢性胰腺炎有重要价值。可显示主胰管口径增大而不规则，呈串珠状，胰管扭曲变形，可有胰管不规则狭窄或胰管中断，胰管小分支有囊性扩张。并可显示胆管系统病变。

（6）经超声引导或手术探查作细针穿刺活检，或经 ERCP 收集胰管分泌液做细胞学检查，对慢性胰腺炎及胰腺癌的鉴别有重要价值。

二、并发症

1.糖尿病

糖尿病是慢性胰腺炎最常见的并发症。尿糖、血糖升高或波动大，以及糖尿病并发症的一些表现。

2.胰腺假性囊肿

有的慢性胰腺炎可并发胰腺假性囊肿，于中、上腹可触及包块，急性发作时可有压痛。

3.脂肪坏死

有些慢性胰腺炎患者可发生多发性脂肪坏死，常出现下肢皮下脂肪坏死、长骨骨髓脂肪坏死、股骨头无菌坏死。

4.上消化道出血

由于慢性胰腺炎并发消化性溃疡，胰腺纤维化或胰腺囊肿压迫脾静脉或有门静脉血栓造成门静脉高压而并发出血。

5.腹腔、胸腔积液

也是并发症之一。

6.腹泻

典型的可为脂肪泻，见于重度慢性胰腺炎，主要由于胰腺外分泌功能障碍，消化吸收不良所致。

三、诊断思维程序

慢性胰腺炎临床表现变化多且无特异性，诊断有一定困难。有胆道疾病或长期饮酒史，出现持续性上腹痛、体重减轻应疑及本病。结合实验室及影像学检查后才能肯定。传统的五联症即上腹疼痛、胰腺钙化、胰腺假性囊肿、糖尿病及脂肪泻可作为诊断依据，但同时具备五联症者并不多。

四、治疗

内科治疗主要包括以下几方面：①去除病因；②防止急性发作；③治疗胰腺外分泌功能不足症状；④止痛；⑤治疗其他并发症。应根据患者不同病因、不同状况及存在主要症状制定不同的治疗方案。

1. 去除病因治疗

去除或减轻原发病因对胰腺的进一步损害是治疗慢性胰腺炎的基础。如酒精性慢性胰腺炎患者应完全戒酒，如继续酗酒，其他治疗就不会收效。与胆管疾病有关的慢性胰腺炎应积极治疗胆管病变，如去除胆管结石，解除梗阻。

2. 防止急性发作

慢性胰腺炎患者应进低脂肪高蛋白食物，应避免进食过多油腻食物及其他刺激性食物，勿暴饮暴食。

3. 治疗胰腺外分泌功能不足症状

可用胰酶替代治疗，治疗时要考虑有关下列几方面问题。

(1)胰酶制剂的活性。要给足够量的胰酶制剂。目前商品供应的胰酶制剂胰酶有效活力都较低。一般人餐后分泌的最大胰脂肪酶活性约为 140 000 U/h，如胰脂肪酶分泌排出至肠中含量小于正常排量 5% 时，会发生消化吸收不良症状，这就要求餐后 4h 中至少要补充胰脂肪酶 280 000 U(7 000 U/h)才能防止吸收不良症状。

(2)胰酶激活所需酸碱度环境。胰酶要在一定酸碱环境中才能发挥作用。当 pH 低于 4.0 时，脂肪酶便失活，pH<3.5 时，胰蛋白酶便会失活。为了防止胃酸影响补充胰酶的活性，可用抗酸的胶囊或肠溶片，也可用抗酸剂或 H_2 受体阻断剂抑制胃酸分泌，使 pH 大于4.0。

4. 止痛

慢性胰腺炎常有不同程度腹痛，有的还是顽固持续性的腹痛，及时有效地处理腹痛是治疗慢性胰腺炎中重要的问题。对严重疼痛的患者可用止痛剂，但在应用止痛剂时应注意以下几点。

(1)尽量先用小剂量非成瘾性类止痛药。

(2)积极配合其他治疗。

(3)如症状缓解应及时减药或停药，尽可能间歇交替用药。

(4)警惕止痛药成瘾或药物依赖性，避免长期大量用成瘾性止痛药。对有痉挛性疼痛可用解痉药，如 654-2。

5. 治疗其他并发症

并发糖尿病可给胰岛素治疗，营养不良者应给予补充营养，脂溶性维生素 B_{12}、叶酸、钙剂及多种维生素。

五、预后

积极治疗可缓解症状，不易根治，常反复发作，逐渐加重。晚期多死于并发症，如并发糖尿病、代谢紊乱、继发感染、严重营养不良等。极少数变为胰腺癌。

第十一节　溃疡性结肠炎

溃疡性结肠炎(Ulcerative colitis,UC),简称溃结,病因尚未完全阐明,主要是侵及结肠黏膜的慢性非特异性炎性疾病,常始自左半结肠,可向结肠近端乃至全结肠,以连续方式逐渐进展。临床症状轻重不一,可有缓解与发作相交替,患者可仅有结肠症状,也可伴发全身症状。

一、病因及发病机制

(一)病因

已经证明某些细菌和病毒在溃疡性结肠炎的发病过程中起重要作用,因本病的病理变化和临床表现与细菌痢疾非常相似,某些病例粪便中培养出细菌,部分病例应用抗生素治疗有效,似乎提示细菌性感染与本病有关,1973 年 Fakmer 从 6 例溃疡性结肠炎中培养出巨细胞病毒(Cytomegalovirus,CMV),1977 年 Cooper 也从中毒性结肠扩张患者体内分离出巨细胞病毒,近年来的有些研究发现结核分枝杆菌(Mycobacterium paratuberculosis),副黏液病毒(麻疹病毒 Paramyxovirus),单核细胞增多性利斯特菌(Listeria moncytogenes)等也可能与溃疡性结肠炎及克罗恩病的发病有关。

1. 免疫学因素

持此观点的人认为自身免疫介导的组织损伤是溃疡性结肠炎发病的重要因素之一,有作者发现某些侵犯肠壁的病原体(如大肠杆菌等)与人体大肠上皮细胞存在着交叉抗原,当机体感染这些病原体以后,循环中的自身抗体不仅与肠壁内的病原体作用也同时杀伤了自身的上皮细胞。近年来从溃疡性结肠炎患者结肠上皮内发现了一种 40KD 的抗原,可在激活机体产生抗结肠上皮抗体的同时也激活结肠上皮表面的补体及抗原抗体复合物,溃疡性结肠炎患者的免疫淋巴细胞和巨噬细胞被激活后,可释放出多种细胞因子和血管活性物质,促进并加重组织的炎症反应。有报告 CD95(TNF 类)所介导的结肠上皮细胞凋亡在溃疡性结肠炎的发病机制中的作用,发现在溃疡性结肠炎患者结肠炎症区域及其相邻的非炎症区域均发生了CD95-CD95L所介导的细胞凋亡,推论其可能是溃疡性结肠炎蔓延的可能原因之一。此外,近年来也有报告指出,机体循环中的抗体和 T 淋巴细胞与溃疡性结肠炎患者肠上皮细胞内的热休克蛋白(heat shock protein,HSP)相作用,产生了肠上皮的损伤,在溃疡性结肠炎患者有关 T 淋巴细胞、B 淋巴细胞计数测定结果,血白细胞、巨噬细胞及淋巴细胞转化率测定结果均提示本病与细胞免疫学方面的改变有关。

2. 遗传因素

一些资料表明,溃疡性结肠炎与遗传因素密切相关,种族差异表现在白种人的发病率明显高于黑种人,亚洲人的发病率最低,其中白种人的犹太人发病率比非犹太人高2～4 倍,而在有色人种大约少 50%,单卵双生双胞胎发病率比双卵双生者高,同时有作者报告在溃疡性结肠炎患者的组织相关抗原 HLA-DR$_2$ 较正常人增多,日本学者近来报告在溃疡性结肠炎患者体内发现了与之有关的特异基因表现型 P-ANCA(perinclear antineutrophil cytoplasmic antibody)明显高于正常人群。

3. 精神因素

精神因素在溃疡性结肠炎发病中的作用可能与精神障碍引起自主神经功能失调,导致肠壁炎症及溃疡形成有关,但有作者将溃疡性结肠炎患者与正常人群进行对照研究发现在疾病发作时并没有明显的精神诱因;相反,因溃疡性结肠炎而行结肠切除术后,患者原有的精神上的病态,如抑郁症、焦虑、紧张多疑等症状有显著改善,似乎说明精神因素不是引起本病的原因,更像是本病引起的后果。

(二)发病机制

1.病变部位

溃疡性结肠炎可发生在结直肠的任何部位,以直肠和乙状结肠多见,也可累及升结肠和结肠的其他部位,或累及整个结肠,少数全结肠受累并可侵及末端回肠,受累的肠管多限于距回盲瓣 10 cm 以内的末端回肠。

2.病理形态

(1)大体形态:溃疡性结肠炎是以黏膜为主的炎症,其并发症较克罗恩病少,所以溃结因并发症手术切除的标本没有克罗恩病多,浆膜层一般完整,外观光滑,光泽,血管充血,肠管缩短,以远端结肠和直肠最明显,一般看不到纤维组织增生;肠管黏膜表面有颗粒感,质脆,广泛充血和出血,有多个浅表性溃疡,沿结肠带呈线状分布或呈斑块状分布,严重者可见黏膜大片剥脱,甚至暴露出肌层,黏膜病变呈连续性,从直肠或乙状结肠开始,常常远段重,近段轻,左半结肠重,右半结肠轻,黏膜表面还可见到许多大小不等,形态各异的炎性息肉,以结肠多见,直肠则较少见,有时可见到炎性息肉相互粘连而形成的黏膜桥。

(2)组织形态:黏膜和黏膜下层高度充血、炎性细胞弥散性浸润,主要为中性粒细胞、淋巴细胞、浆细胞和巨噬细胞,初起炎症限于黏膜,在上皮和腺体受损后炎症可发展到黏膜下层,不累及肌层和浆膜层,中性粒细胞浸润肠上皮,可导致隐窝炎和隐窝脓肿,上皮细胞增殖,杯状细胞减少或消失,小溃疡多位于黏膜层,呈弥散性分布,底部可达黏膜下层,极少累及全层;溃疡底仅见薄层肉芽组织。肉眼观察经过修复达到完全缓解的病例,其结肠黏膜难与正常黏膜区别,但病理学检查仍有异常改变,表现为腺管不规则,且有分支;杯状细胞增多,细胞增大,潘氏细胞组织转化,因而,溃疡性结肠炎最主要的病理变化为:①弥散性连续性黏膜炎症;②黏膜溃疡;③隐窝脓肿;④假性息肉;⑤特殊细胞变化,潘氏细胞增生,杯状细胞减少。

二、临床表现

1.类型

按临床表现和过程可分 4 型。

(1)初发型:症状轻重不一,既往无溃结史,可转变为慢性复发型或慢性持续型。

(2)慢性复发型:症状较轻,临床上最多见,治疗后常有长短不一的缓解期,复发高峰多在春秋季,而夏季较少,在发作期结肠镜检查,有典型的溃结病变,而缓解期检查仅见轻度充血、水肿,黏膜活检为慢性炎症,易误为肠易激综合征,有的患者可转为慢性持续型。

(3)慢性持续型:起病后常持续有轻重不等的腹泻,间断血便,腹痛及全身症状,持续数周至数年,其间可有急性发作,本型病变范围较广,结肠病变呈进行性,并发症多,急性发作时症状严重,需行手术治疗。

(4)急性暴发型:国内报道较少,约占溃结的 2.6%,国外报道占 20%,多见于青少年,起病急骤,全身及局部症状均严重,高热,腹泻每天 20~30 次,便血量多,可致贫血,脱水与电解质紊乱,低蛋白血症,衰弱消瘦,并易发生中毒性结肠扩张,肠穿孔及腹膜炎,常需紧急手术,病死率高。

2.主要症状

腹泻或便秘,病初症状较轻,粪便表面有黏液,以后便次增多,重者每天排便10~30次,粪中常混有脓血和黏液,可呈糊状软便,便血是较常见的症状,主要由于结肠黏膜局部缺血及溶解纤维蛋白的活力增加所致,一般为小量便血,重者可呈大量便血或血水样便;腹痛多局限左下腹或下腹部,轻症者亦可无腹痛,随病情发展腹痛加剧,排便后可缓解;里急后重系由于炎症刺激直肠所致,并常有骶部不适,消化不良时常表现厌食、饱胀、嗳气、上腹不适、恶心、呕吐等;全身表现多见于急性暴发型重症患者,出现发热、水、电解质失衡、维生素、蛋白质丢失、贫血、体重下降等。

3.体征

左下腹或全腹压痛,可扪及降结肠特别是乙状结肠呈硬管状,并有压痛,有时腹肌紧张;肛诊可发现肛门括约肌痉挛,指套有黏液或血性黏液分泌物,直肠有触痛,有的可触到肝大,此与脂肪肝有关。

三、检查

(一)实验室检查

1.粪便检查

活动期以糊状黏液,脓血便最为常见,镜下检查有大量的红细胞、脓细胞,其数量变化常与疾病的病情相关,涂片中常见到大量的多核巨噬细胞;溃疡性结肠炎患者大便隐血试验可呈阳性,为了避免因口服铁剂或饮食引起大便隐血试验呈假阳性,可以采用具有较高特异性的抗人血红蛋白抗体做检查,粪便病原学检查有助于排除各种感染性结肠炎,容易混淆的病原体包括痢疾杆菌、结核杆菌、空肠弯曲杆菌、沙门菌、贾兰鞭毛虫等,其次为阿米巴原虫、难辨梭状杆菌、沙眼衣原体、巨细胞病毒、性病性淋巴肉芽肿病毒、单纯性疱疹病毒、Norwalk病毒、组织胞质菌、芽生菌、隐球菌、耶尔森小肠结肠炎杆菌等。

2.血沉(ESR)

溃疡性结肠炎患者在疾病活动期,ESR常升高,多为轻度或中度增快,常见于较重病例,但ESR不能反应病情的轻重。

3.白细胞计数

大多数患者白细胞计数正常,但在急性活动期,中、重型患者中可有轻度升高,严重者出现中性粒细胞中毒颗粒。

4.血红蛋白

50%~60%患者可有不同程度的低色素性贫血。

5.C反应蛋白(CRP)

正常人血浆中仅有微量C反应蛋白,但轻度炎症也能导致肝细胞合成和分泌蛋白异常,因此,CRP可鉴别功能性与炎症性肠病,损伤16 h CRP可先于其他炎性蛋白质升高,而纤维蛋白原和血清黏蛋白则经24~48 h才升高,在Crohn患者,CRP较溃疡性结肠炎患者高,提示两者有着不同的急性反应相,炎症性肠病(IBD)有活动时,CRP能反应患者的临床状态,需要手术治疗的患者CRP常持续升高;在病情较严重的患者,若CRP高时,对治疗的反应则缓慢,该试验简单易行,价廉,较适合在基层医院使用。

6.免疫学检查

一般认为免疫学指标有助于对病情活动性进行判断,但对确诊本病的意义则有限,在活动期,血清中 IgG,IgA 和 IgM 可升高,T/B 比率下降,在 Crohn 病和一些溃疡性结肠炎患者中,白介素-1(IL-1)和白介素-1 受体(IL-1R)的比值较正常人和其他炎症患者为高,炎症性肠病的组织中 IL-1 含量增加,而且其含量与病变的活动性成正比,有资料表明,炎症性肠病中巨噬细胞处于高度活跃状态,并分泌 TNF-α,而测定 TNF 对了解 IBD 患者病变的程度与活动度具有重要意义。

(二)影像学检查

1.X 线检查

X 线检查一直是诊断溃疡性结肠炎的重要方法,即使结肠镜应用后,其在诊断和鉴别诊断方面仍具有独有的价值,是溃疡性结肠炎诊断的重要措施。

(1)腹部平片:在临床上已很少应用腹部平片诊断溃疡性结肠炎,其最重要的价值在于诊断中毒性巨结肠,对中毒性巨结肠患者应每隔 12～24 h 做一次腹部平片检查,以监测病情变化,X 线表现为结肠横径超过 5.5 cm,轮廓可不规则,可出现"指压迹"征。

(2)钡剂灌肠检查:钡灌肠检查是溃疡性结肠炎诊断的主要手段之一,但 X 线检查对轻型或早期病例的诊断帮助不大,气钡双重对比造影明显优于单钡剂造影,有利于观察黏膜水肿和溃疡,X 线主要表现为:①黏膜皱襞粗乱或有细颗粒变化,有人形象地描述为"雪花点"征,即 X 线示肠管内充满细小而致密的钡剂小点。②多发性浅龛影或小的充盈缺损。③肠管缩短,结肠袋消失呈管状,初期所见为肠壁痉挛收缩,结肠袋增多,黏膜皱襞增粗紊乱,有溃疡形成时,可见肠壁边缘有大小不等的锯齿状突起,直肠和乙状结肠可见细颗粒状改变,后期由于肠壁纤维组织增生以致结肠袋消失,管壁变硬,肠腔变窄,肠管缩短,呈水管状,有假息肉形成时,可见肠腔有多发的圆形缺损。

(3)肠系膜上或肠系膜下动脉选择性血管造影:血管造影可使病变部位的细小血管显影,对本病的诊断可提供有力帮助,典型表现可见肠壁动脉影像有中断,狭窄及扩张,静脉像早期则显示高度浓染,而毛细血管像显示中度浓染。

2.CT 和 MRI 检查

以往 CT 很少用于肠道疾病的诊断,而近几年随着技术的提高,CT 可模拟内镜的影像学改变用于溃疡性结肠炎的诊断,表现如下。

(1)肠壁轻度增厚。

(2)增厚的肠壁内可显示有溃疡。

(3)增厚的结肠壁内、外层之间呈环状密度改变,似"花结"或"靶征"。

(4)可显示溃疡性结肠炎的并发症,如肠瘘、肛周脓肿,但 CT 所示肠壁增厚为非特异性改变,且不能发现肠黏膜的轻微病变和浅表溃疡,对溃疡性结肠炎的诊断存在有一定的局限性。

MRI 检查费用昂贵,对肠道疾病诊断效果差,但在诊断溃疡性结肠炎的肠腔外病变和并发症方面可能有一定价值。

3.结肠镜检查

结肠镜检查是诊断溃疡性结肠炎最重要的手段之一,既可直接观察结肠黏膜的变化,确定病变的基本特征和范围,又能进行活组织检查,因此,可以大大提高诊断溃疡性结肠炎的准确率,对本病的诊断有重要价值。

此外,在溃疡性结肠炎癌变监测过程中也起着十分重要的作用。但病变严重并疑将穿孔、中毒性结肠扩张,腹膜炎或伴有其他急腹症时,应列为结肠镜检查的禁忌证。内镜下黏膜形态改变主要表现为糜烂、溃疡和假息肉形成,表现为:黏膜多发性浅表溃疡,伴充血、水肿,病变多从直肠开始,呈弥散性分布;黏膜粗糙呈细颗粒状,黏膜血管模糊、质脆易出血;病变反复发作者可见到假息肉,结肠袋消失,肠壁增厚等表现。

4.超声显像

因肠腔内气体和液体的干扰,超声显像难以得到满意的结果,因此,超声显像被认为不适合于胃肠疾病的检查,但仍有学者致力于超声在胃肠疾病诊断中应用价值的探索,研究者提出溃疡性结肠炎的主要超声征象是肠壁增厚,范围在 4～10 mm(正常为 2～3 mm);同时可显示病变的部位、范围和分布特点。

四、诊断与鉴别诊断

(一)诊断

1.诊断标准

由于溃疡性结肠炎是一种非特异性炎性疾病,临床表现多种多样,难以找到典型的临床特征做出诊断。

我国 1993 年举行的全国慢性非感染性肠道疾病学术研讨会上,根据国际诊断标准结合我国具体情况提出了溃疡性结肠炎的诊断标准:①排除细菌性痢疾、阿米巴性结肠炎、血吸虫病、肠结核、克罗恩病、放射性肠炎等原因明确的结肠炎症。②具有典型的临床表现,并至少有内镜或 X 线的特征性改变中的 1 项。③临床症状不典型,但有典型的肠镜或 X 线表现或经病理活检证实。

2.严重性判断

Truelove 和 Witts 根据临床表现及实验室测定结果将溃疡性结肠炎分为轻、中、重 3 型,此评估有助于临床医生估计病情,为治疗提供依据。

(二)鉴别诊断

1.克罗恩病

略。

2.肠易激综合征

发病与精神、心理障碍有关,常有腹痛、腹胀、腹鸣,可出现便秘与腹泻交替,伴有全身神经官能症症状,粪便有黏液但无脓血,显微镜检查偶见少许白细胞,结肠镜等检查无器质性病变。

3.直肠结肠癌

多见于中年以上人群,直肠癌指诊检查时常可触及肿块,粪隐血试验常呈阳性,结肠镜和钡灌肠检查对鉴别诊断有价值,但须和溃疡性结肠炎癌变相鉴别。

4.慢性阿米巴痢疾

病变常累及大肠两端,即直肠、乙状结肠和盲肠、升结肠,溃疡一般较深,边缘潜行,溃疡与溃疡之间黏膜多为正常,粪便检查可找到溶组织阿米巴滋养体或包囊,通过结肠镜采取溃疡面渗出物或溃疡边缘组织查找阿米巴,阳性率较高;抗阿米巴治疗有效。

5.结肠血吸虫病

有血吸虫疫水接触史,常有肝脾大,慢性期直肠可有肉芽肿样增生,可有恶变倾向;粪便检查可发现血吸虫卵,孵化毛蚴呈阳性结果,直肠镜检查在急性期可见黏膜有黄褐色颗粒,活检黏膜压片或组织病理学检查可发现血吸虫卵。

6.慢性细菌性痢疾

一般有急性痢疾的病史,多次新鲜粪便培养可分离出痢疾杆菌,抗生素治疗有效。

7.缺血性结肠炎

多见于老年人,由动脉硬化引起,突然发病,下腹痛伴呕吐,24～48 h出现血性腹泻,发热,白细胞增高,轻者为可逆性过程,经1～2周至1～6个月的时间可治愈;重症者发生肠坏死、穿孔、腹膜炎,钡灌肠 X 线检查时,可见指压痕征,假性肿瘤,肠壁的锯齿状改变及肠管纺锤状狭窄等,内镜下可见由黏膜下出血造成的暗紫色隆起,黏膜的剥离出血及溃疡等,与正常黏膜的明显分界,病变部位多在结肠脾曲。

8.其他

还须鉴别的疾病有肠结核,假膜性肠炎,放射性肠炎,结肠息肉病,结肠憩室等。

五、治疗

由于本病病因及发病机制尚未阐明,内科治疗的目的是控制急性发作、缓解病情、减少复发、防止并发症。目前尚不能使疾病根治,其治疗依病变范围和严重程度而定,主要包括一般治疗、营养支持治疗、对症治疗和药物治疗。药物治疗包括氨基水杨酸类,如柳氮磺吡啶和美沙拉嗪(5-氨基水杨酸)、糖皮质激素、免疫抑制药和中医中药。近年来内科治疗新进展主要包括以下方面:肠道内营养即要素饮食的应用;新型 5-氨基水杨酸制剂的应用;其他新剂型的应用;免疫抑制药的应用。

1.一般治疗

(1)由于本病与胃肠道营养的关系密切,患者可能存在多种营养物质的缺乏,如蛋白质、维生素、电解质和微量元素等,而营养不良反过来又影响药物治疗的效果。因此,近年来无脂无渣的要素饮食已成为其重要的辅助治疗方法,应给予易消化、少纤维、富营养的食物,避免牛奶及乳制品。发作期给予流质饮食,严重者应禁食,通过静脉给予营养治疗,使肠道获得休息。

(2)暴发型和急性发作期患者应卧床休息,精神过度紧张者可适当给予镇静药;腹痛或腹泻明显者可给予少量阿托品、山莨菪碱(654-2)等药物,但大剂量使用有引起急性结肠扩张的危险。

(3)有贫血、失水、营养不良等重症或久病患者,应酌情输血、补液及全身性支持治疗。应用蛋白合成激素能改善一般状况,增进食欲,加速溃疡愈合。尤应注意水及电解质平衡,补充多种维生素,有利于病变恢复和改善全身状况。

2.药物治疗

(1)磺胺类:首选胃肠道不易吸收的磺胺类药,其中以柳氮磺吡啶(水杨酸偶氮磺胺吡啶)效果最佳。本药在肠内经细菌分解为磺胺吡啶及美沙拉嗪,后者是主要有效成分,对结肠壁组织有特殊亲和力,具有消炎作用。新型 5-氨基水杨酸制剂主要有两种:一种含肠溶包膜,可使药物延迟释放,如美沙拉嗪(艾迪莎);另一种为缓释剂型,如美沙拉嗪(颇得斯安),其在胃肠道释放呈时间依赖性,从十二指肠开始一直到结肠。无论是控释剂型还是缓释剂型,其结肠内药物浓度均明显高于小肠内药物浓度。美沙拉嗪(5-氨基水杨酸)主要用于轻、中度溃疡性结肠炎的活动期和缓解期的治疗。特别可用于对柳氮磺吡啶不能耐受或过敏的患者。氨基水杨酸类药物的疗效取决于病变部位的药物浓度,因此近年来对远端溃疡性结肠炎患者主张采用局部药物治疗,如药物灌肠或者栓剂治疗,可取得较好的疗效而不良反应明显降低。特别是美沙拉嗪(5-氨基水杨酸)栓剂对直肠肛门炎症具有良好的疗效而不良反应轻微。

(2)抗生素:有继发感染者可用青霉素、氯霉素、庆大霉素、头孢菌素等,为了避免加重胃肠道症状,一般选择静脉用药。甲硝唑或替硝唑可抑制肠道厌氧菌,并有免疫抑制、影响白细胞趋化等作用。认为该药可明显减轻里急后重症状,对有肛周疾病和瘘管的患者疗效明显。每次 0.4 g,3 次/天,口服,疗程 3～6 个月,病程 1 年以上者有效率在 60%～70%。

(3)糖皮质激素和促皮质素(促肾上腺皮质激素):近期疗效较好,有效率可达 90%,能抑制炎症和免疫反应,缓解中毒症状。一般适用于磺胺类药物治疗无效、急性发作期或暴发型病例,但并发腹膜炎或有腹腔内脓肿形成者不宜应用。一般可用泼尼松 40～60 mg/d,分3～4 次口服,病情控制后逐渐减量至 10～15 mg/d,通常维持半年左右后停药,为减少停药后的复发,在减量过程中或停药后给以美沙拉嗪(5-ASA)口服。暴发型和严重发作期,可静脉滴注促肾上腺皮质激素或糖皮质激素,一般前者疗效较佳,用量为 25～50 U/d;氢化可的松的用量是 200～300 mg/d,或甲泼尼龙(甲基泼尼松龙琥珀酸钠)40～80 mg/d,疗程一般为10～14 d,在病情控制后逐渐减量,以后可口服泼尼松等制剂维持。

(4)免疫调节药:对少数糖皮质激素治疗不敏感或对糖皮质激素产生依赖的患者,可考虑使用免疫抑制药。免疫调节药巯嘌呤(6-巯基嘌呤)和硫唑嘌呤均可选择性地作用于 T 淋巴细胞,但发挥作用缓慢,通常在用药 3～6 个月后出现疗效,但不良反应较大。对磺胺药和皮质激素治疗无效者可谨慎试用。6-巯基嘌呤的用量为 1.5 mg/(kg·d),分次口服;硫唑嘌呤1.5～2.5 mg/(kg·d),分次口服,疗程约 1 年。若与糖皮质激素联合应用,两者剂量应相应减少。环孢素对骨髓无抑制作用,对重度活动性溃疡性结肠炎效果较好,多用于皮质激素治疗失败者,初始剂量为 2～4 mg/(kg·d),静脉持续滴注,或 8 mg/(kg·d)口服。

(5)其他药物:如色甘酸(色甘酸二钠)可阻止肥大细胞、嗜酸细胞脱颗粒,从而抑制 5-羟色氨、慢反应物质释放,减少抗原-抗体反应,可减轻症状;钙通道阻滞药,如维拉帕米(异搏定)、硝苯地平、桂利嗪等能减少肠道分泌,缓解腹泻;中药小檗碱(黄连素)、苦参、白芨、云南白药、锡类散等做局部治疗有一定疗效。

3.不同部位或类型的溃疡性结肠炎的治疗

(1)溃疡性直肠炎

起始治疗:病变局限于直肠,症状多较轻,可采用美沙拉嗪(5-氨基水杨酸)栓剂,2～3 次/天,或可的松泡沫剂 1～2 次/天,每次 1 个栓剂。若出现栓剂不耐受,如下腹不适、直肠激惹,可改用柳氮磺吡啶(偶氮磺胺吡啶)片或美沙拉嗪(5-ASA)口服,2 周内常可见效,以后改为维持量。

维持治疗:美沙拉嗪(5-ASA)栓剂用作长期维持治疗较好,每晚 1 粒,可减少复发。栓剂不耐受者可用柳氮磺吡啶(SASP)或美沙拉嗪(5-ASA)口服维持,推荐维持量为柳氮磺吡啶(SASP)2 g/d。注意监测血药浓度、血红蛋白及网织红细胞。

(2)左半溃疡性结肠炎:起始治疗常用美沙拉嗪(5-ASA)灌肠剂,每晚 4 g,若 3～4 周后症状无缓解,可增量为早、晚各 1 次。或加用氢化可的松 100 mg/100 mL 灌肠,仍无效或患者难以耐受,可加用或改用柳氮磺吡啶(SASP)或美沙拉嗪(5-ASA)口服,先从小剂量开始,若可耐受则逐渐加量,如柳氮磺吡啶(SASP)1 g/d 或美沙拉嗪(5-ASA)1～1.2 g/d,逐渐增至柳氮磺吡啶(SASP)4～6 g/d 或美沙拉嗪(5-ASA)4.8 g/d。一旦症状缓解,应逐渐减量。维持治疗常用 5-ASA 灌肠剂,每次 4 g,每晚 1 次或每 3 晚 1 次,或用 SASP 1～2 g/d、5-ASA 1.2～2.4 g/d口服维持。长期用 SASP 者,应补充叶酸。

(3)右半溃疡性结肠炎和全结肠炎:起始治疗常用柳氮磺吡啶(SASP)4～6 g/d 或美沙拉嗪 2.0～4.8 g/d 口服,急性发作期可加用美沙拉嗪(5-ASA)灌肠剂或皮质类固醇灌肠。一旦症状缓解,应逐渐停用灌肠剂,并将口服柳氮磺吡啶(SASP)或美沙拉嗪(5-ASA)减至维持量。若无效,可改用泼尼松 40～60 mg/d 口服。注意补充铁剂,亦可适当加止泻剂缓解症状。维持治疗用柳氮磺吡啶(SASP)1～2 g/d,或美沙拉嗪(5-ASA)1.2～2.4 g/d。

(4)重型或爆发型溃疡性结肠炎:患者常有全身症状,易并发中毒性巨结肠、肠穿孔,需住院观察治疗。迄今为止的主要治疗药物是皮质类固醇,重症病例还可点滴免疫抑制药或行结肠切除术,主要措施为胃肠外营养以便肠道休息和静脉用皮质类固醇。静脉营养同常规方法,皮质类固醇可用氢化可的松 100 mg 静脉输注,8 小时/次,或泼尼松龙 30 mg 静脉输注,12 小时/次或甲泼尼龙 16～20 mg 每 8 h 静脉输注 1 次。后两种药物较少有钠潴留和钾丢失的不良反应。效果不明显时可联用美沙拉嗪(5-ASA)灌肠或氢化可的松灌肠,2 次/天,亦可联用抗生素。对皮质类固醇无效者,用小剂量环孢素 2 mg/(kg·d)持续,可缓解病情,避免紧急结肠切除术,并可适当减少皮质类固醇用量。此外,有人采用粒细胞吸附疗法取得较好的疗效。粒细胞吸附疗法指从血中除去粒细胞、单核细胞、杀伤性 T 淋巴细胞等活化的白细胞,从而抑制炎症的疗法。粒细胞吸附器是一种血液滤过器,内部为充填乙酸纤维素的小珠,患者静脉血由此流过后,约 60% 的活化粒细胞、单核细胞被吸附。该疗法每周 1 次,每次 1 h,5 次为 1 个疗程,由于这是对症疗法,需定期维持治疗。粒细胞吸附疗法适用于多种炎症性疾患,其有效率达 58.5%,较皮质类固醇疗效 44.2% 高,不良反应发生率仅 8.5%,而皮质类固醇达 42.9%。

(5)慢性活动性溃疡性结肠炎:部分患者对柳氮磺吡啶、美沙拉嗪(5-ASA)、皮质类固醇无效,但又不愿手术治疗时,可用硫唑嘌呤治疗,从 50 mg/d 开始,逐渐加量,最大量为 2 mg/(kg·d)。虽有效率达 60%～70%,但起效需 3～6 个月,因此,常在治疗初期需用泼尼松维持治疗至少 2 个月才减量。若用巯嘌呤或硫唑嘌呤 6 个月后仍无效,可改用甲氨蝶呤(氨甲蝶呤)2.5 mg/周口服,逐渐加量至 10～15 mg/周,亦可 25 mg/周肌内注射。需 8～10 周才见效。

第二章　呼吸内科疾病

第一节　肺　炎

肺炎是指终末气道、肺泡和肺间质的炎症,可由疾病微生物、理化因素、免疫损伤、过敏及药物所致。细菌性肺炎是最常见的肺炎,也是最常见的感染性疾病之一。日常所讲的肺炎主要是指细菌性感染引起的肺炎,此肺炎也是最常见的一种。在抗生素应用以前,细菌性肺炎对儿童及老年人群的健康威胁极大,抗生素的出现及发展曾一度使肺炎病死率明显下降。但近年来,尽管应用强有力的抗生素和有效的疫苗,肺炎总的病死率不再降低,甚至有所上升。

一、病因与发病机制

(一)病因

引起肺炎的原因很多,如细菌(肺炎球菌、甲型溶血性链球菌、金黄色葡萄球菌、肺炎克雷白杆菌、流感嗜血杆菌、铜绿假单胞菌、埃希大肠杆菌、绿脓杆菌等),病毒(冠状病毒、腺病毒、流感病毒、巨细胞病毒、单纯疱疹病毒等),真菌(白念珠菌、曲霉、放射菌等),非典型病原体(如军团菌、支原体、衣原体、立克次体、弓形虫、原虫等),理化因素(放射性、胃酸吸入、药物等)。按解剖部位可分为大叶性肺炎、小叶性肺炎、间质性肺炎。按病程分为急性肺炎、迁延性肺炎、慢性肺炎。

(二)发病机制

肺炎克雷白杆菌又称肺炎杆菌,属于肠杆菌属,为革兰阴性杆菌,是最早被认识的、可以引起肺炎的 G^- 杆菌,也是当今社区获得性肺炎(CAP)和医院获得性肺炎(HAP)中常见的 G^- 杆菌之一。肺炎克雷白杆菌主要为内源性感染,即口咽部定植菌随分泌物误吸。其口咽部定植菌可以是患者自身原发性的,也可以是源自其他患者或医护人员交叉感染所致继发性的。雾化器等吸入治疗器械污染导致肺炎杆菌气溶胶吸入,虽然少见,但常呈聚集性发病。病变呈大叶或小叶分布或两者兼有。首先为渗出和实变,继而血管栓塞形成致组织坏死,有空洞或多发性脓肿形成。胸膜表面常有纤维蛋白渗出物覆盖,可并发脓胸,少数可并发心包炎和脑膜炎。与肺炎球菌肺炎不同,肺炎杆菌肺炎临床治愈后常遗留纤维增生、残余性小化脓灶、支气管扩张和肺气肿等。

肺炎克雷白杆菌多见于老年、营养不良、慢性酒精中毒、慢性支气管肺疾病及全身衰竭患者。肺炎克雷白杆菌和大肠杆菌的主要耐药机制为产超广谱 β-内酰胺酶(ESBLs)。

二、临床表现

(一)细菌性肺炎

1.肺炎球菌肺炎

发病以冬季和初春为多,男性较多见。多先有上呼吸道病毒感染,或者受寒、醉酒、全身麻醉等诱因。起病多急骤,突然高热,半数伴寒战,体温可达 39 ℃~40 ℃,高峰在下午或傍晚,也可呈稽留热。全身肌肉酸痛,患侧胸痛,可放射至肩、腹部,咳嗽或深呼吸时加重。痰少,可带血丝或呈铁锈色。食欲缺乏,偶有恶心、呕吐、腹痛或腹泻等消化道症状,有时误诊为急腹症。患者呈急性病容,口角或鼻周可出现单纯性疱疹。严重者可有气急、发绀。有败血症者,皮肤和黏膜可有出血点,巩膜黄染,累及脑膜时可出现颈抵抗。心率增快,有时心律失常。早期肺部体征无明显异常,仅有胸廓呼吸幅度减小、轻度叩浊、呼吸音减低和胸膜摩擦音。肺实变时有叩浊、语颤增强和支气管呼吸音。消散期可闻及湿啰音,重症可伴肠胀气。严重感染可伴发休克和神经系统症状。

2.葡萄球菌肺炎

常发生于免疫功能已经受损的患者。可为吸入性,亦可由皮肤感染灶经血循环引起肺部感染。此型肺炎病情严重,常可形成单个或多发性肺脓肿,有时穿破胸膜而致气胸或脓胸。重者还伴发化脓性心包炎、脑膜炎等。临床表现起病急,高热、寒战、胸痛,咳吐脓痰量多、带血丝。病情危重者可于早期出现末梢循环衰竭。

3.克雷白杆菌肺炎

克雷白杆菌为条件致病菌。当机体抵抗力降低时,经呼吸道吸入而引起肺炎,以上叶病变多见,形成单个或多发性脓肿。病变可累及胸膜和心包,并能引起败血症,病死率高。多见于中年以上男性患者。临床表现类似肺炎球菌肺炎,但症状较重,痰呈黏稠脓性而量多,常带血,亦可呈灰绿色、红砖色、胶冻状,可有发绀、气促、心悸。早期即可能出现循环障碍。肺部可有典型的肺实变体征,有时仅有叩诊浊音、呼吸音减低和湿啰音。

4.军团菌肺炎

由嗜肺军团杆菌引起,常伴有全身性疾病。感染多来自被污染的供水系统、空调、雾化器和淋浴喷头等,可与其他致病微生物感染混合,造成"难治性肺炎"。本病潜伏期 2~10 d。起病可缓可急。有乏力、肌痛、头痛和高热、寒战,有 20% 患者可有相对缓脉,痰少而黏,可带血,也可有恶心、呕吐、腹泻。严重者有精神异常、焦虑、迟钝、健忘等中枢神经系统症状,并可出现呼吸衰竭和周围循环衰竭。早期肺部有湿啰音,病情进展则有实变体征,腹部可有压痛,可有淋巴结或肝脾大。

5.其他革兰染色阴性杆菌肺炎

除克雷白杆菌肺炎、军团菌肺炎外,其他尚有流感嗜血杆菌、绿脓杆菌、大肠杆菌、肺炎杆菌等引起的肺炎。这些菌可寄生于少数正常人口咽部,当机体免疫力低下时,细菌被吸入而致肺部感染。

革兰阴性杆菌感染具有共同性,它们均可迅速引起肺实变或肺部融合,引起组织坏死,易形成多发性空洞,一般双侧下叶肺多累及,半数以上为两侧性。若胸膜受累,可引起胸膜渗液或脓胸。

6.厌氧微生物所致肺炎

包括消化链球菌、产黑色素拟杆菌、梭形杆菌和产气荚膜芽孢梭菌等。多与其他病原体在肺部形成混合感染,肺部厌氧菌感染可呈坏死性病灶,可形成脓肿及脓胸、脓气胸。临床症状有高热、乏力、消瘦、贫血和杵状指,痰奇臭,似臭蛋味。

(二)肺炎支原体肺炎

肺炎支原体可引起包括肺炎在内的咽炎、支气管炎等呼吸道感染,常于秋季发病。儿童和青年人居多。临床有乏力、咽痛、咳嗽、发热、食欲缺乏、肌痛等表现。半数病例无症状。胸部一般无明显异常体征,半数可闻干性或湿性啰音,10%~15%病例发生少量胸腔积液。

(三)肺部真菌感染

1.肺念珠菌病

临床上有两种类型。支气管型有类似慢性支气管炎症状,咳嗽、咳黏液性痰。口腔、咽部及支气管黏膜上被覆散在点状白膜,胸部偶可听到干性啰音。肺炎型临床表现类似急性肺炎,有发热、恶寒、咳白色黏液痰,有酵母臭味;亦可呈胶冻状,有时咯血、气急。肺部可闻及干、湿啰音。

2.肺曲菌病

主要由烟曲菌引起,临床上有四种类型。

(1)支气管-肺炎型:曲菌菌丝在支气管黏膜上生长,黏膜炎症轻微。临床表现有咳嗽、咳痰、低热等。如果侵犯肺组织,则可引起局限性的曲菌肉芽肿或肺炎、肺脓肿。

(2)变态反应性曲菌病:吸入大量的孢子阻塞小支气管,引起短暂肺不张或远端肺部的反复游走性浸润。临床表现有畏寒、发热、乏力、刺激性咳嗽,咯棕黄色脓痰,有时带血,可有显著哮喘,体检两肺满布哮鸣音,肺浸润部位有细湿啰音。

(3)曲菌球:曲菌寄生在肺部慢性疾病所伴有的空腔内(如肺结核空腔、支气管扩张、肺囊肿、癌性空洞内),菌丝体繁殖、聚集,与纤维蛋白和黏膜细胞凝聚形成曲菌球。因曲菌球不侵犯组织,不引起全身症状,仅有刺激性咳嗽,有时可反复咯血。曲菌球与支气管不相通,故咳痰不多。也无典型的棕黄色脓性痰块,痰中亦常无曲菌发现。

(4)继发性肺曲菌病:使用免疫抑制药物及各种原因导致机体免疫力低下者,可引起继发性曲霉菌感染。污染的导管及腹膜透析可造成曲霉菌的血源感染。肺部感染呈局限性肉芽肿或广泛化脓性肺炎,伴脓肿形成。病灶呈急性凝固性坏死,伴坏死性血管炎、血栓和菌栓。肺外曲霉菌脓肿也致肺部感染,严重的肺部感染亦可波及胸膜、脑膜、肝、脾、肾、淋巴结等全身脏器,并出现相应的症状和体征。肺部可闻及干、湿啰音。

3.肺放线菌病

主要致病菌为以色列放线菌,引起慢性化脓性肉芽肿性病变。起病缓慢,有低热、咳嗽,痰为黏液或脓性,有时带血。放线菌侵及胸壁肋骨时,可伴有瘘管形成。痰中可找到由菌丝缠结成的"硫黄颗粒"。可有肺脓肿及胸腔积液体征。

(四)病毒性肺炎

病毒引起的呼吸道感染以上呼吸道为主。因此,病毒性肺炎常伴有气管-支气管炎,血行播散的病毒性肺炎除外。

临床表现一般较轻,有头痛、乏力、发热、咳嗽,咳少量黏痰。病毒性肺炎还可继发细菌感染而使病情复杂。肺部体征可不明显,或有呼吸音减弱或少许啰音。

三、检查

1.血常规检查

这是最常用的检查手段,其中包括血白细胞总数,各种白细胞在白细胞总体中所占的百分比。正常人白细胞总数在$(4\sim10)\times10^9$个/L,中性白细胞百分比小于70%,如果白细胞总数超过10×10^9个/L,中性白细胞百分比超过70%,这是细菌性肺炎常见的血常规改变。

2.动脉血分气析

可出现动脉血氧分压下降、二氧化碳分压下降,但合并慢性阻塞性肺疾病时,因肺泡换气不良可出现二氧化碳分压升高。

3.X线胸片检查

通过给患者进行X线胸片检查,可以直接了解肺部的变化,这是诊断肺炎的重要手段。虽然通过血常规和X线胸片可以诊断肺炎,但肺炎是由什么病原体引起的,是由细菌,还是由病毒、支原体、真菌等引起的,细菌的种类是什么,上述两项检查就不能做出判断,只能取患者的痰、血做培养有可能真正找出致病菌。

血常规、胸部X线检查及痰的检查是患有肺炎患者进行的最基本检查,除此之外还有胸部CT检查(电子计算机断层扫描)。如果患者在同一部位反复发生肺炎或X线胸片上有其他可疑的病变,而一般检查难以明确诊断时,就需要进行胸部CT检查或其他更进一步的检查。

四、诊断与鉴别诊断

(一)诊断

对于肺炎的诊断,胸部X线照射肺部出现浸润现象是诊断肺炎的金标准,支持性的诊断方法则是由病患的痰液或血液进行微生物的培养。当怀疑有肺炎时,通常会进行血液检查:完全血白细胞计数可以显示中性粒细胞的增生(除了某些免疫不全或中性粒细胞减少症的病患之外)。若病情发展为败血症,病患的肾功能可能有下降的情形。在离子的测定方面,通常由于肺炎的肺部组织释出抗利尿激素而导致钠离子的降低。

若为院内感染或是因免疫不全所造成的肺炎,其诊断会比较困难,甚至可能需要进行肺部的断层扫描,以区分可能造成肺炎的原因(如肺栓塞)。若病患亦有其他的症状或不适(例如血管炎,肉状瘤病或是肺癌等)时,断层扫描亦具有其应用性。

(二)鉴别诊断

肺炎需与以下疾病进行鉴别:肺结核、肺癌、急性肺脓肿、肺栓塞。

还需排除非感染性肺部疾病,如肺间质纤维化、肺水肿、肺不张、肺嗜酸性粒细胞浸润症和肺血管炎等。

伴剧烈的胸痛时,应与渗出性胸膜炎、肺梗死鉴别。相关的体征及X线影像有助鉴别。肺梗死常有静脉血栓形成的基础,咯血较多见,很少出现口角疱疹。下叶肺炎可能出现腹部症状,应通过X线、B超等与急性胆囊炎、膈下脓肿、阑尾炎等进行鉴别。

1.肺结核

多有全身中毒症状,午后低热、盗汗、疲乏、无力、体重减轻、失眠、心悸等症状。X线片可见病变多在肺尖或锁骨上下,密度不匀,消散缓慢,且可形成空洞或肺内播散。痰中可找到结核杆菌。常规抗菌药物治疗无效。

2.肺癌

常有吸烟史。有咳嗽、咳痰、痰中带血症状。血白细胞计数不高,痰中若发现癌细胞可以确诊。可伴发阻塞性肺炎,经抗生素治疗后炎症不易消散,或可见肺门淋巴结肿大,有时出现肺不张。必要时做CT、MRI、纤维支气管镜和痰脱落细胞等检查。

3.急性肺脓肿

早期临床表现相似。随着病程进展,咳出大量脓臭痰为肺脓肿的特征。X线片显示脓腔及液平面。

4.肺血栓栓塞

肺血栓栓塞症多有静脉血栓的危险因素,可发生咯血、昏厥,呼吸困难较明显,颈静脉充盈。X线片示局部肺纹理减少,可见尖端指向肺门的楔形阴影,常见低氧血症及低碳酸血症。D-二聚体、CT肺动脉造影、放射性核素肺通气/灌注扫描和MRI等检查可帮助进行鉴别。

5.非感染性肺部浸润

需排除非感染性肺部疾病,如肺间质纤维化、肺水肿、肺不张、肺嗜酸性粒细胞浸润症和肺血管炎等。

五、治疗

(一)一般支持疗法

患者需卧床休息,注意保暖,进食易消化食物。发热者应多饮水,必要时静脉补液。高热者应物理降温或用退热药。有气急、发绀等缺氧症状者,以鼻导管给氧,刺激性咳嗽剧烈者可给可待因 15~30 mg,每日 2~3 次。祛痰可用盐酸氨溴索、溴己新、氯化铵、棕色合剂等。

(二)抗生素的应用

抗生素可用于各种细菌性肺炎以及预防病毒性肺炎合并细菌感染,针对致病菌并结合药敏试验用药。

1.肺炎球菌肺炎

首选青霉素 G。成年轻症患者 80 万 U,肌内注射,每日 3 次。较重者,宜 240 万~480 万 U,静脉滴注、每 6 h 1 次,重症及并发脑膜炎时,加至每日 1 000 万~3 000 万 U 均分 4 次静脉滴注。或用第一代或第二代头孢菌素,如头孢噻吩、头孢唑啉、头孢孟多等。青霉素及头孢类用药前均应做皮肤过敏试验。对青霉素过敏者,轻症可用红霉素,每日 1.5 g,静脉滴注;或用林可霉素,每日 2 g,静脉滴注。

2.院外感染病例

可用青霉素 G,每日 300 万~1 000 万 U,分 4 次肌内注射或静脉滴注。对于院内和部分院外感染耐青霉素的葡萄球菌者,应给予 β-内酰胺类抗生素,如苯唑青霉素、邻氯青霉素,每日 4~6 g,分 2 次肌内注射或静脉滴注。还可用万古霉素每日 1~2 g 静脉滴注。红霉素、林可霉素或氯林可霉素也有一定疗效,头孢类抗生素也可试用于耐青霉素的菌株。氨基糖苷类抗生素可与上述药物合用,并发脓胸、脑膜炎、心内膜炎以及肾、脑、心肌转移性脓肿时,每天可用青霉素 G 1 000 万~3 000 万 U,分 4~6 次静脉滴注。

3.克雷白杆菌肺炎

首选氨基糖苷类抗生素,如庆大霉素、卡那霉素、妥布霉素、丁胺卡那霉素等。氧哌嗪青霉素、硫苯咪唑青霉素与氨基糖苷类联用效果较好。重症宜加用头孢菌素类,如头孢孟多、头孢甲氧噻吩、头孢噻肟等。部分病例使用氯霉素、四环素及复方新诺明亦有效。

4.其他革兰阴性杆菌肺炎

绿脓杆菌肺炎病死率高,宜联合使用抗生素。羧苄青霉素每日 20~30 g 静脉滴注、肤苄青霉素每日 8~12 g 静脉滴注或羧噻吩青霉素每日 10~18 g 静脉滴注。与一种氨基糖苷类抗生素(庆大霉素每日 16 万~24 万 U,或丁胺卡那霉素每日 0.4~0.8 g 每日分 2 次肌内注射)合用。第三代头孢菌素如头孢哌酮、头孢噻甲羧肟对绿脓杆菌有效。

流感嗜血杆菌肺炎,首选氨苄青霉素,每日 4～6 g,分次静脉滴注。红霉素或氨基糖苷类药物可与其合用。严重者或对上述药物耐药者,可选用第三代头孢如头孢噻肟或羟羧氧酰胺菌素,每日 150 mg/kg 静脉滴注。

治疗肠杆菌科细菌肺炎(如大肠杆菌、产气杆菌、阴沟杆菌等)时、应参考药敏试验选择药物。

一般采用氨苄青霉素、羧苄青霉素,并联合应用一种氨基糖苷类抗生素,也可联合氯霉素和链霉素。

必要时用头孢唑啉、头孢孟多或头孢噻肟。

治疗 G^- 阴性杆菌肺炎时,宜大剂量、长疗程、联合用药,并以静脉滴注为主。可辅用雾化吸入,充分进行痰液引流,还要加强营养支持。

5.军团菌肺炎

首选红霉素,每日 1～2 g,分次口服。重症者静脉给药,用药 2～3 周。可加用利福平,每日 100 mg/kg,顿服;强力霉素,每日 200 mg,顿服,疗程 3 周以上。氨基糖苷类和青霉素、头孢菌素类对本病无效。

6.厌氧微生物所致肺炎

对革兰氏染色阳性厌氧菌感染者,青霉素有效,每日 600 万～1 000 万 U,分 4 次静脉滴注,但脆性厌氧杆菌则多耐药。氯林可霉素对各种厌氧菌均有效。甲硝唑对厌氧菌亦有效,400 mg,每日 3 次,口服,5～7 d 为 1 个疗程,氯霉素亦可选用,院内感染者应与氨基糖苷类联用。

7.肺炎支原体肺炎

首选红霉素 0.3 g,每日 4 次。亦可用交沙霉素,0.4 g,每日 4 次。

8.肺部真菌感染

(1)肺念珠病:轻症患者在中止诱因(如广谱抗生素、激素、免疫抑制药和体内放置的导管)后,常能自行好转。重症须用二性霉素 B 治疗。开始时每日 1 mg 置 5%葡萄糖水中缓慢避光静脉滴注,逐步增加到每日 0.25 mg/kg,总量为 1～2 g。滴注中加用肝素有助于防止血栓性静脉炎。应注意药物不良反应如肝肾功能损害、心律不齐、头痛、消化道不适及寒战、发热等。亦可用 5-氟胞嘧啶,每日口服 50 mg/kg,1～3 个月。该药有胃肠道不适、药物热、骨髓抑制和肝功损害等不良反应。还可用酮康唑每日口服 0.2～0.4 g,偶有肝功能减损,较长期服药者应定期查血白细胞和肝功能。

(2)肺曲菌病:可用二性霉素,也可用 5-氟胞嘧啶或二羟脒替。变态反应型肺曲菌病可加用糖皮质激素或支气管解痉药。曲菌球病灶局限且反复大量咯血者可行手术切除,抗真菌药物效果不佳。

(3)肺放线菌病:治疗用较大剂量青霉素,每日 200 万～600 万 U 分 4 次静脉滴注,疗程数月至半年。重症每日 1 000 万～3 000 万 U 分 4 次静脉滴注。其他抗生素如红霉素、林可霉素、氯林可霉素和利福平亦有效。有胸壁脓肿或脓胸时,则应切开引流。

治疗奴卡菌病用磺胺嘧啶,每日 4～8 g,分次口服,疗程 1～2 个月。对并发脑脓肿、皮下脓肿或脓胸者,则应行外科治疗。

9.病毒性肺炎

病毒性肺炎合并有细菌感染时,可结合药敏试验结果用药。

(三)并发症的治疗

对有脓胸、化脓性脑膜炎等应穿刺引流排脓。对于休克型肺炎,在抗感染的同时,予以补充血容量、纠正酸中毒、应用激素和血管活性药物等治疗。

第二节　肺结核

结核病是由结核分枝杆菌引起的慢性传染病,可侵及许多脏器,以肺部受累形成肺结核 (pulmonary tuberculosis)最为常见,排菌患者为其重要的传染源。人类主要通过吸入带菌飞沫(结核患者咳嗽、打喷嚏时散发)而感染。

一、病因及发病机制

(一)病因

结核菌属分枝杆菌,无活动性、无芽孢或鞭毛,需氧生长,在成长中具多形性。根据其致病性,结核菌可分为人型、牛型、鸟型、鼠型等。前两型尤以人型,标准菌株 H37RV 为人类结核病的主要病原菌。牛型菌是牛及其他畜类的病原体,但亦能使人致病。鸟型菌对鸟、家禽与猪类致病,极少对人体致病。人型菌与牛型菌都有对热不稳定的触酶,在温度 68 ℃,经 20 min 即可灭活。结核菌细胞壁厚约 20 μm,富含脂质,约占菌壁干重的 60%。细胞壁内有胞质膜,具通透性,胞质内富含蛋白质和核酸、无机偏磷酸盐和类脂质等,还时有噬菌体存在。在结核菌生长期间,菌体表面还有一层膜性索状因子,使相邻的菌体首尾相连不能分离。索状因子与细菌的毒力和型别有关。结核菌的类脂质使它对环境具顽强的抵抗力外,还导致组织内结核结节的形成;丰富的蛋白质还引起迟发型过敏反应,中性粒细胞和大单核细胞浸润;菌体的碳水化合物虽不产生组织反应,但能产生沉淀素,与体液免疫有关。结核菌可由染色体或质粒性遗传基因的突变而获得耐药性。

(二)发病机制

结核菌入侵宿主体内,从感染、发病到转归均与多数细菌性疾病有显著不同,宿主反应具有特殊意义。结核菌感染引起的宿主反应分为 4 期。

1.起始期

入侵呼吸道的结核菌被肺泡巨噬细胞吞噬。因菌量、毒力和巨噬细胞非特异性杀菌能力的不同,被吞噬结核菌的命运各异。若在出现有意义的细菌增殖和宿主细胞反应之前结核菌即被非特异性防御机制清除或杀灭,则不留任何痕迹或感染证据。如果细菌在肺泡巨噬细胞内存活和复制,便扩散至邻近非活化的肺泡巨噬细胞和形成早期感染灶。

由 T 细胞介导的细胞免疫(CMI)和迟发性过敏反应(DTH)在此期形成,从而对结核病发病、演变及转归产生决定性影响。

2.共生期

生活在流行区的多数感染者发展至 T 细胞反应期,仅少数发生原发性结核病。大部分感染者结核菌可以持续存活,细菌与宿主处于共生状态。纤维包裹的坏死灶干酪样中央部位被认为是结核杆菌持续存在的主要场所。低氧、低 pH 和抑制性脂肪酸的存在使细菌不能增殖。宿主的免疫机制亦是抑制细菌增殖的重要因素,倘若免疫损害便可引起受抑制结核菌的重新活动和增殖。

3.细胞外增殖和传播期

固体干酪灶中包含具有生长能力、但不繁殖的结核菌。干酪灶一旦液化便给细菌增殖提供了理想环境。即使免疫功能健全的宿主,从液化干酪灶释放的大量结核杆菌亦足以突破局部免疫防御机制,引起播散。

二、临床表现

(一)症状

典型肺结核起病缓慢,病程较长,有低热、倦怠、食欲缺乏、咳嗽及少量咯血。但多数患者病灶轻微,无显著症状,经 X 线健康检查时偶被发现。亦有以偶然咯血才被确诊,追溯其病史可有轻微的全身症状。少数患者因突然起病及突出的毒性症状与呼吸道症状,而经 X 线检查确认为急性粟粒型肺结核或干酪样肺炎。

老年肺结核患者,易被长年慢性支气管炎的症状所掩盖。偶见未被发现的重症肺结核,因继发感染而有高热,甚至已发展至败血症或呼吸衰竭才去就医。鉴于肺结核的临床表现常呈多样化,在结核病疫情已基本得到控制、发病率低的地区,医务人员在日常诊疗工作中尤应认识其不典型表现。全身症状表现为午后低热、乏力、食欲减退、消瘦、盗汗等。若肺部病灶进展播散,常呈不规则高热。妇女可有月经失调或闭经。

呼吸系统症状通常为干咳或带少量黏液痰,继发感染时,痰呈黏液脓性。约 1/3 患者有不同程度咯血,痰中带血多因炎性病灶的毛细血管扩张所致;中等量以上咯血,则与小血管损伤或来自空洞的血管瘤破裂有关。咯血后常有低热,可能因小支气管内残留血块吸收或阻塞支气管引起的感染;若发热持续不退,则应考虑结核病灶播散。有时硬结钙化的结核病灶可因机械性损伤血管,或并发支气管扩张而咯血。大咯血时可发生失血性休克;偶因血块阻塞大气道引起窒息。此时患者极度烦躁、心情紧张、挣扎坐起、胸闷气促、发绀,应立即进行抢救。

病灶炎症累及壁层及胸膜时,相应胸壁有刺痛,一般多不剧烈,随呼吸及咳嗽而加重。慢性重症肺结核时,呼吸功能减退,常出现渐进性呼吸困难,甚至缺氧发绀。若并发气胸或大量胸腔积液,其呼吸困难症状尤为严重。

(二)体征

1.肺部体征

肺部体征取决于病变性质和病情轻重。中、重度肺结核无空洞形成者多为肺实变的表现,如触诊语颤增强,叩呈浊音,可闻及支气管呼吸音和细湿啰音。有空洞形成且引流通畅,位置浅表时叩呈过清音,巨大空洞可听到带金属调的空瓮音。慢性纤维空洞者有胸部塌陷、气管、纵隔移位等。

2.结核性变态反应表现

如结核性风湿症,多见于青年女性,侵入关节引起关节痛或关节炎,损及皮肤表现为结节性红斑及环形红斑。眼部损害有疱疹性角膜结膜炎、虹膜睫状体炎、视网膜静脉周围炎、巩膜炎、虹膜炎等。

三、辅助检查

(一)细菌学检查

痰涂片及培养查找结核菌是诊断肺结核最特异的方法,也是监测疗效、病原传染性和选择用药的重要依据。沉淀或漂浮集菌法涂片,或采用荧光镜检可提高阳性率,若无痰可采用导痰法,或取气管灌洗液或取清晨胃液均可。

(二)结核菌素试验

结核菌素试验是判断结核感染的主要手段,但不论是旧结核菌素(OT)或纯蛋白衍生物(PPD)均非纯化抗原,对于鉴别是结核杆菌感染还是非结核杆菌感染或是卡介苗接种后反应有局限性。结素试验强阳性(局部硬结大于 2 cm 或有水疱、坏死)提示处于结核超敏状态,对原发性肺结核、结核性胸膜炎有诊断参考价值。

(三)血清学检查

由于结核菌的弱抗原性以及抗原的非特异性,结核病的血清诊断学至今未取得实质性进展。近年大量报道的酶联免疫吸附试验(ELISA),敏感性颇高,但方法学尚不成熟,特异性也不满意。采用 PPD 复合蛋白抗原剂,虽然敏感性和特异性可提高,但其仍非单一特异性抗原。

(四)基因诊断

近几年结核菌基因诊断技术受到广泛的关注。有关文献报道最多的是 PCR 技术的应用,具有快速、特异、灵敏的特点,但其操作有很高的技术要求,可因扩增气溶胶污染而致假阳性或标本中抑制物的存在而致假阴性。

(五)纤维支气管镜检查

纤支镜检可为病理学诊断和病原学诊断提供标本。

四、诊断与鉴别诊断

(一)诊断

本病的临床诊断主要依靠临床症状、体征、细菌学检查及放射学检查。可按下列步骤进行诊断:凡有咳嗽、咳痰、咯血、低烧、盗汗等症状者,即行胸部 X 线检查,发现异常表现即进行痰结核菌涂片检查(或同时进行),阳性者即可确诊。

若 X 线检查有肺结核表现,而痰涂片阴性者,可行纤支镜检,取气管分泌物或灌洗液进行结核菌检查或组织活检。对症状、体征、X 线表现疑似肺结核,而短期内未获病原学或病理学诊断依据者可行抗结核诊断性治疗。

(二)鉴别诊断

肺结核的临床与 X 线表现,常与多种非结核性肺病相似,甚易误诊。必须强调认真根据病史、相关实验室检查资料、X 线片等综合分析,必要时尚需动态观察、审慎鉴别。

1.肺癌

中央型肺癌常有痰中带血,肺门附近有阴影,与肺门淋巴结结核相似。周围型肺癌可呈球状、分叶状块影。肺癌多见于 40 岁以上嗜烟男性;常无明显毒性症状,多有刺激性咳嗽、胸痛及进行性消瘦。X 线胸片示结核球周围可有卫星病灶、钙化,而癌肿病灶边缘常有切迹、毛刺。胸部 CT 扫描对鉴别两者常有帮助,中央型肺癌的 CT 所见有支气管内软组织密度块影附着在一侧增厚支气管壁上,肿块轮廓不规整、肺段及肺叶支气管不规则狭窄、纵隔淋巴结肿大等。

结合痰结核菌、脱落细胞检查及通过纤支镜检查及活检等,常能及时鉴别。肺癌与肺结核的并存,亦需注意发现。临床上难以完全排除肺癌者,结合具体情况,必要时可考虑剖胸探查,以免贻误治疗时机。

2.肺炎

典型肺炎球菌肺炎与浸润型肺结核区别不难。而病情进展较快的浸润型肺结核,扩大到整个肺叶,形成干酪样肺炎,易被误诊为肺炎球菌肺炎。前者起病急骤、高热、寒战、胸痛伴气急,咳铁锈色痰,X线征象病变常局限于一叶,抗生素治疗有效。干酪样肺炎则多有结核中毒症状,起病较慢,咳黄色黏液痰,X线征象病变多位于右上叶,可波及右上叶尖、后段,呈云絮状、密度不均,可出现虫蚀样空洞。抗结核治疗有效,痰中易找到结核菌。

有轻度咳嗽、低热的支原体肺炎、病毒性肺炎或过敏性肺炎(嗜酸性粒细胞肺浸润症)在X线上的炎症征象,与早期浸润型肺结核相似,对这类一时难以鉴别的病例,不宜急于抗结核治疗。支原体肺炎通常在短时间内(2～3周)可自行消散;过敏性肺炎的肺内浸润阴影常呈游走性,血中嗜酸性粒细胞增多。

3.肺脓肿

肺脓肿空洞多见于肺下叶,脓肿周围的炎症浸润较严重,空洞内常有液平面。肺结核空洞则多发生在肺上叶,空洞壁较薄,洞内很少有液平面。此外,肺脓肿起病较急,高热,大量脓痰,痰中无结核菌,但有多种其他细菌,血白细胞总数及中性粒细胞增多,抗生素治疗有效。慢性纤维空洞型肺结核并发感染时易与慢性肺脓肿混淆,后者痰结核菌阴性。

4.支气管扩张

支扩常有慢性咳嗽、咳痰及反复咯血史,需与慢性纤维空洞型肺结核鉴别。但支气管扩张的痰结核呈阴性,X线胸片多无异常发现或仅见局部肺纹理增粗或卷发状阴影,CT有助确诊。

5.慢性支气管炎

老年慢支症状酷似慢性纤维空洞型肺结核,且近年来老年人肺结核的发病率有所增高,需认真鉴别两者,及时X线检查有助确诊。

6.其他发热性疾病

各型肺结核常有不同类型的发热,因此肺结核常是临床上发热原因不明的主要鉴别之一。伤寒、败血症、白血病、纵隔淋巴瘤及结节病等与结核病有诸多相似。伤寒有高热、血白细胞计数减少及肝脾大等临床表现,易与急性粟粒型结核混淆。但伤寒热型常呈稽留热、有相对缓脉、皮肤玫瑰疹,血清伤寒凝集试验阳性,血、粪便伤寒杆菌培养阳性。败血症起病急、寒战及弛张热型,白细胞及中性粒细胞增多,常有近期皮肤感染、疮疖挤压史或尿路、胆道等感染史,皮肤常见瘀点,病程中出现近徙病灶或感染性休克,血或骨髓培养可发现致病菌。急性粟粒型肺结核有发热、肝脾大,起病数周后出现特异性X线表现。偶尔血常规呈类白血病反应或单核细胞异常增多,需与白血病鉴别。后者多有明显出血倾向,骨髓涂片及动态X线胸片随访有助确立诊断。成人支气管淋巴结核常表现为发热及肺门淋巴结肿大,应与结节病、纵隔淋巴瘤等鉴别。结核病患者结核菌素试验阳性,抗结核治疗有效;而淋巴瘤发展迅速,常有肝脾及浅表淋巴结肿大,确诊常需依赖活检。结节病通常不发热,肺门淋巴结肿大多为双侧性,结核菌素试验阴性,糖皮质激素治疗有效,必要时应做活检以明确诊断。

以上所举,仅是少数主要的常见疾病,在具体鉴别时既需要全面掌握与分析患者具备的肺结核的诊断依据,又应熟悉此类易被混淆疾病的特点。尽量做到检查既要有针对性,又要认真动态观察与严格对比与判断。

五、治疗

(一)抗结核化学药物治疗

血液中药物浓度在常规剂量下,达到试管内最低抑菌浓度(MIC)的 10 倍以上时才能起杀菌作用,否则仅有抑菌作用。常规用量的异烟肼及利福平在细胞内外均能达到该水平,称全杀菌剂。链霉素及吡嗪酰胺亦是杀菌剂,但链霉素在偏碱的环境中才能发挥最大作用,且很少渗入吞噬细胞,对细胞内结核菌无效。吡嗪酰胺虽可渗入吞噬细胞,但仅在偏酸性环境中才有杀菌作用,故两者都只能作为半杀菌剂。乙胺丁醇、对氨基水杨酸钠等均为抑菌剂,常规剂量时药物浓度均不能达到 MIC 的 10 倍以上,加大剂量则容易发生不良反应。

早期病灶内的结核菌大部分在细胞外(A 菌群),此时异烟肼的杀菌作用最强,链霉素次之。炎症使组织局部 pH 下降,细菌代谢减慢(C 菌群),连同一些被吞噬在细胞内的结核菌(B 菌群),均对利福平及吡嗪酰胺敏感。杀灭此类残留菌(B 菌群),有助于减少日后复发。

1. 化疗方法

(1)化疗与短程化疗:过去常规采用 12~18 个月疗法,但因疗程过长,许多患者不能完成,疗效受到限制。自利福平问世后,与其他药物联用,发现 6~9 个月疗法(短程化疗)与标准化疗效果相同,故目前广泛采用短程化疗,但该方案中要求必须包括两种杀菌药物,异烟肼及利福平,具有较强杀菌(对 A 菌群)及灭菌(对 B、C 菌群)效果。

(2)间歇用药、两阶段用药:实验表明,结核菌与药物接触数小时后,常延缓数天生长。因此,有规律地每周用药 3 次(间歇用药),能达到与每天用药同样的效果。在开始化疗的 1~3 个月内,每天用药(强化阶段),以后每周 3 次间歇用药(巩固阶段),其效果与每日用药基本相同,有利于监督用药,保证完成全程化疗。使用每周 3 次用药的间歇疗法时,仍应联合用药,每次异烟肼、利福平、乙胺丁醇等剂量可适当加大;但链霉素、对氨基水杨酸钠、乙硫异烟胺等不良反应较多,每次用药剂量不宜增加。

(3)督导用药:抗结核用药至少半年,偶需长达一年半,患者常难以坚持。医护人员按时督促用药,加强访视,取得患者合作尤为必要。强化阶段每日 1 次用药,即可形成高峰血药浓度,较每日分次用药疗效尤佳,且方便患者,提高患者坚持用药率及完成全程。

2. 抗结核药物

理想的抗结核药物具有杀菌、灭菌或较强的抑菌作用,毒性低,不良反应减少,价廉、使用方便,药源充足;经口服或注射后药物能在血液中达到有效浓度,并能渗入吞噬细胞、腹膜腔或脑脊液内,疗效迅速而持久。

(1)异烟肼(Isoniazid,H):具有杀菌力强、可以口服、不良反应少、价廉等优点。其作用主要是抑制结核菌脱氧核糖核酸(DNA)的合成,并阻碍细菌细胞壁的合成。口服后,吸收快,渗入组织,通过血脑屏障,杀灭细胞内外的代谢活跃或静止的结核菌。胸水、干酪样病灶及脑脊液中的药物浓度亦相当高。常用剂量为成人每日 300 mg(或每日 4~8 mg/kg),1 次口服;小儿每日 5~10 mg/kg(每日不超过 300 mg)。结核性脑膜炎及急性粟粒型结核时剂量可适当增加(加大剂量时有可能并发周围神经炎,可用维生素 B_6 每日 300 mg 预防;但大剂量维生素 B_6 亦可影响异烟肼的疗效,故使用一般剂量异烟肼时,无必要加用维生素 B_6),待急性毒性症状缓解后可恢复常规剂量。异烟肼在体内通过乙酰化灭活，乙酰化的速度常有个体差异，快速乙酰化者血药浓度较低，有认为间歇用药时须增加剂量。

本药常规剂量很少发生不良反应，偶见周围神经炎、中枢神经系统中毒（兴奋或抑制）、肝脏损害（血清丙氨酸氨基转移酶升高）等。单用异烟肼3个月，痰菌耐药率可达70%。

（2）利福平（Rifampin，R）：为利福霉素的半合成衍生物，是广谱抗生素。其杀灭结核菌的机制在于抑制菌体的RNA聚合酶，阻碍其mRNA合成。利福平对细胞内、外代谢旺盛及偶尔繁殖的结核菌（A、B、C菌群）均有作用，常与异烟肼联合应用。成人每日1次，空腹口服450～600 mg。本药不良反应轻微，除消化道不适、流感样综合征外，偶有短暂性肝功能损害。长效利福霉素类衍生物如利福喷丁（Rifapentine，DL473）在人体内半衰期长，每周口服1次，疗效与每日服用利福平相仿。螺旋哌啶利福霉素（Ansamycin，LM427，利福布丁）对某些已对其他抗结核药物失效的菌株（如鸟复合分枝杆菌）的作用较利福平强。

（3）链霉素（Streptomycin，S）：为广谱氨基糖苷类抗生素，对结核菌有杀菌作用，能干扰结核菌的酶活性，阻碍蛋白合成。对细胞内的结核菌作用较少。剂量：成人每日肌内注射1 g（50岁以上或肾功能减退者可用0.5～0.75 g）。间歇疗法为每周2次，每次肌内注射1 g。妊娠妇女慎用。

链霉素的主要不良反应为第8对颅神经损害，表现为眩晕、耳鸣、耳聋，反应严重者应及时停药，肾功能严重减损者不宜使用。其他过敏反应有皮疹、剥脱性皮炎、药物热等，过敏性休克较少见。单独用药易产生耐药性。其他氨基糖苷类抗生素，如卡那霉素、卷曲霉素、紫霉素等虽亦有抗结核作用，但效果均不及链霉素，不良反应相仿。

（4）吡嗪酰胺（Pyrazinamide，Z）：能杀灭吞噬细胞内、酸性环境中的结核菌。每日1.5 g，分3次口服，偶见高尿酸血症、关节痛、胃肠不适及肝损害等不良反应。

（5）乙胺丁醇（Ethambutol，E）：对结核菌有抑菌作用，与其他抗结核药物联用时，可延缓细菌对其他药物产生耐药性。剂量：25 mg/kg，每日1次口服，8周后改为15 mg/kg，不良反应甚少为其优点，偶有胃肠不适。剂量过大时可起球后视神经炎、视力减退、视野缩小、中心盲点等，一旦停药多能恢复。

（6）对氨基水杨酸钠（Sodium para-aminosalicylate，P）：为抑菌药，与链霉素、异烟肼或其他抗结核药联用，可延缓对其他药物发生耐药性。其抗菌作用可能在结核菌叶酸的合成过程中与对氨苯甲酸（PABA）竞争，影响结核菌的代谢。剂量：成人每日8～12 g，分2～3次口服。不良反应有食欲减退、恶心、呕吐、腹泻等。本药饭后服用可减轻胃肠道反应，亦可每日12 g加于5%～10%葡萄糖液500 mL中避光静脉滴注，1个月后仍改为口服。

3.化疗方案

视病情轻重、有无痰菌和细菌耐药情况，以及经济状况、药源供应等，选择化疗方案。无论选择何种，必须符合前述化疗原则方能奏效。

（1）初治方案：未经抗结核药物治疗的病例中，有的痰涂片结核菌阳性（涂阳），病情较重，有传染性；也有的涂片阴性，病变范围不大，所用化疗方案亦有强弱不同。

初治涂阳病例，不论其培养是否为阳性，均可用异烟肼（H）、利福平（R）及吡嗪酰胺（Z）组合为基础的6个月短程化疗方案。痰菌常很快转阴，疗程短，便于随访管理。前2个月强化期用链霉素（或乙胺丁醇）、异烟肼、利福平及吡嗪酰胺，每日1次；后4个月继续用异烟肼及利福平，每日1次，以2S（E）HRZ/4HR表示。亦可在巩固期隔日用药（即每周用药3次）以

2S(E)HRZ/4H$_3$R$_3$(右下角数字为每周用药次数)。亦可全程间歇用药,以 2S$_3$(E$_3$)H$_3$R$_3$Z$_3$/4H$_3$R$_3$表示。强化期用异烟肼、链霉素及对氨基水杨酸钠(或乙胺丁醇),巩固期用 2 种药 10 个月,以 2HSP(E)/10HP(E)表示。

(2)复治方案:初治化疗不合理,结核菌产生继发耐药,痰菌持续阳性,病变迁延反复。复治病例应选择联合敏感药物。药物敏感试验有助于选择用药,但费时较久、费用较大。临床上多根据患者以往用药情况,选择过去未用过的或很少用过的,或曾规则联合使用过药物(可能其致病菌仍对之敏感),另订方案,联合两种或两种以上敏感药物。

复治病例,一般可用以下方案:①2S(E)HRZ/4HR,督促化疗,保证规律用药。6 个月疗程结束时,若痰菌仍未转阴,巩固期可延长 2 个月。如延长治疗仍痰菌持续阳性,可采用下列复治方案。②初治规则治疗失败的患者,可用 2S$_3$H$_3$Z$_3$E$_3$/6H$_3$R$_3$E$_3$。③慢性排菌者可用敏感的一线药与二线药联用,如卡那霉素(K)、丙硫异烟胺(1321Th)、卷曲霉素(Cp),应严密观察药物不良反应,疗程以 6~12 个月为宜。氟喹诺酮类有中等度抗结核作用,对常用药物已产生耐药的病例,可将其加入联用方案。若痰菌阴转,或出现严重不良反应,均为停药指征。

为有效地防止治疗失败,化疗方案必须正确制订,患者应在督导下坚持早期、适量、规律、全程联用敏感药物。只有在已发生严重不良反应或确已证实细菌已产生耐药性的情况下,才改换新的化疗方案。新方案应包括两种以上敏感药物。

(二)对症治疗

1.结核毒性症状

结核病的毒性症状在有效抗结核治疗 1 周内多可消失,通常不必特殊处理。干酪样肺炎、急性粟粒性肺结核、结核性脑膜炎有高热等严重结核毒性症状,或结核性胸膜炎伴大量胸腔积液者,均应卧床休息及尽早使用抗结核药物。亦可在使用有效抗结核药物的同时,加用糖皮质激素(常用泼尼松,每日 15~20 mg,分 3 次口服),以减轻炎症及过敏反应,促进渗出液吸收,减少纤维组织形成及胸膜粘连。待毒性症状减轻,泼尼松剂量递减,至 6~8 周停药。糖皮质激素对已形成的胸膜增厚及粘连并无作用。因此,应在有效的抗结核治疗基础上慎用。

2.咯血

若仅痰中带血或小量咯血,以对症治疗为主,包括休息、止咳、镇静,常用药物有喷托维林、吐根散、可待因、卡巴克络等。年老体衰、肺功能不全者,慎用强镇咳药,以免因抑制咳嗽反射及呼吸中枢,使血块不能排出而引起窒息。

中等或大量咯血时应严格卧床休息,胸部放置冰袋,并配血备用。取侧卧位,轻轻将存留在气管内的积血咳出。垂体后叶素 10 U 加于 20~30 mL 生理盐水或葡萄糖液中,缓慢静脉注入(15~20 min),然后以 10~40 U 于 5%葡萄糖液 500 mL 中静脉滴注维持治疗。垂体后叶素有收缩小动脉、包括心脏冠状动脉及毛细血管的作用,减少肺血流量,从而减轻咯血。该药尚可收缩子宫及平滑肌,故忌用于高血压、冠状动脉粥样硬化性心脏病的患者及孕妇。注射过快可引起恶心、便意、心悸、面色苍白等不良反应。

若咯血量过多,可酌情适量输血。大咯血不止者,可经纤支镜发现出血部位,用去甲肾上腺素 2~4 mg 加入 4 ℃生理盐水 10~20 mL 局部滴入。或用支气管镜放置 Fogarty 气囊导管(外径 1 mm,充气 0.5~5 mL)堵塞出血部位止血。此外,尚可用 Kinoshita 方法,用凝血酶或纤维蛋白原经纤支镜灌洗止血治疗,必要时应做好抢救的充分准备。反复大咯血用上述方法无效,对侧肺无活动性病变,肺功能储备尚可,又无明显禁忌证者,可在明确出血部位的情况下考虑肺叶、段切除术。

咯血窒息是咯血坏死的主要原因,需严加防范,并积极准备抢救,咯血窒息前症状包括胸闷、气憋、唇甲发绀、面色苍白、冷汗淋漓、烦躁不安。抢救措施中应特别注意保持呼吸道通畅,采取头低脚高 45°的俯卧位,轻拍背部,迅速排出积血,并尽快挖出或吸出口、咽、喉、鼻部血块。必要用硬质气管镜吸引、气管插管或气管切开,以解除呼吸道阻塞。

第三节 老年呼吸系统疾病的护理

一、慢性阻塞性肺疾病

(一)概述

慢性阻塞性肺疾病是一种由慢性支气管炎肺气肿所致的,以慢性气流阻塞为特征的疾病状态。气流阻塞常呈进行性发展,绝大多数为不可逆性,但少部分可以伴有气道高反应性或气流阻塞,类似于支气管哮喘的表现。其发生与年龄的增长呈正比关系。以男性居多,其患病率和病死率各国间存在着差异。

慢性阻塞性肺疾病,常继发于某些基础病之后,如慢性支气管炎,反复发作的支气管哮喘和肺纤维化,尤以慢性支气管炎最多见。因此,凡能引起慢性支气管炎持续存在的内外因素都与本病的发生密切相关,诸如长期吸烟、职业性接触、家族因素、儿童时期的疾病和空气污染等。其中吸烟是与易感有关的最重要因素,每日吸烟超过 20 支者,其发病率为不吸烟者的17~18 倍。慢性阻塞性肺疾病一般起病隐匿,发展缓慢,常有多年咳嗽、咳痰史,主要表现为劳力性呼吸困难。最初仅在劳动、上楼或登山、爬坡时有气急,随着病变的发展甚至在静息时也感气急。并发肺部感染时呼吸困难加剧,严重时出现呼吸衰竭。本病的预后与生病时年龄、病程、有无并发症及是否进行适当治疗等因素有关。如病情较轻,呼吸道阻塞不明显,经适当治疗,缓解期注意锻炼,则肺功能尚能代偿,反之有自发性气胸、肺部感染、肺心病等并发症者,预后差甚至危及生命。

(二)护理

1.戒烟

吸烟是气道阻塞性疾病的主要因素。吸烟者中慢性阻塞性肺疾病的患病率明显高于不吸烟者。应大力宣传吸烟的危害性,劝告吸烟患者戒烟。

2.药物治疗的护理

一般认为,慢性阻塞性肺疾病的气道阻塞存在着一定程度的可逆性。临床上应用支气管舒张剂可有一定缓解效果,如 β-受体激动剂(喘乐宁等),其给药方式以吸入疗效最好,不良反应最少,可采用雾化器、定量吸入装置、干粉吸入器等。需要教育患者掌握正确的吸入技术。

3.氧疗的护理

氧疗能纠正慢性低氧血症所致的肺动脉高压,增加运动耐力,改善肺心病患者的生存期,氧疗时间一般每天 12~15 h 最佳,氧浓度为 24%~28%,通过鼻导管、鼻塞或鼻罩供氧。

4.营养支持

慢性阻塞性肺疾病患者经常发生营养不良,同时伴有免疫功能低下。气道阻塞程度越严重,营养不良的发生率越高,营养不良又可降低呼吸肌肌力和耐力,发生呼吸肌疲劳进而发生呼吸衰竭。

5.预防呼吸道感染

反复的呼吸道感染会加速慢性阻塞性肺疾病的发展,因而气候骤变或寒冷季节,要注意保暖,避免受冷,预防感冒、流感及慢性支气管炎的急性发作。

6.康复护理

近年来,国内外学者都十分强调慢性阻塞性肺疾病的康复治疗与护理。认为药物治疗只能奏效一时,而且是被动的,只有早期介入康复锻炼,才能发挥患者的主观能动性,积极坚持锻炼,增强体力和免疫力,减少感染,稳定病情和肺功能,从根本上提高生活质量。呼吸操是一种加强呼吸锻炼的简便易学的方法,可增强膈肌、腹肌和下胸部肌肉的活动,加深呼吸幅度,增加呼气量,从而改善通气功能,常用方法有腹式呼吸和压胸呼吸。

二、老年人肺炎

(一)概述

肺炎是各种感染、物理、化学和过敏因素引起的肺实质的炎症。临床上以细菌性肺炎常见。目前,虽然控制感染的强效抗生素很多,但老年人肺炎仍然是导致老年人死亡的主要原因之一。因为多数老年人既是易感者,又对致病菌缺少抵抗力。随着年龄增长,老年人肺部感染的发病率、病死率呈直线上升趋势,病死率高达 $5.6\% \sim 23.3\%$。

老年人肺炎常因受凉感冒起病,主要表现畏寒、发热及咳嗽、咳痰、胸痛等呼吸道症状。值得指出的是老年人肺炎不像青壮年的肺炎发病急骤,其临床症状亦不典型,常表现为全身无力或意识障碍、精神恍惚、嗜睡等。精神症状为首发,部分患者出现恶心、呕吐、腹泻或突然晕倒等非呼吸道症状。少数病例发病突然,出现严重呼吸困难、血压下降、心率增快等休克的表现。老年人肺炎并发症较多,如呼吸衰竭、心力衰竭、肺水肿、心律失常、消化道大出血、休克、急性心肌梗死、心绞痛、肺性脑病、呼吸性酸中毒等,是致死的主要原因。由于老年人肺炎症状不典型,诊断困难,易发生漏诊或误诊,延误治疗。

(二)护理

1.严密观察病情

密切观察患者的体温、脉搏、呼吸、血压、神志及咳痰,注意痰液性质、颜色和量的变化。高热时慎用退热药,以免大量出汗、体温骤降而发生虚脱或休克,应给予物理降温,如酒精擦浴、冰袋、冰帽,体温超过 39 ℃者,有条件可用冰毯,使体温控制在 38 ℃以下。

2.对症护理

急性期要卧床休息,对活动不便的老年人要定时翻身、叩背,鼓励其咳嗽、咳痰,以保持呼吸道通畅,对痰液不易咳出者,可给予雾化吸入治疗,注意房间空气湿化。对急性患者应加强氧疗,给予低流量持续吸氧。病室保持空气流通,每日定时通风,使空气新鲜。重视心理护理,老年肺炎患者体质差,恢复慢,精神紧张、情绪低下,应给予安慰鼓励,使其积极配合治疗。

3.饮食的护理

注意出入量平衡,鼓励患者多饮水,每日入量在 3 000 mL 以上;给予高热量、高维生素、半流质饮食,不能进食者适当静脉补充液体,详细记录出入量,防止发生水、电解质及酸碱失调。

4. 正确留取痰标本

抗生素及早合理应用直接关系到本病的预后,致病菌的确定可直接指导抗生素的选择,留取咳出的痰液是最方便和常用的送检措施,一般在清晨留取,先刷牙,用生理盐水漱口2～3 次,轻咳去除第一、第二口痰,再做深咳嗽,不易咳出者可行拍背或生理盐水雾化吸入后,咳出深部痰液,进行培养。

5. 预防肺炎的发生

老年人肺炎由于其特殊性,预后差,病死率高,因而应重视预防老年人肺炎的发生,降低发病率。

第三章 神经内科疾病

第一节 三叉神经痛

三叉神经痛又称原发性三叉神经痛,是一种原因不明的三叉神经分布区域内短暂的、反复发作的剧痛。

一、病因与病理

三叉神经痛的病因目前尚不完全清楚。继发性三叉神经痛可由桥小脑角肿瘤、三叉神经根或半月神经节肿瘤、异常血管以及三叉神经在岩骨尖端受压等机械性压迫所致。原发性三叉神经痛的病因部位目前尚无统一认识。一种观点认为,三叉神经痛是一种感觉性癫痫样发作,异常放电的部位可能在三叉神经脊束核或脑干内;另一种观点认为,其病因在周围部,即半月节到桥脑之间的后根部分。近年来,大量三叉神经血管减压手术效果良好,多数观点倾向承认三叉神经痛的病因在周围部的理论。但也有学者认为,以上两种因素同时存在,即病变位于周围部,而发作机制在中枢部。

过去一般认为原发性三叉神经痛无特殊病理改变,近年来经电镜研究发现,有纤维脱髓鞘或髓鞘增厚,轴突变细或消失。

二、临床表现

该病多见于40岁以上的中年人,女性略多于男性。多数患者为单侧。典型的三叉神经痛有以下特点。

1.疼痛部位

在面部三叉神经分布范围内,可长期固定在某一分支,尤以第二、第三支多见,亦可两支同时受累。

2.触发点

在患侧的某一区域,如上、下唇,口角,鼻翼,颊部和舌等处特别敏感,轻触即可诱发,故有"触发点"或"扳机点"之称。患者往往因此不敢说话、洗脸、刷牙和咀嚼。

3.疼痛的性质和程度

疼痛为突发性电击、针刺、刀割、撕裂或烧灼样剧痛。疼痛可引起反射性面肌抽搐,并有面红、流泪和流涎,称痛性抽搐。

4.疼痛发作时间

每次发作数秒钟至2 min,突然开始,突然停止,间歇期完全正常。病程可呈周期性,每次发作数天、数周、数月不等。缓解期也可数天至数年不等。一般无阳性体征,急性发作时患侧面部可有痛觉减退或过敏,发作过后即消失。

三、诊断与鉴别诊断

1. 诊断

依据疼痛的性质和部位,无阳性体征,一般诊断不难。

2. 鉴别诊断

本病需要与继发性三叉神经痛和以下疾病鉴别。

(1)牙痛:三叉神经痛易误诊为牙痛,有的拔牙后仍痛才确诊。一般牙痛呈持续性钝痛,局限于牙龈部,进食冷、热食物可加剧。

(2)舌咽神经痛:较少见。疼痛部位在舌根、软腭、咽部等处,常在说话、吞咽、进食时发作。用4%的可卡因等涂在咽部、舌根及扁桃体,如能止痛则可确诊,并可与三叉神经痛鉴别。

(3)蝶腭神经痛:又称不典型面神经痛(Sluder病)。病因不详,可能与鼻窦感染有关。疼痛位于颜面深部,可由牙部发出,放射至鼻根、上颌、眼眶、乳突、耳部、枕部肩及手部等处。疼痛性质与三叉神经痛相似,无一定规律。发作时病侧鼻黏膜充血、阻塞、流泪等。做蝶腭神经节封闭有效。

(4)继发性三叉神经痛:临床表现与原发性三叉神经痛相似,根据以下几点有助于鉴别诊断:①发病前或发病中有其他相关疾病的病史、症状和体征。②疼痛发作持续时间较长,发作间歇期仍有疼痛,一般无触发点。③有三叉神经损害的体征。④血沉、鼻咽部检查、颅脑X线片、CT扫描、MRI可有异常发现。

四、治疗

三叉神经痛治疗的主要目的是止痛,首先采用药物,无效时可用神经封闭或手术。药物治疗主要采用以下几种药物。

1. 卡马西平

卡马西平为首选药,约70%的患者有效。从小剂量开始,逐渐加大剂量。开始剂量0.1g,每日2次,以后每天增加0.1g,直到止痛为止。如每日剂量达1.0~1.2g仍不能止痛,再加大剂量也不会有效。治疗有效后逐渐减量,用最小有效量维持,一般为0.6~0.8g/d。不良反应有眩晕、嗜睡、恶心、行走不稳,如有白细胞减少、皮疹则应停药。

2. 苯妥英钠

开始剂量为0.1g,每日3次,效果不佳时可增加剂量至0.6g/d。近半数患者有效。不良反应与卡马西平相似。一般情况下不要两药同时应用。

3. 氯硝安定

1mg/d开始,最多6~8mg/d,分3~4次口服。不良反应有嗜睡、步态不稳。

4. 氯苯氨丁酸

30~40mg/d,主要不良反应有恶心、呕吐和嗜睡。药物治疗无效者,可选择采用神经封闭、三叉神经节射频热凝术。条件允许者可行三叉神经根切断术、微血管减压术等。

第二节　多发性硬化

多发性硬化是一种较常见的以中枢神经系统白质炎性脱髓鞘为特征的自身免疫病。多发性一是指病变部位，二是指多次反复。多数患者呈现反复发作与缓解病程。本病主要侵犯青年人，多数于 20～40 岁发病，女性稍多，少数有家族史。

一、病因与病理

1. 病因

多发性硬化的病因和发病机制很复杂。大量的研究资料表明，多发性硬化是由慢性病毒感染所诱发的自身免疫性疾病。

多发性硬化脱髓鞘斑块病灶多分布于脑白质小静脉周围和脑室周围，主要为淋巴细胞浸润，其中可见抗体分泌细胞和激活的白细胞介素-2 受体阳性的 T 淋巴细胞，提示有免疫激活现象；免疫荧光检查有 IgG 沉着；多发性硬化病情复发时，患者外周淋巴细胞的 T-抑制细胞数目降低，T-辅助/T-抑制比值增高，提示免疫调节异常；患者外周血淋巴细胞对脑组织碱性髓鞘蛋白（MBP）和髓鞘相关糖蛋白有特异性细胞免疫应答；用纯化的碱性髓鞘蛋白（MBP）主动免疫动物所制成的慢性复发型脑脊髓炎（EAE）动物模型在临床上和病理上均有许多方面与多发性硬化很相似；部分多发性硬化患者还合并有其他自身免疫疾病。以上均支持多发性硬化为一自身免疫性疾病。此外，亦与遗传因素、环境因素有关。

2. 病理

本病典型的病理改变是中枢神经系统白质内多部位散在分布、大小不一、病期不同的脱髓鞘斑块，常见部位为侧脑室周围、视神经、脊髓白质、小脑、脑干等处，围绕小静脉分布。急性期新鲜病灶称"影斑"，粉红色，有充血、水肿、质软，血管周围有淋巴细胞浸润；晚期病灶又称"硬化斑"，灰白色，在炎症消退后，因星形细胞增生、神经胶质形成而最终形成瘢痕。

二、临床表现

本病多发于 20～40 岁，女性略多，多呈急性或亚急性发病，急性发病者可似卒中样发作，数小时或数日达严重程度；亚急性发病者可 1 个月方达高峰。其临床表现取决于病变分布部位及大小。其首发症状，按其发生频率的高低，依次为脊髓性感觉障碍、视力下降、步行困难、肢体无力、复视、平衡障碍或共济失调等。眼部症状常为急性视神经炎的表现，多为视力急剧下降，以至视神经萎缩，约 30％患者有眼肌麻痹及复视，核间性眼肌麻痹为多发性硬化的重要体征。感觉障碍多为脊髓受累的传导束性感觉障碍（尤其是深感觉），运动障碍常表现为单肢或数肢无力。精神症状可有抑郁或欣快，记忆及智能障碍亦有时发生。70％多的患者在病程中有多次缓解与复发，但缓解通常不完全，每次发作都要遗有一些不可逆的症状，故总的病情趋向恶化。

视神经脊髓炎型多呈急性、亚急性发病，眼症状和脊髓症状可同时出现，亦可先后出现，眼部症状多表现为视力急剧下降，眼底呈视神经乳头炎表现或正常，后期出现视神经萎缩，脊髓症状多表现为截瘫，有时有肩痛或背痛，与一般急性脊髓炎相似。急性型多发性硬化亦常呈急性或亚急性发病，迅速出现大脑、小脑、脑干、脊髓等多病灶损害表现，如精神症状、意识障碍、肢体瘫痪、感觉障碍、锥体束征、病理征阳性、脑神经麻痹、视力障碍，甚至强直性抽搐、去皮质状态等。病情严重者可迅速死亡。

三、辅助检查

1.脑脊液

外观正常,压力不高,急性期细胞数轻度增多,一般不超过$(50\sim100)\times10^6/L$,主要为淋巴细胞和浆细胞。蛋白质定量正常或轻度增高,很少超过 1 000 mg/L,脑脊液中 IgG 量增高。计算 IgG 鞘内每 24 h 合成量,70%~96%的患者增高,IgG 指数 70%~80%的患者增高。电泳可见寡克隆抗体区带。

2.电生理检测

视觉、听觉及体感诱发电位检查可发现亚临床病灶,主要表现为潜伏期延长。

(1)视觉诱发电位:主要表现为各波峰潜伏期延迟,单纯 P100 延长,波形改变。

(2)听觉诱发电位:以Ⅳ、Ⅴ波波幅降低、Ⅳ~Ⅴ峰间潜伏期延迟为多见。

3. 脑 CT 扫描

可于侧脑室周围、半卵圆中心、小脑、中脑及桥脑等部位发现多个病灶,病扫描灶多位于白质内,呈低密度斑,急性期可被强化。

4.磁共振检查

较 CT 扫描敏感,可发现 CT 不能显示的小至 2 mm 的病灶,呈长 T_1 及长 T_2 信号改变。

四、治疗

目前尚无特效治疗,多采取综合疗法。

1.促肾上腺皮质激素(ACTH)或肾上腺皮质类固醇

于急性期使用,主张大剂量、短疗程,可抑制异常的自身免疫反应,减轻炎症和水肿,缩短急性期病程。

(1)ACTH:静脉滴注或肌内注射,药量逐步减少。依次为:每日 80 U,共 1 周;每日40 U,共 4 d;每日 20 U,共 4 d;每日 10 U,共 3 d;然后停药。

(2)泼尼松:口服,每日 80 mg,共 6~8 d,以后每 5 天减 10 mg,6~8 周为 1 个疗程。

(3)甲泼尼龙:每日静脉滴注 1 g,共 5 d,然后改为泼尼松口服。

2.其他免疫疗法

硫唑嘌呤、血浆置换、转移因子等可试用。

3.对症及支持治疗

对发作性疼痛、痛性痉挛者可使用卡马西平、苯妥英钠或氯硝安定;对尿失禁者用普鲁苯辛;对精神抑郁者可用三环类抗抑郁药等。

五、病程及预后

急性型或爆发型者预后差,可迅速死亡,约 2/3 为缓解－复发型,呈逐渐恶化趋势,10%~15%为良性型。国外有统计病程为 25~35 年。

第三节　各种神经内科疾病患者的护理

一、短暂性脑缺血发作患者的护理

1.一般护理

由于发病急骤,病情进展迅速,患者常焦躁不安,应及时给予解释、宽慰,说明脑缺血发作时间短暂,24 h内可完全恢复,不留后遗症,以消除紧张情绪,促进病情缓解。发作当时应卧床休息,24 h后可起床保持适当活动,以患者体力能适应为原则。饮食以清淡为主,避免高热量、高脂肪饮食。

2.病情观察

根据局灶症状可区分短暂脑缺血发作类型,由于动脉病变的性质与部位常较固定,微栓子脱落可循一定血流运行而至颅内同一小血管反复栓塞,引起同一症状反复发作,故一旦发现,应初步判断系短暂脑缺血发作,或是否已发展为脑梗死。

3.对症护理

注意保护瘫痪肢体,防止受凉、受压和外伤。对视觉和感觉障碍、共济失调、失语以及颅神经麻痹所引起的症状,给予相应护理,防止并发症。

4.辅助检查护理

脑血管造影,是将含碘显影剂(常用60%泛影葡胺)注入颈动脉或椎动脉内摄片。

5.保健指导

(1)积极治疗高血压、心脏病、糖尿病、高血脂等危险因素,以防反复发作。

(2)纠正不良饮食习惯,戒绝烟酒。

(3)定期随访,需要时进行相应监护、治疗。

(4)保持乐观情绪和适当活动,避免引起血管痉挛、血压过低和血脂、血糖增高等因素,以求防止、减少和推迟中风的发生。

二、脑血栓形成患者的护理

(1)按脑血管病一般护理常规护理。

(2)急性期应卧床休息,头部放平,禁用冰袋和止血剂,保持乐观的情绪,增强治疗的信心。

(3)注意观察病情变化,对吞咽困难或昏迷患者应及时给予鼻饲,每天口腔护理2次,待神志清醒后无吞咽困难时,可给予流质或半流质饮食。

(4)应用血管扩张剂:常用低分子右旋糖酐、维脑路通、复方丹参注射液等。

(5)注意输液速度不宜过快,如出现头痛、呕吐、面色潮红、心慌等,应及时报告医生,及时停用,以防脑疝发生。

(6)抗凝治疗时,应严格掌握药物剂量,按时协助查凝血酶原时间,密切观察有无出血倾向,如有应及时通知医生,停止抗凝治疗。注意严格掌握适应证,对重症患者不宜使用。

(7)预防肺部并发症。

(8)做好皮肤护理,定时翻身,按摩骨突出部位及受压部位,保持床铺平整、干燥。

(9)恢复期早日进行肢体功能锻炼,可用针灸、中药、按摩及被动运动等辅助治疗。

(10)可用量子血疗(血液充氧治疗),以增加机体抵抗力,使患者早日康复。

三、脑栓塞患者的护理

（1）按脑血管病一般护理常规护理。

（2）急性期应绝对卧床休息，待病情稳定后应视心脏功能逐渐恢复活动。

（3）饮食应给予营养丰富、易消化的饮食，有吞咽困难者应及早给予鼻饲流质饮食。

（4）有抽搐时应注意观察发作的部位、次数和持续时间，如有癫痫大发作，应严密观察护理。

（5）对烦躁不安、头痛的患者适当给予止痛药、镇静剂。

（6）注意心率、心律、血压的变化，如有心力衰竭时，应及时通知医生，并按医嘱给予强心剂和利尿剂。

（7）严密观察有无新的栓塞形成，如肢体变色及疼痛、发凉，所属动脉是否搏动，如有异常，应及时通知主管医生，及时处理。

（8）注意皮肤护理，保持床铺平整、干燥，每 2 h 翻身 1 次，按摩骨突出部位及易受压部位，预防压疮发生。

（9）加强肢体功能锻炼，预防肢体肌肉挛缩和关节强直。

（10）恢复期为增加机体抵抗力，可做量子血疗。

四、癫痫持续状态患者的护理

癫痫持续状态可引起急性脑水肿、高热、心力衰竭、肺水肿和脑细胞大量死亡，如不及时救治，常可危及患者的生命。密切观察患者的异常变化，为患者提供安全措施，减低癫痫引发的持续性损伤。然而急性重症脑损伤患者中 $10\%\sim27\%$ 早期有癫痫发作，大多数患者在此之前无癫痫史，其中绝大多数为非痉挛性发作，甚至是非痉挛持续状态；明显的癫痫发作很容易发现，但是非抽搐性发作及其持续状态单靠护士临床观察难以发现，应立即送到设备完善的 N-ICU 进行持续脑电监测，及时发现并加以控制。

（一）护理评估

评估患者的意识状态、生命体征、头颈四肢的位置姿势、瞳孔大小、眼球偏向、病程持续时间、诱发因素等。癫痫发作停止立即评估定向力、记忆、判断力、语言能力，有无皮肤损伤、大小便失禁，瞳孔大小及对光反射。

（二）监护护理

1. 癫痫的预防

对有发生癫痫危险的患者应提供必备的防御措施，如通气措施、吸氧、面罩、吸痰等设备。癫痫患者的床位应尽量保持低位，床挡应加用保护套以防发作时造成骨骼肌创伤，日常活动时患者要带头盔保护。病房内应避免玻璃或暴露的尖锐物品，保证整个环境对患者的安全。

2. 癫痫发作时

癫痫发作时应专人守护，立即扶持患者侧卧，头转向一侧，头位稍低，伸颈，下颌向前，以防误吸及保证供氧。在背后垫一卷软物，防止椎骨骨折，不可按压患者的肢体，用压舌板塞入牙齿间（最好用毛巾、手帕、纱布包裹）或放置口咽通气道，可防止颊部、舌部咬伤。保护患者头部、肢体、躯干，避免碰伤，加用床挡防止坠床。保持呼吸道通畅，迅速解开患者的衣领、腰带，有义齿者取出，清除口、咽分泌物。如果有呼吸困难、发绀等，应及时给予氧气吸入，必要时辅以人工呼吸,患者恢复正常时,医护人员才能离开。

持续监测生命体征有助于掌握患者的整体信息,并详细记录癫痫发作的起始时间、持续时间、抽搐开始部位,以及扩展抽搐后肢体有无瘫痪、瞳孔改变、大小便失禁等。而且护士应密切注意发作时是否伴有意识丧失。若持续发作,可据医嘱进行抗惊厥处理和吸氧。并记录时间、剂量、疗效,观察药物的不良反应。对发作中尚清醒的患者要向其询问姓名、简单的计算及刚才发生的事情,以利鉴别是复杂的部分性发作,还是简单的部分性发作。

3.癫痫发作后

癫痫发作后患者可能昏睡,丧失定向力或大、小便失禁。护士应继续采取防护措施,取平卧位头偏向一侧,摆放最舒适的体位,及时吸出口腔分泌物。有大、小便失禁者,及时更换衣服、床单。

持续剧烈抽搐使骨骼肌产热过多,易受凉引起感冒和肺部感染。如高热会加重脑水肿。减少暴露肢体,更换汗湿衣裤被单,擦干汗液,避免受凉。必要时适量静脉输入高渗葡萄糖液,维持水、电解质平衡,防止虚脱。发作清醒后 $1 \sim 2$ h 避免单独外出。嘱患者坚持服用抗癫痫药。定时测定血 CO_2 结合力、钾、钠、氯、钙以及血糖、尿素氮等。

4.视频脑电监护护理

视频脑电是将脑电图与录像技术结合起来,准确地对癫痫发作的表现和脑电活动情况进行同步观察定性。以获得准确的诊断、选择合适的治疗手段,从而达到控制癫痫的目的。监护前 3 h 停服对脑电有影响的药物,或在医生指导下减药或停用抗癫痫(EP)药物,如中枢性兴奋剂、镇静剂等;如不能停药时,家属应在监护单上注明药物名称、剂量、用药情况等。监护前要剃头、洗头,不能用头油及护发素。安放电极时用 95% 酒精或丙酮擦净头皮,使电极与头皮有良好的接触。

监护过程中要正常进食,以免血糖过低影响脑电图的结果。天冷要穿衣适度,防止肌肉收缩而产生肌电伪差,穿毛衣或人造纤维类衣服可造成静电干扰。过多过热易造成脑电极浅漂移和电极滑脱,影响分析。精神紧张、焦虑不安时可使 α 波减少或消失,β 波增多。保证室内温度适宜,出汗和肌肉收缩可致伪差增多,头皮电极易脱落,故要稳定患者的情绪,及时擦干汗液。注意观察患者的每项活动,每隔 1 h 记录一次。观察患者的内容包括:闭目静坐,卧床,散步吃饭,看电视,读书,大、小便,睡眠及其他活动。记录时要写明时间、患者的活动状态等。特别要问清患者有无头痛、恶心、抽搐发作及其他不适症状等。如果遇到癫痫发作患者,应了解意识状况并通知医生,保护好患者,执行发作护理措施。晚间患者入睡前嘱其闭目静坐,同时深呼吸,平静心神,以免异常脑电波干扰。监护过程中避免牵拉电极线,倘若有电极脱落应及时按原部位粘牢。

(三)健康指导

说明诱因与疾病的关系,尽量避免诱因:如疲劳、睡眠不足、饮酒、饥饿、饱食、大量饮水、过度换气、情绪激动、感染、便秘等。食物以清淡为宜,不用辛辣,烟酒也须戒除。适当的体力和脑力活动对健康有利,应予鼓励。患者应有良好的生活规律和饮食习惯,避免过饱、过劳、便秘、睡眠不足和情感冲动。讲解自我防护的方法:有发作先兆时立即躺卧,缓解期可自由活动,但不宜单独外出。

第四章 心内科疾病

第一节 心脏瓣膜病

心脏瓣膜病(valvular heart disease)是指心瓣膜、瓣环及其瓣下结构由于风湿性或非风湿性炎症、变性、粘连、先天性发育异常、老年退行性变和钙化以及冠状动脉粥样硬化引起乳头肌、腱索缺血坏死、断裂等原因,导致瓣口狭窄和(或)关闭不全而引起的。临床上最常受累的瓣膜为二尖瓣,其次是主动脉瓣。但风湿性心瓣膜病仍是心瓣膜病最主要的病因,近年来我国冠心病、心肌梗死发病率呈上升趋势,老年性退行性心瓣膜病以及先天性二尖瓣脱垂和二叶式主动脉瓣发生率渐见增多。

一、二尖瓣狭窄

二尖瓣狭窄大多为风湿性心脏病(RHD)造成。2/3 为女性。所有风湿性心脏病中以二尖瓣狭窄(MS)为主的占 40%。正常人二尖瓣口面积(MVA)为 $4\sim6$ cm^2;小于 1.5 cm^2 时左房压增加,小于1.2 cm^2 时左房压升高依次后传引起肺静脉、肺毛细血管和肺动脉压被动升高,多致肺淤血;小于 1.0 cm^2 时轻度活动便有症状,能存活最小二尖瓣面积为 $0.3\sim0.4$ cm^2。

(一)诊断

1.诊断要点

(1)心尖区有隆隆样舒张期杂音伴 X 线或心电图示左心房增大,一般可诊断二尖瓣狭窄。

(2)超声心动图检查可确诊。

2.病史及体格检查

有无呼吸困难,如有,应询问有无进行性发展、加重的特点,有无夜间阵发性呼吸困难;有无干咳、咯血,是否为痰中带血、咯粉红色泡沫样血痰甚至大咯血。有无情绪激动、呼吸道感染等诱发加重的因素。有无上腹部胀满、食欲减退、下肢水肿等右心力衰竭症状。另外有一些患者以栓塞为临床表现,如肺栓塞时,患者有呼吸困难、胸痛、咯血等表现,故在询问病史时要注意这些情况。

(1)患者两颧部小血管扩张呈紫红色,口唇轻度发绀,形成特有的"二尖瓣面容"。

(2)心浊音界的心腰部(胸骨左缘第 3 肋间)向左扩大,反映左心房及主肺动脉增大,即"梨形心";晚期右心室肥厚、扩大时心浊界向右扩大,心尖部可触及舒张期震颤;听诊心尖区可闻及舒张中晚期隆隆样杂音,杂音呈递增型,有收缩期前增强,一般局限于心尖区,采用钟式听诊器胸件于左侧卧位时易听到;心尖区第一心音(S_1)亢进;若瓣叶增厚轻,柔韧性及活动性均好,可有心尖区 S_1 增强呈拍击样;可闻及二尖瓣开瓣音,在胸骨左缘第三四肋间或心尖区内上方听到紧跟 S_2 之后的高调、清脆、短促而响亮的二尖瓣开放拍击音。

(3)二尖瓣狭窄发展到右心室肥厚、扩大时,可产生相对性三尖瓣关闭不全,三尖瓣区可闻及吹风样收缩期杂音和递减型高调叹气样舒张早期杂音(Graham-Stell 杂音);有右心力衰竭时，三尖瓣区可听到舒张期奔马律，并见有体循环淤血体征，如颈静脉怒张及搏动、肝大、肝颈静脉回流征阳性、腹腔积液及下肢水肿等。

3.辅助检查

(1)X线检查：狭窄早期心影正常，或仅见左心房轻度压迫食管；病情进展者可见有下述变化：①由于左心房明显增大，后前位可见心左缘第三弓(左心房)向外突出，右心缘可见双心房影；右前斜位示食管向后移位。②后期并发肺动脉高压和出现右心室增大时，后前位见心左缘第二弓膨出，与突出第三弓形成"梨形"心，即"二尖瓣型"心；严重患者可见瓣膜钙化斑，可有肺淤血的影像特点。

(2)心电图：狭窄早期心电图可正常，病情进展者可有：①Ⅰ、Ⅱ和aVL导联P波增宽并有切迹，V_1导联P波呈双向，V_1导联P波终末负电势<-0.04 mm·s，反映左心房增大。②后期肺动脉高压时可有右心室肥厚。③晚期常有心房颤动。

(3)超声心动图(UCG)：此项检查无创、易重复，对二尖瓣狭窄具有肯定的诊断和鉴别诊断价值，并可进行定量诊断。直接征象：二尖瓣叶增厚，回声增强，活动僵硬，甚至呈钙化征象；二尖瓣舒张期开放受限，瓣口狭窄，交界处粘连，短轴切面可呈月牙形、小鱼形或不规则形，严重者呈线形裂口；钙化不显著时前叶于舒张期向左室流出道呈"圆拱形"或"气球样"膨出；二尖瓣附属结构(腱索、乳头肌和瓣环)增粗、融合、缩短甚至钙化。M型超声心动图示二尖瓣前后叶为增强的多条回声，前后叶呈同向运动，前叶运动曲线EF斜率减小或呈"城墙"样改变，此为二尖瓣狭窄在M型超声心动图上的特征性改变。间接征象：左房扩大，肺动脉增宽，右房、右室扩大，左房附壁血栓。多普勒UCG上于二尖瓣口可测得舒张期高速射流频谱，左室内可有湍流频谱；跨二尖瓣压力阶差增高。二维超声图上可用电子游标直接划出狭窄的瓣口面积；在连续多普勒频谱上，通过压力减半时可估测二尖瓣口血流面积。

(4)心导管检查：心导管检查一般不列为常规，仅在决定是否行二尖瓣球囊扩张或手术治疗前，需精确测量二尖瓣口面积及跨瓣压差时才做。

4.鉴别诊断

(1)左心房黏液瘤：带蒂的左心房黏液瘤于舒张期可使瘤体阻塞于二尖瓣口，引起极似风湿性二尖瓣狭窄的症状及体征，心尖区有短促、柔和的舒张期隆隆性杂音，无开瓣音，但有时舒张早期可听到一个类似开瓣音的较沉闷的肿瘤扑落音。易反复发生周围栓塞。超声心动图可发现左心房中有一团边缘规整的云雾样光团，回声较均匀、强度中等。

(2)先天性二尖瓣狭窄：极少见，二尖瓣呈特征性降落伞状畸形，与风心病二尖瓣狭窄有类似症状、体征，但多在幼儿期出现。

(3)缩窄性心包炎：当左侧房室沟部位的心包缩窄时，可使左侧房室通道变窄，左心房扩大，有类似二瓣狭窄的表现。超声心动图显示其瓣膜正常，而相应心包缩窄部位回声浓密，或两层心包间出现杂乱回声。

(4)重度二尖瓣环钙化：属老年退行性心瓣膜病。严重二尖瓣环钙化可影响瓣膜基底部增厚、硬化，瓣叶正常活动受限，除产生二尖瓣狭窄外，部分可伴有功能性二尖瓣关闭不全。超声心动图示二尖瓣前后缘呈强回声。

(二)治疗

1.一般治疗

患者应限制体育运动及体力劳动；注意劳逸结合、补充营养及低盐饮食，使心功能在较长时间内保持在代偿期,以延缓病情进展。注意预防链球菌感染和风湿热复发。

2.药物治疗

曾有链球菌感染者,30 岁以前应持续给予长效青霉素 120 万 U,肌内注射(青霉素皮试阴性后用),每月 1 次,预防感染性心内膜炎。频发房性期前收缩是心房颤动发生的先兆,可给予普罗帕酮或胺碘酮,或维拉帕米等,对预防心房颤动有一定疗效。心房颤动伴快速心室率可用洋地黄类药物(毛花苷 C 0.4 mg,静脉注射),控制心室率在 60~65 次/分,如心率控制不满意,可加用小剂量 β 受体阻滞剂(如阿替洛尔 12.5~50 mg,2 次/天,口服);对于早期二尖瓣狭窄患者如有适应证应考虑药物或电复律治疗。有大咯血者,应降低肺静脉压,给予镇静剂,取坐位并予积极的利尿治疗。有急性肺水肿的,治疗原则与方法和急性左心力衰竭大致相同。慢性心房颤动、有栓塞史或心脏超声有左房血栓者,如无禁忌证,均应长期服用华法林抗凝治疗;有右心力衰竭者,患者应限制钠盐、应用利尿剂及硝酸酯类药物。

3.经皮球囊二尖瓣成形术治疗

(1)适应证:单纯的二尖瓣狭窄或仅合并有轻度的二尖瓣关闭不全,反流量小于 25%;经食管超声确诊为无左心房新鲜附壁血栓,近 3 个月内无动脉栓塞征。

(2)禁忌证:隔膜漏斗型或漏斗型二尖瓣狭窄;中度以上二尖瓣关闭不全,反流量>50%;左心房内有新鲜附壁血栓,或近期内有动脉栓塞征;合并其他严重瓣膜病变,如有中度以上主动脉瓣反流;合并感染性心内膜炎或严重风湿活动者。

4.外科治疗

积极内科治疗后,患者心功能仍处于Ⅲ级(轻于一般的活动量仍有症状)者应考虑手术治疗,手术方法主要有闭式二尖瓣分离术、二尖瓣成形术、人工瓣膜置换术等。

二、二尖瓣关闭不全

二尖瓣关闭不全分急性和慢性。急性二尖瓣关闭不全的原因有腱索断裂或感染性心内膜炎等。慢性二尖瓣关闭不全的病因有二尖瓣脱垂综合征、风湿性心脏病、感染性心内膜炎、冠心病或胶原病等。

(一)诊断

1.诊断要点

(1)具有二尖瓣关闭不全的特征性体征,即心尖区有一响亮 3 级以上、较粗糙、音调高、时限较长的全收缩期吹风样杂音伴有第三心音亢进。

(2)结合相关的辅助检查,尤其是超声心动图检查,不仅对二尖瓣关闭不全可做定性诊断,而且对反流程度做半定量诊断。

2.病史及体格检查

有无疲劳、乏力、头昏等表现;有无呼吸困难、端坐呼吸症状,是否与劳累有关,有无阵发性夜间发作的特点。有无心悸、胸痛、吞咽不适感以及上腹部饱胀、肝区胀痛、食欲减退、尿少、下肢水肿等右心室衰竭表现。

(1)心尖搏动向左下移位,心尖区可扪及局限性有力的抬举性冲动,急性二尖瓣关闭不全伴大量反流者于心尖区可触及收缩期细震颤。心浊音界向左下扩大。

(2)听诊心尖区听到一响亮、较粗糙、音调高、时限较长的全收缩期吹风样杂音,往往掩盖第一心音;但二尖瓣脱垂者多为收缩中、晚期杂音;根据反流的方向,杂音可向左腋下、左肩胛区和胸骨左缘传导,杂音常在吸气时减弱,呼气时增强;心尖区可有第三心音亢进,是晚期二尖瓣关闭不全的特征性体征;单纯重度二尖瓣关闭不全的患者,跟随第三心音后可闻及一短促、低调的舒张中期杂音;肺动脉瓣区可有第二心音分裂。

(3)晚期左心室衰竭时可见有心前区弥散性搏动,心尖区全收缩期杂音响度可减轻,而肺动脉第二心音可进一步亢进;心尖区内侧可闻及舒张早期奔马律;两肺基底细湿啰音。右心衰竭时,三尖瓣区可闻及收缩期吹风样杂音;可出现颈静脉怒张及搏动、肝大、肝颈静脉回流征阳性、腹腔积液征、下肢水肿等。

3.辅助检查

(1)X线片:透视下可见收缩期左心室搏动增强和左心房膨胀性搏动,X线摄片前位可见双心房影,可见肺淤血;右前斜位示左右心室增大。

(2)心电图:早期二尖瓣关闭不全心电图可正常;晚期有左心房肥大和左心室肥厚、劳损。

(3)超声心动图:M型及二维超声心动图可见瓣膜增厚,腱索、乳头肌增粗、缩短或延长,腱索断裂者可见"连枷样摆动",瓣叶脱垂时可见"吊床样"改变。收缩期二尖瓣前后叶对合不良,并可见缝隙,间距>2 mm;左房侧探查到收缩期高速、宽频湍流频谱。

4.鉴别诊断

功能性二尖瓣关闭不全可有高血压、冠心病、原发性心肌病、主动脉瓣关闭不全或大量左至右分流的先天性心脏病的病史,其杂音在心功能不全时较响,而在心功能改善和左心室缩小后杂音即减轻。

(二)治疗

1.一般治疗

目的为减少反流,增加前向的心输出量,及减少肺淤血。无症状者不需要药物治疗。有症状者以血管扩张剂为首选药物,如 ACEI 和肼苯哒嗪等。尽量维持窦性心律,若发生心房颤动则以洋地黄或 β 受体阻滞剂控制心室率;应用利尿剂减轻肺淤血症状。

2.药物治疗

对急性的二尖瓣关闭不全,血压正常的患者硝普钠可以作为首选药物,剂量 $0.5\sim10\ \mu g/(kg \cdot min)$。氰化物中毒症状有头痛、呕吐、意识不清或昏迷,肾功能不全尤应注意。硝酸酯类:不能耐受硝普钠者可用,特别是有冠状动脉疾病者,剂量由 5 $\mu g/min$ 开始,可至200 $\mu g/min$。多巴胺:剂量不超过 10 $\mu g/(kg \cdot min)$。如有血压偏低则需并用强心剂或主动脉球囊反搏(IABP)。

3.手术治疗

手术时机以心力衰竭症状及左心室功能决定。例如,症状是心功能(NYHA)Ⅲ级以上就需要手术治疗。而重度反流且症状轻微者一般认为超声检查 LVEF 小于 0.6 或 LVESD>40 mm应考虑手术。

三、主动脉瓣狭窄

(一)诊断

1.诊断要点

(1)有与本病相关的心绞痛、昏厥、左心衰竭症状。

(2)主动脉瓣区可听到一响亮、粗糙、音调较高、时限长的吹风样喷射性收缩期杂音。

（3）X线片、超声心动图及左心导管检查可确诊。

2.病史及体格检查

注意询问患者有无眼前发黑或短暂意识丧失的表现，昏厥是否与劳累、体位改变有关。有无心绞痛发作，发作前有无情绪激动、劳累等诱因。有无呼吸困难，是否为进行性加重。5%的患者可无明显自觉症状而猝死，临床上如遇到此类情况，应考虑有本病可能。

（1）心尖搏动向左下移位，心尖区可扪到缓慢的抬举性冲动，主动脉瓣区可触及收缩期细震颤，心浊音界向左下扩大。

（2）主动脉瓣区可听到一响亮、粗糙、音调较高、时限长的吹风样喷射性收缩期杂音，向两侧颈动脉及锁骨下动脉传导，随主动脉瓣狭窄程度加剧，杂音越响亮、持续时间越长。当主动脉瓣狭窄时，于主动脉瓣区或主动脉瓣第二听诊区可闻及收缩早期喷射音，紧接 S_1 后有一短促而响亮的额外音，此外，主动脉 S_2 减弱并有逆分裂。重度主动脉瓣狭窄时出现左心室肥厚，由于左心室顺应性下降，致使左室舒张晚期左心房加强收缩，故心尖区可闻及 S_4，严重主动脉瓣狭窄可伴有轻度反流，故常可在胸骨三四肋间听到轻度舒张早期泼水样杂音。晚期主动脉瓣狭窄引起左心室扩大时可产生相对性二尖瓣关闭不全，于心尖区可闻吹风样收缩期杂音，后者在左心功能改善和左心室缩小时杂音可减轻，反之则加重，左心功能不全时在心尖区可听到 S_4 奔马律。

3.辅助检查

（1）X线片检查：早期主动脉瓣狭窄心影正常；晚期狭窄X线片可见第四弓呈圆形膨隆，升主动脉突出和狭窄后扩张，透视可见主动脉瓣钙化，心力衰竭时有左心室扩大和肺淤血，二叶式主动脉瓣有时可伴主动脉缩窄，X线片可见侧支血管所致的肋骨下缘的切迹。

（2）心电图：电轴左偏和左心室肥厚及劳损；可有房室传导阻滞、左束支传导阻滞；左心房增大时 V_1 导联P波倒置或 V_1 导联P波终末负电势 <-0.03 mm·s。由于心肌纤维化，胸导联可出现病理性Q波。

（3）超声心动图：M型及二维超声心动图可见主动脉瓣叶增厚，其M型运动曲线可呈增粗的多条回声，瓣叶开放幅度减小，M型UCG主动脉瓣前后叶间距可小于15 mm。二维超声心动图显示主动脉瓣增厚、变形，回声增强，活动度僵硬，开放受限，于主动脉短轴图上可见瓣口呈三角形、偏心或不规则形。

4.鉴别诊断

（1）肺动脉狭窄：多为先天性，杂音最响部在胸骨左缘第二肋间，向心底部及两侧肺动脉传导，P_2 减弱，A_1 正常，X线示肺血减少，心电图示右心室肥大，此外超声心动图可以明确诊断。

（2）肥厚型心肌病：心电图可见室间隔肥厚，可有深Q波及左心室及左心房增大；超声心图可以明确诊断。

（二）治疗

1.一般治疗

有风湿活动的，应抗风湿治疗；进行牙科、胃肠道和生殖泌尿道手术及器械检查时，应使用抗生素预防感染性心内膜炎。有症状的主动脉瓣狭窄者应限制体力活动。有相应症状的，可予以对症治疗。

2.手术治疗

内科治疗无效者，可施行经皮球囊主动脉瓣成形术或人工主动脉瓣置换术。经皮球囊主动脉瓣成形术适用于高龄、以往有心力衰竭、换瓣术风险大而需做主动脉瓣置换术的过渡治疗、妊娠、拒绝外科手术等情况。人工主动脉瓣置换术适应证为：①反复昏厥或心绞痛发作。②有明显的左心衰竭病史；③虽无症状，但左室明显肥厚，跨瓣压力阶差>50 mmHg。④主动脉瓣口面积<0.8 cm^2。严重左室功能不全、高龄、合并主动脉瓣关闭不全或冠心病，可增加手术和术后死亡危险，但非手术禁忌证。

四、主动脉瓣关闭不全

（一）诊断

1.诊断要点

（1）主动脉瓣区及主动脉瓣第二听诊区闻及舒张期杂音，存在相关的外周血管体征。

（2）超声心动图和心导管检查可确诊本病，并对主动脉瓣反流程度做出半定量诊断及对常见病因做出判断。

2.病史及体格检查

注意询问患者有无心悸、呼吸困难、咳嗽、咯血、下肢水肿等心功能不全的症状，有无劳累、上呼吸道感染、情绪激动等发病诱因。急性主动脉瓣关闭不全时可出现肺水肿症状，询问病史时要注意以上情况。

（1）慢性主动脉瓣关闭不全：心尖搏动增强并向左下移位；心尖呈抬举性搏动；心浊音界向左下扩大。常在胸骨左缘三四肋间（即主动脉瓣第二听诊区）可听到音调高、响度递减的吹风样舒张早期杂音，杂音性质通常为泼水样或叹气样，常传至心尖区。严重主动脉瓣关闭不全时可在心尖区听到较为低调、短促的舒张中期隆隆样杂音，称 Austin-Flim 杂音。中、重度主动脉瓣反流因左心室明显扩大，致乳头肌位置下移和二尖瓣环扩大，可产生相对性二尖瓣关闭不全，可在心尖区听到吹风样反流性收缩期杂音；此外，心尖区 S_1 常减弱。可有水冲脉、枪击音、Duroziez 征、毛细血管搏动、点头征、脉压差增大等外周血管变化体征。左心衰竭时除上述体征外，于心尖区可产生 S_3 奔马律。

（2）急性主动脉瓣关闭不全：心尖搏动增强，心浊音界无明显增大；沿胸骨右缘可触及舒张期细震颤。主动脉瓣区可听到音调高、响度递减、时限较短的吹风样舒张早期杂音。若瓣膜穿孔、撕裂，可为乐音性或海鸥鸣杂音，沿胸骨右缘下传心室。心尖区出现 Austin-Flint 杂音，杂音性质同慢性主动脉瓣反流；心尖区 S_1 减弱。左心功能不全时可产生病理性 S_3 及舒张期奔马律。心功能不全时可出现交替脉。

3.辅助检查

（1）X 线片：典型慢性主动脉瓣关闭不全时左心室扩大，心尖向左下移位，伴心尖搏动增强，心胸比>0.5；升主动脉明显增宽，主动脉弓突出，有显著搏动，与扩大的左室构成"靴形心"；有主动脉瓣或瓣环钙化；左心衰竭常伴有左房扩大、肺淤血。急性主动脉瓣关闭不全时心影正常，除夹层动脉瘤可引起主动脉根部增宽外，一般主动脉根部无增宽，但可有肺淤血、肺水肿改变。

（2）心电图：典型表现为左心室肥厚、劳损。急性主动脉瓣关闭不全无左心室肥厚，可有心肌缺血 ST-T 改变。

（3）超声心动图：M 型和二维超声心动图可见主动脉瓣叶增厚，回声增强，活动僵硬，舒张期瓣叶关闭时对合不良，可见关闭裂隙。多普勒超声心动图可观察反流束的起源和起始部宽度,并可根据反流束的面积进行半定量诊断。

(二)治疗

1.一般治疗

有风湿活动时应予抗风湿治疗;进行牙科、胃肠道和生殖泌尿道手术及器械检查时,应使用抗生素预防感染性心内膜炎。有相关的临床症状的,可予以对症治疗。

2.药物治疗

对于中、重度主动脉瓣关闭不全伴心室明显扩大者,虽无左心室功能不全表现,目前仍推荐应用血管紧张素转换酶抑制剂,降低后负荷,从而减少反流量。

第二节　心肌疾病

一、心肌炎

心肌炎(myocarditis)是指病原微生物感染或物理化学因素引起的心肌炎症性疾病。由于心肌病变范围大小及病变程度的不同,轻者无临床症状,严重者可致猝死;诊断及时并经适当治疗者可完全治愈,迁延不愈者可形成慢性心肌炎或导致心肌病。病毒性心肌炎(viral myocarditis)是指嗜心肌性病毒感染引起的,以心肌非特异性间质性炎症为主要病变的心肌炎,临床以柯萨奇病毒(coxsakieviruses)常见,特别是柯萨奇 B 组病毒最为常见,占急性心肌炎的50%。由于病毒性心肌炎最为常见,以下主要论述急性病毒性心肌炎。

(一)诊断

1.诊断要点

(1)上呼吸道感染、腹泻等病毒感染后1~3周内发生心力衰竭或心律失常。

(2)心脏浊音界扩大,心尖区、胸骨左下缘闻及相应的杂音,可能有肺淤血、水肿的体征。

(3)有相关的实验室检查结果,如心肌酶谱增高。

(4)有相应的心电图、X 线片等特点。

(5)病原学检查阳性。

(6)心肌活检明确本病诊断。

2.病史及体格检查

患者常因胸闷、心悸就诊,故应仔细询问患者出现症状的时间。发病前2~3周有无发热、咽痛等病毒感染的症状。有无夜间心率增快,有无类似心绞痛的胸闷、胸痛等症状。有无气短、劳力性呼吸困难及夜间呼吸困难,有无咳泡沫痰。

(1)心界扩大,心动过速与体温升高不相称,合并房室传导阻滞也可心动过缓,心律失常尤以期前收缩常见。

(2)第一心音低钝,心脏扩大相对二尖瓣性关闭不全,心尖区可出现吹风样收缩期杂音,较重病例可出现奔马律、交替脉、心功能不全。

(3)个别患者可出现红色小点状皮疹。

(4)并发心包炎、胸膜炎者,可闻及心包摩擦音、胸膜摩擦音。

3.辅助检查

(1)实验室检查

1)血常规:血白细胞计数于病程早期可升高、正常或减低,约半数患者血沉增快。

2)血生化:急性期或心肌炎活动期肌酸激酶同工酶(CK-MB),肌钙蛋白 T、I 检测对心肌损伤的诊断具有较高的特异性和敏感性,后者检测时间窗较宽,肌钙蛋白 T、I 定量检查有助于心肌损伤范围和预后的判断。部分患者有肝损害,见有天冬氨酸氨基移换酶升高。

3)外周血病毒抗体检测:应用间接酶联免疫吸附试验检测血清柯萨奇病毒 IgM 抗体,用于早期诊断。用 PCR 方法可能检出病毒 RNA,但仅作为病毒感染依据而不是肯定病毒性心肌炎。

(2)特殊检查

1)心电图:对心肌炎诊断的敏感性高,特异性较低;其中以心律失常尤其是期前收缩最常见,室性期前收缩更多见;其次是房室传导阻滞,以一度房室传导阻滞多见,伴束支阻滞者,表明病变广泛,多数房室传导阻滞为暂时性的,经 1～3 周治疗后消失,但少数患者可长期存在;约 1/3 病例表现为 ST-T 改变。

2)X 线片:约 1/4 患者有不同程度心脏扩大,搏动减弱。严重患者因左心功能不全可见肺淤血或肺水肿的征象。

3)超声心动图:对本病的诊断无特异性。心脏扩大,心室壁运动减弱取决于病毒累及心室损伤的程度和范围。

4)心内膜心肌活检:见有心肌炎性细胞浸润伴有心肌细胞坏死和(或)心肌细胞变性。应用 EMB 标本进行病毒基因探针原位杂交、反转录—聚合酶链反应(RT-PCR)有助于确立病原学诊断,但阴性结果不能排除病毒性心肌炎。

5)放射性核素显像:[111]In 单克隆抗肌球蛋白抗体心肌显像,对心肌坏死检测敏感性较高(100%),但特异性较差(58%)。

4.鉴别诊断

(1)风湿性心肌炎:有链球菌感染证据,咽拭子培养阳性、ASO 增高,血沉、C 反应蛋白、黏蛋白增高,有风湿热的临床症状。

(2)β受体功能亢进综合征:心血管系统功能失调伴有全身性神经官能症的表现。结合心电图、超声心动图、相关的实验室检查,可资鉴别。

(3)心包积液:本病心尖搏动不明显,或远在心浊音界内侧;病毒性心肌炎心尖搏动与心浊音界的左外缘相符。心包积液常无心脏杂音,超声心动图可显示心包液性暗区。

(4)原发性心肌病:如酒精性心肌病、围产期心肌病、药物性心肌病,均类似于扩张型心肌病,但有特殊的病史,如有长期大量饮酒、妊娠分娩、使用对心肌有损害的药物的病史提供。

(二)治疗

1.一般治疗

尽早卧床休息以减轻心脏负荷,有严重心律失常、心力衰竭的患者应卧床休息 1 个月,半年内不参加体力活动;无心脏形态功能改变者,休息半个月,3 个月内不参加重体力活动。

2.药物治疗

(1)抗病毒治疗

1)干扰素 α 100 万～300 万 U,肌内注射,1 次/天,2 周为 1 个疗程。

2)黄芪注射液 20 g 加入 5%葡萄糖注射液 250 mL 中静脉滴注,1 次/天,2 周后改为口服。

3)治疗初期常规应用抗生素,青霉素 400 万～800 万 U(青霉素皮试阴性者用)或红霉素 1.2 g 加入 5%葡萄糖注射液 500 mL 中静脉滴注,1 次/天,疗程 1 周。

(2)保护心肌治疗:可用维生素 C 5 g 加入 5%葡萄糖注射液 250 mL 中静脉滴注,1 次/天,以及辅酶 Q_{10} 片,10 mg,3 次/天,口服。

(3)免疫抑制剂治疗:有以下情况者可予以糖皮质激素治疗:①严重的进行性恶化的心肌炎,尤其是小儿心肌炎。②严重的缓慢心律失常。③合并肌肉、神经系统炎症损害者。④心功能不全迁延不愈者,即所谓"难治性心力衰竭"。⑤并发急性肺水肿、心源性休克者。可用琥珀酸氢化可的松 200 mg 加入 5%葡萄糖液 500 mL 中静脉滴注,1 次/天;或用泼尼松 20 mg,3 次/天,口服。

(4)对症治疗:有心力衰竭者,可按常规的心力衰竭治疗,但洋地黄用量应偏小;可用血管紧张素转换酶抑制剂(ACEI),如卡托普利 12.5～37.5 mg/d,分次口服;或用依那普利 2.5～10 mg/d,分次口服;或用培哚普利 2～4 mg/d,分次口服;或用贝那普利 5～10 mg/d,分次口服。有完全性房室传导阻滞者,使用临时起搏器,可短程应用地塞米松 10 mg/d,静脉滴注 3～7 d,不能恢复者安装永久起搏器。有其他心律失常者,可予相应的抗心律失常治疗。

二、肥厚性心肌病

肥厚型心肌病(hypertrophic cardiomyopathy,HCM)是以心肌非对称性肥厚、心室腔变小为特征,以左心室血液充盈受阻、舒张期顺应性下降为基本病态的心肌病。根据流行病学资料,有家族史者占 50%,男女比例为 2∶1,发病以青壮年多见。本病常为青年人猝死的原因。

(一)诊断

1.诊断要点

(1)有左心室流出道梗阻的患者具有特征性临床表现,诊断并不困难。

(2)超声心动图检查及心脏磁共振显像是极为重要的无创性诊断方法,无论对梗阻还是非梗阻患者均有帮助。室间隔厚度>18 mm,并有二尖瓣收缩期前移,足以区分梗阻与非梗阻的病例。

(3)心室造影对诊断也有一定价值。

(4)临床上在胸骨左缘下段有收缩期杂音是考虑本病的第一线索,用生理动作或药物作用影响血流动力学而观察杂音改变有助于诊断。

2.病史及体格检查

患者常因心悸、一过性昏厥就诊,故应详细询问患者出现这些症状的时间,有无上呼吸道感染等发病诱因,有无劳力性呼吸困难,休息多长时间可以缓解,有无夜间阵发性呼吸困难,是否伴有咳嗽、咳粉红色泡沫痰;有无胸痛,如有,应询问患者疼痛的部位、性质、程度、放射部位、持续时间、诱发及缓解因素、伴随症状。有无心悸、头晕、黑矇、昏厥、抽搐等症状,有无下肢水肿、腹胀、食欲减退、尿量减少等临床表现。

(1)心功能 Ⅰ 级、无流出道梗阻者常无明显体征,或有心尖搏动增强呈抬举性,第一心音增强。

（2）心功能Ⅱ级以上、有流出道梗阻者，心浊音界向左扩大，心尖部可触及收缩期细震颤，并可闻及明显的收缩中晚期喷射性杂音；胸骨左下缘可有收缩中期喷射性杂音；凡增强心肌收缩力，减低回心血量（均可使心室腔缩小）及减轻外周阻力的方法及增加心肌收缩力因素（如运动、Valsava动作、异丙基肾上腺素 2 $\mu g/min$ 静脉滴注）可使该杂音增强；反之，减弱心肌收缩力因素（如下蹲、Mueller动作、口服普萘洛尔）则使杂音减弱。部分患者可以闻及第二及第四心音。

3. 辅助检查

（1）心电图：30％～50％患者Ⅱ、Ⅲ、aVF 及 $V_{4\sim6}$ 导联上出现深而窄的 Q 波（<0.04 s），相应导联 T 波直立（有助于与心肌梗死鉴别）；$S_{V_1}+R_{V_5}$ 呈有意义地增大，提示左室前壁肥厚 $S_{V_1}+R_{V_5}$ 值逐年减少与心肌退行性变化有关。胸前导联 QRS 电压增高伴倒置 T 波逐年加深，反映心尖部室壁厚度变化。

（2）动态心电图检查：约 50％患者可有室性心律失常，19％～36％可检出无症状性阵发性室速。

（3）X 线片：可显示左心缘明显突出，肺见有淤血体征。

（4）超声心动图：室间隔与左室后壁厚度之比＞1.3～1.5；室腔不增大，左室流出道狭窄；无导致左室肥厚的其他原因；如 M 超声心动图见 SAM 现象（收缩期二尖瓣前叶向室间隔凸起），提示左室流出道梗阻存在，多普勒可显示二尖瓣反流。

（5）磁共振心肌显像：可直观反映心室壁肥厚和室腔变窄，对于特殊部位心肌壁肥厚和对称性肥厚更具有诊断价值。

（6）心内膜心肌活检：见心肌细胞畸形肥大，排列紊乱有助于诊断。

4. 鉴别诊断

（1）主动脉瓣狭窄：杂音位置在主动脉瓣区，向颈部传导，主动脉瓣区第二心音减弱；超声心动图可显示主动脉瓣病变。

（2）室间隔缺损：药物激发试验阴性；超声心动图可显示室间隔连续性中断，彩色多普勒可显示左向右分流。

（3）冠心病：年龄多在 40 岁以后，常有冠心病病史或冠心病的易患因素；杂音出现在心肌梗死室间隔穿孔、乳头肌断裂时；超声心动图多显示节段性室壁运动异常；冠状动脉造影可以明确诊断。

（4）高血压病：可有长期的高血压病史，主动脉瓣区第二心音亢进；心肌（室间隔与左室壁）呈对称性肥厚。

（二）治疗

1. 一般治疗

减轻症状，预防心内膜炎发生、心律失常、猝死。在对无症状的患者的治疗上是有争议的，尚没有确实的证据证明药物治疗是有益的。所有的肥厚型心肌病的患者均应避免紧张的身体活动，包括许多体育比赛。

2. 药物治疗

（1）β受体阻滞剂：可以通过减低心肌收缩力和心率来减轻肥厚型心肌病患者的症状。但是，在长期治疗中症状会出现复发。

（2）钙通道阻滞剂：维拉帕米作为特殊的钙通道阻滞剂可以改善肥厚型心肌病患者的症

状,主要因为其可以增加心室舒张容积。

特别提示:二氢吡啶类钙通道阻滞剂由于其血管扩张作用应避免在左室流出道梗阻的患者应用,药物的使用应从低剂量开始,在给有流出道受阻的患者使用药物时应谨慎地逐步增加药物剂量。在患者症状允许的情况下,药物剂量应在相隔数天至数周后再增加。

(3)利尿剂:利尿剂可以通过减少肺静脉压力从而改善肺充血症状。

(4)硝酸盐和血管扩张剂:此类药物因有可增加左室流出道压力差的危险,故应禁止使用。

(5)房性和室性心律失常在肥厚型心肌病患者中很普遍。患者对室上性和室性快速心律失常的忍耐力较低,应积极地治疗干预;当心律失常造成血流动力学的变化危及安全时应进行心脏复律术。地高辛已确定对在肥厚型心肌病的治疗中是禁止使用的,因为其有潜在的加重梗阻的不良反应。心房颤动应尽可能转为窦性心律。维拉帕米和β受体阻滞剂可以在心脏复律前应用,以便控制室率。普鲁卡因胺、丙吡胺、胺碘酮可以用于对心房颤动的长期治疗控制心率。非持续性室性心动过速(NSVT)的患者应使用 Holter 以评估是否有增加猝死的风险。总之,通过药物治疗控制上述心律失常的益处尚未确定,而抗心律失常药物的致心律失常的风险则在使用中增加。在肥厚型心肌病伴有高危的心性猝死(SCD)的患者为预防风险而使用介入性电生理检查,目前仍有争议。高危的患者应考虑植入 ICD。

(6)房室顺序起搏:可改善 HCM 的症状。

(7)预防心内膜炎:预防心内膜炎是有必要的。

(8)抗凝治疗:在阵发性和慢性心房纤颤中推荐使用抗凝药物。

3.手术治疗

严重梗阻患者,临床症状逐渐加重,内科治疗无效,心功能Ⅲ级或以上,左室流出道梗阻严重,室内压差>50 mmHg 和室间隔厚者可考虑手术治疗。手术方式有:①室间隔部分切除术;②室间隔化学消融治疗;③DDD 型起搏治疗。但术中及术后病死率约为 8%,手术的远期效果尚难肯定,故应严格掌握手术指征。

外科与介入治疗:对改善症状有效,但并未显示可以改变 HCM 的病程演变。对有频繁发作症状的患者通常可以行室间隔部分切开—切除术,根据情况同时行二尖瓣置换术。酒精室间隔消融术是基于导管介入完成的一种手术,是作为外科室间隔部分切开—切除术的另一种临床选择。与外科的手术成功标准相比,它在减轻梗阻和症状上的效果与外科手术近似。

由于 HCM 具有常染色体显性遗传特点,所以高危 SCD 患者的直系血缘亲属应进行遗传方面和常规检查。常规检查应包括体格检查和二维多普勒超声检查。

心脏移植:有心力衰竭症状的终末期 HCM 患者应考虑心脏移植。

三、扩张型心肌病

扩张型心肌病(dilated cardiomyopathy)主要特征是左心室或双心室心腔扩大和收缩功能障碍,以不明原因的心脏扩大、心力衰竭、心律失常为主要表现,是最常见的心肌病。本病病死率较高,年病死率达 25%～45%,30%患者可发生猝死。目前研究认为,扩张型心肌病的发生与持续的病毒感染和自身免疫反应等因素有关。

(一)诊断

1.诊断要点

(1)中青年人出现心力衰竭、心律失常或心脏扩大者应考虑有心肌病的可能。

（2）依据1995年WHO/ISFC关于心肌病的定义，对于左心室或双心室扩大和心室收缩功能受损为特征的患者，可诊断本病。

（3）需排除风湿性、高血压性、先天性、冠状动脉性、肺源性等心脏疾病或心包疾病。

（4）超声心动图检查可确诊本病。

2.病史及体格检查

注意询问患者有无进行性呼吸困难，有无夜间阵发性呼吸困难，如有，询问入睡多久出现；有无端坐呼吸，是否伴有咳嗽、咳粉红色泡沫痰；病程中有无心悸，是持续性还是阵发性发作。有无头晕、黑蒙、昏厥、抽搐等表现。有无胸痛、下肢水肿、腹胀、食欲减退、尿量减少等。

（1）早期仅有心率增快、心界轻度扩大、异常的第四心音、偶发的期前收缩。

（2）出现心力衰竭时心界向下或向两侧扩大，心尖部可闻及舒张期奔马律，肺动脉第二心音可增强，心尖部可闻及收缩期吹风样杂音，少数患者可闻及短促的舒张期隆隆样杂音。以上杂音随心力衰竭缓解、循环状态改善而减弱或消失。可有颈静脉怒张、颈内静脉搏动增强。周围动脉压早期轻度升高，中后期下降，脉压差减小。

（3）疾病后期还常见胸、腹腔积液、明显肝大、皮肤及巩膜黄染等。

3.辅助检查

（1）实验室检查

1）血液生化：淤血性肝脏肿大，见球蛋白升高，转氨酶升高，偶有心肌酶谱升高。

2）肾功能：有肾脏损害者，则有尿素氮、肌酐升高。

3）免疫学检查：以分离的心肌天然蛋白或合成肽做抗原，用酶联免疫吸附试验检测抗心肌肽类抗体，如抗ADP/ATP载体抗体、抗β受体抗体、抗肌球蛋白重链抗体、抗胆碱能受体抗体等，如明显升高则对扩张型心肌病的诊断具有较高的特异性和敏感性。

（2）特殊检查

1）心电图：左、右心室肥大，ST-T改变，少数病例下壁及前壁导联出现异常Q波。多种心律失常并存是本病心律紊乱的特点，且为心力衰竭、昏厥、猝死的主要因素，房室传导阻滞及非持续性室性心动过速亦是重要的危险因素。

2）X线片：心胸比例增大＞50%，甚至呈球形心，心脏搏动弱。肺淤血（轻）与心脏增大（重）不成比例是其特征。

3）超声心动图：各心腔内径明显增大；二尖瓣开放幅度减小（M超声心动图二尖瓣曲线呈钻石样）心室壁不厚或变薄；室壁搏动普遍减弱，晚期射血分数可降至0.2以下。

4）心导管检查：左室舒张末期压力、左房压、肺毛细血管楔压升高，心排出量和搏出量减少，射血分数降低。左室造影可见左室腔扩大，左室壁运动减弱，冠状动脉造影多为正常。

5）心内膜心肌活检：有助于与心肌炎及特异性心肌病的鉴别，但对扩张型心肌病诊断和治疗不能提供有价值的证据。

6）放射性核素显像：核素血池显像可明确心腔扩大程度、心室收缩功能减弱及收缩功能障碍程度。

4.鉴别诊断

（1）风湿性心脏病：一般有相关的病史，心力衰竭控制后杂音增强，而扩张型心肌病则杂音减弱。超声心动图可显示瓣膜病变。

（2）心包积液：本病心尖搏动不明显，或远在心浊音界内侧，而扩张型心肌病心尖搏动与心浊音界的左外缘相符。常无心脏杂音。超声心动图可显示心包液性暗区。

（3）冠心病：年龄多在 40 岁以后，常有冠心病病史或易患因素，多为左室扩大，心力衰竭控制后心影缩小不明显，超声心动图多显示节段性室壁运动异常，^{201}Tl 心肌显像呈均匀的大片缺损，有核素再分布现象，冠状动脉造影可以明确诊断。

（4）特异性心肌病：如酒精性心肌病、围产期心肌病、药物性心肌病，均类似于扩张型心肌病，但有特殊病史，如长期大量饮酒、妊娠分娩、使用对心肌有损害的药物。

（二）治疗

1.一般治疗

应嘱患者戒酒，停用对心肌有害的药物，改善营养状况，避免过度疲劳。有心力衰竭症状者适当卧床休息。有气急时吸氧，限制钠盐摄入。注意防治感染。

2.药物治疗

（1）心力衰竭治疗

1）血管紧张素转换酶抑制剂（ACEI）：卡托普利 12.5～37.5 mg/d，分次口服；或用依那普利 2.5～10 mg/d，分次口服；或用培哚普利 2～4 mg/d，分次口服；或用贝那普利 5～10 mg/d，分次口服；主要有咳嗽、疲劳、头痛、失眠等不良反应，儿童、孕妇、哺乳妇女及对本品过敏者禁止使用。用药前及使用过程中须监测肾功能，肾功能不全、手术麻醉期间患者应慎用；已用利尿剂者应停用此类药物，以免产生症状性低血压。

2）洋地黄：可用地高辛 0.125 mg/d，口服，注意此药可引起各种心律失常、食欲减退、恶心、呕吐、腹泻等不良反应。

3）利尿剂：呋塞米间断利尿，如用呋塞米 20 mg，静脉注射。同时需补钾补镁。

4）β受体阻滞剂：美托洛尔 6.25 mg/d，1～2 次/天，口服，1 周左右可加倍，直至每天 100 mg 或最大耐受剂量；或用比索洛尔以 1.25 mg/d，口服，逐渐增至 2.5～5 mg/d，或最大耐受量 1 次/天，口服。

（2）控制心律失常治疗及预防猝死：注意纠正心力衰竭，降低室壁张力，纠正低钾低镁。尽力避免洋地黄、利尿剂使用的毒副作用。胺碘酮（200 mg/d，口服）可有效控制心律失常。用药过程中应每月摄胸片 1 次，以便及时发现治疗的不良反应，并应停药。

（3）心肌保护：美托洛尔 125 mg，2 次/天，口服，可预防病情恶化，改善症状和心功能，干预免疫介导的心肌损伤。

（4）栓塞的防治：阿司匹林 75～100 mg/d，口服，可防止附壁血栓形成。

（5）改善心肌代谢：辅酶 Q$_{10}$ 片，10 mg，3 次/天，口服；或用二磷酸果糖注射液 5 g 加入 5％葡萄糖注射液中静脉滴注，1 次/天，7～10 d 为 1 个疗程。

3.手术治疗

根据患者的具体情况，可施行下列手术：①心室减容成形术；②背阔肌动力性心肌成形术；③机械性心室或全心功能辅助；④同种原位心脏移植术。同种原位心脏移植是终末期扩张性心肌病的有效治疗方法。

四、限制型心肌病

限制型心肌病是原发性的心肌浸润或非浸润性病变，或心肌内膜纤维化。以心室腔进行性闭塞和舒张功能减退为特征。包括多发生在热带地区的心内膜纤维化及大多发生在温带的嗜酸细胞心肌病。可能的病因包括病毒或寄生虫感染、自身免疫、嗜酸细胞增多变性等。

(一)诊断

1.诊断要点

(1)有倦怠、乏力、劳力性呼吸困难、水肿等心力衰竭的症状。

(2)有颈静脉怒张、肝大、下肢水肿等心室舒张受限表现。

(3)超声心动图示心内膜增厚、钙化,心室腔缩小,舒张功能减退。如行心内膜心肌活检,则可有助于确定原发性和继发性。

2.病史及体格检查

有无起病缓慢的劳力性呼吸困难和周围水肿,有无伴有咳嗽、咳痰等。有无心悸、气短、咳嗽、咳泡沫样痰、端坐呼吸等左心力衰竭的症状。有无头晕、黑矇、昏厥、抽搐等症状。询问有无下肢水肿、腹胀、食欲减退、尿量减少等表现。

(1)颈静脉怒张、静脉压增高;血压低,脉压小,脉搏细弱可有奇脉。

(2)心尖搏动弱、心浊音界扩大和心尖部第一心音减弱、心率快,心尖部及其内侧可闻及舒张期奔马律。可有肺动脉瓣区第二音亢进。

(3)腹膨隆,有移动性浊音,往往腹腔积液量大,而下肢肿胀轻。

(4)以左室病变为主者,可有肺水肿的体征。

(5)可有四肢血管或脑栓塞以及心律失常体征。

3.辅助检查

(1)心电图:S-T 段及 T 波非特异性改变,部分患者可见 QRS 波群低电压、病理性 Q 波、束支阻滞、心房颤动和病态窦房结综合征等心律失常。

(2)X 线片:心影正常或轻中度增大,可有肺淤血的征象;少数病例可见心内膜钙化影,心室造影可见流入道及心尖部心腔狭小甚至闭塞,流出道反而扩张。

(3)超声心动图:一般可见单侧或双侧心房扩大,尚无收缩功能明显受损时,可有心壁及室间隔增厚,心室腔缩小;有的患者突出表现为心腔狭小,心尖多呈闭塞。心室收缩功能受损的患者可见心室扩大,有心室附壁血栓形成;有房颤者,也可见房内附壁血栓;多普勒见二尖瓣血流频谱表现为左心室舒张期被动充盈受阻,E/A 比值增加和等容舒张时间缩短;舒张期被动充盈受阻常掩盖同时并存的舒张功能异常,使舒张功能异常的血流频谱呈现"正常化假象",而收缩功能、左室射血分数一般正常或大致正常。

(4)心导管检查:心房压力曲线出现右房压升高和快速的 Y 下陷;左心充盈压高于右心充盈压,心室压力曲线上表现为舒张早期下降和中晚期高原波;肺动脉高压。

(5)心内膜心肌活检(EMB):早期可见嗜酸性粒细胞浸润;晚期多为心内膜心肌纤维化的表现;右心室活检可证实嗜酸性粒细胞增多症患者的心内膜心肌损害,对心内膜弹力纤维增生症和原发性限制型心肌病的组织学诊断具有重要价值。

4.鉴别诊断

(1)风湿性心脏病:一般有相关的病史,心力衰竭控制后杂音增强,超声心动图可显示瓣膜病变。

(2)缩窄性心包炎:X 线可见心包钙化,而限制型心肌病为心内膜线状钙化。超声心动图、MRI 可显示心包增厚,心内膜正常;限制型心肌病则为心内膜增厚,心室腔闭塞。心内膜心肌活检正常。

（3）冠心病：年龄多在 40 岁以后，常有冠心病的病史或易患因素；多为左室扩大，心力衰竭控制后心影缩小不明显；超声心动图多显示为节段性室壁运动异常；^{201}T1 心肌显像呈均匀的大片缺损，有核素再分布现象；冠状动脉造影可以明确诊断。

（二）治疗

1. 一般治疗

本病缺乏特异性治疗方法，以对症治疗为主。应嘱患者卧床休息、低盐饮食。防治感染。

2. 药物治疗

可试用 β 受体阻滞剂、血管紧张素转换酶抑制剂等药物治疗。发生快速房颤、心力衰竭者可用洋地黄，但必须剂量减小，有水肿、腹腔积液时宜用利尿剂，但应注意不使心室充盈压下降过多而影响心功能。防治栓塞时，可用华法林 2.5 mg/d，口服，3～5 d 后复查国际标准化比率（INR）；有心律失常者，可使用胺碘酮负荷量后改为 200 mg/d，口服。

3. 手术治疗

对严重的内膜心肌纤维化可以行心内膜剥脱术，切除纤维性心内膜；伴有瓣膜反流者，可以行人工瓣膜置换术；对有附壁血栓者，行血栓切除术。已有心源性肝硬化者，则不宜手术治疗。

第三节　慢性心力衰竭

一、定义和分类

慢性心力衰竭（心衰）指由于任何原因的心脏结构和功能异常导致心室充盈或射血能力受损的一组复杂临床综合征，主要表现为呼吸困难和乏力（活动耐量受限），以及液体潴留（肺淤血和外周水肿）。

依据左心室射血分数（LVEF），2014 年中国心力衰竭诊疗指南将心力衰竭分为 LVEF 降低（LVEF＜40％）的心力衰竭（HFrEF）和 LVEF 保留（LVEF≥40％）的心力衰竭（HFpEF）。2016 年欧洲心力衰竭指南将心力衰竭分为射血分数下降的心力衰竭（HFrEF，LVEF＜40％）、射血分数中间值的心力衰竭（HFmrEF，LVEF40％～49％）和射血分数保留的心力衰竭（HFpEF，LVEF≥50％）。

心力衰竭的阶段划分体现重在预防的概念，根据心力衰竭发生发展的过程，从心力衰竭的危险因素进展成结构性心脏病，出现心力衰竭症状，直至难治性终末期心力衰竭，可分为前心力衰竭（A）、前临床心力衰竭（B）、临床心力衰竭（C）和难治性终末期心力衰竭（D）。

A（前心衰阶段）：①定义：患者为心力衰竭高发人群，尚无心脏结构或功能异常，也无心力衰竭症状或体征。②患病人群：高血压、冠心病、糖尿病、肥胖、代谢综合征、心肌毒性药物应用、酗酒、心肌病家族史。

B（前临床心力衰竭阶段）：①定义：患者从无心力衰竭的症状或体征发展成结构性心脏病。②患病人群：左心室肥厚、无症状心脏瓣膜病、既往有心肌梗死史。

C(临床心力衰竭阶段)：①定义：患者已有结构性心脏病，以往或目前有心衰的症状和体征。②患病人群：有结构性心脏病伴气短、乏力和运动耐量下降。

D(难治性终末期心力衰竭阶段)：①定义：患者有进行性结构性心脏病，虽经积极的内科治疗，休息时仍有症状且需特殊干预。②患病人群：因心力衰竭反复住院且不能安全出院者；需长期静脉用药者；等待心脏移植者；应用心脏机械辅助装置者。

二、病因

1.原发心肌损害

缺血性心肌损害，心肌炎、心肌病，心肌代谢障碍。

2.心脏负荷过重

后负荷(压力负荷)过重；前负荷(容量负荷)过重。

三、发病机制

(1)心肌细胞死亡发生(坏死、凋亡、自噬)。

(2)神经内分泌系统过度激活所致，肾素—血管紧张素—醛固酮系统(RAAS)和交感神经系统过度兴奋。

四、临床评估

(一)判断心脏病的性质和程度

1.病史、症状及体征

识别患者是否存在运动耐量降低、液体潴留症状，评估容量状况，估测颈静脉压。

2.常规检查

(1)超声心动图：有助于明确原发疾病；判断是收缩性还是舒张性功能不全；定量测定左心室和右心室容量、几何形状、厚度和运动情况；定量测定心房、心包、瓣膜和血管结构，估测肺动脉压力。

(2)心电图：提供心肌梗死、左心室肥厚信息，判断是否存在不同步、有无心律失常或心肌缺血。

(3)实验室检查：包括血红蛋白、电解质、肝肾功能、血糖、血脂、糖化血红蛋白测定。

(4)生物标志物：①血浆脑利钠肽测定可用于因呼吸道原因或心力衰竭原因致气促的鉴别诊断，该指标可用来评估慢性心力衰竭的严重程度和预后；②心肌损伤标志物：心脏肌钙蛋白可用于诊断原发病，也可对心力衰竭患者做进一步危险分层。

(5)X线胸片：提供心脏增大、肺淤血、肺水肿及原有肺部疾病的信息。

3.心力衰竭特殊检查

(1)心脏磁共振(CMR)：可检测心脏容量、心肌质量和室壁运动，准确性和可重复性好，还有助于明确心肌病、心脏肿瘤、复杂性先天性心脏病。

(2)冠脉造影：鉴别缺血性或非缺血性心肌病。

(3)核素心室造影及核素心肌灌注和代谢显像：评估心肌存活率、心室局部室壁运动和测定左心室射血分数。

(4)负荷超声心动图：可检出是否存在可诱发的心肌缺血。

(5)经食管超声心动图：可检查左心耳血栓。

（二）判断心力衰竭程度

1. NYHA 分级

Ⅰ级：日常活动无心力衰竭症状。

Ⅱ级：日常活动出现心力衰竭症状（呼吸困难、乏力）。

Ⅲ级：低于日常活动出现心力衰竭症状。

Ⅳ级：在休息时出现心力衰竭症状。

2. 6 min 步行实验

评定患者运动耐量，6 min 步行距离＜150 m 为重度心力衰竭；150～450 m 为中重度心力衰竭；＞450 m 为轻度心力衰竭。

3. 其他

（1）判断液体潴留及严重程度。

（2）其他生理功能评价。

（3）有创血液动力学检查。

（4）心脏不同步检查：通常用心电图和超声心动图来判断。

五、治疗评估

1. 治疗效果评估

（1）NYHA 心功能分级。

（2）6 min 步行试验。

（3）超声心动图。

2. 生活质量评估

3. 疾病进展评估

（1）NYHA 分级加重。

（2）因心力衰竭加重需要增加药物剂量或新增药物。

（3）因心力衰竭加重需住院治疗。

（4）死亡。

4. 预后评定

LVEF 下降、NYHA 分级恶化、低钠血症及其程度、运动峰耗氧量减少。

六、治疗

（一）慢性 HFrEF 的治疗

1. 去除诱发因素

控制感染、心律失常，避免血容量过多、过度体力劳累或情绪激动。

2. 积极治疗原发疾病

3. 每日测定体重

以早期发现液体潴留非常重要，若 3 d 内体重突然增加 2 kg 以上，应考虑患者已有钠水潴留，需加大利尿剂剂量。

4. 限钠

钠盐摄入轻度心力衰竭患者应控制在 2～3 g/d，中重度心力衰竭患者应＜2 g/d。

5.限水

严重低钠血症血钠<130 mmol/L,液体摄入量应<2 L/d。

6.休息和适度运动

失代偿期需卧床休息,症状改善后鼓励体力活动。

7.心理和精神治疗

8.氧气治疗

9.药物治疗

(1)利尿剂:所有心力衰竭患者若有液体潴留的证据均应给予利尿剂,应在出现水钠潴留的早期应用。利尿剂缓解症状最为迅速,数小时或数天内即见效,通常从小剂量开始,并逐渐增加剂量,体重每日减轻0.5~1.0 kg,一旦病情控制即以最小有效剂量长期维持。

(2)血管紧张素转化酶抑制剂(ACEI):所有慢性收缩性心力衰竭患者都必须使用ACEI,而且需要终生使用。以下情况须慎用:①双侧肾动脉狭窄;②血肌酐显著升高>265.2 μmol/L(3 mg/dL);③有症状性低血压;④高钾血症>5.5 mmol/L。ACEI应用的基本原则是从很小剂量开始,逐渐递增直至达到目标剂量,一般每1~2周剂量倍增1次,剂量调整的快慢取决于每个患者的临床状况。

(3)β受体阻滞剂:所有慢性收缩性心力衰竭,NYHAⅡ~Ⅲ级病情稳定患者以及阶段B、无症状性心力衰竭或NYHAⅠ级的患者均必须应用β受体阻滞剂,且需终生使用。NYHAⅣ级心力衰竭患者需待病情稳定(4 d内未静脉用药,已无液体潴留并体重恒定)后,在严密监护下由专科医师指导应用。

β受体阻滞剂禁用于支气管痉挛、心动过缓、房室传导阻滞Ⅱ度及以上患者,推荐应用琥珀酸美托洛尔、比索洛尔和卡维地洛,必须从小剂量开始。

清晨静息心率55~60次/分,为β受体阻滞剂达到目标剂量,但不宜低于55次/分。β受体阻滞剂应用时需注意监测:①低血压:一般在首剂或加量的24~48 h内发生;②液体潴留和心力衰竭恶化:起始治疗前应确认患者已达到干体重状态;③心动过缓和房室阻滞:心率<55次/分,或伴有眩晕症状,或出现Ⅱ度、Ⅲ度房室传导阻滞应将β受体阻滞剂减量。

(4)醛固酮受体拮抗剂:醛固酮受体拮抗剂适用于中、重度心力衰竭,NYHA分级Ⅲ~Ⅳ级患者,有改善心力衰竭预后的良好效果,可降低心力衰竭患者心脏性猝死。适应证:LVEF<35%、NYHAⅡ~Ⅳ级心力衰竭患者、已使用ACEI或ARB以及β受体阻滞剂仍持续有症状的患者;AMI后、LVEF<40%、有心力衰竭症状或有糖尿病史者亦可应用。螺内酯起始量10 mg/d,最大剂量为20 mg/d;依普利酮初始量12.5 mg/d,目标剂量25~50 mg/d。

(5)血管紧张素受体拮抗剂(ARB):ARB可阻断血管紧张素Ⅱ与1型受体结合,阻断RAAS系统作用,其适应证基本与ACEI相同,推荐用于不能耐受ACEI的患者,小剂量起始,逐步递增剂量至目标剂量。

(6)地高辛:主要目的是改善慢性收缩性心力衰竭的临床症状,适用于已应用ACEI或ARB、β受体阻滞剂和利尿剂治疗,仍持续有症状的心力衰竭患者。地高辛也适用于伴有快速心室率的房颤患者。地高辛无明显降低心力衰竭患者病死率的作用,不推荐应用于NYHA分级Ⅰ级患者,急性心力衰竭并非地高辛的应用指征,除非合并快室率的房颤。

(7)伊伐布雷定:该药是窦房结起搏电流(I_f)的一种选择性特异性抑制剂,以剂量依赖性方式抑制I_f电流,减少窦房结发放冲动,从而减慢心率,适用于窦性心律的HFrEF患者

(LVEF≤35%),使用 ACEI 或 ARB、β受体阻滞剂、醛固酮受体拮抗剂已达推荐剂量,心率≥75 次/分的有症状患者。起始剂量 2.5 mg 每日两次,根据心率调整剂量,最大剂量 7.5 mg 每日两次,控制静息心率 60 次/分左右,不良反应包括心动过缓、视力模糊、胃肠道反应。

(8)血管紧张素受体脑啡肽酶抑制剂:血管紧张素受体脑啡肽酶抑制剂作用于 RAAS 和中性肽链内切酶,该类药物 LCZ696 是缬沙坦基团和沙库巴曲相结合的单一物质分子,通过抑制脑啡肽酶,增强利尿、尿钠排泄、抗心肌重构,降低心力衰竭恶化住院、心血管死亡和全因死亡,推荐该药物可用于有心力衰竭症状、LVEF≤40%、利钠肽水平增高者,但这类药物启动治疗仍存在一些安全性问题。

(9)正性肌力药物:对阶段 D 难治性终末期心力衰竭患者,可作为姑息疗法应用;对心脏移植前终末期心力衰竭、心脏手术后心肌抑制所致的急性心力衰竭,可短期应用。应用方法:多巴酚丁胺剂量为 100~250 μg/min;多巴胺剂量:250~500 μg/min;米力农 20~40 μg/min,均静脉给药。

(二)慢性 HFpEF 的诊断及治疗

慢性 HFpEF 的病理生理机制尚不明确,目前认为是由于左心室舒张期主动松弛能力受损和心肌顺应性降低导致左心室舒张期充盈受损,心搏量减少,左心室舒张末压增高而发生的心力衰竭。HFpEF 可与 HFrEF 同时存在,也可单独存在,其预后与 HFrEF 相似。

1.诊断

①有典型心力衰竭症状和体征;②LVEF 正常或轻度下降≥45%;③有结构性心脏病存在的证据;④脑利钠肽水平升高;⑤心超检查无瓣膜病、心包疾病或肥厚型心肌病、限制性心肌病;⑥老年、女性、糖尿病、房颤、肥胖者多见。

2.辅助检查

心超应综合评估心脏结构和功能,二尖瓣舒张早期心肌速度 e′可用于评估心肌松弛功能,E/e′与左心室充盈压有关。左心室舒张功能不全的超声心动图证据包括 e′减少,E/e′增加(>15),E/A 异常(>2 或<1)。

3.治疗要点

ACEI、ARB、β受体阻滞剂均未被证实对 HFpEF 的预后和病死率有疗效,针对 HFpEF 的症状、并存疾病及危险因素,采用综合治疗。

(1)积极控制血压。

(2)应用利尿剂:通常可以改善充血症状,从而改善心力衰竭的症状和体征。

(3)治疗基础疾病和合并症:控制房颤的心室率,如有可能,积极转复并维持窦性心律;积极治疗糖尿病和控制血糖;地高辛不能增加心肌的松弛,不推荐使用。

第四节 急性心力衰竭

急性心力衰竭是发达国家中 65 岁以上老年人住院的首要病因。美国过去 10 年中,因急性心力衰竭而急诊就医者达 1 000 万例次,人数增加 2 倍。急性心力衰竭患者中 15%~20%

为首诊心力衰竭,大部分则为原有的心力衰竭加重。所有引起慢性心力衰竭的疾病都可导致急性心力衰竭。

近来,随慢性心力衰竭患者数量逐渐增加,慢性心功能失代偿和急性心力衰竭发作,已成为心力衰竭患者住院的主因。

急性心力衰竭(acute heart failure,AHF)临床上以急性左心衰竭最为常见,急性右心衰竭则较少见。急性左心衰竭指急性发作或加重的左心功能异常所致的心肌收缩力明显降低、心脏负荷加重,造成急性心排出量骤降、肺循环压力突然升高、周围循环阻力增加,引起肺循环充血而出现急性肺淤血、肺水肿并可伴组织器官灌注不足和心源性休克的临床综合征。

急性右心衰竭是指某些原因使右心室心肌收缩力急剧下降或右心室的前后负荷突然加重,从而引起右心排出量急剧减低的临床综合征。急性心力衰竭可以突然起病或在原有慢性心力衰竭基础上急性加重,大多数表现为收缩性心力衰竭,也可以表现为舒张性心力衰竭;发病前患者多数合并有器质性心血管疾病。对于在慢性心力衰竭基础上发生的急性心力衰竭,经治疗后病情稳定,不应再称为急性心力衰竭。急性心力衰竭常危及生命,必须紧急施救和治疗。最常见 AHF 依次为慢性失代偿性心力衰竭急性发作、急性肺水肿、高血压所致 AHF、心源性休克、急性右心衰竭和高排量性心力衰竭。

一、急性左心衰竭的常见病因

(1)慢性心力衰竭急性加重。

(2)急性心肌坏死和(或)损伤:急性冠状动脉综合征(如急性心肌梗死或不稳定性心绞痛)、急性心肌梗死伴机械性并发症、右心室梗死;急性重症心肌炎;围生期心肌病;药物所致的心肌损伤与坏死,如抗肿瘤药物和毒物等。

(3)急性血流动力学障碍:①急性瓣膜大量反流和(或)原有瓣膜反流加重,如感染性心内膜炎所致的二尖瓣和(或)主动脉瓣穿孔、二尖瓣腱索和(或)乳头肌断裂、瓣膜撕裂(如外伤性主动脉瓣撕裂)以及人工瓣膜的急性损害等;②高血压危象;③重度主动脉瓣或二尖瓣狭窄。

(4)主动脉夹层。

(5)心包压塞。

(6)急性舒张性左心力衰竭,多见于老年控制不良的高血压患者。

二、急性右心衰竭的常见病因

急性右心衰竭多见于右心室梗死、急性大块肺栓塞和右侧心瓣膜病。右心室梗死很少单独出现,常合并于左心室下壁梗死。患者往往有不同程度的右心室功能障碍,其中10%～15%可出现明显的血流动力学障碍。此类患者血管闭塞部位多在右冠状动脉开口或近段右心室侧支发出之前。

右心室梗死所致的右心室舒缩活动障碍使右心室充盈压和右心房压升高;右心室排出量减少导致左心室舒张末容量下降、PCWP 降低。急性大块肺栓塞使肺血流受阻,出现持续性严重肺动脉高压,使右心室后负荷增加和扩张,导致右心力衰竭;右心排出量降低导致体循环和心功能改变,出现血压下降、心动过速、冠状动脉灌注不足;对呼吸系统的影响主要是气体交换障碍;各种血管活性药物的释出,使肺小动脉收缩,增加了缺氧程度,又促进肺动脉压升高,形成恶性循环。右心瓣膜病所致急性右心衰竭不常见,且多为慢性右心力衰竭,只有急性加重时才表现为急性右心衰竭。

三、诱因

常见的诱因有：慢性心力衰竭药物治疗缺乏依从性；心脏容量超负荷；严重感染，尤其肺炎和败血症；严重颅脑损害或剧烈的精神心理紧张与波动；大手术后；肾功能减退；急性心律失常如室性心动过速、心室颤动、心房颤动或心房扑动伴快速心室率、室上性心动过速以及严重的心动过缓等；支气管哮喘发作；肺栓塞；高心排出量综合征如甲状腺功能亢进危象、严重贫血等；应用负性肌力药物如维拉帕米、β受体阻滞剂等；应用非甾体类抗感染药；心肌缺血（通常无症状）；老年急性舒张功能减退；吸毒；酗酒；嗜铬细胞瘤。这些诱因使心功能原来尚可代偿的患者骤发心力衰竭，或者使已有心力衰竭的患者病情加重。

四、发病机制

理解急性心力衰竭的病理生理机制，最重要的是要清楚急性心力衰竭是基础结构疾病、诱因和代偿机制之间相互作用的结果，这些都能够最终导致心脏功能的衰竭而引起一系列相似的临床症状和体征。

（一）急性心肌损伤和坏死

缺血性心脏病合并急性心力衰竭主要有下列3种情况。

1. 急性心肌梗死

急性心肌梗死主要见于大面积的心肌梗死；有时急性心肌梗死也可首先表现为急性左心衰竭症状，尤其老年患者和糖尿病患者。

2. 急性心肌缺血

急性心肌缺血，缺血面积大、缺血严重也可诱发急性心力衰竭，此种状况可见于梗死范围不大的老年患者，虽然梗死面积较小，但缺血面积大。

3. 原有慢性心功能不全

如陈旧性心肌梗死或无梗死史的慢性缺血性心脏病患者，在缺血发作或其他诱因下可出现急性心力衰竭。此外，一些以急性左心衰竭为主要表现的患者可能没有明显的胸痛症状，但当存在相应危险因素的情况下可能是缺血性心脏病所致。

心肌缺血及其所产生的心肌损伤使部分心肌处在心肌顿抑和心肌冬眠状态，并导致心功能不全。当冠状动脉血流及氧合恢复，冬眠心肌功能迅速改善，而心肌顿抑发生心功能不全仍继续维持一段时间，当对正性肌力药物有反应。严重和长时间的心肌缺血必将造成心肌不可逆的损害。急性心肌梗死或急性重症心肌炎等可造成心肌坏死，使心脏的收缩单位减少。

高血压急症或严重心律失常等均可使心脏负荷增加。这些改变可产生血流动力学紊乱，还可激活肾素—血管紧张素—醛固酮系统（RAAS）和交感神经系统，促进心力衰竭患者病情加剧和恶化。上述病理生理过程可因基础病变重度而不断进展，或在多种诱因的激发下迅速发生而产生急性心力衰竭。

（二）血流动力学障碍

急性心力衰竭主要的血流动力学紊乱有：①心排出量（CO）下降，血压绝对或相对下降以及外周组织器官灌注不足，导致出现脏器功能障碍和末梢循环障碍，发生心源性休克。②左心室舒张末压和肺毛细血管楔压（PCWP）升高，可发生低氧血症、代谢性酸中毒和急性肺水肿。③右心室充盈压升高，使体循环静脉压升高、体循环和主要脏器淤血、水钠滞留和水肿等。

(三)神经内分泌激活

交感神经系统和 RAAS 的过度兴奋是机体在急性心力衰竭时的一种保护性代偿机制,当长期的过度兴奋就会产生不良影响,使多种内源性神经内分泌与细胞因子激活,加重心肌损伤、心功能下降和血流动力学紊乱,这又反过来刺激交感神经系统和 RAAS 的兴奋,形成恶性循环。

(四)心肾综合征

心力衰竭和肾衰竭常并存,并互为因果,临床上将此种状态称之为心肾综合征。心肾综合征可分为 5 种类型: Ⅰ 型的特征是迅速恶化的心功能导致急性肾功能损伤; Ⅱ 型的特征为慢性心力衰竭引起进展性慢性肾病; Ⅲ 型是原发、急速的肾功能恶化导致急性心功能不全; Ⅳ 型系由慢性肾病导致心功能下降和或心血管不良事件危险增加; Ⅴ 型特征是由于急性或慢性全身性疾病导致心肾功能同时出现衰竭。显然, Ⅲ 型和 Ⅳ 型心肾综合征均可引起心力衰竭,其中 Ⅲ 型可造成急性心力衰竭。 Ⅴ 型心肾综合征也可诱发心力衰竭甚至急性心力衰竭。

(五)慢性心力衰竭的急性失代偿

稳定的慢性心力衰竭可以在短时间内急剧恶化,心功能失代偿,表现为急性心力衰竭。其促发因素中较多见为药物治疗缺乏依从性、严重心肌缺血、重症感染、严重的影响血流动力学的各种心律失常、肺栓塞以及肾功能损伤等。

五、分类

由于急性心力衰竭的异质性造成了精细分类的困难,目前尚没有任何一个单一的分类方法能够得到广泛的认可。大多数分类方法主要是根据患者主要的临床表现进行分类,而早期进行临床分类的价值在于有效地选择进一步的治疗方案,比如对于急性缺血性心脏病的患者,区分患者是 ST 段抬高性心肌梗死,还是非 ST 段抬高性心肌梗死,或是不稳定性心绞痛是非常重要的。一种较为简便的分类方法可将急性心力衰竭患者分为三组。

(一)急性失代偿性心力衰竭

这些患者多是在慢性心血管疾病的基础上在一定诱因下引起的心脏充血症状的加重。疾病的进展过程可以是急性、亚急性或者是在几天至几周的时间内症状的缓慢加重。大部分患者的血压和心脏输出量在正常范围内。这部分患者是急性心力衰竭患者住院治疗的主要原因。

(二)急性高血压性心力衰竭

高血压常会作为急性心力衰竭的临床表现之一而存在,其中约有 50% 的患者收缩压可高于 140 mmHg,25% 患者收缩压甚至可高于 160 mmHg。这些患者的高血压可能是由于呼吸困难或紧张(反应性高血压)使交感神经兴奋性增强引起,也可能是由于心脏功能失代偿引起的后负荷过大而导致的急性改变。同一个患者可同时存在这些因素,很难通过具体的检查来确定其因果关系。通常此类型的心力衰竭心脏仍有一定的收缩能力,更易出现肺水肿和胸部 X 线片的充血现象。虽然这些患者起病突然,由于存在低氧血症,常需要无创通气甚至机械通气,但治疗效果好,病死率相对较低。

(三)心源性休克

此类型的患者即便有充足的前负荷,却仍然出现器官低灌注的表现。收缩压常常降低,甚至出现多器官功能衰竭,其中以肾衰竭、脑功能衰竭和肝衰竭较常见。但此类型的急性心力衰竭在临床上并不多见,只占了心力衰竭患者的4%。

虽然这种分类方式并不能涵盖一些少见的情况,比如单纯的右心力衰竭和高输出量型心力衰竭,但已包括了大部分在日常临床实践中常见的急性心力衰竭患者。

六、临床表现

（一）急性左心衰竭的临床表现

1. 基础心血管疾病的病史和表现

大多数患者有各种心脏病的病史,存在引起急性心力衰竭的各种病因。老年人中的主要病因为冠心病、高血压和老年性退行性心瓣膜病,而在年轻人中多由风湿性心瓣膜病、扩张型心肌病、急性重症心肌炎等所致。

2. 早期表现

原来心功能正常的患者出现原因不明的疲乏或运动耐力明显减低以及心率增加15~20次/分,可能是左心功能降低的最早期征兆。继续发展可出现劳力性呼吸困难、夜间阵发性呼吸困难、睡觉需用枕头抬高头部等;检查可发现左心室增大、闻及舒张早期或中期奔马律、P_2亢进、两肺尤其肺底部有湿啰音,还可有干湿啰音和哮鸣音,提示已有左心功能障碍。

3. 急性肺水肿

急性肺水肿为急性左心衰竭最常见的临床表现。起病急骤,病情可迅速发展至危重状态。突发的严重呼吸困难、端坐呼吸、喘息不止、烦躁不安并有恐惧感,呼吸频率可达30~50次/分;频繁咳嗽并咯出大量粉红色泡沫样痰;听诊心率快,心尖部常可闻及奔马律;两肺满布湿罗音和哮鸣音。X线片可见典型蝴蝶形大片阴影由肺门向周围扩展。

4. 心源性休克

主要表现为:①持续低血压,收缩压降至90 mmHg以下,或原有高血压的患者收缩压降低>60 mmHg,且持续30 min以上。②组织低灌注状态,可有:皮肤湿冷、苍白和发绀,出现紫色条纹;心动过速>110次/分;尿量显著减少(<20 mL/h),甚至无尿;意识障碍,常有烦躁不安、激动焦虑、恐惧和濒死感;收缩压低于70 mmHg,可出现抑制症状如神志恍惚、表情淡漠、反应迟钝,逐渐发展至意识模糊甚至昏迷。③血流动力学障碍:PCWP>18 mmHg。④低氧血症和代谢性酸中毒。

5. 心源性昏厥

由于心脏本身排血功能减退,心排出量减少引起脑部缺血,发生短暂的意识丧失。发作大多短暂,发作后意识常立即恢复。

如昏厥不及时恢复可出现四肢抽搐、呼吸暂停、发绀等表现,称为阿—斯综合征(Adams-Stokes syndrome),主要见于急性心脏排血受阻或严重心律失常。

6. 心脏停搏

心脏停搏为严重心功能不全的表现。

（二）急性右心衰竭的临床表现

1. 右心室梗死伴急性右心衰竭

急性大块肺栓塞伴急性右心衰竭典型表现为突发呼吸困难、剧烈胸痛、有濒死感,还有咳嗽、咯血痰、明显发绀、皮肤湿冷、休克和昏厥,伴颈静脉怒张、肝大、肺梗死区呼吸音减弱、肺动脉瓣区杂音。如有导致本病的基础病因及诱因,出现不明原因的发作性呼吸困难、发绀、休克,无心肺疾病史而突发的明显右心负荷过重和心力衰竭,都应考虑肺栓塞。

2.心脏瓣膜病伴急性右心衰竭

主要为右心力衰竭的临床表现,有颈静脉充盈、下肢水肿、肝脏淤血等。急性右心衰竭临床上应注意与急性心肌梗死、肺不张、急性呼吸窘迫综合征、主动脉夹层、心包压塞、心包缩窄等疾病相鉴别。

七、诊断与评估

应根据基础心血管疾病、诱因、临床表现(病史、症状和体征)以及各种检查(心电图、胸部X线检查、超声心动图和 BNP/NT-proBNP)作出急性心力衰竭的诊断,并做出临床评估。常见的临床表现是急性左心衰竭所致的呼吸困难,系由肺淤血所致,严重患者可出现急性肺水肿和心源性休克。

BNP/NT-proBNP 作为心力衰竭的生物标志物,对急性左心衰竭诊断和鉴别诊断有肯定的价值,对患者的危险分层和预后评估有一定的临床价值。急性左心衰竭病情严重程度分级有不同的方法。Killip 法适用于基础病因为急性心肌梗死的患者;Forrester 法多用于心脏监护室、重症监护室及有血流动力学监测条件的场合;临床程度分级则可于一般的门诊和住院患者。

急性右心衰竭主要常见病因为右心室梗死和急性大块肺栓塞。诊断要点:①有原发疾病和诱因的临床表现。②突然出现呼吸困难,呼吸频率 30~40 次/分,端坐呼吸,面色苍白、口唇发绀、四肢厥冷、烦躁不安、咳嗽、咯血痰或粉红色泡沫样痰、大汗或冷汗,有濒死感和恐惧感。③心界向左下扩大,心率加速,舒张期奔马律,两肺散在湿啰音可伴有哮鸣音,血压下降,严重时出现心源性休克。④X 线检查除原发病征象外,可有肺门阴影加深加宽,并有从肺门向周围扩展或蝴蝶形的大片云雾状阴影。⑤心电图检查对确定急性左心衰竭的病因(如急性心肌梗死、弥散性心肌炎等)有帮助。⑥血流动力学变化特征为心排出量降低及肺静脉压升高。

急性心力衰竭患者的初始评估主要集中在以下几个方面:①迅速建立有关急性心力衰竭的准确诊断;②紧急处理可能威胁生命的症状,如休克、呼吸衰竭等;③辨别相关发病的诱因;④根据危险分级对患者进行相对应的护理;⑤根据患者的临床资料(血压、血流动力学状况、肾脏功能)以便尽早开始采取最合适的治疗措施。

八、急性心力衰竭的治疗策略

急性心力衰竭是指心力衰竭的症状和(或)体征迅速发作或恶化,是一种需要紧急评估和治疗严重威胁生命的临床综合征。表现为首次发生,更常见慢性心力衰竭患者急性失代偿。急性心功能不全(缺血性、炎症性或中毒性)、急性心瓣膜关闭不全或心包压塞是急性心力衰竭的常见的急性原发性心脏原因。

慢性心力衰竭失代偿通常伴有一个或多个诱因,如肺部感染、未控制的高血压、心律失常等。

临床上根据体格检查,检出充血的临床症状/体征(如果存在为"湿"、没有为"干")和(或)外周低灌注(如果存在为"冷",没有为"温")。可区分为 4 个组:温和湿(灌注良好和充血)最常见;冷和湿(低灌注和充血);冷和干(低灌注无充血);温和干(已代偿,灌注良好无充血)。有助于指导初始期的治疗并带来预后信息。

疑似急性心力衰竭患者的评估如下。

疑似急性心力衰竭患者要立即识别和管理、紧急治疗/纠正共存的危及生命的临床情况和(或)诱因。急性心力衰竭诊断的初步检查是排除引起患者症状和体征的其他原因(即肺部感染、严重贫血、急性肾衰竭)。

当急性心力衰竭被确诊时,选择进一步处理必须进行临床评估。基于详细的病史评估系统,既往心血管病史和潜在的心脏和非心脏诱因,以及通过体检基于充血和(或)低灌注体征/症状的评估,并通过另外的检查如 ECG、X 线胸片、实验室评估(用特异性标志物如 BNP 或 NT-proBNP)和超声心动图来进一步证实。

疑似急性心力衰竭的所有患者都要应进行诊断检查同时启动药物和非药物治疗。心肺功能初始评估和非侵入性监测:指脉氧、血压、呼吸和几分钟内建立连续的 ECG 监测,以评估通气、外周灌注、氧合作用、心率和血压等。呼吸窘迫(衰竭)或血流动力学不稳定患者,应提供直接呼吸和心血管支持,包括氧疗和无创呼吸机应用,甚至机械通气等。

进一步处理失代偿的原因和诱因:包括急性冠脉综合征、高血压急症、心律失常、急性机械性原因、急性肺栓塞(合称 CHAMP)。按照相关的处理原则更有针对性给予紧急处理。

九、急性左心衰竭的治疗策略

急性心力衰竭中,急性左心衰更常见,对患者生命威胁更大,是临床急症,病死率高,须要紧急处理。根据临床结果评价和血压等状况,给予处理。

(一)一般处理

1.体位

静息时明显呼吸困难者取半卧位或端坐位,双腿下垂以减少回心血量,降低心脏前负荷。

2.吸氧

适用于低氧血症和呼吸困难明显(尤其指端血氧饱和度<90%)的患者。应尽早采用,使患者 SaO_2>95%(伴 COPD 者 SaO_2>90%)。可采用鼻导管吸氧和面罩吸氧,血气分析无 CO_2 潴留可给予高浓度吸氧。也可根据血气分析情况,给予无创呼吸机或机械通气应用。

3.出入量管理

肺淤血、体循环淤血及水肿明显者应严格限制饮水量和静脉输液速度,对无明显低血容量因素(大出血、严重脱水、大汗淋漓等)者的每天摄入液体量一般宜在 1.5 L 以内,不要超过 2 L。保持每天水出入量负平衡约 500 mL/d,以减少水钠潴留和缓解症状。

(二)药物治疗

根据 CI 和 PCWP 等监测指标和临床评价,选用适当的药物给予治疗,快速有效缓解症状,纠正不良状态,减低病死率。

1.镇静剂

镇静剂主要应用吗啡,用法为 2.5～5 mg 静脉缓慢注射,亦可皮下或肌内注射。伴 CO_2 潴留者则不宜应用,可产生呼吸抑制而加重 CO_2 潴留;也不宜应用大剂量,可促使内源性组胺释放,使外周血管扩张导致血压下降。应密切观察疗效和呼吸抑制的不良反应。伴明显和持续低血压、休克、意识障碍、COPD 等患者禁忌使用。

2.支气管解痉剂

一般应用氨茶碱 0.125～0.25 g 以葡萄糖水稀释后静脉推注(10 min),4～6 h 后可重复 1 次;或以0.25～0.5 mg/(kg·h)静脉泵入。不宜用于冠心病如急性心肌梗死或不稳定性心绞痛所致的急性心力衰竭患者,不可用于伴心动过速或心律失常的患者。

3.利尿剂

(1)应用指征和作用机制:适用于急性心力衰竭伴肺循环和(或)体循环明显淤血以及容量负荷过重的患者。首选袢利尿剂如呋塞米、托拉塞米、布美他尼静脉应用,可迅速降低容量负荷。噻嗪类利尿剂、保钾利尿剂(阿米洛利、螺内酯)等仅作为袢利尿剂的辅助或替代药物,或在需要时作为联合用药。

(2)药物种类和用法:采用静脉利尿制剂,首选呋塞米,先静脉注射 20～40 mg,可多次应用,总剂量起初 6 h 不超过 80 mg,24 h 不超过 200 mg。如效果不佳,加大剂量仍未见良好反应以及容量负荷过重的急性心力衰竭患者,应加用噻嗪类和(或)醛固酮受体拮抗剂:氢氯噻嗪 25～50 mg、每日 2 次,或螺内酯 20～40 mg/d。

(3)注意事项:伴低血压(收缩压<90 mmHg)、严重低钾血症或酸中毒患者不宜应用;大剂量和较长时间的应用可发生低血容量和低钾血症、低钠血症;应检测尿量,根据尿量和症状改善状况调整剂量。

4.血管扩张药物

(1)应用指征:可应用于急性心力衰竭早期阶段。收缩压水平是评价应用的重要指标。收缩压>110 mmHg 可以安全使用;收缩压 90～110 mmHg 之间患者谨慎使用;而收缩压<90 mmHg 患者则禁忌使用。

(2)主要作用机制:降低左、右心室充盈压和全身血管阻力,同时降低收缩压,减轻心脏负荷,缓解呼吸困难。如舒张压在 60 mmHg 以上,通常冠状动脉血流可维持正常。

(3)药物种类和用法:主要硝酸酯类、硝普钠、重组人 BNP(rhBNP)、乌拉地尔、酚妥拉明等。

1)硝酸酯类药物:减少每搏心输出量和不增加心肌氧耗情况下能减轻肺淤血,特别适用于急性冠状动脉综合征伴心力衰竭的患者。临床研究已证实,硝酸酯类静脉制剂与呋塞米合用治疗急性心力衰竭有效;有研究证实应用血流动力学可耐受的最大剂量并联合小剂量呋塞米的疗效优于单纯大剂量的利尿剂。硝酸甘油或单硝酸异山梨酯静脉泵入,需监测血压,滴定式调整剂量和速度。

2)硝普钠:适用于严重心力衰竭、原有后负荷增加以及伴心源性休克患者。从小剂量 10 μg/min 开始,可酌情逐渐增加剂量至 50～250 μg/min,静脉滴注,疗程不要超过 72 h。由于其强效降压作用,密切监测血压、根据血压调整维持剂量。停药应逐渐减量,并加口服血管扩张剂,以避免反跳现象。

3)rhBNP(新活素,萘西立肽):主要作用扩张静脉和动脉(包括冠状动脉),从而减低前、后负荷,在无直接正性肌力作用情况下增加心搏量。它是一种兼具多重作用的治疗药物,可以促进钠的排泄,有一定的利尿作用;还可抑制 RAAS 和较高神经系统,阻滞急性心力衰竭演变中的恶性循环。使用方法:先给予负荷剂量 1.5 μg/kg,继 0.0075～0.015 μg/(kg·min)静脉缓慢泵入,亦可直接给予维持剂量泵入。疗程一般 3 d,不超过 7 d。

4)乌拉地尔:具有外周和中枢双重扩血管作用,可有效降低血管阻力,降低后负荷,增加心输出量,但不影响心率,从而减少心肌耗氧量。适用高血压性心脏病、缺血性心肌病(包括急性心肌梗死)和扩张型心肌病引起的急性左心衰竭;可用于心搏量降低、PCWP>18 mmHg 患者。通常静脉滴注 100～400 μg/min,可逐渐增加剂量,根据血压和临床状况予以调整。

（4）注意事项：下列情况下禁用血管扩张药物，①收缩压＜90 mmHg，或持续低血压并伴低血压症状尤其有肾功能不全的患者；②严重阻塞性心瓣膜疾病患者，例如主动脉瓣狭窄，有可能出现显著的低血压；二尖瓣狭窄也不宜应用，有可能造成心搏量明显降低；③梗阻性肥厚型心肌病。

5. 正性肌力药物

（1）应用指征和作用机制：适用于低心排出量综合征，如伴症状性低血压或心搏量降低伴有循环淤血患者，可缓解组织低灌注所致的症状，保证重要脏器的血流供应。血压较低和对血管扩张药物及利尿剂不耐受或反应不佳的患者。

（2）药物种类和用法

1）洋地黄类：能轻度增加心搏量和降低左心室充盈压，对急性左心衰竭患者治疗有一定帮助。一般应用毛花苷 C 0.2～0.4 mg 缓慢静脉注射，2～4 h 后可以再用 0.2 mg，如伴快速心室率的心房颤动患者适当增加剂量。

2）多巴胺：250～500 $\mu g/min$ 静脉泵入。一般从小剂量开始，逐渐增加剂量，短期应用。

3）多巴酚丁胺：可以缓解症状。用法：100～250 $\mu g/min$ 静脉泵入。使用时注意监测血压，常见不良反应有心律失常，心动过速，偶尔可因加重心肌缺血而出现胸痛。

4）磷酸二酯酶抑制剂：米力农，首剂 25～50 $\mu g/kg$ 静脉泵入（大于 10 min），继以 0.25～0.50 $\mu g/(kg \cdot min)$ 静脉泵入。氨力农首剂 0.5～0.75 mg/kg 静脉注射（大于 10 min），继以 5～10 $\mu g/(kg \cdot min)$ 静脉泵入。注意检测血压和心律失常。

5）左西孟旦：通过结合心肌细胞的肌钙蛋白 C 促进心肌收缩，还通过介导 ATP 敏感钾通道发挥血管舒张作用，轻度抑制磷酸二酯酶的效应。其正性肌力作用独立于 β 肾上腺素能刺激，可用于正接受 β 受体阻滞剂治疗的患者。

用法如下。

首剂 12～24 $\mu g/kg$ 静脉注射（10 min），继以 0.1 $\mu g/(kg \cdot min)$ 静脉泵入，可酌情调整剂量。亦可直接维持剂量，以防止发生低血压。

6. 血管加压素拮抗剂

托伐普坦可阻滞精氨酸加压素（AVP）在肾小管 V_2 受体的作用，促进水的排出。托伐普坦可用于治疗容量负荷过重伴难治性低钠血症的患者。主要不良反应是口渴和脱水。注意加强检测。

十、急性右心衰竭的治疗策略

急性右心衰竭远较急性左心衰竭少见。同时国际上对右心衰竭的指导性文件较少，2016年 ESC 公布急性右心衰竭现代管理指南，我国于 2010 年公布急性心衰竭指南，结合指南考虑制订急性右心衰竭策略。

（一）一般处理

1. 去除可能加重和诱发急性右心衰竭的因素

如类固醇抗感染药、非二氢吡啶类钙通道阻滞剂、抗心律失常药物、脓毒血症、贫血、高动力状态、低氧血症、高碳酸血症、心律失常、心肌缺血、肺栓塞、阻塞性睡眠呼吸暂停等。

2. 减少体液潴留，维持水电解质酸碱平衡

适度限盐，监测体重，适量应用利尿剂。

3.氧疗

氧气是选择性肺血管扩张剂。低氧血症可导致肺血管收缩而引起肺动脉高压。氧疗可改善肺动脉高压患者心指数及肺血管阻力。

4.抗凝治疗

右心力衰竭存在以下情况需考虑抗凝治疗：心内血栓、既往血栓病史(肺栓塞及静脉栓塞)、肺动脉高压、阵发性或持续性房扑、心房颤动和人工机械瓣膜等。

(二)病因治疗

右心衰竭病因治疗是决定患者预后的重要治疗措施。对于动脉性肺动脉高压和慢性血栓栓塞性肺动脉高压患者,应用肺动脉高压靶向治疗药物如前列环素类药物、5型磷酸二酯酶抑制剂及内皮素受体拮抗剂,可改善患者运动耐量。

对于重症肺动脉高压患者,吸入一氧化氮、静脉用依前列醇、吸入伊洛前列素的有效性已经得到证实。对于急性肺栓塞患者,根据患者危险分层可考虑溶栓、外科血栓切除术、经皮导管消栓及碎栓术、抗凝等治疗。

慢性血栓栓塞性肺动脉高压患者可考虑肺动脉血栓内膜剥脱术。全心力衰竭合并肺静脉高压,应优化充血性心力衰竭的治疗,控制液体潴留。对于瓣膜性心脏病或先天性心脏病患者,应考虑手术或介入治疗。对于肺实质病变和(或)低氧血症所致的肺动脉高压,应对原发病因进行治疗,给予氧气支持、改善通气等治疗。

第五节　顽固性心力衰竭

难治性或顽固性心力衰竭(refractory heart failure,RHF)又称进展性心力衰竭(advanced HF)或终末期心力衰竭(end-stage HF),《2013年ACCF/AHA心力衰竭管理指南》将其命名为第四期心力衰竭(stage D)。

通常认为,心力衰竭患者经过利尿药与指南规定的最大剂量的抗心力衰竭药物(GDMT)治疗后,仍有严重的心力衰竭症状及体征,且活动明显受限者可称为RHF。

一、诊断顽固性心力衰竭的先决条件和标准

(一)先决条件

在确立RHF诊断前,首先应对患者进行系统检查与评估,以明确RHF的诊断是否正确、有无发病诱因、治疗是否合理、有无可用药物或非药物手段矫治的病因或并发症及引起这些严重症状的其他病因等。应注意以下几方面情况。

(1)如为瓣膜性心脏病,应判定是原发性或继发性,是否可用手术矫治,若能手术矫治要尽量手术,即行病因治疗。

(2)慢性瓣膜病出现RHF症状时,既要想到隐匿性风湿活动,又应排除合并感染性心内膜炎的可能。

(3)是否为缩窄性心包炎,是否为复发性肺栓塞而误认为RHF,应仔细鉴别,及时行

病因治疗。

(4)是否合并甲状腺功能亢进或减退及是否有快速性心律失常未获控制。

(5)严重呼吸困难应排除肺源性的(包括合并急性肺栓塞或气胸)。

(6)贫血和(或)缺铁亦为 RHF 的重要诱因,一旦发现应积极纠治。

(7)对疑诊"扩张型心肌病"的患者应排除慢性心肌炎,对疑为缺血性心肌病患者应判断有无显性或隐性心肌缺血,因消除心肌缺血,可改善心力衰竭症状。

(8)疑为心源性恶病质者,应排除体重降低的其他原因,尤其是恶性肿瘤。

(9)对水肿或浆膜腔积液患者应排除其他病变,如肝源性、肾源性水肿或低蛋白血症等。

(10)对已确立为 RHF 的患者,应审查治疗方案是否正确合理:①钠盐与液体摄入量限制是否合理;②患者是否已接受足量(最大耐受量)指南规定(指导)的药物治疗(GDMT),特别是患者是否按医嘱坚持用药;③收缩性心力衰竭患者是否已同时接受洋地黄类正性肌力药地高辛治疗,此点十分重要;④是否并用可抑制心肌收缩的药物(钙拮抗药、抗心律失常药等)或非甾体消炎药(引起液体潴留);⑤患者的心室率是否已获满意控制;⑥高血压、糖尿病或感染等并发症是否已获控制。

(二)诊断标准

欧洲心脏协会于 2012 年提出了 RHF 客观诊断标准,非常有用,可作为参考。

(1)轻微活动或静息时出现心力衰竭的严重症状:呼吸困难和(或)乏力(NY-HA Ⅲ~Ⅳ级)。

(2)休息时出现体液潴留,肺和(或)全身淤血,外周水肿和(或)静息时心输出量降低(外周低灌注)。

(3)有严重心功能不全客观证据,符合下述四项之一:①LVEF<30%;②二尖瓣血流类型为"假性正常化"或"限制性";③右心导管检查时,平均 PCWP>16 mmHg 和(或)右心房压>12 mmHg;④无其他心外性原因情况下,BNP/NT-proBNP 增高。

(4)有运动能力严重受损表现,符合下述三项之一:①不耐受运动;②6 min 步行试验≤300 m;③峰值 VO_2<12~14 mL/(kg·min)。

(5)过去 6 个月内有 1 次以上的住院史。

(6)尽管以前"努力优化治疗"(包括利尿药及 GDMT,以及适合时 CRT,除非耐受不良或有禁忌证),但是仍出现上述所有特征。

另外,也有一些线索能够帮助临床医生识别哪些患者正在进展到 RHF 阶段,应早识别、早干预。①过去 1 年因心力衰竭反复(多于 2 次)住院或看急诊;②肾功能进行性恶化(如 BUN 及肌酐升高);③无其他原因出现体重下降(如心脏恶病质);④由于低血压和(或)肾功能不全不能耐受 ACEI;⑤由于低血压和(或)心力衰竭症状恶化不能耐受 β 受体阻滞药;⑥频繁出现 SBP<90 mmHg;⑦穿衣或洗澡时出现持续的呼吸困难,需要休息;⑧由于呼吸困难和(或)乏力不能在平路上走一个街区;⑨最近需要增加利尿药的剂量维持体液平衡,每天剂量相当于呋塞米多 160 mg 和(或)需要联合应用噻嗪类利尿药;⑩血钠进行性降低,常常<133 mmol/L;ICD 频繁放电。

二、治疗顽固性心力衰竭的策略与具体措施

心力衰竭发生发展机制主要与心室重塑和神经—内分泌—细胞因子系统激活有关,而神

经内分泌和细胞因子等激活是导致心肌重塑和心力衰竭恶化的重要原因,因此,RHF治疗策略的关键在于阻断神经内分泌系统的激活,防止、延缓甚至逆转心室重塑,纠正血流动力学异常,改善其预后。其治疗原则包括去除诱发因素和基本病因,通过药物、手术和必要的心理治疗来改善临床症状,防止心肌损害进一步加重,延缓病程进展,最终达到降低病死率和住院率、改善患者生活质量的目的。但当病程进展到RHF时,减轻患者症状,提高其生活质量的治疗措施可能更重要。

(一)一般治疗

1.休息

病情不稳定的患者应避免体力活动,避免精神刺激和情绪波动,以减少心脏的负荷,但长期卧床易发生静脉血栓形成甚至肺栓塞,同时也使消化功能降低及肌肉萎缩。因此,应鼓励病情稳定的心力衰竭患者主动运动,从床边小坐开始逐步增加床旁活动。

2.改善生活方式

①患者应戒烟、戒酒,肥胖患者应减轻体重;②控制高血压、高血脂及高血糖;③饮食宜低脂、低盐,进易消化食物,在总量控制下,可少量多餐;④应用袢利尿药情况下不要过分限制钠盐摄入量,以避免低钠血症,导致低血压;⑤利尿药应用时间较长的患者要补充多种维生素和微量元素,维持电解质平衡。

3.进水量限制

因为RHF时交感神经系统及RAAS激活,去甲肾上腺素及AngⅡ增加,减少了钠向远曲小管的排泄,同时精氨酸加压素增加远曲小管水的重吸收;另外,AngⅡ会刺激渴觉中枢,导致饮水增加。因此,在RHF时限钠限水是非常重要的措施。但是,RHF患者推荐限制入水量主要根据临床经验,没有循证医学证据。推荐最好在密切监测体重及心力衰竭症状下维持钠水平衡,早期发现液体潴留:①RHF患者伴体液潴留,液体摄入量应限制在1.5～2.0 L/d,并根据症状、体征与体重改变调整进水量;②对利尿药有抵抗和(或)低钠血症者液体摄入量更需严格限制,因为低钠血症在RHF中常见,而且是不良预后的指标,限水可提高血钠浓度,尽管单纯限水的效果很难达到及维持;③同时限制钠盐与水分摄入可增强利尿药效果,但低湿度或高温环境下过分限制摄水量易发生中暑。

(二)药物治疗

RHF患者的基础治疗是按个体化原则进行合理的强化药物治疗。目前药物治疗包括利尿药、ACEI或ARB、β受体阻滞药、醛固酮受体拮抗药、洋地黄类与非洋地黄类正性肌力药物、血管扩张药以及一些新的药物。

1.利尿药的合理应用

有体液潴留的RHF患者常需静脉应用袢利尿药,并与噻嗪类利尿药和(或)醛固酮受体拮抗药合用。依据反应调整利尿药剂量。用药前与用药期间必须定期监测血压、体重、血钾、血镁与肾功能,必须注意,严重低血钾既可诱发恶性心律失常,又可减弱利尿药的利尿效果。利尿药应与ACE或ARB和β受体阻滞药合用,以抵消利尿药反射性激活交感神经系统及RAAS引起的不良作用。

袢利尿药有下述三项优点,故属首选药:①为强效利尿药,排水效果好;②肾功能不全时仍保持利尿效果;③剂量与效应呈线性关系,小剂量无效时,增加剂量可有效。静脉使用袢利尿药时应注意,静脉注射呋塞米时速度不应＞4 mg/min,以减轻耳毒性作用。某些肾功能不全和(或)老年严重心力衰竭患者可能需呋塞米 1 000～3 000 mg/d 静脉注射才有利尿反应。静脉分次给药或持续滴注利尿效果相同,但后一给药方法不易发生过度利尿反应。呋塞米一次口服后作用维持 4～5 h,故需多次给药。此外,本药吸收率个体差异大(10%～100%),平均为 50%;而托拉塞米或布美他尼吸收率可达 90%。口服呋塞米常用量为 20～80 mg,2 次/天,最大剂量不应超过 1 000 mg/d,以防止剂量相关性耳毒性反应。

美托拉宗为一长效强效利尿药,属噻嗪类。本药在肾功能不全时仍有利尿效应。常用剂量 5～20 mg/d,常与袢利尿药合用治疗严重心力衰竭合并顽固性水肿患者,但目前国内没有该药供应。血管升压素 V_2 受体拮抗药为纯排水剂,可促进肾清除游离水,纠正稀释性低钠血症与内脏淤血症状。本类药物总称为 Vaptans,药物名称有托伐普坦(Tolvaptan)、考尼伐坦(Conivaptan)与利希普坦(Lixivaptan)等。本类药物偶可引起低血压与口渴感等。

RHF 患者常常病程长,需要长时间大剂量使用利尿药,因此可能出现利尿药抵抗,当中等剂量袢利尿药应用不能满意地使细胞外液减少时,称利尿药抵抗。其机制有:①除托拉塞米以外的袢利尿药为短效类利尿药,故尿钠排泄作用维持一段时间后,其效果降至利尿阈值以下时,肾开始重吸收钠离子;②随心力衰竭进展,患者对内源性利钠肽丧失反应;③利尿药增加溶质向肾单位远端释放,引起其上皮细胞增生和肥厚。利尿药抵抗产生的原因如下:①利尿药应用不当:两种袢利尿药或两种噻嗪类利尿药合用;肾小球滤过率低时用噻嗪类药(美托拉宗例外);利尿药剂量过大,未坚持按医嘱用药。②电解质紊乱:低钾、低钠血症;低镁血症(如不纠正,则也难以纠正低钾血症)。③利尿药诱发肾灌注不足(低血容量):心搏出量过低;低血压。④血液中儿茶酚胺水平过高。⑤并用干扰性药物:非甾体消炎药;丙磺舒、锂制剂等。

当产生利尿药抵抗时,可联合应用两类作用于肾单位不同部位的利尿药,即在袢利尿药治疗基础上,加用近端小管或远端小管、集合管利尿药,但袢利尿药仍应使用原有效剂量。远端小管利尿药半衰期长于袢利尿药,故可预防利尿引起的钠潴留;同时它又可抑制 Na^+ 在近端小管转运。此外,噻嗪类利尿药尚可抑制碳酸酐酶而抑制氯化钠在远端小管转运,从而拮抗肥厚增生的远端上皮细胞对溶质的过度重吸收。

目前,临床多选用半衰期长的噻嗪类药即美托拉宗,本药另一优点为肾小球滤过率低时仍可有效。剂量为 2.5～10 mg/d,对顽固性水肿患者可用呋塞米静脉持续滴注合并美托拉宗治疗。一旦达到预期利尿效果,即可减少静脉用药剂量。本给药方案可避免静脉多次冲击疗法引起的耳毒性与过度利尿的不良反应。

严重心力衰竭常常合并低钠血症,在心源性水肿状态下合并低钠血症称为稀释性低钠血症,其发生机制尚未阐明,一般认为与使用袢利尿药、低盐饮食及心力衰竭的严重程度有关。一旦发生心脏性水肿合并低血钠症,袢利尿药效果将减弱,即使增加剂量亦难产生满意的利尿效应,有时反可加重低钠血症,使心力衰竭进行性恶化,故这一并发症是公认预后不良的指标。传统的治疗方法是在严格控制液体摄入量的基础上,增加静脉利尿药剂量,但作用有限,且可诱发利尿药抵抗。

2.神经内分泌抑制剂

这类治疗措施包括 ACEI 或 ARB、β 受体阻滞药及醛固酮受体拮抗药,系心力衰竭的生物学修复治疗,可提高患者的生存率。但进展到 RHF 阶段,患者血压偏低,水肿明显,患者对这类治疗措施较敏感,医生存在过度的担心,因此该措施普遍应用不佳。

但要注意,收缩压 90 mmHg 但不伴低血压症状且无明显体液潴留的稳定性心力衰竭患者不是 ACEI 或 ARB 和(或)β 受体阻滞药禁忌证,但需静脉使用正性肌力药维持血压和(或)需静脉应用利尿药者应减量或停用 ACEI/ARB 和(或)β 受体阻滞药。已接受低剂量 ACEI/ARB 治疗者,如无低血压可加用 β 受体阻滞药,并逐渐增量,因两者尽早合用改善症状与降低病死率的效果优于单纯增加 ACEI/ARB 剂量。应选用长效 β 受体阻滞药。β 受体阻滞药起始剂量应小,递增剂量应慢,尽量达到目标剂量或最大耐受量,静息时的目标心率应为 50~60 次/分,无症状的血压偏低(≥80 mmHg)一般无须停药。

多数学者经验显示,合并非急性期呼吸道反应性疾病患者可耐受一定剂量的选择性 $β_1$ 受体阻滞药如琥珀酸美托洛尔治疗,从而获益。ACEI 与 ARB 合用,尤其是与醛固酮受体拮抗药三者联用可增加低血压、高钾血症的发生率,故属禁忌;而小剂量地高辛与 ACEI/ARB 和 β 受体阻滞药合用可提高抗心力衰竭疗效,尤适用于血压偏低合并快速性心房颤动患者。

另外,过去对 ACEI/ARB 和(或)β 受体阻滞药不耐受者,并不提示今后不能再使用该类药物,为减少 ACEI/ARB 与 β 阻滞药合用引起的低血压反应,每天可在不同时间分别服药,并酌情减少利尿药用量。神经内分泌抑制剂剂量不足是心力衰竭不断进展的原因之一,应严密观察,谨慎调整剂量,力争达到目标剂量,以发挥最大疗效。

ACEI 为治疗心力衰竭的首选药物,但在出现不良反应(主要是干咳)时可换用 ARB;已用 ARB 的患者可继续使用,不应换用 ACEI。为安全使用醛固酮受体拮抗药,需严密监测血清 K^+ 和肾功能,只有当患者利尿药、ACEI/ARB 用量恒定时才能加用醛固酮拮抗药。初始用小剂量,如血清 K^+>5 mmol/L,应将剂量减半;如 K^+>5.5 mmol/L,则应停用。第 4 周时如患者对依普利酮 25 mg/d 耐受良好,可将剂量增加至 50 mg/d。医生应告知患者药物的效果、用法与可能的不良反应。特别是本类药物起效较慢,需坚持服用数周至数月方能发挥最大疗效并延长生命。

3.伊伐布雷定

本药为窦房结 If 电流选择性抑制剂,除减慢窦性心律外,对心肌收缩力、血压、末梢血管阻力与传导系统均无直接作用。大量研究证实,静息时心率持续性增快是各种心血管病预后不良的标志。心率增快可增加心肌耗氧量,降低冠状动脉血流量,减弱心肌收缩力,并诱发与加重心力衰竭。

最近随机双盲研究(BEAUTIFUL 与 SHIFT 试验)均证实,本药通过减慢窦性心率,可改善慢性收缩性心力衰竭患者症状,减少再住院率,并降低病死率。但本药对舒张性心力衰竭有无作用尚无研究报道。

《2012 年 ESC 急慢性心力衰竭诊断与治疗指南》建议:窦性心律、LVEF<35%、心率≥70 次/分且持续存在症状(NYHA Ⅱ~Ⅳ级)的心力衰竭患者,即使已应用循证剂量(或低于循证剂量的最大耐受剂量)β 受体阻滞药、ACEI/ARB 以及醛固酮受体拮抗药,也应考虑用伊伐布雷定,以降低因心力衰竭再住院的风险。推荐剂量每次 5 mg,2 次/天,口服;用药 2~4 周后,如心率下降不明显,可增加为 7.5 mg,2 次/天,本药无明显不良反应。我国心力衰竭诊治指南 2014 也推荐使用该药。

4.洋地黄类正性肌力药

洋地黄强心苷类药物是一类有强心作用的苷类化合物,其作为传统的正性肌力药,应用历史可以追溯到 18 世纪 William Withering 首次将地高辛用于水肿的患者。洋地黄强心苷类曾被认为是心力衰竭治疗的基础,但随着对心力衰竭病理生理机制认识的转变及 β 受体阻滞药、血管紧张素转化酶抑制药(ACEI)的广泛应用,使其在心力衰竭患者治疗中的地位降低且存在较大的争议。

目前,洋地黄强心苷类可供临床使用的制剂有地高辛、洋地黄毒苷、毛花苷 C(西地兰)和毒毛花苷 K,但国内临床最常用的是地高辛片,它是唯一经安慰剂对照临床试验证明不增加病死率的正性肌力药物,也是唯一被美国食品和药物管理局(FDA)批准的能有效治疗心力衰竭的洋地黄制剂。静脉应用的毛花苷 C(西地兰)主要应用于急性心力衰竭和慢性心力衰竭急性加重期的治疗,可迅速缓解患者的症状。

5.非洋地黄类正性肌力药

在 RHF 时,《2013 年 ACCF/AHA 心力衰竭管理指南》推荐的应用正性肌力药物的适应证如下:①RHF 合并心源性休克时可短期临时应用静脉正性肌力药物支持,以维持外周组织灌注及保护重要脏器功能,直到应用明确的治疗方法(如冠状动脉血运重建或心脏移植)或急性加重因素解除(Ⅰ类推荐);②在等待或者适合 MCS 或心脏移植的 RHF 患者,持续静脉给予正性肌力药物作为桥梁过渡到该治疗是合理的;③在收缩功能严重受损且血压低、心输出量显著降低的患者可考虑短期持续静脉给予正性肌力药物支持以维持外周组织灌注及保护重要脏器功能;④对不适合植入 MCS 或心脏移植的 RHF 患者,尽管接受了 GDMT 及其他器械治疗,但是持续静脉给予正性肌力药物支持仍可作为一种姑息治疗改善患者的症状。但是,在没有具体适应证或作为姑息治疗外,持续或间断静脉给予正性肌力药物支持有潜在损害作用,不推荐使用。另外,在没有收缩功能严重受损、血压低或灌注降低及心输出量显著降低的 RHF 患者,无论有无充血的症状,使用非正性肌力药物有潜在损害作用,也不推荐应用。

6.血管扩张药

血管扩张药按其作用机制分类如下:①直接作用于血管平滑肌的药物,如硝酸酯、肼屈嗪;②α_1 受体阻滞药,如乌拉地尔等;③ACEI,如卡托普利、依那普利、福辛普利等;④ARB,如氯沙坦、缬沙坦、依贝沙坦等;⑤钙通道阻滞药,如硝苯地平、维拉帕米、氨氯地平等。

7.肌凝蛋白

选择性激活药 SR33805 为一强力钙通道阻滞药,它兼可增加肌丝对钙离子的敏感性。兰尼碱受体 2(RyR2)稳定剂——Rycael 正在积极研究开发中。动物实验已证实其可减少心律失常及增强心肌收缩力。Rycael 已有口服制剂(S107)供应。通过延长射血时间与心肌分数缩短率可增加心脏每搏输出量。本药优点是不增加心肌缩短或力量发生的速率,故不增加耗氧量。目前正在进行的Ⅰ期与Ⅱ期试验显示患者耐受性良好。

8.抗凝血药

慢性收缩性心力衰竭患者因心脏活动减弱,血液淤积于心腔与血管内,可能同时存在的凝血因子过度激活,故血栓栓塞危险性增加。但几项大型试验显示,稳定性心力衰竭患者虽然射血分数很低且心腔内存在血栓,但血栓栓塞的发生率仅 10%～30%,故对该类患者的抗凝疗法的效益难以评价。

几项回顾性对比分析未能显示华法林预防性应用可减少主要心血管事件或病死率;阿司匹林与华法林对比研究亦未显示窦性心律且无心源性栓塞的心力衰竭患者Ⅰ级与Ⅱ级终点事件有显著差异。相反,华法林治疗组严重出血事件有显著增加。基于上述表现,临床无特殊适应证的窦性心律合并心力衰竭患者不宜常规预防性使用华法林或阿司匹林。

此外,目前亦无充分资料支持低剂量阿司匹林用于无冠心病和无其他危险素的心力衰竭患者作为一级预防。心力衰竭患者的心房颤动发生率高于普通人群,心功能级别越高,其心房颤动发生率也越高。另一方面,心房颤动也是心力衰竭发病的独立危险因子。

总之,心房颤动与心力衰竭互为因果,共同促进心脏病的发展。心房颤动合并心力衰竭患者治疗的主要目的是预防血栓栓塞与控制症状。除非心力衰竭病因已明,否则快速型心房颤动患者新发生心力衰竭应考虑是心率依赖性心肌病:对发病时间不详的心房颤动患者,通常先试用胺碘酮治疗 1 个月,继之实施电复律;持续性心房颤动伴心房显著扩大者可联合应用地高辛与 β 受体阻滞药,以控制心室率;少数稳定性心力衰竭患者可施行导管消融根治心房颤动,某些选择性患者可行房室结消融与双心室同步起搏治疗。

心房颤动合并心力衰竭患者,应根据 CHADS2 评分确定是否行抗凝治疗。若多 2 分考虑华法林抗凝,监测 INR 在 2.0～3.0;也可使用新型的口服抗凝药,如达比加群酯等。

对低危患者是否行抗凝治疗,应评估抗凝药治疗的风险/效益比与出血的风险,按个体化原则处理,《2013 年 ACCF/AHA 心力衰竭管理指南》列为 Ⅱa 类推荐。对不伴心房颤动、血栓栓塞事件、亦无心腔内血栓的慢性心力衰竭患者不推荐使用抗凝药。

第六节　高血压的生理和病理基础

一、高血压的生理基础

从血流动力学角度,血压主要决定于心输出量和体循环周围血管阻力,平均动脉血压(mean arterial pressure,MAP)＝心输出量(cardiac output,CO)×总外周血管阻力(total peripheral vascular resistance,TPVR)。高血压的血流动力学特征主要是总外周血管阻力相对或绝对增高。从总外周血管阻力增高出发,目前高血压的发病机制集中在以下几个环节。

(一)交感神经系统活性亢进

各种病因因素使大脑皮质下神经中枢功能发生变化,各种神经递质浓度与活性异常,包括去甲肾上腺素、肾上腺素、多巴胺、5-羟色胺、血管加压素、脑啡肽、脑钠肽和中枢肾素血管紧张素系统,导致交感神经系统活性亢进,血浆儿茶酚胺浓度升高,阻力小动脉收缩增强。

(二)肾性水钠潴留

各种原因引起肾性水钠潴留,通过全身血流自身调节使外周血管阻力和血压升高,压力—利尿钠机制再将潴留的水钠排泄出去。也可能通过排钠激素分泌释放增加,例如内源性洋地黄物质,在排泄水钠同时使外周血管阻力增高。这个学说的理论意义在于将血压升高作为维持体内水钠平衡的一种代偿方式。

有较多因素可引起肾性水钠潴留,例如亢进的交感活性使肾血管阻力增加;肾小球有微小结构病变;肾排钠激素(前列腺素、激肽酶、肾髓质素)分泌减少,或者肾外排钠激素(内源性类洋地黄物质、心房肽)分泌异常,或者潴留激素(18-羟去氧皮质酮、醛固酮)释放增多。

(三)肾素—血管紧张素—醛固酮系统(RAAS)激活

经典的 RAAS 包括肾小球入球动脉的球旁细胞分泌肾素,激活从肝产生的血管紧张素原

（AGT），生成血管紧张素Ⅰ（AⅠ），然后经肺循环的转换酶（ACE）生成血管紧张素Ⅱ（AⅡ）。AⅡ是RAAS的主要效应物质，作用于血管紧张素Ⅱ受体（AT_1），使小动脉平滑肌收缩，刺激肾上腺皮质球状带分泌醛固酮，通过交感神经末梢突触前膜的正反馈使去甲肾上腺素分泌增加。这些作用均可使血压升高，参与高血压发病并维持。近年来发现很多组织，例如血管壁、心脏、中枢神经、肾及肾上腺，也有RAAS各种组成成分。组织RAAS对心脏、血管的功能和结构所起的作用，可能在高血压发生和维持中有更大影响。

（四）细胞膜离子转运异常

血管平滑肌细胞有许多特异性的离子通道、载体和酶，组成细胞膜离子转运系统，维持细胞内外钠、钾、钙离子浓度的动态平衡。遗传性或获得性细胞膜离子转运异常，包括钠泵活性降低，钠离子协同转运缺陷，细胞膜通透性增强，钙泵活性降低，可导致细胞内钠、钙离子浓度升高，膜电位降低，激活平滑肌细胞兴奋收缩耦联，使血管收缩反应性增强和平滑肌细胞增生与肥大，血管阻力增高。

（五）胰岛素抵抗

胰岛素抵抗（insulin resistance，IR）是指必须以高于正常的血胰岛素释放水平来维持正常的糖耐量，表示机体组织对胰岛素处理葡萄糖的能力减退。约50%原发性高血压患者存在不同程度的IR，在肥胖、血三酰甘油升高、高血压与糖耐量减退同时并存的四联症患者中最为明显。近年来认为胰岛素抵抗是2型糖尿病和高血压发生的共同病理生理基础，但是胰岛素抵抗是如何导致血压升高，尚未获得肯定解释。多数认为是胰岛素抵抗造成继发性高胰岛素血症引起的，因为胰岛素抵抗主要影响胰岛素对葡萄糖的利用效应，胰岛素的其他生物学效应仍然保留，继发性高胰岛素血症使肾水钠重吸收增强，交感神经系统活性亢进，动脉弹性减退，从而血压升高。在一定意义上，胰岛素抵抗所致交感活性亢进使机体产热增加，是对肥胖的一种负反馈调节，这种调节以血压升高和血脂代谢障碍为代价。

然而，上述从总外周血管阻力增高出发的机制尚不能解释单纯收缩期性高血压和脉压明显增大。通常情况下，大动脉弹性和外周血管的压力反射波是收缩压与脉压的主要决定因素，所以近年来重视动脉弹性功能在高血压发病中的作用。现在已知，覆盖在血管壁内表面的内皮细胞能生成、激活和释放各种血管活性物质，例如一氧化氮（NO）、前列环素（PGI_2）、内皮素（ET-1）、内皮依赖性血管收缩因子（EDCF）等，调节心血管功能。随着年龄增长及各种心血管危险因素，例如血脂异常、血糖升高、吸烟、高同型半胱氨酸血症等，使氧自由基产生增加，NO灭活增强，氧化应激反应影响动脉弹性功能和结构。

由于大动脉弹性减退，脉搏波传导速度增快，反射波抵达中心大动脉的时相从舒张期提前到收缩期，出现收缩期延迟压力波峰，可以导致收缩压升高，舒张压减低，脉压增大。阻力小动脉结构（血管数目稀少或壁/腔比值增加）和功能（弹性减退和阻力增大）改变，影响外周压力反射点的位置或反射波速度，也对脉压增大起重要作用。

二、病理基础

高血压早期无明显病理改变。心脏和血管是高血压病理生理作用的主要靶器官。长期高血压引起的心脏改变主要是左心室肥厚和扩大。长期高血压引起的全身小动脉病变，主要是壁/腔比值增加和管腔内径缩小，导致重要靶器官如心、脑、肾组织缺血。长期高血压及伴随的危险因素可促进动脉粥样硬化的形成及发展，该病变主要累及体循环大、中动脉。高血压时还出现微循环毛细血管稀疏、扭曲变形,静脉顺应性减退。现在认为血管内皮功能障碍是高血压最早期和最重要的血管损害。

(一)心脏

长期压力负荷增高,儿茶酚胺与血管紧张素Ⅱ等生长因子都可刺激心肌细胞肥大和间质纤维化。高血压主要引起左心室肥厚和扩张,根据左心室肥厚和扩张的程度,可以分为对称性肥厚、不对称性室间隔肥厚和扩张性肥厚。长期高血压发生心脏肥厚或扩大时,称为高血压心脏病。高血压心脏病常合并冠状动脉硬化和微血管病变,最终可导致心力衰竭或严重心律失常,甚至猝死。

(二)脑

长期高血压对脑组织的影响,无论是脑卒中或慢性脑缺血,都是脑血管病变的后果。长期高血压使脑血管发生缺血与变性,形成微动脉瘤,从而发生脑出血。高血压促使脑动脉粥样硬化,粥样斑块破裂可并发脑血栓形成。脑小动脉闭塞性病变,引起针尖样小范围梗死病灶,称为腔隙性脑梗死。高血压的脑血管病变部位,特别容易发生在大脑中动脉的豆纹动脉、基底动脉的旁正中动脉和小脑齿状核动脉。这些血管直接来自压力较高的动脉,血管细长而且垂直穿透,容易形成微动脉瘤或闭塞性病变。因此,脑卒中通常累及壳核、丘脑、尾状核、内囊等部位。

(三)肾

肾单位数目随年龄增长而减少。长期持续高血压使肾小球内囊压力升高,肾小球纤维化、萎缩及肾动脉硬化,进一步导致肾实质缺血和肾单位不断减少。慢性肾衰竭是长期高血压的严重后果之一,尤其在合并糖尿病时。恶性高血压时,入球小动脉及小叶间动脉发生增生性内膜炎及纤维素样坏死,可在短期内出现肾衰竭。

第七节　高血压的病因

一、原发性高血压

原发性高血压(primary hypertension,PH)是以血压升高为主要临床表现的综合征,通常简称为高血压。高血压是多种心、脑血管疾病的重要病因和危险因素,影响重要脏器,例如心、脑、肾的结构与功能,最终导致这些器官的功能衰竭,迄今仍是心血管疾病死亡的主要原因之一。

原发性高血压的病因为多因素,可分为遗传因素和环境因素两个方面。高血压是遗传易感性和环境因素相互作用的结果。一般认为在比例上,遗传因素约占40%,环境因素约占60%。

1.遗传因素

高血压具有明显的家族聚集性,父母均有高血压,子女的发病概率高达46%,约60%高血压患者可询问到有高血压家族史。高血压的遗传可能存在主要基因显性遗传和多基因关联遗传两种方式。在遗传表型上,不仅血压升高发生率体现遗传性,而且在高血压高度、并发症发生及其他有关因素方面,如肥胖,也有遗传性。

2.环境因素

(1)饮食:不同地区人群血压水平和高血压患病率与钠盐平均摄入量显著有关,摄盐越多,血压水平和患病率越高,但是同一地区人群中个体间血压水平与摄盐量并不相关,摄盐过多导致血压升高主要见于对盐敏感的人群中。钾摄入量与血压呈负相关。饮食中钙摄入对血压的影响尚有争议,多数人认为饮食低钙与高血压发生有关。高蛋白质摄入属于升压因素,动物和植物蛋白质均能升压。饮食中饱和脂肪酸或饱和脂肪酸/不饱和脂肪酸比值较高也属于升压因素。饮酒量与血压水平线性相关,尤其与收缩压,每天饮酒量超过 50 g 乙醇者高血压发病率明显增高。

(2)精神应激:城市脑力劳动者高血压患病率超过体力劳动者,从事精神紧张度高的职业者发生高血压的可能性较大,长期生活在噪声环境中听力敏感性减退者患高血压也较多。高血压患者经休息后往往症状和血压可获得一定改善。

(3)其他因素

1)体重:超重或肥胖是血压升高的重要危险因素。体重常是衡量肥胖程度的指标,一般采用体重指数(body mass index,BMI)。高血压患者约 1/3 有不同程度肥胖。血压与 BMI 呈显著正相关。肥胖的类型与高血压发生密切相关,腹型肥胖者容易发生高血压。

2)避孕药:服避孕药妇女血压升高发生率及程度与服用时间长短相关。35 岁以上妇女容易出现血压升高。口服避孕药引起的高血压一般为轻度,并且可逆转,在终止避孕药后 3~6 个月血压常恢复正常。

3)阻塞性睡眠呼吸暂停综合征(obstructive sleep apnea syndrome,OSAS):是指睡眠期间反复发作性呼吸暂停。常伴有重度打鼾,其病因主要是上呼吸道咽部肌肉收缩或狭窄、腺样和扁桃体组织增生、舌根部脂肪浸润后垂以及下颚畸形。OSAS 患者 50% 有高血压,血压高度与 OSAS 病程有关。

二、继发性高血压

继发性高血压是指由某些确定的疾病或病因引起的血压升高,约占所有高血压的 5%。继发性高血压尽管所占比例并不高,但绝对人数仍相当多,而且不少继发性高血压,如原发性醛固酮增多症、嗜铬细胞瘤、肾血管性高血压、肾素分泌瘤等,可通过手术得到根治或改善。因此,及早明确诊断能提高治愈率或阻止病情进展。

临床上凡遇到以下情况时,要进行全面详尽的筛查:中、重度血压升高的年轻患者;症状、体征或实验室检查有怀疑线索,例如肢体脉搏搏动不对称性减弱或消失,腹部听到粗糙的血管杂音,近期明显怕热、多汗、消瘦,血尿或明显蛋白尿等;降压药联合治疗效果很差或者治疗过程中血压曾经控制良好但近期内又明显升高;急进性和恶性高血压患者。

(一)肾实质性高血压

肾实质性高血压包括急、慢性肾小球肾炎,糖尿病性肾病、慢性肾盂肾炎,多囊肾和肾移植后等多种肾病引起的高血压,是最常见的继发性高血压。所有肾病在终末期肾病阶段 80%~90% 有高血压。肾实质性高血压的发生主要是由于肾单位大量丢失,导致水钠潴留和细胞外容量增加,以及肾 RAAS 激活与排钠激素减少。高血压又进一步升高肾小球内囊压力,形成恶性循环,加重肾的病变。肾实质性高血压必须严格限制钠盐摄入,每天<3 g;使用降压药物联合治疗,通常需要 3 种或 3 种以上。

(二)肾血管性高血压

肾血管性高血压是单侧或双侧肾动脉主干或分支狭窄引起的高血压。常见病因有多发性大动脉炎,肾动脉纤维肌性发育不良和动脉粥样硬化,前两者主要见于青少年,后者见于老年人。肾血管性高血压发生时由于肾血管狭窄,激活 RAAS。早起解除狭窄,可使血压恢复正常;后期解除狭窄,因为已有高血压维持机制参与或肾功能减退,血压也不恢复正常。

(三)原发性醛固酮增多症

原发性醛固酮增多症(primary aldosteronism,PA)是肾上腺皮质增生或肿瘤分泌过多醛固酮所致,以长期高血压伴低血钾为特征。少数患者血钾正常,临床上常忽视了对本病的进一步检查。由于电解质代谢障碍,本症可有肌无力、周期性麻痹、烦渴、多尿等症状。血压大多为轻、中度升高,约 1/3 表现为顽固性高血压。实验室检查有低血钾、高血钠、代谢性碱中毒、血浆肾素活性降低、血浆及尿醛固酮增多。血浆醛固酮/血浆肾素活性比值增大有较高诊断敏感性和特异性。超声、放射性核素、CT 可确定病变性质和部位。

(四)嗜铬细胞瘤

嗜铬细胞瘤起源于肾上腺髓质、交感神经节和体内其他部位嗜铬组织,肿瘤间歇或持续释放过多肾上腺素、去甲肾上腺素与多巴胺。临床表现变化多端,典型的发作表现为阵发性血压升高伴心动过速、头痛、出汗、面色苍白。在发作期间可测定血或尿儿茶酚胺或其代谢产物3-甲氧基-4-羟基苦杏仁酸(VMA),如有显著增高,提示嗜铬细胞瘤。超声、反射性核素、CT或磁共振等可作定位诊断。

(五)皮质醇增多症

皮质醇增多症又称 Cushing 综合征,主要是由促肾上腺皮质激素(ACTH)分泌过多导致肾上腺皮质增生或者肾上腺皮质腺瘤,引起糖皮质激素过多所致。80%患者有高血压,同时有向心性肥胖、满月脸、水牛背、皮肤紫纹、毛发增多、血糖增高等表现。24 h 尿中 17-羟和 17-酮类固醇增多,地塞米松抑制试验和肾上腺皮质激素兴奋试验有助于诊断。颅内蝶鞍 X 线检查、肾上腺 CT、放射性核素肾上腺扫描可确定病变部位。

(六)主动脉狭窄

主动脉狭窄多数为先天性,少数是多发性大动脉炎所致。临床表现为上臂血压高,而下肢血压不高或降低。在肩胛区、胸骨旁、腋部有侧支循环的动脉搏动和杂音,腹部听诊有血管杂音。胸部 X 线检查可见肋骨受侧支动脉侵蚀引起的切迹。主动脉造影可确定诊断。

第八节　高血压的诊断

高血压的诊断需要依据临床表现、实验室检查、辅助检查及特殊检查综合判断分析而确定。

一、临床表现

(一)症状

大多数患者起病缓慢、渐进，一般缺乏特殊的临床表现，且患者的主观症状和血压升高的程度可不一致。约半数患者仅在测量血压或因其他疾病就诊时才发现有高血压，少数患者则在发生心、脑、肾等器官的并发症时才明确高血压的诊断。患者早期由于血压波动幅度较大，可有较多症状，而在长期高血压后即使血压水平较高可能也无明显症状，故高血压患者应定期检测血压。现将相关系统主要临床表现分述如下。

1.神经精神系统

头痛、头晕和头胀是高血压常见的神经系统症状，也可有头枕部或颈项扳紧感。高血压直接引起的头痛多发生在早晨，位于前额、枕部或颞部。多数症状可自行缓解，在紧张或劳累后加重。典型的头痛在血压下降后即可消失。但高血压患者可以同时合并其他原因的头痛，往往与血压高度无关，如精神焦虑性头痛、偏头痛、青光眼。

高血压引起的头晕可为暂时性或持续性，伴有眩晕者较少，与内耳迷路血管障碍有关，经降压药物治疗后症状可减轻，但要注意有时血压下降得过快过多也可引起头晕。部分患者有乏力、失眠、工作能力下降等。

2.心血管系统

在心功能代偿期，除有时感心悸外，其他心脏方面的症状可不明显。代偿功能失调时，则可出现左心衰竭症状，如阵发性夜间呼吸困难，在体力劳累、饱食和说话过多时发生气喘、心悸、咳嗽，严重时或血压骤然升高时发生肺水肿。反复或持续的左心衰竭，可影响右心室功能而发展为全心衰竭，出现尿少、水肿等症状。

3.肾功能表现

肾血管病变的程度和高血压程度及病程密切相关。肾功能代偿期症状多不明显，肾功能失代偿时，肾浓缩功能受损，可出现多尿、夜尿、口渴、多饮等。当肾功能进一步减退时，尿量可减少，最终出现尿毒症。

4.其他表现

急性大动脉夹层者根据病变的部位可有剧烈的胸痛或腹痛；有下肢周围血管病变者可出现间歇性跛行。

(二)体征

血压并非固定数值，是波动的，且受季节、昼夜、情绪等因素影响较大。主要表现为：冬季血管收缩，血压升高，夏季血管舒张，血压降低；昼夜波动常呈"勺型分布"；情绪激动时血压升高等。高血压体征较少。

周围血管搏动、血管杂音、心脏杂音等是重点检查的项目。常见的并应重视的部位是颈部、背部两侧肋脊角、上腹部脐两侧、腰部肋脊处的血管杂音。肾动脉狭窄的血管杂音，常向腹两侧传导，大多具有舒张期成分。心脏体征可有主动脉瓣区第二心音亢进、收缩期杂音或收缩早期喀喇音。

有些体征常提示继发性高血压的可能，例如腰部肿块提示多囊肾或嗜铬细胞瘤；股动脉搏动延迟出现或缺如，并且下肢血压明显低于上肢，提示主动脉狭窄；向心性肥胖、紫纹与多毛提示库欣综合征可能。

(三)急进性高血压

常见诱发因素有极度疲劳、过度紧张、寒冷刺激、更年期内分泌改变等。典型表现为血压显著升高，舒张压多持续在 $130\sim140$ mmHg 或更高。其表现基本上与缓进型高血压相似，但头痛等症状明显，病情严重，发展迅速。常于数月至 $1\sim2$ 年内出现严重的脑、心、肾损害，发生脑血管意外、心力衰竭和尿毒症。

并常有视力模糊或失明，视网膜可发生出血、渗出及视神经盘水肿。由于肾损害最为显著，常有持续蛋白尿，24 h 尿蛋白可达 3 g，并可有血尿和管型尿，如不及时治疗最后多因尿毒症而死亡。

(四)并发症

1. 高血压危象(hypertensive crisis)

高血压危象包括高血压急症(hypertensive emergencies)和高血压亚急症(hypertensive urgencies)，区别在于有无靶器官的急性损害。高血压急症主要表现在以下 2 个方面。①加剧性的恶性高血压。舒张压常>140 mmHg，伴眼底乳头水肿、出血、渗出，患者可出现头痛、呕吐、嗜睡、失明、少尿甚至抽搐昏迷等；②血压明显升高并有脑、心、肾等严重病变及其他紧急情况，如高血压脑病、脑卒中、颅外伤、急性心肌梗死、急性心衰、急性动脉夹层、急性肾炎、嗜铬细胞瘤、术后高血压、严重烧伤、子痫等。高血压亚急症是指虽然血压明显升高，但无上述重要器官功能迅速恶化的临床表现，如无眼底改变也无症状等。

2. 高血压脑病(hypertensive encephalopathy)

高血压脑病可发生在缓进型或急进型高血压患者，当平均血压上升到约 180 mmHg 以上时，脑血管可自主调节舒缩状态以保持脑血流相对稳定的功能减弱甚至消失，血管由收缩转为扩张，过度的血流在高压状态进入脑组织导致脑水肿，患者出现剧烈头痛、头晕、恶心、呕吐、烦躁不安、脉搏多慢而有力，可有呼吸困难或减慢、视力障碍、抽搐、意识模糊，甚至昏迷，也可出现暂时性偏瘫、失语、偏身感觉障碍等。检查可见视神经盘水肿，脑脊液压力增高、蛋白含量增高。发作短暂者历时数分钟，长者可数小时甚至数天。

3. 高血压心脏病

主要改变是左心室肥厚和扩大，心肌细胞肥大和间质纤维化。高血压导致心脏肥厚和扩大，称为高血压心脏病。高血压心脏病是高血压长期得不到控制的一个必然趋势，最后可因心脏肥大、心律失常、心力衰竭而影响生命。

4. 脑血管病

脑血管病包括脑出血、脑血栓、脑梗死、短暂性脑缺血发作。脑血管意外亦称脑卒中，病势凶猛，致死及致残率极高，是急性脑血管病中最凶猛的一种。高血压患者血压越高，脑卒中的发生率越高。高血压患者如脑动脉硬化到一定程度时，再加上一时的激动或过度的兴奋，如愤怒、突然事故的发生、剧烈运动等，使血压急骤升高，脑血管破裂出血，血液便溢入血管周围的脑组织，患者出现昏迷、半身不遂、口眼歪斜等。

5. 慢性肾衰竭

高血压对肾的损害是一个严重的并发症，高血压合并肾衰竭约占 10%。高血压与肾损害可相互影响，形成恶性循环。一方面，高血压引起肾损害；另一方面肾损害加重高血压病。一般到高血压的中、后期，肾小动脉发生硬化，肾血流量减少，此时可出现多尿和夜尿增多，肾浓缩能力降低。急骤发展的高血压可引起广泛的肾小动脉弥散性病变，导致恶性肾小动脉硬化，从而迅速发展为尿毒症。

6.主动脉夹层

主动脉夹层指血液通过主动脉内膜裂口,进入主动脉壁并造成正常动脉壁的分离,是最常见的主动脉疾病之一。典型的急性主动脉夹层患者往往表现为突发的、剧烈的、胸背部撕裂样疼痛。严重的可以出现心力衰竭、昏厥、甚至突然死亡,多数患者同时伴有难以控制的高血压。同时主动脉分支动脉闭塞可导致相应的脑、肾、腹腔脏器、肢体、缺血症状,如脑梗死、少尿、腹部疼痛、双腿苍白、无力、花斑,甚至截瘫等。高血压的控制对于主动脉夹层的预防、治疗、预后有着全面的影响,是最基本和最不能忽视的治疗和预防手段。

二、实验室检查

实验室检查可帮助原发性高血压的诊断和分型,了解靶器官的功能状态及有无合并的疾病,有利于治疗时选择恰当的药物。

(一)血常规

红细胞和血红蛋白一般无异常,但急进型高血压时可有 Coombs 试验阴性的微血管病性溶血性贫血,伴畸形红细胞,易有血栓形成(包括脑梗死)和左心室肥大。

(二)尿常规

早期患者尿常规正常,肾浓缩功能受损时尿比重逐渐下降,可有微量尿蛋白、红细胞、偶见管型。随病变进展,尿蛋白量增多,在良性肾硬化者如 24 h 尿蛋白在 1 g 以上时,提示预后差。红细胞和管型也可增多,管型主要是透明和颗粒。

(三)肾功能

多采用血尿素氮和肌酐来估计肾功能。早期患者检查并无异常,肾实质受损到一定程度可开始升高。微量清蛋白尿,已被证实是心血管事件的独立预测因素。高血压患者尤其合并糖尿病患者应定期检查尿清蛋白排泄量,24 h 尿清蛋白排泄量或晨尿清蛋白/肌酐比值为最佳,随机尿清蛋白/肌酐比值也可接受。

估算的肾小球滤过率(GFR)是一项判断肾功能的简便而且敏感的指标,可采用"肾病膳食改善试验(MDRD)"公式,或者我国学者提出的 MDRD 改良公式来计算。GFR 降低与心血管事件发生之间存在着强相关性。

(四)血糖

血清中的糖称为血糖,绝大多数情况下都是葡萄糖。正常人空腹血糖值为 3.9~6.1 mmol/L,6.1~6.9 mmol/L 为空腹血糖受损,>7.0 mmol/L 应考虑糖尿病。口服葡萄糖耐量试验(OGTT)中 2 h 正常血糖值为<7.7 mmol/L,7.8~11.0 mmol/L 为糖耐量异常,>11.1mmol/L 应考虑糖尿病。

(五)高血压相关激素

高血压诊断分型中所检测的四个项目为一个组合。这个组合的四个项目为 4 ℃下的血管紧张素(Ang I)、37 ℃下的血管紧张素(Ang I)、肾素活性(PRA)、醛固酮(ALD)。肾素活性(PRA)和醛固酮(ALD)已成为原发性和继发性高血压分型诊断、治疗及研究的重要指标。

(六)同型半胱氨酸

同型半胱氨酸(Hey)是蛋氨酸的代谢中间产物,可影响全身的血管,血浆 Hey 的浓度升高将增加收缩期高血压(H 型高血压)的发病危险性,是预测动脉粥样硬化性心血管疾病的强有力的因素,有研究显示高血压与高 Hey 在导致心脑血管疾病上存在联合效应,H 型高血压患者心脑血管疾病发生的风险率是单纯高血压患者风险率的 5 倍,是正常人群风险率的 25~30 倍。《中国高血压防治指南(2010)》将血浆 Hcy>10 mmol/L 作为新的心血管危险因素纳入高血压的危险分层中。

除上述实验室检查外,还可进行血胆固醇、血三酰甘油、低密度脂蛋白胆固醇、高密度脂蛋白胆固醇、血尿酸等检查,有利于发现高血压患者心血管危险因素。

三、辅助检查

(一)血压的测量

1.诊所血压

诊所血压是目前临床诊断高血压和分级的标准方法,由医护人员在标准条件下按统一的规范进行测量。应相隔 1~2 min 重复测量,取 2 次读数的平均值记录。如果收缩压或舒张压的 2 次读数相差 5 mmHg 以上,应再次测量,取 3 次读数的平均值记录。

2.家庭自测血压

对于评估血压水平及严重程度,评价降压效果,改善治疗依从性,增强治疗的主动参与,自测血压具有独特优点。且无白大衣效应,可重复性较好。推荐使用符合国际标准(BHS 和 AAMI、ESH)的上臂式全自动或半自动电子血压计,正常上限参考值:135/85 mmHg。家庭自测血压低于诊所血压,家庭自测血压 135/85 mmHg 相当于诊所血压 140/90 mmHg。

根据血压的"双峰一谷"昼夜节律变化,1 d 中通常有 5 个关键的时间点监测血压变化,第一个时间点是清晨刚刚醒来,但未起床前,这个时间点可以反映 1 d 血压的峰值;第二个时间点是上午 10 点左右,这个时间点可以反映服药后的血压变化;第三个时间点是下午 2~3 点,这个时间点可以反映血压的反跳;第四个时间点是晚饭前后,具体时间就是下午 6 点左右,这个时间点可以反映 1 d 血压的次峰值;第五个时间点是睡觉前,具体时间是晚上 10~11 点,这个时间点可以大致反映血压在夜间的变化。一般来说,每天测量 2 次左右就可以了。血压控制平稳者,可每周 1 d 测量血压。对初诊高血压或血压不稳定的高血压患者,建议连续家庭测量血压 7 d(至少 3 d),每天早晚各 1 次,每次测量 2~3 遍,取后 6 d 血压平均值作为参考值。亦可以考虑到医院进行 24 h 动态血压测定,这样可以更准确、客观地评估血压波动情况。

3.动态血压监测(ABPM)

可观察被测试者一天 24 h 的血压变化,一般白昼每 15~20 min,夜间每 20~30 min 测定血压 1 次,并可将各时间点测得的血压值连成曲线或取不同时段均值观察。本项检查有助于:①明确高血压的诊断,尤其是"白大衣高血压"(在医师检查时的血压增高)或"假性正常血压","假性正常血压"与"白大衣高血压"相反,是指医师检查时血压正常,而 ABPM 或家庭自测血压高于正常,该人群的靶器官损害和代谢异常高于正常人群,心血管的危险增加。②了解血压的昼夜变化节律。勺型者血压仍有昼间高夜间低的特点,约 80% 高血压患者属此型。而非勺型高血压者夜间血压下降不明显(血压下降小于昼间 10%),一般认为非勺型高血压对靶器官的影响更大,更易发生心血管事件。ABPM 还可观察情绪、活动改变时血压的变化以指导治疗。③评价降压药物疗效。可计算降压的谷/峰比值和平滑指数(smooth nessindex),分析高血压药物治疗时出现药物抵抗或低血压的原因等。④预后的判断。ABPM 诊断高血压的标准是 24 h ABPM 平均血压≥130/80 mmHg,白昼≥135/85 mmHg,夜晚≥120/70 mmHg,但

ABPM 的实施方法和一些参数的标准尚未统一。

(二)胸部 X 线

高血压性心脏病的胸部 X 线检查具有阶段性特点。在早期心肌呈向心性肥厚而心脏未增大前,胸部 X 线检查仅可见主动脉迂曲、延长,其弓或降部扩张,主动脉钙化等。在心脏增大后,可有左心室扩大,整个心脏呈靴形;发生左心衰竭后,左室扩大更明显,全心衰竭时,左右心室均增大或扩大,肺上部静脉扩张,肺纹理加深,肺小叶间隔由于肺间质水肿形成间隔线;发生急性肺水肿时,可见肺门显著充血,呈蝴蝶形模糊阴影;在全心衰竭时,除心影向两侧扩大外,尚可见上腔静脉阴影增宽,单侧或双侧胸腔内出现弧形密度增高阴影提示胸腔积液的发生,横膈抬高提示腹腔内积液的出现。

(三)心电图

左心室肥厚时心电图可显示左心室肥大兼有劳损。心电图诊断左心室肥大的标准不尽相同,但其敏感性和特异性相差不大。目前已经有一个根据诊断标准制订的评分系统,虽然特异性非常高,但敏感性受到限制。由于左室舒张期顺应性下降,左房舒张期负荷增加,心电图可呈现 P 波增宽、切凹等改变,此表现甚至可出现在心电图发现左心室肥大之前。可有心律失常,如房性、室性期前收缩、心房颤动等。

(四)超声心动图

目前认为,与胸部 X 线检查、心电图比较,超声心动图是诊断左心室肥厚最敏感、可靠的手段。可在二维超声定位基础上记录 M 型超声曲线或直接从二维图进行测量,可表现为左心室壁向心性、对称性肥厚>12 mm。高血压时左心室肥厚是对称性的,但有 1/3 左右以室间隔肥厚为主(室间隔和左室后壁厚度比>1.3),室间隔肥厚常上端先出现,提示高血压时最先影响左室流出道。

超声心动图尚可观察其他心脏腔室、瓣膜和主动脉根部的情况并可做心功能检测。左室肥厚早期虽然心脏的整体功能如心排出量、左室射血分数仍属正常,但已有左室收缩期和舒张期顺应性的减退,如心肌收缩最大速率下降、等容舒张期延长、二尖瓣开放延迟等。在出现左心衰竭后,超声心动图检查可发现左室、左房心腔扩大,左室壁收缩活动减弱等。

(五)眼底检查

原发性高血压性视网膜病变,以视网膜动脉收缩乃至视网膜、视盘病变为主要表现。在视盘周围 4~6 乳头直径的部位上,以视网膜灰色水肿、小动脉中央凹反射增强、动静脉交叉征、鲜红色火焰状出血、棉絮状白斑、黄白色发亮的硬性渗出及黄斑星状图谱为主要特征。视网膜动脉痉挛期见于高血压的初期,视网膜动脉普遍性或局限性狭窄弯曲,动静脉比例失常;视网膜动脉硬化期主要表现动脉变细,反光增强及交叉压迫征;视网膜病变期主要表现为出血与渗出。眼底病变的程度与高血压时间长短及其严重程度密切相关,随着血压下降和控制,眼底出血、渗出等病变也逐渐好转,一般效果很好,但到晚期效果较差。

(六)颈部血管超声检查

高血压患者都存在不同程度的血流湍流增多、剪切力增高、动脉分支特定角度增大等现象,这些都会增加动脉内膜损伤的发生率,导致血管内皮细胞损伤,并加重原发性高血压患者动脉粥样硬化斑块的进展程度。颈动脉粥样硬化斑块的超声检测主要是观察颈总动脉、颈内动脉的内膜—中膜厚度(IMT)以及粥样硬化斑块形成情况。目前认为 IMT>0.9 mm 为内膜增厚,1.2～1.4 mm 为斑块形成。

(七)头颅 CT 检查

长期高血压使脑血管发生缺血与变性,形成微动脉瘤,从而发生脑出血。高血压促使脑动脉粥样硬化,粥样斑块破裂可并发脑血栓形成。高血压的脑血管病变部位,特别容易发生在大脑中动脉的豆纹动脉、基底动脉的旁正中动脉和小脑齿状核动脉。脑卒中包括脑出血和脑梗死,两者在临床上鉴别困难,而头颅 CT 能对两者做出正确的诊断。

(八)踝臂血压指数

踝臂血压指数(ankle brachial index,ABI)为踝部动脉收缩压与双侧肱动脉收缩压最高值的比值,主要用于评估下肢动脉的阻塞和狭窄程度。其临床意义包括:ABI 是早期诊断下肢动脉疾病的一种准确、无创、简便而价廉的手段;可利用 ABI 对下肢动脉疾病的严重程度进行分级;能预测肢体存活和伤口愈合,预测心脑血管事件的发生及死亡,指导临床治疗,判断疗效和预后。正常人的踝部血压比上臂肱动脉血压高 10～15 mmHg,因此,正常的 ABI 应>1。2010 版中国高血压防治指南把踝臂血压指数<0.9 作为高血压出现靶器官损害的指标之一。

四、高血压的诊断

(一)诊室血压

高血压的诊断主要根据诊所测量的血压值,采用经核准的水银柱或电子血压计,测量安静休息坐位时上臂肱动脉部位血压。由于血压的波动性,应至少 2 次在非同日静息状态下测得血压高于 140/90 mmHg 时方可诊断高血压,而血压值应以连续测量 3 次的平均值计,须注意情绪激动、体力活动时会引起一时性的血压升高,被测者手臂过粗周径>35 cm 以及明显动脉粥样硬化者气袖法测得的血压可高于实际血压。高血压的诊断应包括以下内容:①确诊高血压,即血压是否确实高于正常;②除外症状性高血压;③高血压分级;④重要脏器心、脑、肾功能估计;⑤有无合并可影响高血压病情发展和治疗的情况,如冠心病、糖尿病、高脂血症、高尿酸血症、慢性呼吸道疾病等;⑥判断患者出现心血管事件的危险程度。

(二)动态血压

24 h≥130/80 mmHg,白天>135/85 mmHg,夜间>120/70 mmHg。

(三)家庭血压

一般低于诊室血压值,高血压的诊断标准为 > 135/85 mmHg,与诊室血压的140/90 mmHg相对应。

第九节　高血压的治疗

一、治疗目标及评价指标

(一)降低心血管发病及死亡总危险

治疗高血压的主要目的是最大限度地降低心血管发病和死亡的总危险。因此,医生在关注患者是否降压达标的同时要干预患者所有可逆性危险因素(如吸烟、高胆固醇血症或糖尿病),并适当处理患者同时存在的各种临床情况。

鉴于全国统一的医疗服务与保障体系尚未建成,而各省、市、自治区之间的经济与社会发展水平又存在很大差异,因此,《中国高血压防治指南》2010 年版设定了标准、基本两个治疗目标。

标准目标:对检出的高血压患者,在非药物治疗的基础上,加用降压药物使血压达到靶目标值。并建议患者使用指南推荐的药物,尤其推荐每天服用 1 次药效时间可持续 24 h 的长效制剂。在进行有效降压的同时,需要对可逆性危险因素、亚临床靶器官损害及临床疾病进行干预。

基本目标:与标准目标相同的是,强调在有效降压的同时要对可逆性危险因素、亚临床靶器官损害及临床疾病进行干预。与标准目标不同的是,降压药物方面允许使用国家食品与药品监督管理局审核批准的任何安全有效的抗高血压药物,包括短效药物 2～3 次/天使用。

(二)降压目标值

《中国高血压防治指南》2010 年版建议降压目标为:在患者能耐受的情况下,逐步降压达标。一般高血压患者,应将血压(收缩压/舒张压)降至 140/90 mmHg 以下;65 岁及以上的老年人的收缩压应控制在 150 mmHg 以下,如能耐受还可进一步降低;伴有肾脏疾病、糖尿病或病情稳定的冠心病的高血压患者治疗更宜个体化,一般可以将血压降至 130/80 mmHg 以下,脑卒中后的高血压患者一般血压目标为＜140/90 mmHg。处于急性期的冠心病或脑卒中患者,应按照相关指南进行血压管理。舒张压低于 60 mmHg 的冠心病患者,应在密切监测血压的情况下逐渐实现降压达标。

《美国成人高血压治疗指南》2014 版(JNC8)建议的降压目标值为:60 岁以上老年高血压患者的高血压治疗目标值应为 150/90 mmHg;30～59 岁高血压患者舒张压应＜90 mmHg。但是这一年龄段高血压患者收缩压的推荐治疗目标值目前没有充足的证据支持,30 岁以下高血压患者舒张压的治疗目标值也没有证据支持。因此专家组推荐,这类人群的高血压治疗目标应低于 140/90 mmHg。此外,对于 60 岁以下罹患高血压合并糖尿病,或高血压合并非糖尿病性慢性肾脏疾病(CKD)患者,指南推荐的治疗目标值和 60 岁以下普通高血压人群一致。

《ESC 高血压指南》2013 版将几乎所有患者的收缩压目标值调整为 SBP＜140 mmHg;＜80 岁的老年人血压控制目标值调整为 SBP 在 140～150 mmHg;确定 DBP 在 80～85 mmHg 是合适安全的控制目标范围。除糖尿病患者舒张压靶目标值调整到 85 mmHg 外,其他患者的舒张压靶目标值均为＜90 mmHg。

从以上 3 个指南目标值可以看出,三者主要区别是高血压合并糖尿病或肾病患者降压靶目标值的设定。JNC8 将这些人群的治疗目标值与 60 岁以下普通高血压人群一致,未特殊设定,《欧洲高血压指南》2013 版仅对糖尿病患者舒张压靶目标值进行特殊设定。

(三)评价指标

评定抗高血压治疗疗效的主要指标即"硬终点"是心脑血管事件,即致死和非致死性心肌梗死或脑卒中以及心血管性和全因死亡。但是由于这些"硬终点"的发生率较低,且目前发现治疗后患者血压的下降与这些"硬终点"的减少有良好的相关关系,故可以将降压作用作为"硬终点"的"替代指标"来评价抗高血压治疗的首要指标。

高血压患者的慢性靶器官损害在临床上易于检测与随访,作为高血压疗效的"中间指标"也有重要意义。近年研究的临床或亚临床"中间指标"包括:左心室肥厚、左心室舒张功能、左心房大小、新发生或复发性心房颤动;颈动脉内膜—中膜厚度(IMT)、动脉脉搏波速度;MRI

测定的新发生脑白质病变、认知功能分值；微量清蛋白尿或蛋白尿、肾小球滤过率或终末期肾病。此外，由于糖尿病与高血压之间有密切的关系，治疗高血压对新发糖尿病的影响目前也受到很大关注。随着对高血压患者个体心血管危险性在高血压治疗中重要性的认识逐步深入，目前这些"中间指标"已经不单单作为危险分层的依据，而且作为疗效考核指标而受到重视。

二、治疗策略

《中国高血压防治指南》2010 年版建议根据高血压患者危险分层来决定启动药物治疗时机，具体治疗策略如下。

（一）分层

医生检查患者及全面评估其总危险谱后，判断患者属低危、中危、高危或极高危。高危及很高危患者：无论经济条件如何，必须立即开始对高血压及并存的危险因素和临床情况进行药物治疗；中危患者：先观察患者的血压及其他危险因素数周，进一步了解情况，然后决定是否开始药物治疗；低危患者：观察患者相当一段时间，然后决定是否开始药物治疗。

（二）治疗方案

治疗方针既定，医生应为每例患者制订具体的全面治疗方案。

1. 监测患者的血压和各种危险因素。

2. 改善生活方式。所有患者，包括需予药物治疗的患者均应改善生活方式。

3. 药物治疗。降低血压，控制其他危险因素和临床情况。

《美国成人高血压治疗指南》2014 年版（JNC8）对启动降压治疗时机进行了阐述，对于 >60 岁的高血压患者，收缩压>150 mmHg 和（或）舒张压>90 mmHg 即可启动药物降压治疗；对于年龄<60 岁的高血压患者无论其是否合并糖尿病等并发症，只要收缩压>140 mmHg和（或）舒张压>90 mmHg 即可启动药物降压治疗。

《ESC 高血压指南》2013 年版启动药物治疗的时机为：将 2～3 级和 1 级高危患者列为药物治疗强指征推荐；将老年人高血压患者 SBP>160 mmHg 列为药物治疗强指征推荐；对血压水平在正常高值，即使高危或很高危患者，对年轻单纯孤立 SBP 高血压患者，以生活方式改善为主，不再推荐药物治疗。

国内高血压指南与 2013 年版 ESC 高血压指南启动药物治疗时同时关注了患者的危险分层及高血压的分级，《美国成人高血压治疗指南》2014 年版（JNC8）根据患者的年龄设定了不同的血压值。

三、非药物治疗

高血压治疗需要将药物治疗同治疗性生活方式干预相结合，通过改变不良的生活方式来达到降低血压的目的，同时有助于控制其他心血管病的危险因素，是治疗高血压的首要措施，并应贯彻于治疗的始终，具体内容如下。

（一）减重

身体质量指数（BMI），是用体重千克数除以身高米数平方得出的数字，是目前国际上常用的衡量人体胖瘦程度以及是否健康的一个标准。BMI 的计算公式为：BMI = 体重(kg)/身高(m)²，成年人正常体质指数为 18.5～23.9 kg/m²，在 24～27.9 kg/m² 为超重，提示需要控制体重；BMI>28 kg/m² 为肥胖，应减重。衡量超重和肥胖的另一个常用指标是腰围。成年人正常腰围 90/85 cm(男/女),如腰围大于 90/85 cm(男/女),同样提示需控制体重,如腰围大于 95/90 cm(男/女),也应减重。

有报道称,冠心病发病率随高血压患者 BMI 的增加而增大,每增加 3 kg/m²,心血管事件发生的危险性中女性升高 57%,男性升高 50%。减重对健康的利益是巨大的,如在人群中平均体重下降 5~10 kg,收缩压可下降 5~20 mmHg。高血压患者体重减少 10%,则可使胰岛素抵抗、糖尿病、高脂血症和左心室肥厚改善。

减重的方法一方面是减少总热量的摄入,强调少脂肪并限制过多糖类的摄入,另一方面则需增加体育锻炼,规律的、中等强度的有氧运动是控制体重的有效方法,如跑步、太极拳、健美操、瑜伽、游泳等。减重的速度因人而异,通常以每周减重 0.5~1 kg 为宜。减肥可提高整体健康水平,减少包括癌症在内的许多慢性病,关键是"管住嘴,迈开腿"。

(二)采用合理膳食

1.减少钠盐

食盐的主要化学成分是氯化钠,一般成年人每天膳食摄钠 1~2 g(相当于食盐 3~5 g),就能满足机体在生理上对钠的需求量。WHO 建议每人每日食盐量不超过 6 g,而我国人群平均每天的摄盐量为 10~20 g。盐摄入过多,超过肾脏排钠的能力会出现钠潴留,钠潴留导致晶体渗透压升高,故继发性引起水潴留,从而导致血容量的增加,最终引起血压的升高。我国膳食中约 80% 的钠来自烹调或含盐高的腌制品,其他米、面、蔬菜、水果、肉类等均含有少量的天然食盐。因此,限盐首先要减少烹调用盐及含盐高的调料,少食各种咸菜及盐腌食品。如果北方居民减少日常用盐一半,南方居民减少 1/3,则基本接近 WHO 建议。

2.减少膳食脂肪,补充适量优质蛋白质

一组北京与广州流行病学的资料对比显示,广州男女工人的血压均值、患病率、发病率明显低于北京,除北京摄取高钠高脂肪外,可能与广州膳食蛋白质特别是鱼类蛋白质较高有关,有研究表明每周吃鱼 4 次以上与吃鱼最少的相比,冠心病发病率减少 28%。建议改善动物性食物结构,减少含脂肪高的猪肉,增加含蛋白质较高而脂肪较少的禽类及鱼类。蛋白质占总热量 15% 左右,动物蛋白占总蛋白质 20%。蛋白质质量依次为:奶、蛋;鱼、虾;鸡、鸭;猪、牛、羊肉;植物蛋白,其中豆类最好。

3.注意补充钾和钙

流行病学研究证实高钠低钾饮食可促进血压增高,而高钾低钠饮食可改善血管内皮功能,降低人群血压和心脑血管事件。而我国居民(尤其北方地区)普遍存在喜食高盐的生活方式,并且还普遍存在严重的钠钾失衡,人均每天摄入盐 15~16 g 而钾仅为 1.5~1.9 g。中国膳食低钾、低钙,应增加含钾多含钙高的食物,高钾及高钙饮食可以促进尿钠的排泄,拮抗高钠引起的高血压。但应该注意的是,一些高血压合并肾衰竭患者血钾常偏高,故应限制以下食物用量。

4.多吃蔬菜和水果

研究证明增加蔬菜或水果摄入,减少脂肪摄入可使 SBP 和 DBP 有所下降。素食者比肉食者有较低的血压,其降压的作用可能基于水果、蔬菜、食物纤维和低脂肪的综合作用。但需要指出的是并不是建议高血压患者特别是肥胖的高血压患者做绝对的素食主义者,健康的膳食结构包括一定量的动物蛋白的摄入,因为动物蛋白所含的某些氨基酸是植物蛋白所不能替代的。故人类饮食应以素食为主,适当肉量最理想。建议每日摄取新鲜的蔬菜 400~500 g,水果 100 g。

5.限制饮酒

关于酒精的升压作用目前尚未认识清楚,虽然有研究显示,少量规律的饮酒(主要指红酒),能提高高密度脂蛋白胆固醇含量,改善动脉粥样硬化,减少冠心病发病的危险,但大量报告证明,长期大量饮酒与血压升高有独立的正相关。大量饮酒可诱发心脑血管事件发作,增加高血压患者病死率。因此,不提倡用少量饮酒预防冠心病,提倡高血压患者应戒酒,因饮酒可增加服用降压药物的抗性。如饮酒,建议每日饮酒量应为少量,每日酒精摄入量男性不应超过25 g;女性不应超过 15 g,白酒、葡萄酒(或米酒)与啤酒的量分别少于 50 mL、100 mL、300 mL。不提倡饮高度烈性酒。WHO 对酒的新建议是:酒,越少越好。

(三)增加体力活动

运动后低血压反应(PEHE)是指人体运动后的恢复期内,动脉血压低于运动前安静状态的生理现象,这一现象已被国外的许多研究所证实。每个参加运动的人特别是中老年人和高血压患者在运动前最好了解一下自己的身体状况以决定自己的运动种类、强度、频度和持续运动时间。

对中老年人应包括有氧、伸展及增强肌力练习 3 类,具体项目可选择步行、慢跑、太极拳、门球、气功等。运动强度必须因人而异,按科学锻炼的要求,常用运动强度指标可用运动时最大心率达到 180(或 170)/min 减去年龄,如 50 岁的人运动心率为 120~130/min,如果求精确则采用最大心率的 60%~85%作为运动适宜心率,需在医师指导下进行。因此,建议每天应进行适当的 30 min 左右的体力活动;而每周则应有 1 次以上的有氧体育锻炼,如步行、慢跑、骑车、游泳、做健美操、跳舞和非比赛性划船等。

典型的体力活动计划包括 3 个阶段:5~10 min 的轻度热身活动;20~30 min 的耐力活动或有氧运动;放松阶段,约 5 min,逐渐减少用力,使心脑血管系统的反应和身体产热功能逐渐稳定下来。运动前患者必须做好充分的准备活动。运动时要尽量放松,发现患者有急躁冒进、静立过久、憋气时间太长等现象应及时劝阻。有高血压的患者绝不可以参加竞争性和强对抗性的活动,以免发生意外。总之,运动治疗高血压,要循序渐进,坚持经常锻炼,方可起到长久平稳降压作用。

(四)减轻精神压力、保持心理平衡

早在 20 世纪 30 年代心身医学的创始人 Alexanderl 便首先提出高血压的发病与心身变化相关。社会、心理因素作为高血压发病的危险因素之一,其影响不亚于生物、理化因素导致的高血压。有研究指出,高血压病患病率与职业紧张水平有关,长期的社会竞争和高负荷的工作给个体带来了很多压力,从而增加了患高血压的可能性。

不良情绪方面,有人研究提出,明显的焦虑情绪是高血压发生发展的一个独立预报因素,并可影响降压药物的疗效;抑郁在高血压发病中也有重要影响,精神调节药物可提高高血压的治疗效果。对于高血压患者,这种精神状态常使他们较少采用健康的生活方式,如酗酒、吸烟等,并降低对抗高血压治疗的依从性。对于高血压患者可以给予针对性心理干预,采取心理疏导放松疗法,通过兴趣培养,倾听音乐等方法,使患者保持乐观情绪,避免情绪波动,必要时建议患者寻求专业心理辅导或治疗。

(五)戒烟

在高血压常见的危险因素中,吸烟是较受关注的因素之一。有研究证实吸烟可引起血压

短暂的升高,血压变动是由烟草中的尼古丁引起的。尼古丁是一种剧毒物质,能刺激心脏,使心跳加快,血管收缩,血压升高。吸 1 支普通的香烟,可使收缩压升高 $10\sim25$ mmHg。长期大量地吸烟,可引起小动脉的持续性收缩,小动脉壁的平滑肌变性,血管内膜渐渐增厚,形成小动脉硬化,更促进了高血压的进一步恶化。而且,吸烟使患者对降压药的敏感性降低,降压治疗不易获得满意疗效。被动吸烟对血压也有影响,土耳其的 1 项关于被动吸烟与血压和心率关系的研究表明,被动吸烟对年轻女性的心率和血压有急性效应,可引起短暂的心率和血压升高。鉴于吸烟有百害而无一利,戒烟治疗应是高血压患者的重要干预方式。

四、药物治疗

(一)药物治疗目标

通过降低血压,有效预防或延迟脑卒中、心肌梗死、心力衰竭、肾功能不全等心脑血管并发症的发生;有效控制高血压的疾病进程,预防高血压急症、亚急症等重症高血压的发生。

(二)药物治疗原则

已有证据说明降压药物治疗可以有效地降低心血管疾病的发病率和病死率,防止脑卒中、冠心病、心力衰竭和肾病的发生和发展。降压药的共同作用为降低血压,不同类别降压药可能有降压以外作用的差别。

《中国高血压防治指南》2010 年版建议我们在降压时应采取以下原则:①小剂量。初始治疗时通常应采用较小的有效治疗剂量,并根据需要,逐步增加剂量。降压药物需要长期或终身应用,药物的安全性和患者的耐受的重要程度不亚于或甚至更胜过药物的疗效。②应用长效制剂。尽可能使用 1 d 1 次给药而有持续 24 h 降压作用的长效药物,以有效控制夜间血压与晨峰血压,更有效预防心脑血管并发症的发生。如使用中、短效制剂,则需 $2\sim3$ 次/天用药,以达到平稳控制血压。③联合用药。以增加降压效果又不增加不良反应,在低剂量单药治疗疗效不满意时,可以采用两种或多种降压药物联合治疗。事实上,2 级以上高血压为达到目标血压常需联合治疗,对血压$>160/100$ mmHg 或中危及以上患者,起始即可采用小剂量两种药联合治疗,或用小剂量固定复方制剂。④个体化。根据患者具体情况和耐受性及个人意愿或长期承受能力,选择适合患者的降压药物。

(三)降压药物种类

1.降压药物种类

目前用于临床降压的药物主要有以下 5 种,分别为:利尿药、β 受体阻滞药、血管紧张素转换酶抑制药(ACEI)、血管紧张素 Ⅱ 受体阻滞药(ARB)、钙拮抗药(CCB)。尚有由上述药物组成的固定配比复方制药、α 受体阻滞药、中枢和周围交感神经抑制药、节后交感神经抑制药以及直接血管扩张药等。肾素抑制药是新出现的抗高血压药,亦已进入临床应用。

《美国成人高血压治疗指南》2014 年版(JNC8)推荐了四类一线用药:噻嗪类利尿药、血管紧张素转换酶抑制药(ACEI)、血管紧张素 Ⅱ 受体阻滞药(ARB)、钙拮抗药。β 受体阻滞剂类药物退出一线,主要是基于 LIFE(氯沙坦干预降低高血压患者终点事件)研究。

《ESH 高血压指南》2013 年版将利尿药、β 受体阻滞药、钙离子拮抗药、ACEI 类及 ARB 类五大类药物作为起始及维持单药或联合治疗的适宜之选。该指南不建议按照传统方式将降压药物分为一线、二线、三线的顺序应用,而应根据合并症或并发症等选择恰当治疗,因此,并未将 β 受体阻滞药排除在主要用药选择范围之外。

2.降压药物作用特点

(1)利尿药:降压机制是通过利钠排水,降低高血容量负荷发挥降压作用。主要包括噻嗪类利尿药、祥利尿药、保钾利尿药与醛固酮受体拮抗药等几类。降压起效较平稳、缓慢,持续时间相对较长,作用持久,服药 2～3 周后作用达高峰。适用于轻、中度高血压。各种利尿药的降压疗效相仿,噻嗪类使用最多,在我国,常用的噻嗪类利尿药主要是氢氯噻嗪和吲达帕胺。此类药物尤其适用于老年和高龄老年高血压、单独收缩期高血压或伴心力衰竭者,也是难治性高血压的基础药物之一。

其主要不良反应是低钾血症和影响血脂、血糖、血尿酸代谢,不良反应与剂量密切相关,故通常推荐使用小剂量,如氢氯噻嗪每天剂量不超过 25 mg,痛风者禁用。噻嗪类及祥利尿药可引起低血钾,长期应用者应定期监测血钾,并适量补钾。保钾利尿剂可以引起高血钾,不宜与ACEI、ARB合用,肾功能不全者禁用。祥利尿药主要用于肾功能不全时。

(2)β受体阻滞药:该药物主要通过抑制过度激活的交感神经活性、抑制心肌收缩力、减慢心率发挥降压作用(CCB)。降压起效较迅速、强力,持续时间各种β受体阻滞剂各有差异。β受体阻滞剂尤其适用于伴快速性心律失常、冠心病心绞痛、慢性心力衰竭、交感神经活性增高以及高动力状态的高血压患者。由于这类药物的名称末尾都有"洛尔"两字,所以人们常称之为"洛尔"类。

常见的不良反应有疲乏、肢体冷感、激动不安、胃肠不适等,还可能影响糖、脂代谢。虽然糖尿病不是使用β受体阻滞药的禁忌证,但它增加胰岛素抵抗,还可能掩盖和延长降糖过程中的低血糖反应,使用时必须注意,如果必须使用,建议使用高度选择性 β_1 受体阻滞药。高度心脏传导阻滞、哮喘患者为禁忌证。慢性阻塞型肺病、运动员、周围血管病或糖耐量异常者慎用。长期应用者突然停药可发生反跳现象,即原有的症状加重或出现新的表现,较常见有血压反跳性升高,伴头痛、焦虑等,称之为撤药综合征。

(3)钙通道阻滞药:钙通道阻滞药即钙离子拮抗药。其降压机制主要通过阻断血管平滑肌细胞上的钙离子通道发挥扩张血管降低血压的作用。包括二氢吡啶类钙拮抗药和非二氢吡啶类钙拮抗药。前者以硝苯地平为代表,后者以维拉帕米为代表。钙拮抗药降压起效迅速,降压疗效和降压幅度相对较强,短期治疗一般能降低血压 10%～15%,剂量与疗效成正相关关系,疗效个体差异较小,与其他类型降压药物联合治疗能明显增强降压作用。

二氢吡啶类可与其他 4 类药联合应用,尤其适用于老年高血压、单纯收缩期高血压、伴稳定性心绞痛、冠状动脉或颈动脉粥样硬化及周围血管病患者。常见不良反应包括反射性交感神经激活导致心跳加快、面部潮红、脚踝水肿、牙龈增生等。二氢吡啶类 CCB 没有绝对禁忌证,但心动过速与心力衰竭患者应慎用,如必须使用,则应慎重选择特定制药,如氨氯地平等分子长效药物。急性冠脉综合征患者一般不推荐使用短效硝苯地平。

临床上常用的非二氢吡啶类钙拮抗药主要包括维拉帕米,也可用于降压治疗,常见不良反应包括抑制心脏收缩功能和传导功能,有时也会出现牙龈增生。二、三度房室传导阻滞、心力衰竭患者禁止使用。因此,在使用非二氢吡啶类 CCB 前应详细询问病史,应进行心电图检查,并在用药 2～6 周内复查。

(4)血管紧张素转换酶抑制药:作用机制是抑制周围和组织的 ACE,使血管紧张素生成减少,同时抑制激肽酶使激肽酶降解减少。降压起效缓慢,逐渐增强,在 3～4 周时达最大降压作用,限制钠盐摄入或联合使用利尿剂可使起效迅速和作用增强。该类药物具有改善胰岛素抵抗和减少尿蛋白作用,在肥胖、糖尿病和心脏、肾脏靶器官受损的高血压患者具有相对较好的疗效,特别是适用于伴慢性心力衰竭、心肌梗死后伴心功能不全、糖尿病肾病的高血压患者。

最常见不良反应为持续性干咳,多见于用药初期,可能与体内缓激肽增多有关,症状较轻者可坚持服药,不能耐受者可改用 ARB。其他不良反应有低血压、皮疹,偶见血管神经性水肿及味觉障碍。长期应用有可能导致血钾升高,应定期监测血钾和血肌酐水平。高钾血症、妊娠妇女及双侧肾动脉狭窄者禁用。

(5)血管紧张素 Ⅱ 受体阻滞药:降压作用主要通过阻滞组织的血管紧张素 Ⅱ 受体亚型 AT_1,更充分有效地阻断血管紧张素 Ⅱ 的水钠潴留、血管收缩与重构作用。降压作用起效较慢,但持久而平稳,一般在 6～8 周时才达最大作用,低盐饮食或与利尿药联合使用能明显增强疗效。尤其适用于伴左室肥厚、心力衰竭、心房颤动预防、糖尿病肾病、代谢综合征、微量清蛋白尿或蛋白尿患者,以及不能耐受 ACEI 的患者。

不良反应少见,偶有腹泻,长期应用可升高血钾,应注意监测血钾及肌酐水平变化。双侧肾动脉狭窄、妊娠妇女、高钾血症者禁用。

(6)α 受体阻滞药:通过阻断血管平滑肌 α_1 受体来舒张血管平滑肌,使血管扩张,外周阻力降低,血压下降。不作为一般高血压治疗的首选药,适用高血压伴前列腺增生患者,也用于难治性高血压患者的治疗,开始用药应在入睡前,以防体位性低血压发生,使用中注意测量坐立位血压,最好使用控释制剂。体位性低血压者禁用。心力衰竭者慎用。

(7)肾素抑制药:阿利吉仑是一种全新的 RAAS 抑制药,通过直接抑制肾素活性而起效。目前研究表明单用阿利吉仑或者与其他 RAAS 抑制药、利尿药及钙通道阻滞药等联合使用均能明显降低高血压患者的血压,但对心脑血管事件的影响尚待大规模临床试验的评估。不良反应主要是血钾升高,血管性水肿。

(8)固定配比复方制药:常用的一种高血压联合治疗药物。通常由不同作用机制的两种小剂量降压药组成,也称为单片固定复方制药。《中国高血压防治指南》2010 年版指出:与分别处方的降压联合治疗相比,其优点是使用方便,可提高治疗的依从性,是联合治疗的新趋势,而且对 2 或 3 级高血压或某些高危患者可作为初始治疗的药物选择之一。应用时注意其相应组成成分的禁忌证或可能的不良反应。

1)我国传统的固定配比复方制药包括:复方利血平(复方降压片)、复方利血平氨苯蝶啶片(降压 0 号)、珍菊降压片等,以当时常用的利血平、氢氯噻嗪、盐酸双屈嗪或可乐定为主要成分。此类复方制剂组成成分的合理性虽有争议,但仍在基层广泛使用。

2)新型的固定配比复方制药:一般由不同作用机制的两种药物组成,多数 1 次/天,每次 1 片,使用方便,改善依从性。目前我国上市的新型的固定配比复方制药主要包括 ACEI＋噻嗪类利尿药;ARB＋噻嗪类利尿药;二氢吡啶类钙通道阻滞剂＋ARB;二氢吡啶类钙通道阻滞药＋β 受体阻滞药;噻嗪类利尿药＋保钾利尿药等。

3)降压药与其他心血管治疗药物组成的固定配比复方制药:有二氢吡啶类钙通道阻滞药＋他汀、ACEI＋叶酸;此类复方制剂使用应基于患者伴发的危险因素或临床疾患,需掌握降压药和相应非降压药治疗的适应证及禁忌证。

(9)不同类降压药在某些方面的可能的相对优势:目前一些研究提示:预防心力衰竭,利尿药优于其他类;改善左心室肥厚,ARB 优于 β 受体阻滞药;延缓颈动脉粥样硬化,钙拮抗剂优于利尿药或 β 受体阻滞药;预防卒中,ARB 优于 β 受体阻滞药,钙拮抗药优于利尿药;延缓糖尿病和非糖尿病肾病的肾功能不全,ACEI 或 ARB 优于其他类;可乐定对于戒烟有效,大剂量用于戒除药物成瘾性。需要指出的是不同类降压药在某些方面的可能的相对优势仍有争议,尚需进一步的研究。

(四)降压策略

大多数慢性高血压患者应该在几周内逐渐降低血压至目标水平,这样对远期事件的减低有益。

1.应用长效作用制剂

推荐应用长作用制剂,其作用可长达 24 h,这样可以减少血压的波动、降低主要心血管事件的发生危险和防治靶器官损害,并提高用药的依从性。强调长期有规律的抗高血压治疗,达到有效、平稳、长期控制的要求。

2.降压药种类选择

在选择降压药物时,临床医生应基于抗高血压药物的药理特性,并结合高血压患者的年龄、病理生理特点、伴随的危险因素、靶器官损害、合并其他临床疾病(尤其代谢异常)的情况综合考虑。选择降压药物时要注重个体化,因为不同降压药对危险因素、靶器官损害和心血管事件的作用不同。以下原则可以作为取舍的依据:患者对某一类既往用过的药物有良好或不良的经验(降压和不良反应方面该类药物对所治疗对象心血管危险因素的作用;药物对患者并存的亚临床靶器官病变、临床心血管疾病、肾病或糖尿病,获益的证据力度);并存其他疾病,限制降压药物使用或药物间发生相互作用的可能性;药品的价格。

3.单药或联合治疗策略

《中国高血压防治指南》2010 年版建议根据基线血压水平、有无靶器官损害和危险因素,选用单药治疗或联合治疗。

(1)单药治疗:建议从小剂量开始单药治疗,如果血压不能达标可以增加剂量直至最大剂量或改用低剂量的其他药物,如仍不能血压达标,可将后一种药物用至足量,或改用联合药物治疗。

(2)联合治疗:起始即联合应用低剂量两种药物,如血压不能达标,可将其中药物的剂量增至足量,或添加低剂量第三种药物,如血压仍不能达标,将三种药物的剂量调至有效剂量。联合用药的目的是希望有药物协同治疗作用而相互抵消不良作用,固定的复方制剂虽不能调整个别药物的剂量,但使用方便,有利于提高治疗依从性。

我国临床主要推荐应用的优化联合治疗方案是:二氢吡啶类钙通道阻滞药(D-CCB)加 ARB;D-CCB 加 ACEI;ARB 加噻嗪类利尿药;ACEI 加噻嗪类利尿药;D-CCB 加噻嗪类利尿药;D-CCB 加 β 受体阻滞药。

次要推荐使用的可接受联合治疗方案是:利尿剂加 β 受体阻滞药;α 受体阻滞药加 β 受体阻滞药;D-CCB 加保钾利尿药;噻嗪类利尿剂加保钾利尿药。

不常规推荐的但必要时可慎用的联合治疗方案是:ACEI 加 β 受体阻滞药;ARB 加 β 受体阻滞药;ACEI 加 ARB;中枢作用药加 β 受体阻滞药。部分患者需要联合 3 种降压药才能控制血压,即在上述各种两药联合方式中加上另 1 种降压药物便构成三药联合方案,其中 D-CCB ＋ACEI(或 ARB)＋噻嗪类利尿药组成的联合方案最为常用。而难治性高血压则常常需要联合 3 种以上的降压药,可以在上述三药联合基础上加用第 4 种药物如 β 受体阻滞药、螺内酯、可乐定或 α 受体阻滞药等。

《ESH 高血压指南》2013 版推荐血管紧张素转换酶抑制药(ACEI)或血管紧张素受体拮抗药(ARB)与钙离子拮抗药或和噻嗪类利尿药是优选的联合治疗方案,不推荐 ACEI 与 ARB 联合。

4.其他注意事项

(1)高血压服药时间:①早上服药:患者依从性好,早上服药有许多好处。最大的好处是方便,不容易忘记。可是,有时很多药物在早晨服用后,并不能有效控制 24 h 血压。当早上服药时,上午和下午的血控制尚好,但晚上和次日早上的血压可能控制得不好,高血压不能得到有效控制。大量研究显示,夜间血压升高或晨起血压升高,又称晨峰血压,常常会引起心血管意外。在这种情况下,医生除检查患者是否服用的是长效降压药物外,还会检查患者是否选择了合适的治疗剂量。早上血压控制不佳,可能是药物用量不足,适当增加剂量可以延长药物的有效作用时间,克服严重的晨起血压偏高。②晚上服药:控制夜间血压和晨起血压,与早上服药相比,晚上服药不太方便,也更容易忘记。近年来还有研究显示,晚上服药,将夜间睡眠的血压降的过低可能有风险,尤其是动脉硬化严重或有动脉粥样硬化斑块的患者,可能有较严重的风险。尽管这些研究的结果尚存在很大争议,需要进行更多的研究进一步证明。但可以肯定的是,只要严格掌握相应的适应证,晚上服药是安全的,有时也是必需的。通常,若患者在早晨服降压药后,尤其是已经采用联合用药后,24 h 动态血压监测发现,夜间血压或晨起血压仍然控制不佳,可在晚上加服 1 次降压药,或将服降压药从早上换到晚上。

(2)季节影响药物用量:服用降压西药还要根据季节加以调整。一般来说,冬季是一年中血压最难控制的季节,用药量往往也是最大的。一般情况下,在冬季很难调减降压西药量。

(3)用药特异性:研究证实,有的高血压患者是血浆肾素升高,有的是血浆肾素降低;有的高血压患者对盐极为敏感,而其他人并非如此;许多女性高血压患者,是在绝经期及其前后开始出现血压升高的,有的则于妊娠期及其前后出现血压升高,并维持高血压;老年人多易出现收缩期高血压,而年轻的高血压患者往往是以舒张压升高为主。不同的人之间存在着不同的差异,这就要求我们在选择降压西药及使用中药时要因人而异,辨证使用。体现在治疗上,对盐敏感的高血压患者,使用利尿剂及限制食盐摄入就很有效。

五、主要危险因素的处理

(一)降脂治疗

高血压合并血脂异常在临床上非常常见,是导致心脑血管事件的重要危险因素。降压与降脂治疗预防心脏事件试验(ALLHAT)得出调脂治疗效果与常规治疗相似的结论,这一试验结果一经公布便在国内外引起了广泛争论。盎格鲁—斯堪地那维亚心脏结局试验(ASCOT)指出他汀类药物对高血压合并多危险因素的患者能有效地减少心血管事件。

ALLHAT 和 ASCOT 两项大样本随机临床试验,前者得出调脂治疗效果与常规治疗相似的结论,后者表明调脂治疗明显降低了血管事件,他汀类药物降脂治疗不仅有协助降压作用,而且对改善患者预后有显著临床意义。心脏预防研究(HPS)也评估了调脂疗效。这些试验的亚组分析表明,高血压或非高血压者调脂治疗对预防冠脉事件的效果是相似的。一级预防和二级预防分别使脑卒中危险下降 15% 和 30%。我国完成的中国冠心病二级预防(CCSPS)研究表明,调脂治疗对中国冠心病的二级预防是有益的。

综上对于高血压、高脂血症的患者,单纯的降压降脂治疗并非临床治疗的最终目的,而是尽量减少患者心脑血管并发症,抑制或延缓动脉粥样硬化的进程,在降压的基础上联合他汀治疗可使心血管事件和脑卒中的发生风险明显降低。《中国成人血脂异常防治指南》强调了在中国人群中高血压对血脂异常患者心血管综合危险分层的重要性。

对高血压合并血脂异常的患者,应同时采取积极的降压治疗以及适度的降脂治疗。调脂治疗参考建议如下:首先应强调治疗性生活方式改变,当严格实施治疗性生活方式 3~4 个月,血脂水平不能达到目标值,则考虑药物治疗,首选他汀类药物。根据上述危险分层决定了血脂异常患者开始调脂治疗的 TC 和 LDL-C 值及其目标值。

1.药物干预

临床常用供选用的调脂药物可分为 5 类:他汀类、贝特类、烟酸类、树脂类、胆固醇吸收抑制药、其他(普罗布考、n-3 多不饱和脂肪酸等)。

(1)他汀类:他汀类(Statins)也称 3—羟基 3—甲基戊二酰辅酶 A(3-hydroxy-3-methylglutaryl coenzyme A,HMG-CoA)还原酶抑制药,具有竞争性抑制细胞内胆固醇合成早期过程中限速酶的活性,继而上调细胞表面 LDL 受体,加速血浆 LDL 的分解代谢,此外还可抑制 VLDL 的合成。临床研究显示他汀类是当前防治高胆固醇血症和动脉粥样硬化性疾病非常重要的药物。国内已上市的他汀类药物有:洛伐他汀、辛伐他汀、普伐他汀、氟伐他汀和阿托伐他汀。他汀类药物降低 TC 和 LDL-C 的作用虽与药物剂量有相关性,但不呈直线相关关系。目前认为,使用他汀类药物应使 LDL-C 至少降低 $30\%\sim40\%$。大多数人对他汀类药物的耐受性良好,不良反应通常较轻且短暂,包括头痛、失眠、抑郁及消化不良、腹泻、腹痛、恶心等消化道症状,偶有发生肝脏转氨酶如丙氨酸氨基转移酶(ALT)和天冬氨酸氨基转移酶(AST)升高,且呈剂量依赖性。他汀类药物还可引起肌病,包括肌痛、肌炎和横纹肌溶解。

(2)贝特类:亦称苯氧芳酸类药物,此类药物通过激活过氧化物酶体增殖物活化受体 α(PPARα),最终去除血液循环中富含 TG 的脂蛋白,降低血浆 TG 和提高 HDL-C 水平,促进胆固醇的逆向转运。临床上可供选择的贝特类药物有:非诺贝特、苯扎贝特、吉非贝齐。其适应证为高甘油三酯血症或以 TG 升高为主的混合型高脂血症和低高密度脂蛋白血症。此药物的常见不良反应为消化不良、胆石症等,也可引起肝脏血清酶升高和肌病。绝对禁忌证为严重肾病和严重肝病。

(3)烟酸类:烟酸属 B 族维生素,当用量超过作为维生素作用的剂量时,可有明显的降脂作用。烟酸的降脂作用机制尚不十分明确。适用于高甘油三酯血症,低高密度脂蛋白血症或以 TG 升高为主的混合型高脂血症。烟酸的常见不良反应为颜面潮红、高血糖、高尿酸(或痛风)、上消化道不适等。绝对禁忌证为慢性肝病和严重痛风;相对禁忌证为溃疡病、肝毒性和高尿酸血症。缓释型制剂的不良反应轻,易耐受。

(4)胆酸螯合药:主要为碱性阴离子交换树脂,能够阻断胆汁酸中胆固醇的重吸收并加速血液中 LDL 清除,结果使血清 LDL 降低。此药物的常见不良反应为消化不良、胆石症等,也可引起肝脏血清酶升高和肌病。绝对禁忌证为严重肾病和严重肝病。

(5)调脂药物的联合使用:为了提高血脂达标率,同时降低不良反应的发生率,临床常将不同类别调脂药联合应用。

常见的联合使用情况有:他汀类与依折麦布联合应用、他汀类与贝特类药物联合应用、他汀类与烟酸类药物联合应用、他汀类与胆酸螯合药联合应用及他汀类与 n-3 不饱和脂肪酸联合应用。

2.生活方式干预

近年的临床干预试验表明,恰当的生活方式改变对多数血脂异常者能起到与降脂药相近似的治疗效果,在有效控制血脂的同时可以有效减少心血管事件的发生。《中国成人血脂异常防治指南》2007 版推荐的生活干预方式如下。

(1)减少饱和脂肪酸和胆固醇的摄入。

(2)选择能够降低 LDL-C 的食物(如植物甾醇、可溶性纤维)。

(3)减轻体重。

(4)增加有规律的体力活动。

(5)采取针对其他心血管病危险因素的措施,如戒烟、限盐以降低血压等。

上述 1～4 项措施均能够起到降低 LDL-C 的作用。减少饱和脂肪酸和胆固醇的摄入对降低 LDL-C 作用最直接,效果最明显,也最容易做到。在有条件的人群,选用能够降 LDL-C 的膳食成分(如植物固醇、可溶性纤维)也有明显效果。达到降低 LDL-C 的效果后,TLC 的目标应逐步转向控制与血脂异常相关的并发临床情况,如代谢综合征和糖尿病等。

3.其他疗法

其他调脂治疗措施有外科手术治疗、透析疗法和基因治疗等。外科手术治疗包括部分小肠切除和肝脏移植等,现已基本不用。基因治疗对单基因缺陷所致的家族性高胆固醇血症是一种有希望的治疗方法,但目前技术尚不成熟。透析疗法是一种通过血液体外转流而除去血中部分 LDL 的方法,能降低 TC、LDL-C,但不能降低 TG,也不能升高 HDL-C。这种措施降低 LDL-C 的作用也只能维持 1 周左右,故需每周重复 1 次。每次费用昂贵,因此不适用于一般的血脂异常治疗,仅用于极个别的对他汀类药物过敏或不能耐受者或罕见的纯合子家族性高胆固醇血症患者。

(二)抗血小板治疗

对于有心脏事件既往史或心血管高危患者,抗血小板治疗可降低脑卒中和心肌梗死的危险,已有大量临床研究证实了这一理论。高血压最佳治疗(HOT)试验是单纯高血压人群研究的权威试验,该研究对高血压受试者每日给予 75 mg 阿司匹林,研究提示小剂量阿司匹林可使已控制的高血压患者主要血管事件降低 15%,心肌梗死减少 36%;血清肌酐＞115 μmol/L 患者的心血管事件和心肌梗死显著减少。《中国高血压防治指南》2010 年版建议对高血压伴缺血性血管病或心血管高危因素者血压控制后可给予小剂量阿司匹林。

2005 年关于阿司匹林在动脉硬化性心血管疾病中的临床应用的中国专家共识指出:血压控制稳定(＜150/90 mmHg)的高血压患者,如合并 1 项高危因素则应服用阿司匹林。

高血压患者长期应用阿司匹林应注意以下几点:①需将血压降至 150/90 mmHg 后开始使用,因为如果血压控制不佳,会增加患者脑出血风险的可能。②为了预防消化道出血,建议应用前对消化道出血的高危因素进行筛查,如消化道疾病(溃疡病及其并发症史)、65 岁以上、同时服用皮质类固醇或其他抗凝药或非甾体类抗炎药等。如果有高危因素应采取预防措施,包括筛查与治疗幽门螺杆菌感染,预防性应用质子泵抑制药,以及采用合理联合抗栓药物的方案等。③对于合并活动性胃溃疡、严重肝病、出血性疾病患者需慎用或停用阿司匹林。

(三)降糖治疗

1.二甲双胍

目前临床上使用的双胍类药物主要是盐酸二甲双胍。双胍类药物的主要药理作用是通过减少肝脏葡萄糖的输出和改善外周胰岛素抵抗而降低血糖。许多国家和国际组织制订的糖尿病指南中推荐二甲双胍作为 2 型糖尿病患者控制高血糖的一线用药和药物联合中的基本用药。UKPDS 研究结果证明二甲双胍还可减少肥胖的 2 型糖尿病患者心血管事件和死亡。单独使用二甲双胍不导致低血糖,但二甲双胍与胰岛素或促胰岛素分泌剂联合使用时可增加低血糖发生的危险性。二甲双胍的主要不良反应为胃肠道反应。从小剂量开始并逐渐加量是减少其不良反应的有效方法。

双胍类药物禁用于肾功能不全(血肌酐水平男性$>133~\mu mol/L$,女性$>124~\mu mol/L$ 或肾小球滤过率$<45~mL/min$)、肝功能不全、严重感染、缺氧或接受大手术的患者。在造影检查使用碘化造影剂时,应暂时停用二甲双胍。

2.磺脲类药物

磺脲类药物属于促胰岛素分泌剂,主要药理作用是通过刺激胰岛 β 细胞分泌胰岛素,增加体内的胰岛素水平而降低血糖。目前在我国上市的磺脲类药物主要为格列本脲、格列美脲、格列齐特、格列吡嗪和格列喹酮。磺脲类药物如果使用不当可以导致低血糖,特别是在老年患者和肝、肾功能不全者;磺脲类药物还可以导致体重增加。有肾功能轻度不全的患者,宜选择格列喹酮。

3.噻唑烷二酮类

噻唑烷二酮类(TZDs)主要通过增加靶细胞对胰岛素作用的敏感性而降低血糖。目前在我国上市的 TZDs 主要有罗格列酮和吡格列酮。

TZDs 单独使用时不导致低血糖,但与胰岛素或促胰岛素分泌药联合使用时可增加低血糖发生的风险。体重增加和水肿是 TZDs 的常见不良反应,这种不良反应在与胰岛素联合使用时表现更加明显。

TZDs 的使用与骨折和心力衰竭风险增加相关。有心力衰竭(NYHA 心功能分级 Ⅱ 级以上)、活动性肝病或转氨酶升高超过正常上限 2.5 倍及严重骨质疏松和骨折病史的患者应禁用本类药物。因罗格列酮的安全性问题尚存争议,其使用在我国受到较严格的限制。

4.格列奈类药物

格列奈类药物为非磺脲类胰岛素促泌药,我国上市的有瑞格列奈、那格列奈和米格列奈。本类药物主要通过刺激胰岛素的早时相分泌而降低餐后血糖。此类药物需在餐前即刻服用,可单独使用或与其他降糖药联合应用(磺脲类除外)。格列奈类药物的常见不良反应是低血糖和体重增加,但低血糖的风险和程度较磺脲类药物轻。格列奈类药物可以在肾功能不全的患者中使用。

5.α-糖苷酶抑制药

α-糖苷酶抑制药通过抑制糖类在小肠上部的吸收而降低餐后血糖。适用于以糖类为主要食物成分和餐后血糖升高的患者。国内上市的 α-糖苷酶抑制剂有阿卡波糖、伏格列波糖和米格列醇。

6.二肽基肽酶-4(DPP-4)抑制药

DPP-4 抑制药通过抑制 DPP-4 而减少 GLP-1 在体内的失活,使内源性 GLP-1 的水平升高。GLP-1 以葡萄糖浓度依赖的方式增强胰岛素分泌,抑制胰高血糖素分泌。目前在国内上市的 DPP-4 抑制药为西格列汀、沙格列汀和维格列汀。单独使用 DPP-4 抑制药不增加低血糖发生的风险。DPP-4 抑制药对体重的作用为中性。在有肾功能不全的患者中使用时,应注意按照药物说明书来减少药物剂量。

7.胰高糖素样多肽 1(GLP-1)受体激动药

GLP-1 受体激动药通过激动 GLP-1 受体而发挥降低血糖的作用。GLP-1 受体激动药以葡萄糖浓度依赖的方式增强胰岛素分泌、抑制胰高血糖素分泌,并能延缓胃排空,通过中枢性的食欲抑制来减少进食量。目前国内上市的 GLP-1 受体激动药为艾塞那肽和利拉鲁肽,均需皮下注射。GLP-1 受体激动剂不仅能够有效控制血糖,还有显著降低体重和减少心血管危险因素的作用,且单独使用不明显增加低血糖发生的风险。

8.胰岛素

根据来源和化学结构的不同,胰岛素可分为动物胰岛素、人胰岛素和胰岛素类似物。根据作用特点的差异,胰岛素又可分为超短效胰岛素类似物、常规(短效)胰岛素、中效胰岛素、长效胰岛素(包括长效胰岛素类似物)和预混胰岛素(包括预混胰岛素类似物)。有皮下注射和持续皮下胰岛素输注两种形式。

除了药物治疗外,糖尿病患者的健康教育、医学营养治疗及体育锻炼也是必需的。健康教育需要让患者了解糖尿病的基础知识和治疗控制要求,学会测定尿糖或正确使用便携式血糖计,掌握医学营养治疗的具体措施和体育锻炼的具体要求,使用降血糖药物的注意事项,学会胰岛素注射技术等;医学营养治疗有利于帮助患者减轻体重,改善糖、脂代谢紊乱,需要根据患者理想体重计算总热量,合理搭配三大营养物质的用量及三餐分配;糖尿病患者应进行规律的合适运动,如快走、打太极拳、骑车、乒乓球及高尔夫球等,可增加胰岛素敏感性,有利于控制血糖,减少心血管危险因素。

六、治疗随诊

患者开始治疗后的一段时间,为了评估治疗反应,使血压稳定地维持于目标水平须加强随诊,诊视的相隔时间较短。随诊中除密切监测血压及患者的其他危险因素和临床情况的改变以及观察疗效外,还要与患者建立良好的关系,向患者进行宣教:让患者了解自己的病情,包括高血压、危险因素及同时存在的临床情况,了解控制血压的重要性,了解终生治疗的必要性;为争取药物治疗取得满意疗效,随诊时应强调按时服药,让患者了解该种药物治疗可能出现的不良反应,后者一旦出现,应及早报告;深入浅出地耐心向患者解释改变生活方式的重要性,使之理解其治疗意义,自觉地付诸实践,长期坚持。

随诊间隔:根据患者的总危险分层及血压水平,由医生视具体情况而定。若高血压患者当前血压水平仅属正常高值或 1 级,危险分层属低危者或仅服 1 种药物治疗者,可安排每 1~3 个月随诊 1 次;新发现的高危及较复杂病例随诊的间隔应较短,高危患者血压未达标的,每 2 周至少随访 1 次;血压达标且稳定的,每 1 个月随访 1 次。经治疗后,血压降低达到目标,其他危险因素得到控制,可以减少随诊次数。若治疗 6 个月,使用了至少 3 种降压药,血压仍未达目标,应考虑将患者转至高血压专科门诊或上级医院专科门诊治疗。

各级有条件的医院设立高血压专科门诊,加强对患者的随访,从而提高高血压的治疗率和控制率。应特别强调的是:暂时决定不予药物治疗的患者应同样定期随诊和监测,并按随诊结果考虑是否给予抗高血压药物,以免延误。

除上述内容外,还应注意患者服药剂量的调整,对于非重症或急症高血压患者,经治疗血压被控制并长期稳定达 1 年以上,可以考虑试探减少剂量,以寻找适合患者的最小有效耐受剂量,从而减少药物的可能不良反应,但要以不影响疗效为前提。此外,管理医师应每年对危险分层分级管理的患者进行年度评估,根据随访记录情况(全年血压记录、危险因素变化)确定新的管理级别。

第十节 高血压的药物治疗策略

一、药物治疗目的

治疗高血压病的主要目的是最大限度地降低心血管病的死亡和病残的总危险。这就要求医生在治疗高血压的同时,干预患者检查出来的所有可逆性危险因素(如吸烟、高胆固醇血症或糖尿病),并适当处理患者同时存在的各种临床疾病。危险因素越多,其程度越严重,若还兼有临床疾病,主要心血管病的绝对危险就更高,治疗这些危险因素的力度应越大。

对高血压病进行药物治疗,目的是控制并存的危险因素,特别是降低总的心血管疾病的危险性,因为后者是高血压病的主要死亡原因。药物降压可有效地降低心血管并发症的发病率和病死率,防止卒中、冠心病、心力衰竭和肾病的发生和发展。高血压病监测和随访计划表明,即使是轻型高血压,进行系统、有效的药物治疗也是十分有益的,能显著降低病死率。而且,随着药物的发展,不良反应越来越小,对于轻度高血压(如舒张压在 90~100 mmHg)积极用药物治疗也广为临床接受,但治疗对血压水平较高者更有益。

心血管病危险与血压之间的相关呈连续性,在正常血压范围并无最低阈。大量研究说明,经降压治疗后,血压降得越低,危险亦降低得越多。

JNC-6 报告指出:降压治疗肯定减少心血管病死致残率,对防止卒中、冠心病、心力衰竭、肾病的进展、发展成更严重的高血压及降低病死率都有显著效果,对降低老年患者的冠心病发病率尤为显著。

过去几十年大量降压药物涌现,使千百万高血压病患者得到治疗,疗效也已得到公认。经过降压治疗,心血管疾病的总体病死率有所降低,主要是降低了卒中的病死率。降压治疗还可提高生命质量。生命质量的范畴较广,主要涉及疾病症状、精神健康、工作与社会能力,其次还包括认知功能、生活满意度、性功能和睡眠质量。在高血压最佳治疗(hypertension optimal treatment,HOT)研究中发现血压控制在正常范围可以使生命质量有明显改善,目标舒张压(<80 mmHg)与基线值相比,在健康方面有最显著的提高,所有健康方面的指征都有提高,其中在焦虑方面的改善最大。

对高血压病的治疗除了控制血压外,还要考虑下列因素:①降压的同时是否有保护心脏的作用;②降压的同时是否能逆转左心室肥厚;③降压的同时是否能减轻大、中动脉粥样硬化;④降压的同时是否对心血管危险因素如血脂、血糖、血液凝固机制等产生不利影响;⑤降压的同时是否影响生命质量。

大量流行病学研究证明,心血管病发病和死亡的危险与血压水平呈正相关。Lewington 报道了 61 个关于血压与病死率的前瞻性研究的结果。共计 958 074 名研究对象,随访时间平均 12 年。共发生卒中死亡 11 960 例,缺血性心脏病死亡 32 283 例,其中心血管病死亡 10 092 例,非心血管病死亡 60 797 例。结果表明,从 40 岁到 69 岁,收缩压每增加 20 mmHg 或舒张压每增加 10 mmHg,缺血性心脏病病死率增加 2 倍,卒中病死率增加 2 倍以上。研究结论是:从长期结果看,每增加收缩压 10 mmHg 或舒张压 5 mmHg,卒中死亡危险增加 40%,缺血性心脏病死亡危险增加 30%。

在评估某患者的高血压危险时,还需同时考虑其他心血管危险因素,如吸烟、高脂血症、年龄、性别、种族差异,包括同时存在的靶器官损伤和并存的心血管并发症。

二、药物治疗原则

JNC-6 及 WHO/国际高血压联盟(WHO/ISH)高血压治疗指南均指出对于明确诊断为高血压病的患者,根据其高血压的危险分层,应改善生活方式及进行药物治疗。

治疗原则:对于伴有糖尿病、高脂血症、高龄、吸烟等多种危险因素或左心室肥厚、肾功能异常、视网膜动脉狭窄的高危患者及合并脑血管疾病、心脏、肾疾病的极高危患者应立即进行药物治疗,并辅以改善生活方式;对于轻、中度高血压仅伴有 1～2 个危险因素而无心、脑、肾病变者,可先改善生活方式并监测血压半年至 1 年,若仍不能达到目标血压,则加用药物治疗。

最近的国际降压指导方针强调了对患者个体的心血管病绝对危险做出全面估计的重要性。危险因素不仅包括血压还包括靶器官损伤,血管疾病共有症状的存在及相关心血管危险因子的数量等。属高危的患者,尤其是有糖尿病和靶器官损害者,需要强有力的降压治疗及需不止一种降压药联合治疗才可达到目标血压(135/80 mmHg)。降压指导方针的另一个主题是使用小剂量每天一次用药,保持血药浓度稳定,从而达到控制血压的目的。

已有证据说明降压药物治疗可以有效地降低心血管疾病的发病率和病死率,防止卒中、冠心病、心力衰竭和肾病的发生和发展。

降压药的共同作用为降低血压,不同类别降压药可能有降压以外作用的差别,这些差别是在不同患者选用药物时的主要参考。

从当前的认识,高血压时的降低血压应采取以下原则。

1. 个体化原则

用药因人而异,为患者选择适宜的药物应根据各人血压水平;血压升高程度和急、缓;患者有无心血管危险因素;有无靶器官损害、有无临床心血管病、肾病、糖尿病等并发症;有无伴随疾病影响某种抗高血压药的使用;注意联合用药的相互作用,避免使用影响降压效果的药物;药物降低心血管危险的证据有多少;患者长期治疗的经济承担能力。

2. 尽可能使用最小剂量

采用较小的有效剂量以获得可能有的疗效而使不良反应最小,如有效而不满意,可逐步增加剂量以获得最佳疗效。

3. 优先应用长效制剂

为了有效地防止靶器官损害,要求每天 24 h 内血压稳定于目标范围内。要达到此目的,最好使用每天 1 次给药而有持续 24 h 作用的长效药物,以控制夜间血压与晨峰血压,其标志之一是降压谷峰比值＞0.50;此类药物还可增加治疗的依从性。

4. 单药治疗原则

起始时用低剂量单药,如血压不能达标,增加剂量至足量或换用低剂量的另一种药物,如仍不能使血压达标,则将后一种药物用至足量,或改用联合药物治疗。起始用低剂量单药的优点是可以了解患者对各种药物的疗效和耐受性的反应,但需要时间。2007 年欧洲高血压指南指出,对于血压轻度升高、总体心血管风险偏低或中等的患者,起始治疗可选择单药治疗。

5.联合治疗原则

起始即联合应用低剂量两种药物,选用能起协同作用的降压药物联合。如血压不能达标,可将其中药物的剂量增至足量,或添加低剂量第 3 种药物,如血压仍不能达标,将 3 种药物的剂量调至有效剂量。联合用药的目的是希望有药物协同治疗作用而相互抵消不良作用,固定的复方制剂虽不能调整个别药物的剂量,但使用方便,有利于提高治疗依从性。

2007 年版《欧洲高血压指南》也强调提出,无论使用何种降压药物,单药治疗仅能使少数患者的血压达到目标水平,大多数患者必须应用 2 种或 2 种以上的药物以使血压达到目标水平。应根据高血压病患者存在的危险因素、靶器官损害、并发症及患者的血压水平来选择降压方案。对于最初血压为 2 级或 3 级或者总体心血管风险高或极高的患者,最好选择 2 种药物低剂量联合应用作为起始治疗。

三、药物治疗时机

高血压病治疗的策略已从单纯根据血压水平转变到根据心血管病发病绝对危险。2010 年《中国高血压指南》要求根据危险分层启动药物治疗。

(一)危险分层

《中国高血压指南》2010 年版对危险分层的评估,更加符合我国高血压病患者的情况。根据对血压水平、危险因素、靶器官损害程度及临床相关疾病进行相关评估后,再将高血压患者进行低危、中危、高危和很高危的危险分层,进而提供治疗的方式及手段。临床按危险度将患者分为以下 4 组。

1.低危组

男性年龄<55 岁、女性年龄<65 岁,高血压 1 级、无其他危险因素者,属低危组。典型情况下,10 年随访中患者发生主要心血管事件的危险<15%。

2.中危组

高血压 2 级或 1～2 级同时有 1～2 个危险因素,患者是否给予药物治疗,开始药物治疗前应经多长时间的观察,医生需给予十分缜密的判断。典型情况下,该组患者随后 10 年内发生主要心血管事件的危险为 15%～20%,若患者属高血压 1 级,兼有一种危险因素,10 年内发生心血管事件危险约 15%。

3.高危组

高血压水平属 1 级或 2 级,兼有 3 种或更多危险因素兼患糖尿病或靶器官损害或高血压水平属 3 级但无其他危险因素患者属高危组。典型情况下,他们随后 10 年间发生主要心血管事件的危险为 20%～30%。

4.很高危组

高血压 3 级同时有 1 种以上危险因素或兼患糖尿病或靶器官损害,或高血压 1～3 级并有临床相关疾病。

典型情况下,随后 10 年间发生主要心血管事件的危险最高,达>30%,应迅速开始最积极的治疗。

（二）降压药物治疗时机

高危、很高危或 3 级高血压患者,应立即开始降压药物治疗。确诊的 2 级高血压病患者,应考虑开始药物治疗;1 级高血压病患者,可在生活方式干预数周后,血压仍≥140/90 mmHg时,再开始降压药物治疗。

按低危、中危、高危及很高危分层,应全面评估患者的总体危险,并在危险分层的基础上做出治疗决策。

1.高危、很高危患者,一旦确诊,立即开始对高血压及并存的危险因素和临床情况进行综合治疗。

2.中危患者,先对患者的血压及其他危险因素进行为期数周的观察,反复测量血压,尽可能进行 24 h 动态血压监测或家庭血压监测评估靶器官损害情况,然后决定是否及何时开始药物治疗。

3.低危患者,对患者进行较长时间的观察,反复测量血压,尽可能进行 24 h 动态血压监测或家庭血压监测,评估靶器官损害情况,然后决定是否及何时开始药物治疗。

四、药物治疗方法

不可否认生活方式的干预、非药物治疗的坚持是血压控制达标的基础,但绝大多数高血压病患者必须用药物治疗,并且是两种以上药物联合应用。有资料显示,只有 29％的高血压病患者可以用单一药物控制,需两种降压药联合应用控制血压者达 44％,而 27％的高血压患者需要 3 种或以上药物联合方能达到控制目的。也就是说,高达 71％的高血压需要联合用药才能奏效。美国预防、检测、评价和治疗高血压的全国联合委员会第 7 次报告(JNC-7)中提出,只要收缩压超过正常上限 20 mmHg,舒张压超过正常上限 10 mmHg,在开始治疗时就应该联合两种抗高血压药物。英国前瞻性糖尿病研究(UKPDS)中只要是糖尿病合并高血压病必须联合 2~3 种抗高血压药,此时控制血压甚至比控制血糖还要重要。

几十年来治疗高血压病已积累了丰富的临床经验。传统的、单一的治疗方法已逐渐淘汰。下阶梯、个体化、小剂量、联合用药治疗高血压已被广泛关注。国内外防治高血压权威机构、专家学者认为,联合用药治疗高血压病已成为现代降压达标的核心。要想使血压达标,减少不良反应,降低并发症,减轻心血管事件,降低病死率,提高高血压病患者的生命质量,延长生命,只有联合用药才能使血压达到理想水平。

（一）阶梯疗法及个体化治疗

第一个尝试系统治疗高血压的方案为阶梯疗法。简单来讲就是此疗法推荐对所有高血压病患者首先应用利尿降压药,其剂量比现在常用的剂量要大。若无效,则加用第二阶梯药物,经典的药物是一种拮抗交感神经药物。若仍然不能满意,则加用第三阶梯药物——血管扩张药。然而,必要时还可以加用其他的药物来控制血压。以上加用各阶梯药物前,通常将原来使用的药物加至不出现不良反应的最大剂量。

世界卫生组织于 1978 年提出高血压病的药物"阶梯治疗"方案。该方案具有治疗简化,不良反应减少,对患者因病施治,针对性强的特点。在治疗中,血压得到适当控制,经一段时间巩固后,可试行减药,即逐步"下阶梯"的方法,直至最少的药物及最小的剂量,且仍使血压稳定,得到适用于每个患者的药物量,同时亦减少了药物的不良反应,疗效可达个体最佳水准。

多年来,阶梯疗法一直是高血压病治疗中广泛应用的方法。之后有人提出个体化治疗,使用单一药物从最低有效剂量开始,阶梯疗法被更为灵活的新疗法——个体化疗法所代替。但单一药物只能使 40%～50％患者的血压得到控制,于是不得不对其余的患者增加剂量,换用他药或联合用药。美国 JNC-7 指出 1 级高血压病患者需要单药治疗,2 级以上高血压病患者需要联合治疗。ESH/ESC 高血压指南将高血压病患者分为 2 种类型,一般高血压病患者及高危高血压病患者,并指出一般高血压病患者的目标血压<140/90 mmHg,高危高血压病患者的目标血压<130/80 mmHg。要达到高危人群的血压目标一般都要联合治疗,因此高血压病患者常常需要多种药物联合。

尽管国家联合委员会(JNC)仍坚持以利尿降压药和 β 受体拮抗药作为首选药物,但世界高血压联合会(worldhypertension league)则建议将利尿降压药、β 受体拮抗药、钙通道阻滞药、血管紧张素转化酶抑制药(ACEI)、血管紧张素 Ⅱ 受体拮抗药、α 受体拮抗药这 6 类药物中的任何一种均可作为一线用药,同时应根据个体情况选用和联用。

(二)降压药物联合治疗

对于很多高血压患者来说,单一药物治疗并不能使血压降至理想水平,甚至不能达到非高血压病患者的血压水平,而药物剂量的增加还常伴随不良反应的加大,往往使患者难以耐受,这时,最佳的选择便是联合用药。单药治疗高血压病的达标率往往不能令人满意,2/3 的患者不能达到目标血压。单一药物只能对高血压的某个机制进行调节,且多数降压药物量—效曲线低平,药物加量至剂量反应性平台后,疗效增加不多,反而导致更多的不良反应。同时,血压降低后会启动反馈调节机制,可能降低甚至抵消其作用。高血压病联合用药是指 2 种或 2 种以上抗高血压药同时应用,提高疗效的同时减少每类药的剂量,从而减少药物的不良反应,以达到控制血压的目的。

其优势在于:①不同降压药物联用,其作用机制可以累加、协同或互补。②小剂量联合用药可降低单一用药的使用量,从而减少不良反应。③联合用药可改善单一药物诱导的不良代偿,钝化机体的反调节。④联用后简化治疗,提高患者依从性。⑤高血压病治疗的策略逐渐由单纯降低血压向改善高血压并发症转变。联合用药有利于改善靶器官损伤,兼顾患者存在的多种危险因素与疾病。

1.增强疗效

为了最大程度取得治疗高血压病的效果,就要求更大程度降低血压,要做到这一点,单药治疗常力不能及。有资料表明,各类降压药单独应用常规的剂量和足够的疗程时,降压程度经安慰剂校正,收缩压和舒张压一般仅下降 4%～8％,往往不能达到控制高血压的目的,70％以上患者需要联合治疗才能达到血压控制目标值。收缩压和舒张压一般下降达 8%～15％,常需要两种或两种以上的药物联合应用。HOT 试验亦证实,单用非洛地平降压疗效 48％,加服血管紧张素转化酶抑制药或血管紧张素 Ⅱ 受体拮抗药疗效上升为 83％。为了增强疗效,联合用药比单纯增大单一药物剂量更合适。不同作用机制的药物联合应用多数能起协同作用,可减少体内平衡代偿对血压下降的限制。另外长期单用一种药,有效率往往降低,故也需联合用药。

2.增加对靶器官的保护

高血压导致靶器官损伤,各种抗高血压药对靶器官的保护作用不完全相同,联合用药可增加此作用。如血管紧张素转化酶抑制药与钙通道阻滞药合用,其逆转心肌肥厚、减少心血管事件、改善肾功能等作用优于单一用药。

3.降低不良反应

联合治疗时,减少各单一药物剂量,可减少各药的不良反应,甚至可以互相抵消某些不良反应,从而增加耐受性,提高患者依从性。例如利尿降压药和血管紧张素转化酶抑制药合用,利尿降压药、β受体拮抗药及血管扩张药合用等。

4.提高效益费用比

以往高血压治疗以单一药物为基础,单一药物治疗具有简便、花费少等优点,但也有许多缺点。①单一用药对重度高血压效果差,一般仅可控制40%～60%甚或更少患者的血压。②目前常用药物治疗窗过窄,剂量效应增加不明显,但不良反应却呈几何级数增加。③机体易产生代偿性的调节机制,对降压作用负反馈,降低甚或抵消降压效果。④无法改善患者并存疾病或针对危险因素,从而降低的疗效。针对单一用药的局限性,美国JNC-6降压治疗方案建议,2级以上高血压(>160 mmHg)需两种以上降压药联合应用,若监测血压比目标血压高20/10 mmHg以上时,降压应两药联用。WHO/ISH强调30%左右的高血压病患者都需要3种或3种以上的降压药联合治疗,才能取得令人满意的疗效。

(三)药物联合应用的方案

联合使用抗高血压药物的方案大致有三类。第一类是阶梯疗法,选用一种降压药,从小剂量开始,需要时增大剂量,如有效,则长期维持,如效果不佳,则加用另一种类型的降压药物,依次类推,可加用第三种、第四种降压药物。第二类是处方自由选药组合法,让患者同时服用2种或3种降压药物,然后根据患者对治疗的反应,逐个调整剂量,取得满意效果后长期维持治疗,这种做法在临床实践中很普遍。第三类是将几种抗高血压药物以固定的小剂量配伍,组成复方制剂。将2种具有降压协同或相加作用的药物经过药理学的析因设计试验,合理决定各成分的最佳比例,制成复方片剂,也就是固定剂量的复方制剂。固定剂量复方制剂的优点是处方组分和剂量的配比合理,达到相对较大的降压效应和相对较少的不良反应;而作为一线治疗方案可以避免由1种药物开始治疗,接着增加剂量,继而再加用另一种药物的阶梯治疗方案。由于简化了治疗程序,患者服用方便,依从性好;此外,还具有更强的联合治疗制约性,以及能够降低费用。一些研究表明,固定剂量联合比处方临时联合提高了约20%的长期治疗持续性。

五、药物治疗目标

大规模流行病学调查结果表明,高血压病患者如果不治疗,其平均寿命比正常血压的人缩短15年;如治疗恰当,则可与正常人同寿。所以提倡高血压病必须终身治疗。

(一)降压目标

高血压病患者的降压目标:在患者能耐受的情况下,逐步降压达标。一般高血压病患者,应将血压降至140/90 mmHg以下;65岁及以上老年人的收缩压应控制在150 mmHg以下,如能耐受还可以进一步降低;伴有肾疾病、糖尿病或病情稳定的冠心病的高血压病患者治疗更宜个体化,一般可以将血压降至130/80 mmHg以下,卒中后的高血压病患者一般血压目标为140/90 mmHg以下。处于急性期的冠心病或卒中患者,应参照相关指南进行血压管理。舒张压低于60 mmHg的冠心病患者,应在密切监测血压的前提下逐渐实现舒张压达标。

分析结果表明,尽可能降低血压是取得最大程度减少心血管并发症的最理想的手段。即抗高血压临床试验的最重要的结论是:血压越低,血管保护作用越大。

血压控制不佳仍是高血压病患者发生心脑血管事件的重要原因。联合用药能够有效地控制血压。传统的联合用药为两种或两种以上不同剂量药物的联合,可以调整每一种药物的剂量。然而非常遗憾的是虽然有多种降压药物可供联合应用,由于临床医生不能提供很好的自由联合治疗的方案,或者由于患者对联合用药的依从性较差,导致自由联合未能充分发挥其联合降压的效果。而固定复方制剂由于可减少服用药片或胶囊的数量,使患者易于坚持,从而增加血压的控制率。

理想的血压反应很少通过单药治疗达到。那么,如果单药治疗患者已经几周,但血压仍未达标,下一步应该怎么办?是采用药物加量、替换药物或是联合治疗。降压药只有在确定高剂量能增强降压疗效,且费用不会过高的情况下,才采用加量法。遗憾的是,大多数降压药都有一个相对平缓的剂量—效应曲线。特别是 RAAS 抑制药,剂量加倍仅微弱增加降压作用。钙通道阻滞药则不同,例如,当氨氯地平的剂量从 5 mg 增加到 10 mg 时,会产生额外的降压效应。然而,大剂量氨氯地平会剂量依赖性增加足踝部水肿的发生率。重要的是,两种不同种类的降压药联用产生的降压作用比单药剂量加倍高 5 倍。因此,联用降压达标的可能性比单药加量法高几倍。从降压效率来看,联合治疗优于加量法。

不同种类降压药的替换,只有当采用合理剂量后仍无降压效果或发生不能耐受的不良反应时才考虑。目前大多数的降压药均能良好耐受,严重的不良反应很少。然而,在采用替代治疗时,需考虑增加另一种药物,可能使最初降压药的疗效显示出来。

患有高血压病一定要治疗,而且绝大多数高血压病是需要药物治疗的。但对高血压病治疗是否达标知之不多。

所谓达标就是追求控制率。血压控制好即可保证生命质量不受影响,又可避免心脑肾重要脏器损伤,甚至不影响高血压病患者的预期寿命。多数高血压病患者虽然服了药,但是没有达到控制的目标,将不可避免地使患者较早地发生心脑肾损伤,甚至功能衰竭。有些人以是否有症状作为服药的依据,从预后意义上讲,高血压病的症状并不重要,甚至因没有症状而忽视治疗,反而更有害。降压治疗的最终目标是保护心脑肾重要器官不被高血压损害。只有将血压降到一定程度才能实现这一目标。

高血压被确认为心血管疾病的主要危险因素,有关高血压降压益处的大型临床试验结果不断显示,降压治疗可有效减少高血压患者心血管疾病、肾疾病的发病率和病死率,降压效益主要来自降压本身。各国高血压防治指南均将"降压达标"列为降压治疗的重要内容,并根据循证医学证据和流行病学推论,制订了不同高血压人群的目标血压,并一致强调:降压达标是高血压病患者减少心脑血管疾病和肾疾病发生、发展的关键。

1999 年中国颁布了第一个正式的中国高血压指南,它参考 1999 年 WHO/ISH 高血压防治指南,其提出的降压目标也与之相同。2004 年正式发表的《中国高血压防治指南》是在 1999 年版的基础上,参考近 5 年来国内外有关高血压及其相关疾病的研究进展,分析大规模临床试验的循证医学结果,借鉴 2003 年版美国指南和欧洲指南及 WHO/ISH 指南的经验所修订的。它以 UKPDS、ALLHAT 等大型临床试验为依据,承认抗高血压治疗收益主要取决于血压水平的降低,指出:治疗后的"目标血压"本应尽可能达到<120/80 mmHg,<140/90 mmHg 仅是目前的最低要求,尤其在合并糖尿病、肾病时更需要进一步向<120/80 mmHg 靠近。新指南所制订的老年高血压病患者目标血压为 150/90 mmHg 以下,主要是根据已有的临床试验目标值,同时考虑到老年高血压病患者收缩压的控制难度相对较大,要求将其收缩压完全控制

于 140 mmHg 以下,在临床实践中难以做到;并且约半数以上老年高血压病为单纯收缩期高血压,常伴有不同程度的心、脑、肾等靶器官损害,急剧过度的降压很可能导致心肌梗死、脑血栓等并发症,还易造成血压波动及直立性低血压等特点。但是,如果有可能,可尽量将这部分患者的血压降至能够耐受状态的收缩压<140 mmHg。《中国高血压防治指南》2010 年版再次肯定了上述血压目标值。

(二)平稳降压

采用动态血压监测(ambulatory blood pressure monitoring,ABPM)方法测量血压正常者或高血压患者 24 h 的血压,可观察到血压呈明显的昼夜波动性,白昼血压较高,夜间血压较低,清晨血压急骤上升。高血压病患者的血压昼夜波动曲线与正常血压者的昼夜波动曲线类似,但整体水平较高,波动幅度增大。ABPM 比偶测血压(office blood pressure,CBP)重复性好,误差减少,且可除外一些干扰因素。近年来许多随机、双盲、安慰剂对照、大规模的抗高血压药临床试验常采用动态血压监测的数据来评价抗高血压药的疗效,应用动态血压监测还可计算抗高血压药的降压谷峰比值。

抗高血压药的降压谷峰比值(trough peak ratio):依据各类抗高血压药的药理特性不同,口服抗高血压药常在给药后 2~8 h 出现最大降压效应(峰效应,peakeffect),并达稳态(steady state)。此后,因药物从体内清除而降压效应的幅度逐渐减小。谷效应(trough effect)则是在给药末期所剩余的降压效应。抗高血压药物的降压谷峰比值定义可简化为抗高血压药前一作用终末,下一剂量使用以前的血压降低值(谷值)与药物峰效应时测得的血压降低值(峰值)的比值。

平稳地控制血压是抗高血压治疗中的一个重要目标。血压的波动性(blood pressure variability)表示一定时间内血压波动的程度。血压不稳定可导致器官损害,因此抗高血压治疗必须在降低血压的同时使血压平稳。为避免药物引起的血压不稳定,提倡使用长效抗高血压药,要求药物的降压谷/峰比值>50%,药物的半衰期要长,使其能良好控制高血压病患者 24 h 血压水平。

将血压降低到目标水平可以显著降低心脑血管并发症的风险。但在达到上述治疗目标后,进一步降低血压是否仍能获益,尚不确定。有研究显示,冠心病患者的舒张压<60 mmHg时,心血管事件的风险可能会增加。及时将血压降低到上述目标血压水平,但并非越快越好。大多数高血压病患者,应根据病情在数周至数月内将血压逐渐降至目标水平。年轻、病程较短的高血压病患者,可较快达标。但老年人、病程较长或已有靶器官损害或并发症的患者,降压速度宜适度缓慢。

第五章 内分泌疾病

第一节 甲状旁腺功能减退症

甲状旁腺功能减退症(hypoparathyroidism,HPP)是因甲状旁腺素(PTH)产生减少而引起的钙、磷代谢异常的一种临床综合征,其特征是手足搐搦、癫痫发作、低钙血症和高磷血症,长期口服钙剂和维生素 D 制剂可使病情得到控制。HPP 在临床上常见的主要有特发性甲状旁腺功能减退症、继发性甲状旁腺功能减退症、低血镁性甲状旁腺功能减退症和新生儿甲状旁腺功能减退症,其他少见的包括假性甲状旁腺功能减退症、假—假性甲状旁腺功能减退症、假性特发性甲状旁腺功能减退症等。

一、病因

PTH 从合成、释放、与靶器官受体结合到最后发生生理效应的过程中,任何一个环节的障碍都可以引起甲状旁腺功能减退症。甲状旁腺功能减退症的病因大致包括 PTH 生成减少、PTH 分泌受抑制和 PTH 作用障碍 3 类。

1.PTH 生成减少

(1)特发性甲状旁腺功能减退症(idiopathic hypoparathyroidium,IHP)为少见的疾病,多呈散发性,多见于儿童。家族性者可能是免疫监视缺陷,称为"多发性内分泌缺陷、自身免疫及念珠菌病综合征"或"少年型家族性甲状旁腺功能减退症、Addison 病及黏膜皮肤念珠菌病综合征"。患者的血液循环中常可测到抗甲状旁腺及抗肾上腺的特异性抗体,还可伴有其他自身免疫病如原发性甲状旁腺功能减退症、恶性贫血、特发性肾上腺皮质萎缩所致的 Addison 病等。

(2)继发性甲状旁腺功能减退者原因较明确,最常见于甲状腺或颈前部手术后。

(3)胚胎发育障碍(Di George 综合征)。

(4)放射性甲状旁腺损伤(如[131]I 照射后)。

(5)其他:甲状旁腺转移癌、淀粉样变、甲状旁腺瘤出血、结核病、结节病、血色病或含铁血黄素沉着症(hemosiderosis)等病变破坏都可损害甲状旁腺引起甲状旁腺功能减退症。

2.PTH 分泌受抑制

①新生儿甲状旁腺功能减退症;②甲状旁腺术后;③镁缺乏症;④铁或铜累积病。

3.PTH 作用障碍

①遗传性甲状旁腺功能减退症:可伴有生长迟缓、智力低下、糖尿病、甲状腺或卵巢的功能减退;②PTH 无生物活性;③致 PTH 作用障碍的其他因素:慢性肾衰竭、维生素 D 缺乏、假性甲状旁腺功能减退症、甲状旁腺切除术后纤维性骨炎。

二、临床表现

甲状旁腺功能减退症的临床表现主要与低钙血症有关,低钙血症可导致神经肌肉的激惹性增高,轻度表现有手指、足趾及口周的感觉异常。较严重的病例可出现肌肉痉挛、腕足痉挛、喉哮鸣以至惊厥。症状的轻重不仅与低钙血症的程度有关,而且与血钙下降的速度也有关。

1.手足搐搦

①发作前常有不适感,面、手感觉麻木、蚁行感及肌肉痛等先兆症状;②发作时手足麻木,典型表现是手、足肌肉呈强直性收缩,肌肉疼痛,拇指内收,其他手指并紧,指间关节伸直,掌指关节屈曲及腕关节屈曲(助产士手或呈握拳手);③严重者自手向上发展,同时引起肘关节屈曲,上臂内收,紧靠胸前,两下肢伸直,足内翻,面部上唇收缩,不能咧嘴,全身肌肉僵直、疼痛,恐惧感;④其他:哮喘,腹痛、腹泻或胆绞痛,尿急感,偏头痛、心绞痛,肢端动脉痉挛(雷诺现象),喉头痉挛致缺氧、窒息甚至死亡。上述发作持续几分钟、几小时,也可连续几天。缓解时症状消失的顺序是,最先出现的症状最后缓解。

2.眼部表现

低血钙引起白内障最常见,占到 50%,早期表现为晶状体前、后层浑浊,晚期扩散呈弥散性混浊而不能与老年性白内障区别,即使治疗后低钙血症好转,白内障亦难消失。眼底检查可能有视盘水肿甚至假脑瘤的表现。

3.精神神经系统表现

(1)癫痫样发作:发作前尖叫等酷似癫痫发作但无癫痫大发作所表现的意识丧失、发绀或尿失禁等,抗癫痫药物治疗无效。

(2)癔症样发作:口角抽动、四肢抽动、舞蹈样不随意动作等。

(3)神经衰弱症状群:头晕、头痛、睡眠浅、失眠、多梦、疲乏、记忆力减退,喜静,对各种事物缺乏兴趣、性欲减退、忧郁、烦躁等。

(4)末梢神经与肌肉症状:感觉减退或过敏,口周麻木,四肢酸胀、麻木、疼痛、肌痉挛等。

(5)自主神经症状:肠道痉挛、肠蠕动加快、腹痛、腹胀、腹泻、便秘,吞咽困难,心律失常。

(6)中枢神经系统:不自主运动、手足徐动、舞蹈症、扭转痉挛、震颤麻痹、小脑性共济失调、步态不稳。

三、辅助检查

1.实验室检查

(1)血钙:血清钙<2 mmol/L,按血钙水平将临床甲状旁腺功能减退症分为 5 级,Ⅰ级和Ⅱ级患者的血钙分别为无低血钙及间歇出现低血钙,Ⅲ、Ⅳ、Ⅴ级患者的血钙水平分别为2.13 mmol/L、1.88 mmol/L 和 1.63 mmol/L。有症状者,血总钙值一般≤1.88 mmol/L,血游离钙≤0.95 mmol/L。

(2)血清无机磷增加:血清无机磷>1.61 mmol/L 或儿童>1.94 mmol/L。

(3)血 ALP:血清 ALP 正常或稍低,没有骨质疏松者多数正常。

(4)24 h 尿钙减少:正常为 2.5～7.49 mmol/d。

(5)血清免疫反应性 PTH(iPTH):血清 iPTH 浓度多数低于正常。也可以在正常范围,因低钙血症强烈刺激甲状旁腺,当血清总钙值≤1.88 mmol/L(7.5 mg/dL)时,血 PTH 值应有 5～10 倍的增加,所以低钙血症时,如血 PTH 在正常范围,仍支持甲状旁腺功能减退症的诊断,因此测血 PTH 时,应同时取血测血钙,两者一并分析。

2.特殊检查

(1)PTH 兴奋试验:注射外源性 PTH 后,测定尿中 cAMP 和尿磷变化。正常人尿磷及尿

cAMP 增加显著,可达 10 倍以上。注射 PTH 后,假性甲状旁腺功能减退症 I 型患者尿中 cAMP 不增高,提示肾对 PTH 作用不敏感。假性甲状旁腺功能减退症 II 型患者尿中 cAMP 增高,但尿磷却不见增加,提示患者肾中 cAMP 不能引起尿磷排泄增加的效应,属于一种受体后的缺陷。

(2)钙负荷(Howard)试验:甲状旁腺功能减退症者阳性,即血磷不升高,尿磷不减少。静脉滴注钙(15 mg/kg),历时 4h,正常人 PTH 分泌受抑制,使尿磷排出减少,血磷上升,而甲状旁腺功能减退症患者反应迟钝,尿磷无明显减少或反而上升。有心、肾疾病患者不宜做此试验。

四、诊断

1.甲状旁腺功能减退症诊断标准

①手足抽搐或麻木感;②低钙血症(<2 mmol/L,但血清清蛋白>35 g/L);③血清磷上升或正常上限,肾小管磷重吸收率增高(TRP>95%),磷廓清率减退(<6 mL/min);④肾功能正常;⑤尿钙减少(<1.25mmol/L(50 mg/d))。⑥脑电图示异常慢波及棘波;⑦尿中 cAMP 减少,对外源性 PTH 有明显增加反应(>1 μmol/h,10 倍以上);尿中无机磷也增加,>1.17mmol/L(35 mg/24h)。

2.特发性甲状旁腺功能减退症的诊断标准

①血钙低。②血磷高或正常。③慢性手足搐搦史。④X 线片无佝偻病或骨质软化症表现。⑤无肾功能不全、慢性腹泻、脂性腹泻或原因明显的碱中毒等引起低钙血症的原因。⑥血 ALP 正常。⑦无甲状腺、甲状旁腺或颈部手术史,无颈部放射线照射或浸润的情况。⑧24 h 尿钙排泄低于健康人。⑨用大剂量维生素 D(或其有生理作用的衍生物)和钙剂方可控制发作。⑩在有指征的情况下,做 Ellsworth-Howard 试验,结果阳性,对外源性 PTH 有反应。

五、鉴别诊断

1.肾性骨病

肾衰竭患者虽可有低血钙和高血磷,但伴有氮质血症和酸中毒。肾小管性酸中毒患者也有血清钙低,但血清磷正常或降低,常伴有低血钾、酸中毒、酸化尿能力减退。肾性骨病患者血清总钙低,但因酸血症能维持钙离子接近正常水平,很少自发手足搐搦。

2.维生素 D 缺乏引起的成年人骨质软化症

血清无机磷低或正常,一般不升高。X 线骨片有骨质软化特征表现。

3.癫痫样发作

癫痫患者没有低血钙、高血磷及缺钙体征,如 Chvostek 征或 Trousseau 征阴性。

4.低镁血症

大多数低镁血症是由于长期营养缺乏所致,在这种情况下低钙血症主要是由于 PTH 急性缺乏所致,但血磷酸盐下降(甲状旁腺功能减退者升高),在慢性肾衰竭中尽管有继发性甲状旁腺功能亢进症,仍常存在有低钙血症和高磷酸盐血症。

5.假性特发性甲状旁腺功能减退症

①假性特发性甲状旁腺功能减退者血中存在的 PTH 虽无生物效应,但免疫学反应仍存在,故用放射免疫法测量时 PTH 水平是正常或升高的。②对外源性 PTH 的反应差。

六、治疗

早期诊断和及时治疗不仅可以消除低血钙所造成的精神神经症状,而且可以延缓各种病变的发展,尤其可预防低钙性白内障和基底节钙化的进展。

治疗目标是控制病情,缓解症状,纠正低血钙,使尿钙排泄量＜8.75 mmol/24 h(350 mg/24 h或≤400 mg/d)。

1. 一般治疗

①暂时性甲状旁腺功能减退症可不必治疗。②可逆性的甲状旁腺功能减退症应适当治疗(如低镁血症者补充镁盐)。③永久性 PTH 缺乏性甲状旁腺功能减退症,也许在不远的将来可以选择 PTH 替代治疗。④手术后甲状旁腺功能减退症患者,甲状旁腺自体移植在部分患者是有效的。⑤不能进行移植的患者及假性甲状旁腺功能减退症患者需终生口服维生素 D治疗。⑥给予维生素 D 并在每天的食物中供给 1～1.5 g 钙;麦角骨化醇即维生素 D_2,5 万 U/d;骨化三醇(1,25-$(OH)_2D_3$),0.25 μg/d;在青年人,维生素 D 1 000～2 000U/d;有骨质软化的老年人 5 万 U/d 即可。在饮食钙摄入不足时可加用钙盐(每天 1～2 g 元素钙,分次给予)。

2. 急性低钙血症的治疗

应缓慢静脉推注 10％葡萄糖酸钙或氯化钙 10～20 mL,必要时 1～2 h 后重复给药。可能时尽量改用口服 10％氯化钙溶液 10～15 mL,每 2～6 h 1 次。搐搦严重或难以缓解者,可采用持续静脉滴注 10％葡萄糖酸钙 100 mL(含元素钙 900 mg,稀释于生理盐水或葡萄糖溶液500～1 000 mL 中,速度以不超过元素钙 4 mg/(kg·h)为宜),定期监测血清钙水平,使之维持在＞1.75 mmol/L(7 mg/dL)即可,避免发生高钙血症,以免出现致死性心律失常。口服双氢速甾醇,每日 0.5～1 mg,是最方便而有效的疗法。若低钙血症为 2 mmol/L,无手足搐搦或只有轻微的神经肌肉症状,可口服钙剂(元素钙 1～2 g/d,分次服),或者加口服维生素 D 或其衍生物即可。

3. 慢性低钙血症的治疗

治疗目的是:控制症状,减少甲状旁腺功能减退症并发症的发生;避免维生素 D 中毒。宜使血钙维持在 2.13～2.25 mmol/L,尽可能用较小剂量的维生素 D。

(1)钙剂:应长期口服,元素钙 1～1.5 g/d,分 3～4 次口服;加用活性维生素 D。

(2)维生素 D 及衍生物:单用钙剂无效者可加用维生素 D。维生素 D 1 万～5 万 U/d,有的病例需加大到 40 万～150 万 U/d;双氢速甾醇油溶剂 1～3 mg/d,血清钙正常时以0.2～1 mg/d维持疗效;维生素 D_2(麦角骨化醇)注射液 40 万 U/mL;维生素 D_3(胆骨化醇)注射液30 万 U/mL 或 60 万 U/mL。双氢速甾醇作用强,起效及作用消失时间短,从0.3 mg(9 滴)/d开始服,根据血和尿钙值调整药量,血清总钙值达 2.0 mmol/L,肢体麻木和抽搐等症状消失时,可作为维持量;25—羟维生素 D_3,25～200 μg/d;骨化三醇(1,25-$(OH)_2D_3$)0.25 μg/d;阿法骨化醇(1α-$(OH)D_3$)2.7 μg/d。

4. 甲状旁腺移植

对药物治疗无效或已发生各种并发症的甲状旁腺功能减退症患者可考虑同种异体甲状旁腺移植治疗。

第二节 原发性甲状旁腺功能亢进症

甲状旁腺功能亢进症(hyperparathyroidism)可分为原发性、继发性、三发性和假性4类。原发性甲状旁腺功能亢进症(primary hyperparathyroidism,PHPT)是由于甲状旁腺本身病变(肿瘤或增生)使甲状旁腺素(PTH)过度合成和分泌引起的钙、磷和骨代谢紊乱的一种全身性疾病,主要临床表现为骨吸收增加的骨骼病变、反复发作的肾结石、消化性溃疡、精神改变等高钙血症和低磷血症。目前我国报道的主要是症状型PHPT,而无症状型PHPT并不多见,通常PHPT呈散发性,偶尔可呈家族性并成为多发性内分泌肿瘤(MEN)的一种表现。

一、病因及病理

1.病因

(1)家族性甲状旁腺功能亢进症:①MEN为常染色体显性遗传,有明显的家族发病倾向,分为MEN 1型和MEN 2型;②基因突变;③伴下腭肿瘤者11p杂合性遗失(LOH);④不伴其他内分泌疾病。

(2)钙受体(CaR)缺陷:①新生儿PHPT;②家族性良性低尿钙性高钙血症。

(3)细胞外液离子钙升高:①迁移性钙化;②胃泌素和胃酸分泌增加;③胰蛋白酶原被激活;④PTH升高血排磷素(FGF-23),导致磷利尿。

2.病理

(1)甲状旁腺腺瘤:大多单个腺体受累,少数有2个或2个以上腺瘤。瘤体一般较小,病变腺体中会存在部分正常组织或第2枚腺体正常者,可诊断为腺瘤。腺瘤常呈椭圆形、球形或卵圆形。色泽特点似鲜牛肉色,切除时呈棕黄色。

(2)甲状旁腺增生:原发性增生占7%~11%。所有腺体都受累(不论数目多少),但可以某腺体增大为主,可为正常大小的10~1 000倍。原发性增生有两种类型,即透明细胞和主细胞增生。

(3)甲状旁腺腺癌:少见,为0.5%~3%,比腺瘤大,颈部检查时可扪及,切除后可再生长,生长速度较一般癌症缓慢。甲状旁腺腺癌呈典型的灰白色,坚硬,可有包膜和血管的浸润或局部淋巴结和远处转移(以肺部最常见,其次为肝和骨骼)。

(4)骨骼:早期仅有骨量减少,以后骨吸收日渐加重,可出现畸形、骨囊性变和多发性病理性骨折,易累及颅骨、四肢长骨和锁骨等部位。病程长和(或)病情重者,在破坏的旧骨与膨大的新骨处形成囊肿状改变,囊腔中充满纤维细胞、钙化不良的新骨及大量毛细血管,巨大多核的破骨细胞衬于囊壁,形成纤维性囊性骨炎,较大的囊肿常有陈旧性出血而呈棕黄(棕色瘤)色,故又名棕色瘤,此种纤维性囊性骨炎一般需3~5年或更久才能形成。

二、临床表现

4S(moans,groans,stones,and bones;悲叹、呻吟、结石、骨病)是本病的典型症状。以往的PHPT主要是骨骼和泌尿系病变,患者可有多种症状和体征,包括复发性肾石病、消化性溃疡、精神改变以及广泛的骨吸收。

近年来随着血钙筛选的应用,约50%的甲状旁腺功能亢进症患者无症状或诉说的症状含糊,只表现血清钙、磷生化改变和血PTH升高。精神神经症状较前多见(尤其是在老年病例)。具有显著高钙血症的患者可表现出前述高钙血症的症状和体征。临床症状可分为高血钙、骨骼病变和泌尿系等3组,可单独出现或合并存在。一般进展缓慢,常数月或数年才引起患者的注意。在极少数情况下,该病可以突然发病,患者可有严重的并发症,如明显的脱水和昏迷(高钙血症性甲状旁腺危象)。

1.高钙血症

(1)中枢神经系统方面:淡漠、消沉、性格改变、反应迟钝、记忆力减退、烦躁、过敏、多疑多虑、失眠、情绪不稳定、衰老加速、幻觉、狂躁、甚至昏迷。

(2)消化系统表现:食欲缺乏、腹胀、便秘、恶心呕吐、反酸、上腹痛、消化性溃疡、急性或慢性胰腺炎。

(3)心血管症状:心悸、气短、心律失常、心力衰竭。

(4)眼部病变:结合膜钙化颗粒、角膜钙化及带状角膜炎。

2.骨骼系统表现

(1)骨质软化:呈广泛性骨密度降低,同时可合并长骨弯曲变形、三叶骨盆畸形,双凹脊椎,胸部肋骨变形致胸廓呈钟状,可有假骨折线形成。

(2)骨膜下骨质吸收:骨膜下骨质吸收是甲状旁腺功能亢进症的可靠征象,常发生于双手短管状骨,亦可见于关节软骨下、锁骨近端或远端的软骨下骨、后肋上下缘骨膜下及指(趾)末节丛状部等处。

(3)骨囊性病变:包括破骨细胞瘤(或棕色瘤)和皮质囊肿。棕色瘤为甲状旁腺功能亢进症的特异表现,具有较高的诊断价值,但常被误诊为骨巨细胞瘤、骨囊肿或骨纤维异常增生症。皮质囊肿为骨皮质膨起的多发小囊性改变。

(4)颅骨颗粒状改变:在骨密度降低的背景上,颅骨出现大小不等、界限不清的颗粒状高密度影。

(5)病理性骨折:骨折往往发生在骨棕色瘤部位,有时表现为明显弯曲变形,有如小儿的青枝骨折,常见为四肢长骨、肋骨、脊椎骨、锁骨、骨盆骨。常为反复多发骨折。骨折处有骨痂生成。

(6)牙周硬板膜消失:此一征象并非本病的特征性表现。

3.泌尿系统表现

(1)尿钙和磷排泄量增多,因此患者常有烦渴、多饮和多尿。

(2)可反复发生肾或输尿管结石,表现为肾绞痛或输尿管痉挛的症状、血尿或砂石尿等,也可有肾钙盐沉着症。

(3)结石反复发生或大结石形成可以引起尿路阻塞和感染。

(4)肾钙质沉着及肾功能不全。

4.其他

软组织钙化(肌腱、软骨等处)可引起非特异性关节痛,常先累及手指关节,有时主要在近端指间关节,皮肤钙盐沉积可引起皮肤瘙痒。新生儿出现低钙性手足抽搐要追查其母有无甲状旁腺功能亢进症的可能。

软骨钙质沉着病(chondrocalcinosis)和假痛风在原发性甲状旁腺功能亢进症中较常见。

重症患者可出现贫血,系骨髓组织为纤维组织充填所致。

三、辅助检查

1. 实验室检查

（1）血清钙：多数原发性甲状旁腺功能亢进症患者有高钙血症（正常值 2.1～2.55 mmol/L），少数呈间断性高钙血症与正常血钙。甲状旁腺功能亢进症危象时，血钙可达 3.75～4.25 mmol/L。

（2）血清磷：甲状旁腺功能亢进症患者的血清磷降低，为原发性甲状旁腺功能亢进症的特点之一，低血磷（<0.87 mmol/L）常与高血钙共存。约 50% 的患者血磷可正常，但在肾功能不全、肾小球滤过率降低时，血清磷可正常或升高。血清磷应在空腹状态下测定，因餐后血清磷值低。

（3）血清碱性磷酸酶（ALP）：原发性甲状旁腺功能亢进时，排除了肝胆系统的疾病存在，则 ALP 增高反映骨病变的存在，骨病变愈严重，ALP 值愈高。

（4）血 PTH：测定血 PTH 水平可直接了解甲状旁腺功能，原发性甲状旁腺功能亢进症患者中 80%～90% 血 PTH 水平增高，可高于正常人 5～10 倍，腺瘤比增生升高更明显，无昼夜变化节律。血 PTH 升高的程度与血钙浓度、肿瘤大小和病情严重程度相平行。因肿瘤或维生素 D 过量等非甲状旁腺功能亢进引起的高钙血症，由于 PTH 分泌受抑制，血 PTH 低于正常或测不到；因此 PTH 与血钙同时测定具有较高的诊断与鉴别的价值。

（5）血氯及氯/磷比值：甲状旁腺功能亢进症时血氯可升高，常>106 mmol/L，并可有轻度的代谢性酸中毒。氯/磷比值可>30。高血钙患者，血浆氯>102 mmol/L 者提示为原发性甲状旁腺功能亢进症。原发性甲状旁腺功能亢进症时磷平均为 0.84 mmol/L，氯为 107 mmol/L，氯/磷比值是 31.8～80（其中 96% 在 33 以上）；相反，其他原因高血钙患者氯/磷比值为 17～32.3（92% 患者的比值<33）。

（6）尿钙排泄量：甲状旁腺功能亢进症时因血钙增高，肾小球滤过钙增多致尿钙排泄量增加，但血清钙<2.87 mmol/L 时，尿钙增加可不明显。做低钙试验时若最后 24 h 尿钙排泄量>5 mmol（200 mg）应高度怀疑原发性甲状旁腺功能亢进症的可能，若 >3.75 mmol（150 mg），则支持本病的诊断，阳性率 80% 左右。

（7）尿磷排泄量：甲状旁腺功能亢进症时，尿磷排出量常增高，24 h 尿磷>193.7 mmol/L，由于尿钙、磷值受饮食中摄入量的影响较大，因此，尿钙、磷测定仅作为代谢性骨病的初筛试验。

（8）尿羟脯氨酸排泄量：甲状旁腺功能亢进症时尿羟氨酸增高，常>330 μmol/24 h。

2. 动态试验

（1）肾小管磷重吸收率（TRP）试验：正常人 TRP 为 84%～96%，甲状旁腺功能亢进症患者 TRP 为 60%～83%。此试验可用于肾小球滤过率>50 mL/min 的患者，严重肾小球功能损害时无诊断价值。PTH 抑制肾小管对磷的重吸收，促进尿磷的排泄。正常人用固定钙磷饮食（钙 700 mg/d，磷 1 200 mg/d）5 d，肾小管磷重吸收率可降至 83% 以下（正常值为 84%～96%）；甲状旁腺功能亢进症时，可降至 60%～83%，一般<78%。

（2）皮质醇抑制试验：皮质醇 50～100 mg/d 或泼尼松 30 mg/d（分次服），连续 10 d。甲状旁腺功能亢进症患者血清钙不下降，而其他原因引起的高钙血症如类癌、结节病、多发性骨髓瘤和维生素 D 中毒等患者可见血钙降低，但部分假性甲状旁腺功能亢进症患者，血清钙也可不下降。

四、诊断

1. PHPT 诊断标准一

具备以下第①～⑧项即可诊断。①血清钙经常＞2.5 mmol/L，且血清蛋白无显著变化，伴有口渴、多饮、多尿、尿浓缩功能减退、食欲缺乏、恶心、呕吐等症状；②血清无机磷低下或正常下限（＜1.13 mmol/L）；③血氯上升或正常上限（＞106 mmol/L）；④血 ALP 升高或正常上限；⑤尿钙排泄增加或正常上限（＞5mmol/d(200 mg/d)）；⑥复发性两侧尿路结石，骨吸收加速（广泛的纤维囊性骨炎、骨膜下骨吸收、齿槽硬线消失、病理骨折、弥散性骨量减少）；⑦血 PTH 增高（＞0.6 ng/mL）或正常上限；⑧无恶性肿瘤。若偶然合并恶性肿瘤，则手术切除后上述症状依然存在。

2. PHPT 诊断标准二

具备以下第①～③项及第④项中的 a 即可诊断，兼有第④项 b 及第⑤项可确诊，第⑥项可作为辅助诊断。①周身性骨质稀疏，以脊椎骨及扁平骨为最明显。②颅骨内外板模糊不清，板障增厚呈毛玻璃状或颗粒状改变。③纤维囊性骨炎样改变，可成网格状及囊状改变。④骨膜下骨吸收：a. 皮质的外缘密度降低或不规则缺失，呈花边状或毛糙不整，失去原有清晰的边缘；b. 指骨骨膜下骨吸收最为典型，尤常见中指中节骨皮质外面吸收，出现微细骨缺损区。⑤软骨下骨吸收：锁骨外端、耻骨联合等处。⑥常伴有异位钙化及泌尿系结石。

3. 定位诊断

PHPT 的定位诊断对于 PHPT 的手术治疗非常重要，方法包括 B 超、CT、MRI、数字减影血管造影和核素扫描等。第 1 次颈部探查前的定位诊断主要是仔细的颈部扪诊，符合率约 30%。

高分辨 B 超可显示甲状旁腺腺瘤，其阳性率也较高。如第 1 次手术失败，则再次手术前的定位诊断尤其重要。

(1)颈部超声：B 超（10 Hz）可显示较大的病变腺体，定位的敏感性达 89%，阳性正确率达 94%。

(2)放射性核素检查：^{123}I 和 ^{99m}Tc 减影技术可发现 82% 的病变；^{99m}Tc 和 ^{201}Tl 双重核素减影扫描（与手术符合率可达 92%），可检出直径 1 cm 以上的病变，对于甲状腺外病变也特别敏感，阳性率 83%，敏感性 75%。

(3)颈部和纵隔 CT：能发现纵隔内病变，对位于前上纵隔腺瘤的诊断符合率 67%。可检出直径 1 cm 以上的病变。对手术失败的病例，可利用高分辨 CT 检查以除外纵隔病变。

(4)选择性甲状腺静脉取血测 iPTH：血 iPTH 的峰值点反映病变甲状旁腺的位置，增生和位于纵隔的病变则双侧甲状腺上、中、下静脉血的 iPTH 值常无明显差异。虽为创伤性检查，但特异性强、操作较易，定位诊断率 70%～90%。国内用此方法定位正确率为 83.3%。

(5)选择性甲状腺动脉造影其肿瘤染色的定位诊断率 50%～70%。手术探查前 1h 静脉滴注亚甲蓝 5 mg/kg，可使腺体呈蓝色，有助于定位。再次探查的病例，亦可选择有创性检查方法如静脉插管可在两侧不同水平抽血查 PTH；动脉造影可显示增大的腺体，70%～85% 的患者可定位。

五、鉴别诊断

1.多发性骨髓瘤

可有局部和全身性骨痛、骨质破坏及高钙血症。通常球蛋白、特异性免疫球蛋白增高、血沉增快、尿中本—周(Bence-Jones)蛋白阳性,骨髓可见瘤细胞。血 ALP 正常或轻度增高,血PTH 正常或降低。

2.恶性肿瘤

恶性肿瘤性高钙血症可见于假性甲状旁腺功能亢进症(包括异位性 PTH 综合征),患者不存在溶骨性的骨转移癌,但肿瘤(非甲状旁腺)能分泌体液因素引起高血钙。假性甲状旁腺功能亢进症的病情进展快、症状严重、常有贫血。

3.结节病(sarcoidosis)

有高血钙、高尿钙、低血磷和 ALP 增高,与甲状旁腺功能亢进症颇相似,但无普遍性骨骼脱钙,血浆球蛋白升高,血 PTH 正常或降低,类固醇抑制试验有鉴别意义。

4.维生素 A 或维生素 D 过量

有明确的病史可供鉴别,此症有轻度碱中毒,而甲状旁腺功能亢进症有轻度酸中毒,皮质醇抑制试验有助鉴别。

5.假性甲状旁腺功能亢进症

系由全身各器官,特别是肺、肾、肝等恶性肿瘤引起血钙升高,并非甲状旁腺本身病变,常有原发恶性肿瘤的临床表现,短期内体重明显下降、血清 iPTH 不增高。

6.良性家族性高钙血症

在年轻的无症状患者或血 PTH 仅轻度升高者,高钙血症很可能是家族性低尿钙性高钙血症而不是原发性甲状旁腺功能亢进症,但该病较少见,为常染色体显性遗传,无症状,高血钙,低尿钙<2.5 mmol/24 h(100 mg/24 h),血 PTH 正常或降低。

7.骨质疏松症

血清钙、磷和 ALP 都正常,骨骼普遍性脱钙。牙硬板、头颅、手等 X 线片显示无甲状旁腺功能亢进症的特征性骨吸收增加的改变。

8.骨质软化症

血钙、磷正常或降低,血 ALP 和 PTH 均可增高,尿钙和磷排泄量减少。骨 X 线片显示有椎体双凹变形、假骨折等特征性表现。

六、治疗

治疗目标是控制病情,使症状缓解,血清钙纠正至正常低限或接近正常,尿钙排泄量<8.75 mmol/24 h(350 mg/24 h)。

1.一般治疗

(1)多饮水:限制食物中钙的摄入量,如忌饮牛奶,注意补充钠、钾和镁盐等,并忌用噻嗪类利尿药、碱性药物和抗惊厥药物。慢性高血钙者,可口服 H_2 受体拮抗药,如西咪替丁(甲氰咪胍),0.2 g,每日 3 次;或 β 受体阻滞药,如普萘洛尔(心得安)10 mg,每日 3 次;必要时加用雌激素、孕激素或结合雌激素治疗。

(2)降钙素:密钙息(Miacalcic)为人工合成之鲑鱼降钙素 4~8 U/kg,肌内注射,每6~12 h 1 次或酌情增减剂量。益钙宁(Elcatonin)为合成的鳗鱼降钙素,每支20 U,与二磷酸盐共用时还可急速降低血清钙。

（3）磷酸盐：磷酸钠或磷酸钾，每日 1～2 g。如血钙升高较明显，宜用中性磷酸盐溶液治疗。二膦酸酯与内生焦磷酸盐的代谢关系密切，二膦酸酯与骨组织的亲和力大，并能抑制破骨细胞的功能，可望成为治疗本病的较佳磷酸盐类，其中应用得较多的有羟乙二膦酸盐（Ethane hydroxyl-1-diphosphonate，EHDP）和双氯甲基二膦酸盐（Dichlorome-thylene diphosphonate，Cl2MDP）。

2.高血钙危象的治疗

（1）输液：需输注大量 5%葡萄糖溶液和生理盐水，输液量控制在每 4 h 1 000 mL。第 1 d需输给生理盐水 4～8 L，最初 6 h 输入总量的 1/3～1/2，小儿、老年人及心、肾、肺衰竭者应慎用，并将部分生理盐水用 5%葡萄糖溶液代替。

（2）利尿：血钙过高，每日尿量过少者在补充血容量后予以利尿药，使尿量保持在100 mL/h 以上。可选用呋塞米（速尿）20～40 mg，每日 3～4 次，或 40～100 mg 静脉注射。如依地尼酸（利尿酸钠）50～200 mg 静脉推注等，血清钙过高的患者每 1～2 h 可以重复注射，但应避免使用噻嗪类利尿药。利尿仅能暂时降低血钙，故应与其他治疗措施结合使用。治疗期间应每 4～6 h 测定血钙、镁、钠、钾，注意维持电解质平衡。一般情况下，每排尿 1 000 mL 须补充20 mmol氯化钾和 500 mmol 氯化钠。

（3）钙离子螯合剂：如依地酸二钠（EDTA 钠盐）50 mg/kg，加入 5%葡萄糖溶液 500 mL中静脉滴注，4～6 h 滴完，亦可用硫代硫酸钠 1.0 g 加入生理盐水 100 mL 中静脉滴注，紧急情况下可直接以 5%浓度静脉注射，输液过程中要监测血清钙。

（4）二膦酸酯：可口服或静脉注射，每日 1 600 mg 或 1～5 mg/kg。

（5）西咪替丁（甲氰咪胍）：西咪替丁 200 mg，每 6 h 1 次，可阻止 PTH 的合成和（或）释放，降低血钙，也可作为甲状旁腺功能亢进症患者手术前的准备或不宜手术治疗的甲状旁腺增生患者，或甲状旁腺癌已转移或复发的患者。服用西咪替丁后血浆肌酐上升，故肾功能不全或肾病继发甲状旁腺功能亢进症高血钙患者要慎用。

（6）透析：首选血液透析，无条件时亦可采用腹膜透析，但必须采用无钙透析液。

（7）普卡霉素（光辉霉素，Mithramycin）：常用量 10～25 μg/kg，用适量生理盐水稀释后静脉滴注，若 36 h 后血钙下降不明显，可再次应用。每周 1～2 次，用药后 2～5 d 血钙可降到正常水平。拟较长期使用时，每周不得超过 2 次，必要时可与其他降血钙药同用。

（8）糖皮质激素：病情容许时可口服，紧急情况下可用氢化可的松或地塞米松静脉滴注或静脉注射。

（9）降钙素：适用于静脉滴注二膦酸盐无效者，剂量根据反应而定（最大可达鲑鱼降钙素400 U/6 h，大剂量无效时改用综合治疗），作用强度不如二膦酸盐类药物，维持时间短，停药后易反弹，久用后因逸脱现象而疗效降低。

3.手术治疗

（1）术前准备：血钙明显升高者，应先行内科治疗，将高血钙控制在安全范围内，并加强支持治疗，改善营养，纠正酸中毒。注意中性磷酸盐的补充，缩短术后骨病和血生化的恢复时间。根据病情和心律失常的性质给予相应治疗。进行相应甲状腺、甲状旁腺和声带功能检查。

（2）术中注意事项：术中应做好高血钙危象的抢救准备，包括各种降血钙药物，进行血钙、磷和心电图监测。术中仔细检查甲状旁腺，如属腺瘤，不论单发或多发，应全部切除，仅保留

1 枚正常腺体;如系增生,常为多枚腺体同时累及,故宜切除其中之 3 枚,第 4 枚切除 50% 左右;如属异位腺瘤,多数位于纵隔,可沿甲状腺下动脉分支追踪搜寻。有时异位甲状旁腺包埋在甲状腺中,应避免遗漏。

(3)术后处理:由于术后钙、磷大量沉积于脱钙的骨组织,故术后数日内可发生手足搐搦症,故必须定期检查血生化指标。每日需缓慢静脉注射 10% 葡萄糖酸钙 10～20 mL 数日到数周,并口服补充钙剂和维生素 D 数月到 1 年以上,较重者应给予活性维生素 D 制剂如 1α-$(OH)D_3$ 或 $1,25$-$(OH)_2D_3$。

第三节 肾上腺皮质疾病患者的护理

一、库欣综合征

库欣综合征(Cushing syndrome)是由多种原因引起肾上腺皮质分泌过量的糖皮质激素(主要是皮质醇)所致。主要临床表现有满月脸、多血质、向心性肥胖、皮肤紫纹、痤疮、糖尿病倾向、高血压和骨质疏松等。本症多见于女性,男女之比约为 1：(2～3)。以 20～40 岁居多,约占 2/3。

(一)病因与发病机制

1. 依赖 ACTH 的 Cushing 综合征

(1)Cushing 病最常见,约占 Cushing 综合征的 70%,系指垂体 ACTH 分泌过多,伴肾上腺皮质增生。垂体多有微腺瘤,少数为大腺瘤,也有未能发现肿瘤者。

(2)异位 ACTH 综合征,是由于垂体以外的恶性肿瘤产生 ACTH,刺激肾上腺皮质增生,分泌过量的皮质醇。最常见的是肺癌(约占 50%),其次是胸腺癌和胰腺癌(各约占 10%),甲状腺髓样癌等。

2. 不依赖 ACTH 的 Cushing 综合征

(1)肾上腺皮质腺瘤,约占 Cushing 综合征的 15%～20%。

(2)肾上腺皮质癌,占 Cushing 综合征 5% 以下,病情重,进展快。肾上腺皮质腺瘤或腺癌可自主性地分泌皮质醇,不受垂体的控制,反馈抑制垂体 ACTH 的释放,使瘤外同侧及对侧肾上腺皮质萎缩。

(3)不依赖 ACTH 的双侧肾上腺小结节性增生,又称 Meador 综合征或原发性色素性结节性肾上腺病。患者血中 ACTH 低或测不到,大剂量地塞米松不能抑制。发病机制与遗传和免疫有关。

(4)不依赖 ACTH 的双侧肾上腺大结节性增生,可能为抑胃肽促进皮质醇分泌,同时又反馈抑制垂体和下丘脑,患者可表现为典型的 Cushing 综合征。

(二)临床表现

本病的临床表现主要由于皮质醇分泌过多,引起代谢紊乱及多器官功能障碍、对感染抵抗力降低所致。

1.脂代谢障碍

特征性表现为:面部和躯干脂肪堆积(满月脸、向心性肥胖)。患者面如满月、红润多脂、颈背部脂肪堆积、隆起似水牛背、腹大似球形、四肢显得相对瘦小。发生机制可能由于皮质醇能促进脂肪的动员和合成,使脂肪重新分布。四肢对皮质醇的动员脂肪作用较面颈部和躯干部敏感,加之蛋白质分解使四肢肌肉萎缩,形成典型的向心性肥胖。

2.蛋白质代谢障碍

大量皮质醇促进蛋白质分解,抑制蛋白质合成,使机体处于负氮平衡状态。临床上出现蛋白质过度消耗的表现:皮肤菲薄,毛细血管脆性增加。在腹下侧、大腿等处,因脂肪沉积,皮肤弹力纤维断裂,透过菲薄的皮肤可见微血管的红色即典型的皮肤紫纹。病程久者肌肉萎缩、骨质疏松、脊椎可发生压缩畸形、身材变矮,有时呈佝偻、骨折。儿童患者生长发育受到抑制。

3.糖代谢障碍

大量皮质醇抑制外周组织对葡萄糖的酵解和利用,加强肝糖异生,并拮抗胰岛素的作用,使血糖升高,葡萄糖耐量减低,部分患者出现继发性糖尿病,称类固醇性糖尿病。

4.电解质紊乱

大量皮质醇有潴钠、排钾作用,但血电解质大多正常。肾上腺皮质癌和异位 ACTH 综合征可有明显低钾、低氯性碱中毒。在这些患者中,除皮质醇大量分泌外,具盐皮质激素作用的脱氧皮质酮(DOC)分泌也增多,加重低血钾。低血钾又使患者乏力加重,并引起肾浓缩功能障碍。部分患者因潴钠而有轻度水肿。

5.心血管病变

高血压常见,皮质醇和脱氧皮质酮等增多是其主要原因。此外,患者血浆肾素浓度增高,从而催化产生较多的血管紧张素Ⅱ,引起血压升高。患者伴有动脉硬化和肾小动脉硬化,可能是高血压的后果,又可加重高血压,使部分患者治疗后血压仍不能降至正常。长期高血压可并发左心室肥大、心力衰竭和脑血管意外。

6.感染

长期皮质醇分泌增多使免疫功能减弱,患者容易感染某些化脓性细菌、真菌和病毒性疾病。感染往往不易控制可发展成蜂窝织炎、菌血症、败血症。又因皮质醇增多使发热等机体防御反应被抑制,患者感染后,炎症反应往往不显著,发热不高,易造成漏诊,后果严重。

7.造血系统及血液改变

皮质醇刺激骨髓,使红细胞计数和血红蛋白含量偏高,且患者皮肤菲薄而呈多血质面容。大量皮质醇使白细胞总数及中性粒细胞增多,但促使淋巴组织萎缩、淋巴细胞和嗜酸性粒细胞的再分布,这两种细胞的绝对值和白细胞分类中的百分率均减少。

8.性功能异常

由于皮质醇增多可影响下丘脑及垂体功能。此外,男、女患者肾上腺皮质雄性激素分泌增多,均引起性功能障碍。女患者出现月经减少、不规则或停经,多伴不孕,轻度脱毛,痤疮常见。如出现明显男性化,要警惕肾上腺癌。男患者性欲减退、阴茎缩小、睾丸变软、男性性征减少、而背部及四肢体毛却增多。

9.神经、精神障碍

患者常有不同程度的精神、情绪变化,如情绪不稳定、烦躁、失眠,严重者精神变态,个别可发生偏执狂。

10.皮肤色素沉着

异位 ACTH 综合征患者皮肤色素明显加深。

(三)实验室及其他检查

(1)血浆皮质醇测定:血浆皮质醇水平增高且昼夜节律消失,早晨高于正常,晚上不显著低于早晨。

(2)24 h 尿 17-羟皮质类固醇、血游离皮质醇升高。

(3)地塞米松抑制试验。

(4)ACTH 试验。垂体性 Cushing 病和异位 ACTH 综合征者有反应,原发性肾上腺皮质肿瘤者多数无反应。

(5)影像学检查。包括肾上腺超声检查、蝶鞍区断层摄片、CT、MRI 等,可显示病变部位的影像学改变。

(四)诊断要点

典型病例根据临床表现即可做出诊断。早期及不典型病例有赖于实验室及影像学检查。注意与单纯性肥胖、Ⅱ型糖尿病进行鉴别。

(五)治疗要点

根据不同病因做相应治疗。但在做病因治疗前,对病情严重的患者,宜先对症治疗以改善并发症。

1.Cushing 病

本病治疗可归纳为手术、放射、药物三种方法。经蝶窦切除垂体微腺瘤为近年治疗本病的首选方法,摘除腺瘤后可治愈,少数患者手术后可复发。如经蝶窦手术未能发现并摘除垂体微腺瘤,或某种原因不宜做垂体手术,对病情严重者,宜做一侧肾上腺全切,另侧肾上腺大部分或全切除术,术后做垂体放疗,最好用直线加速器治疗。对于垂体大腺瘤患者需做开颅手术,尽可能切除肿瘤,为避免复发,可在术后辅以放射治疗。

2.肾上腺肿瘤

肾上腺腺瘤经检查明确腺瘤部位后,手术切除可根治。肾上腺腺癌的治疗多不满意,应尽可能早期手术治疗,未能根治或已有转移者用药物治疗,以减少肾上腺皮质激素的产生量。

3.不依赖 ACTH 小结节性或大结节性双侧肾上腺增生

不依赖 ACTH 小结节性或大结节性双侧肾上腺增生可做双侧肾上腺切除术,术后做激素替代治疗。

4.异位 ACTH 综合征

异位 ACTH 综合征应治疗原发性癌,根据具体病情做手术、放疗和化疗。如不能根治,则需用肾上腺皮质激素合成阻滞药。

(六)常用护理诊断、措施及依据

1.自我形象紊乱

其与 Cushing 综合征引起身体外观改变有关。

2.体液过多

体液过多与糖皮质激素过多引起水钠潴留有关。

(1)休息:合理的休息可避免加重水肿。尽量取平卧位,抬高双下肢,有利于静脉回流。

（2）饮食护理：予低钠、高钾、高蛋白、低糖类、低热量的饮食，预防和控制水肿、低钾血症和高血糖，鼓励患者食用柑橘类、枇杷、香蕉、南瓜等含钾高的水果。

（3）应用利尿剂的护理：水肿严重时，根据医嘱给予利尿剂，观察疗效及不良反应，如出现心律失常、恶心、呕吐、腹胀等低钾症状和体征时，及时处理。

（4）病情监测。评估患者水肿情况，每天测量体重的变化，记录 24 h 液体出入量，监测血电解质浓度和心电图变化。

3.有感染的危险

其与蛋白质分解代谢作用增加和高血糖引起的白细胞吞噬功能降低有关。

（1）病情监测。观察体温变化，定期检查血常规，注意有无感染征象。

（2）预防交叉感染。保持病室环境及床单位整洁，室内温度、湿度适宜，减少感染源。医护人员应严格执行无菌操作技术，必要时戴手套和口罩，以避免交叉感染。尽量减少侵入性治疗措施。教导患者和家属预防感染的知识。注意保暖，减少或避免到公共场所，预防上呼吸道感染。

（3）皮肤与口腔护理。协助患者做全身皮肤清洁，避免擦伤破损。长期卧床者预防压疮发生。病重者做好口腔护理。

4.有受伤的危险

其与代谢异常引起钙吸收障碍，导致骨质疏松有关。

（1）减少安全隐患，提供安全、舒适的环境，移除环境中不必要的家具或摆设，浴室应铺上防滑脚垫或浴巾，防止因碰撞或跌倒引起骨折。避免剧烈运动，变换体位时动作轻柔，必要时卧硬板床。

（2）饮食护理，适当摄取富含钙及维生素 D 的食物以预防骨质疏松。

（3）病情观察。观察患者有无关节痛或腰背痛等情况，必要时可由骨科评估是否需要使用拐杖等辅助工具。

（七）其他护理诊断

①活动无耐力与蛋白质代谢障碍引起肌肉萎缩有关。②性生活、形态改变与体内激素水平变化有关。③潜在并发症：心力衰竭、脑血管意外、类固醇性糖尿病。④焦虑与皮质醇增加引起患者情绪不稳定、烦躁有关。⑤有皮肤完整性受损的危险与皮肤干燥、菲薄、水肿有关。

（八）保健指导

①告知患者有关疾病过程及治疗方法，指导患者正确用药并学会观察药物疗效和不良反应。使用皮质激素替代治疗者让其了解有关注意事项。②教会患者自我护理，避免感染，保持心情愉快。③指导患者和家属有计划地安排力所能及的生活活动，让患者独立完成，增强其自信心和自尊感。

（九）预后

经有效治疗后，病情可在数月后逐渐好转，血压下降，向心性肥胖等症状减轻，月经恢复，甚至可受孕。如病程已久，肾血管发生不可逆损害，则血压不易降到正常。本病以肾上腺皮质腺瘤早期手术切除预后良好，腺癌的疗效取决于早期发现及能否完全切除，有转移者预后差。

二、原发性慢性肾上腺皮质功能减退症

慢性肾上腺皮质功能减退症（chronic adrenocortical hypofiinction）分原发性与继发性两

类。原发性者又称 Addison 病,是双侧肾上腺因自身免疫、结核、真菌等感染或肿瘤、白血病等原因导致绝大部分被破坏引起肾上腺皮质激素分泌不足所致。继发性者为下丘脑—垂体病变引起促肾上腺皮质激素(ACTH)不足所致。本节仅叙述 Addison 病。

(一)病因与发病机制

1.肾上腺结核

本病最常见的病因为结核,约占 80%,因肾上腺干酪样坏死而发病。

2.特发性肾上腺萎缩

其为本病又一常见的病因,其发生与自身免疫使双侧肾上腺皮质破坏有关。

3.其他病因

除上述病因外,恶性肿瘤转移、淋巴瘤、白血病浸润、真菌感染、双侧肾上腺切除、放射治疗破坏、肾上腺酶系抑制药长期应用、血管栓塞等也可导致本病。获得性免疫缺陷综合征(艾滋病)也已成为引起本病的原因之一。

(二)临床表现

1.醛固酮缺乏

其主要为潴钠、排钾功能减退。正常人在摄钠减少时,醛固酮分泌会增加,使尿钠锐减,不致引起严重钠负平衡。而本病患者摄钠不足时,肾小管再吸收钠不足,尿钠排出仍会超过 50 mmol/d,导致严重钠负平衡。钠丢失使细胞外液中失钠多于失水,渗透压降低,可使血浆容量降低,心排出量减少,肾血流量减少,伴氮质血症。患者可表现为全身乏力、虚弱、消瘦、直立性低血压,严重时发生昏厥、休克。此外,肾排钾和氢离子减少可引起高血钾和轻度代谢性酸中毒。体液容量减少导致肾素—血管紧张素代偿性分泌增多,血管加压素的释放也增加。

2.皮质醇缺乏

(1)消化系统。食欲减退、体重减轻、恶心、呕吐、腹胀、腹痛,偶有腹泻、消化不良,便秘少见。少数患者嗜咸食,可能与失钠有关。

(2)神经、精神系统。肌肉无力、淡漠、嗜睡、精神失常等。

(3)心血管系统。血压降低、心脏缩小、心音低钝。患者常有头昏、眼花、直立性昏厥。

(4)肾排泄水负荷的能力减弱,大量饮水后可出现稀释性低钠血症。糖皮质激素缺乏及血容量不足时,抗利尿激素的释放增多,也是造成低血钠的原因。

(5)代谢障碍。糖异生作用减弱,肝糖原耗损,可发生空腹低血糖。储存脂肪消耗,脂质的动员和利用皆减弱。

(6)色素沉着。表现为皮肤、黏膜色素沉着,以摩擦处、掌纹、乳晕、瘢痕等处尤为明显。

(7)生殖系统。女性阴毛、腋毛减少或脱落、稀疏,月经失调或闭经,但病情轻者仍可生育;男性有性功能减退。

(8)由结核引起者常有低热、盗汗、体质虚弱、消瘦等症状。

(9)对感染、外伤等各种应激的抵抗力减弱,可出现肾上腺危象。

3.肾上腺危象

若本病急骤加重可出现肾上腺危象的表现。主要由于机体对各种应激的耐受性降低所致。当患者在感染、创伤、手术、分娩、大量出汗、呕吐、腹泻、失水或突然中断治疗等应激状态下均可诱发危象。表现为高热、恶心、呕吐、腹痛或腹泻、严重脱水、血压降低、心率快、脉细弱、精神失常、低血糖症、低钠血症、血钾可高可低。如不及时抢救,可发展至休克、昏迷、甚至死亡。

本病与其他自身免疫性疾病并存时,则伴有相应疾病的临床表现。

(三)实验室及其他检查

1. 血液生化

患者血钠降低,血钾升高,空腹血糖降低,血钙升高。

2. 血常规检查

有正细胞正色素性贫血。白细胞分类示中性粒细胞减少,淋巴细胞相对增多,嗜酸性粒细胞明显增多。

3. 影像学检查

心脏缩小呈垂直位,肾上腺结核的患者肾上腺区 X 线片及 CT 检查可示肾上腺增大及钙化阴影,其他感染、出血、转移性病变所致者也示肾上腺增大,而自身免疫病变所致者肾上腺不增大。

4. 心电图

低电压,T 波低平或倒置,P-R 间期与 Q-T 时间延长。

5. 肾上腺皮质功能检查

(1)基础血、尿皮质醇、24 h 尿 17-羟皮质类固醇、24 h 尿游离皮质醇的测定常降低。

(2)ACTH 试验。ACTH 刺激肾上腺皮质分泌激素,用于鉴别原发性与继发性肾上腺皮质功能不全。

(3)血浆基础 ACTH 测定。原发性肾上腺皮质功能减退者明显增高,继发性肾上腺皮质功能减退者明显降低,接近于零。

(四)诊断要点

患者有皮肤黏膜色素沉着、乏力、食欲减退、体重减轻、血压下降时需考虑本病,再结合皮质醇测定或 ACTH 兴奋试验可确诊。同时需与一些慢性消耗性疾病鉴别。

(五)治疗要点

1. 替代治疗

Addison 病应终生使用肾上腺皮质激素替代治疗。

(1)糖皮质激素替代治疗。根据患者身高、体重、性别、年龄、体力劳动强度等,确定合适的基础量。

模仿激素分泌周期在上午 8 时前服氢化可的松 20 mg(或可的松 25 mg),下午 4 时前服氢化可的松 10 mg(或可的松 12.5 mg)。有发热等并发症时适当加量。

(2)食盐及盐皮质激素。食盐摄入要充足,每日至少 8～10 g,以补充失钠量。有腹泻、大量出汗等额外损失时酌情增加。必要时加服盐皮质激素,根据疗效调节剂量。

2. 病因治疗

有活动性结核者在替代治疗的同时积极给予抗结核治疗。如病因为自身免疫者应检查是否伴有其他腺体功能减退,以同时治疗。

3. 抢救危象

Addison 病危象为内科急症,应积极抢救。主要措施为静脉注射糖皮质激素,补充盐水、葡萄糖及治疗存在的应激情况。

(六)常用护理诊断、措施及依据

1. 体液不足

其与醛固酮分泌减少,引起水钠排泄增加及胃肠功能紊乱引起恶心、呕吐、腹泻有关。

(1)休息与活动。给予安全的环境,保证患者充分休息,限制探视。避免单独下床,指导患者在改变体位时动作宜缓慢,防止发生直立性低血压。

(2)饮食护理。①进食高糖类、高蛋白、高钠饮食。在病情许可时,鼓励患者摄取水分每日在 3 000 mL 以上,注意避免进含钾高的食物,如柑橘类、香蕉、南瓜、甜瓜等,以免加重高血钾,诱发心律失常。②摄取足够的食盐(8~10 g/d)以补充失钠量。如有大量出汗、腹泻时应酌情增加食盐摄入量。

(3)病情观察。①记录每日液体出入量,观察患者皮肤的颜色、湿度及弹性,注意有无脱水表现,如皮肤干燥、粗糙、缺乏弹性等。②监测有无低血钠、高血钾、高血钙、低血糖及血清氯化物降低。给予心电监护观察心电图变化,注意有无心律失常。③观察患者有无恶心、呕吐、腹泻情况并记录。④用盐皮质激素的患者要监测有无头痛、水肿、高血压等药物过量的表现。

2. 潜在并发症

其主要为肾上腺危象。

(1)避免诱发因素。积极控制感染,避免创伤、过度劳累和突然中断治疗。手术和分娩时应做好充分的准备。当患者出现恶心、呕吐、腹泻、大量出汗时应及时处理。

(2)病情监测。注意患者意识、体温、脉搏、呼吸、血压变化,定时监测血电解质及酸碱平衡情况。

(3)危象的抢救配合。保持静脉输液通畅,按医嘱迅速补充生理盐水、葡萄糖液和糖皮质激素。注意观察用药疗效。

(七)其他护理诊断

①营养失调:低于机体需要量与糖皮质激素缺乏导致畏食、消化功能不良有关。②活动无耐力与皮质醇缺乏导致肌肉无力、疲乏有关。③潜在并发症:水、电解质紊乱。④有受伤的危险与水、电解质紊乱引起的体位性低血压有关。⑤知识缺乏:缺乏服药方法、预防肾上腺危象的知识。

(八)保健指导

①教育患者有关疾病的基础知识,让其了解终生使用肾上腺皮质激素替代治疗的重要性,主动配合治疗。②指导患者服药方法,强调要按时定量服用。告之药物不良反应。如有情绪变化、消化不良、感染、失眠和糖尿病、高血压等疾病症状出现时应与医师联系。切勿自行增减药量或停药,以免发生危险。指导患者药物与食物或制酸剂一起服用,避免单独或饭前服用,以免损伤胃黏膜。定期到医院复查,调整药物剂量。③指导患者避免感染、创伤、过度劳累等诱因。鼓励家属给予心理上的安慰与支持,使患者保持情绪稳定。④指导患者外出时避免阳光直晒,以免加重皮肤黏膜色素沉着。并随身携带自制的识别卡,写明姓名、地址,说明自己为肾上腺皮质功能不全者,以便发生紧急情况时能及时得到处理。

(九)预后

本症患者终生使用肾上腺皮质激素替代治疗,可维持日常生活。若病因为恶性肿瘤转移、淋巴瘤、白血病浸润、艾滋病者预后差。

第六章 急诊内科疾病

第一节 急性肺栓塞

肺栓塞是脱落的血栓或其他物质阻塞肺动脉或其分支的病理过程,常是一种并发症,血管阻塞后发生肺组织坏死者称为肺梗死。临床出现呼吸困难、剧烈胸痛、咯血、发热症状。可有胸部干、湿啰音、胸膜摩擦音、胸腔积液征及休克、发绀等表现。急性肺栓塞的治疗是为了抢救生命并使疾病稳定,使肺血流再通,同时防止进展为慢性肺栓塞。急性肺栓塞(APE)的治疗其最终目标是去除血栓,近年来采用的溶栓治疗方法安全且有效。在反复发生急性肺栓塞的患者中,可以应用尿激酶大剂量(150 万 U)一次静脉滴注(2 h 内),然后中小剂量(25 万~50 万 U)每天持续静脉滴注(使用 3 d),同时肝素抗凝,尿激酶总量达250 万~400 万 U,也可收到预期的治疗效果。

一、病因及发病机制

(一)病因

绝大多数 APE 患者都有诱因,如下肢或盆腔静脉血栓形成,长期卧床或不活动,慢性心肺疾病、手术、创面、恶性肿瘤、妊娠及口服避孕药等,在询问病史时要特别注意。有无呼吸困难、剧烈胸痛、咯血、发热症状。体检:注意有无胸部干啰音、湿啰音、胸膜摩擦音、胸腔积液征及休克、发绀等表现。病因注意有无长期卧床,房颤,长期心力衰竭,细菌性心内膜炎,胸腔大手术,肾周围充气造影,人工气腹,胫、股骨及骨盆等骨折,癌肿,真性红细胞增多症,血小板增多症,口服避孕药,糖尿病,白塞病等病史及发病诱因。血流淤滞静脉损伤和血液高凝状态等因素综合作用易引起血栓形成,血栓脱落后可导致肺栓塞栓子的脱落,常与血流突然改变有关,如久病术后卧床者突然活动或用力排便。肺栓塞的栓子多来源于下肢深静脉也可来自盆腔静脉或右心。

(二)病理生理

急性肺栓塞后的病理生理学改变涉及肺血流动力学、气体交换和呼吸动力学等方面。心肺功能变化的程度取决于肺动脉阻塞的程度,根据阻塞动脉的栓子的大小、数目和部位而异,亦取决于患者原有心肺功能状态。病理生理改变主要包括右心室衰竭、肺动脉高压和休克、呼吸困难、动脉低氧血症和肺梗死。

大块和(或)多发的栓子主要影响血流动力学,导致心肺功能的不全。对于正常的肺脏,30%以上的肺血管床被堵塞就会明显影响血流动力学稳定。此时肺循环阻力急剧增加,超过了右室所能承受的后负荷水平,可能导致猝死,或者急性右心衰竭进一步引起休克和死亡。

右心室容量负荷的忽然增加使得室间隔向左侧移位,进而减少左心室输出量,导致收缩性左心室功能不全。

对于度过急性期的幸存急性肺栓塞患者,交感系统激活,引起心率加快和心肌收缩力加强,增加肺动脉压力,以恢复肺循环灌注并维持体循环血压。但是因为右心室不足够厚,常常不能克服最初增加的后负荷。此时虽然血压能够代偿性维持,心脏指数仍然下降。当收缩压最终下降,冠脉血流减少,导致左右心室心肌缺血以及心功能进一步恶化,甚至产生恶性循环最终导致死亡。

呼吸衰竭主要继发于血流动力学不稳。肺栓塞后,以下几个原因可能导致低氧血症:①心输出量降低引起的混合静脉血氧饱和度下降;②通气/灌注不匹配,V/Q 比值在低灌注区增高,在某些相对高灌注区可能下降;③部分患者由于可能通过未闭的卵圆孔而造成右向左分流。

小块的或远端的栓子,不一定会引起血流动力学障碍,但会产生局部肺泡出血,引起咯血、胸膜炎和少量的胸腔积液这些所谓的肺梗死的表现。若急性肺栓塞患者此前没有其他心血管疾病,它对气体交换的影响轻微。

二、临床表现

PE 的临床表现无特征性,取决于肺血管阻塞的范围、原有心肺功能状态,以及是否发展为肺梗死。小的栓塞往往无症状,巨块型栓塞常常引起急性右心衰竭导致昏厥、休克,甚至猝死。一般说来,栓塞的症状往往在数分钟内突然出现,而梗死的表现则需数小时。症状常持续数天,取决于血凝块溶解的速度和其他因素,但症状通常逐日减轻。

急性肺栓塞最常见的症状是气急、胸痛。90%的 PE 患者可能出现气促、呼吸加快或者胸痛。昏厥少见,但是一旦出现往往提示血流动力学不稳定。更严重的病例会出现休克以及体循环低血压甚至猝死。

胸痛是 PE 常见的症状。常常为肺梗死刺激胸膜引起。伴有血流动力学不稳的肺栓塞有时引起右心心肌缺血,产生类似于心绞痛性质的胸骨后疼痛。其他肺梗死的症状如发热、咳嗽、痰血或者咯血都有可能发生。

急性肺栓塞的常见体征是呼吸急促(>20 次/分)、发绀、肺部啰音、心动过速、第四心音、肺动脉瓣第二心音增强等。PE 并发休克时,产生如体循环动脉低血压,少尿、肢端发凉和(或)急性右心衰竭的临床体征。发热(>38.9 ℃)也可见于 PE 患者。部分患者会有深静脉血栓形成的体征。

三、检查

尽管部分实验室检查是非特异性的,对于基层医院如能合理使用,却有重要价值。首先是心电图变化,APE 的心电图变化的病理生理学基础是急性右心室扩张,其心电图改变常是一过性的、多变的,需动态观察,常见的心电图改变是 QRS 电轴右偏,"ⅠS Ⅲ Q Ⅲ T Ⅲ"(第 Ⅰ 导联 S 波变深,>1.5 mm,第 Ⅲ 导联出现 Q 波和 T 波倒置),右心前区导联 T 波倒置,顺钟向转位,完全性或不完全性右束支传导阻滞,胸部 X 线片肺栓塞患者可能正常,可表现为区域性肺血流减少或肺血分布不匀,患侧膈肌抬高,横膈上方的外周楔形致密影(驼峰征),肺部阴影或伴胸腔积液,右下肺动脉增宽,动脉血气分析:如 $PaCO_2$ 下降,pH 升高,伴或不伴 PaO_2 下降,均有利于 APE 的可能。

1.检验血常规、血乳酸脱氢酶、血气分析、凝血功能检查。

2.心电图有心律失常,如房颤、右束支传导阻滞等;心电图可见电轴右偏,明显顺钟向转位;ⅠS Ⅲ Q Ⅲ T Ⅲ波倒置,肺性 P 波。

3.胸片可有多发性浸润、胸腔积液、横膈升高。

4.肺通气－灌注扫描用放射性元素^{133}Xe吸入扫描与肺灌注扫描同时进行,前者正常而后者显示缺损者,多为肺栓塞。

5.肺血管造影可确诊。以选择性肺动脉造影效果最好,如加放大技术(几何放大及斜位技术)能分辨直径0.5 mm小动脉的阻塞。有条件者可行数字减影血管造影,图像更清晰。肺动脉压>10.6 kPa(80 mmHg)者禁忌。

四、诊断与鉴别诊断

(一)诊断

因为急性肺栓塞的临床表现不特异,早期诊断急性肺栓塞比较困难,诊断PE的检查措施主要包括D-二聚体检测、超声、CT成像和肺通气/灌注扫描、肺动脉造影等。对于忽然出现的气急、胸痛伴/不伴血流动力学不稳的患者要考虑急性肺栓塞的可能,进一步行各项辅助检查以明确诊断。

急性肺栓塞常见的心电图变化包括肺性P波、右束支传导阻滞、电轴右偏和室上性心律失常,常常为一过性变化,观察其动态演变对诊断有帮助。

无肺梗死者胸部X线可正常或栓塞区域的肺血管纹理减少。肺梗死者胸部X线常表现为肺外周浸润性病灶,常涉及肋膈角患侧横膈升高和胸腔积液。肺门部肺动脉,上腔静脉和奇静脉扩张,提示肺动脉高压和右心室劳损。

D-二聚体的检测对静脉血栓的诊断有很高的敏感性,但特异性较低。若D-二聚体检测阴性,则可排除PE或深静脉血栓。超声心动图检查发现新出现的右室负荷增加或右室功能不全应该考虑肺栓塞的诊断。

多排CT扫描可单独用于排除PE患者,而对于临床上PE可能性较小且单排CT扫描阴性的急性肺栓塞患者,必须同时行超声检查予以排除。

肺灌注扫描正常可相当准确地排除威胁生命的肺栓塞。相反,一处或多处楔形扫描缺损,尤其呈肺段、叶分布,高度提示血管阻塞。急性气道疾病,包括哮喘和COPD可以产生灶性灌注缺损,但往往伴有相应的肺通气扫描缺损。

肺动脉造影检查可直接发现血栓,是最具确诊价值的检查。对未能确诊而急需解决者应做此项检查。诊断急性肺栓塞的两项主要标准是肺动脉分支的动脉内充盈缺损和完全阻塞(突然截断)。其他较常见的表现包括肺动脉分支部分阻塞、狭窄,近端管腔增大而远端管腔缩小,区域性血流量减少,以及在动脉显影后期(静脉相)动脉近端部分造影剂持续滞留。但这些表现的诊断价值较前述两项为差。存在动脉阻塞的肺段,出现或不出现造影剂充盈静脉的时间延迟。

其他确定是否存在髂股静脉栓塞性疾病的诊断性检查,有助于肺栓塞的诊断,尤其是经抗凝治疗后仍有复发栓塞征象者或抗凝治疗有禁忌而需考虑下腔静脉阻断手术者。

(二)鉴别诊断

1.急性心肌梗死

急性心肌梗死也会出现胸痛、休克、气急、昏厥等症状。典型的肺栓塞应该与心梗不难鉴别。但是肺栓塞有时候也会引起心肌缺血引起类似心绞痛的症状,心电图胸前导联也可出现ST段改变和T波倒置,心肌损伤指标也会升高,容易被误诊为心肌梗死。进一步CT动脉造影、肺灌注扫描,或者有创肺动脉或者冠脉造影能够确诊。

2.急性心脏压塞

急性心脏压塞见于心包积液急剧增加时,主要表现为循环衰竭、心腔压力增高,心室舒张受限,心输出量下降。临床表现为低血压、呼吸困难、发绀、颈静脉怒张、奇脉等。心包B超探查能够确诊,进一步心包穿刺术可以穿出液体,明确诊断,缓解症状。

3.其他

急性肺栓塞临床表现轻重不一,且均不特异,需要与其他引起气促的心肺疾病如冠心病、风心病、先心病、感染性心内膜炎、哮喘、肺炎、支气管扩张、肺结核等和其他引起昏厥的原因如脑血管病、右房黏液瘤、肿瘤、癫痫等鉴别。

五、治疗

1.急性肺栓塞的溶栓治疗

溶栓治疗是急性肺栓塞的一线治疗,主要用于高危患者,对非高危患者不推荐常规溶栓治疗,但对于一些中危者全面考虑出血风险后可给予溶栓治疗,不用于低危患者。随机试验已证实,溶栓治疗可迅速缓解血栓栓塞造成的血管闭塞,并对血流动力学参数改善有益。

可以给予链激酶 250 000 U 静脉负荷,给药时间 30 min,继以 100 000 U/h 维持 12~24 h,或者给予 150 万 U 静脉滴注 2 h。尿激酶 4 400 U/kg 静脉负荷量 10 min,继以 4 400 U/(kg·h)维持 12~24 h 或者给予 300 万 U 静脉滴注 2 h。rt-PA 100 mg 静脉滴注 2 h或者 0.6 mg/kg 静脉滴注 15 min(最大剂量 50 mg)。

约92%的急性肺栓塞患者对溶栓治疗有反应,表现为 36 h 内临床及超声心动图的改善。症状出现 48 h 内溶栓获益最大,但溶栓治疗对症状发生 6~14 d 的患者仍有效。不仅症状改善迅速,且溶栓相比肝素所带来的血流动力学益处在最初的几天显现。治疗 1 周后,血管阻塞严重程度的改善及右心室功能不全的逆转在溶栓治疗及肝素治疗的患者中不再有差别。

溶栓治疗的不良反应主要是带来出血风险,尤其存在潜在疾病及并存多种疾病时。随机试验的数据表明,大出血累计率为13%,颅内出血/致命性发生率为1.8%。最近的多项研究中,危及生命的大出血发生率已经下降,可能与近 10 年来采用无创手段确诊肺栓塞有关。

急性肺栓塞溶栓治疗的绝对禁忌证为:任何发病时间内的出血性卒中或不明原因卒中;6 个月内缺血性卒中;中枢神经系统损害或肿瘤;近期(3 周以内)重大创伤/手术、头部外伤;1 月内胃肠道出血;已知出血。相对禁忌证为:6 个月内短暂缺血发作;口服抗凝药;孕妇及产后1 周;不可压迫的穿刺;创伤性复苏;顽固高血压(收缩压>180 mmHg);进展性肝脏疾病;感染性心内膜炎;活动性溃疡。对于并发心源性休克及(或)持续低血压的高危肺栓塞患者,无绝对禁忌证。

2.急性肺栓塞的抗凝治疗

(1)初始抗凝治疗:抗凝治疗在急性肺栓塞治疗中有重要地位。肺栓塞患者应该立即给予抗凝治疗。肺栓塞初始抗凝治疗的目的是减少死亡及再发栓塞事件。

快速抗凝只能通过非口服形式给药,如静脉普通肝素。皮下注射低分子肝素或皮下注射磺达肝素。考虑未治疗患者较高的病死率,在怀疑急性肺栓塞患者等待进一步确诊过程中即应进行抗凝治疗。除高危出血患者及伴有严重肾功能不全患者外,皮下注射低分子肝素或磺达肝素优于普通肝素,应作为初始治疗之选。

1)普通肝素：予 80 U/kg 静脉负荷，然后 18 U/(kg·h)静脉滴注。随后肝素的剂量调整应根据 APTT 结果而定，使 APTT 维持在正常对照的 1.5～2.5 倍。应在静脉负荷治疗 4～6 h 后检测 APTT，然后每次剂量调整后 3 h 复查，或达到目标治疗剂量后每天复查 1 次。但是 APTT 不是肝素抗凝强度的理想指标。因此，如果抗 Xa 因子水平不低于 0.35 U/mL，没必要增加滴注速度超过 1 667 U/h(相当于 40 000 U/d)以上，即使 APTT 低于治疗范围。

2)低分子肝素：应谨慎用于肾功能不全患者，其剂量调整需依据抗 Xa 因子水平。静脉普通肝素对急性肺栓塞伴严重肾功能损害(肌酐清除率<30 mL/min)患者是优选的初始抗凝方案，因其不经肾脏代谢，而且对于高出血风险患者，其抗凝作用可迅速被抑制。对其他急性肺栓塞患者，低分于肝素可替代普通肝素，无须监测。

普通肝素和低分子肝素的不良反应主要是引起血小板减少症的风险，所以监测血小板计数是非常必要的。

按体重调整剂量皮下给药并且无须监测的选择性 Xa 因子抑制剂磺达肝癸钠，可作为低分子质量肝素的替代药物。

由于磺达肝癸钠的半衰期长达 15～20 h，可以一天一次皮下给药。目前尚没有发现接受磺达肝癸钠治疗的患者发生血小板减少(HIT)，因此不必监测血小板计数。磺达肝癸钠的禁忌证为肌酐清除率小于 20 mL/min 的严重肾衰竭。

普通肝素、低分子质量肝素和磺达肝癸钠抗凝治疗应持续 5 d 以上。维生素 K 拮抗剂(VKAs)应尽早应用，最好在抗凝剂治疗的当天开始应用。当国际标准化比值(INR)连续两天以上维持在 2～3 时，非口服抗凝剂应停止应用。如果开始使用华法林，起始剂量最好为 5 mg 或者 7.5 mg，而不要过高。华法林对于年轻(小于 60 岁)患者或者健康的院外患者而言，起始剂量通常为 10 mg；而对于老年及住院患者，起始剂量通常为 5 mg。随后的治疗剂量应根据 INR 进行调整，使其维持在 2.5 左右的水平(2～3)。快速起效的口服抗凝剂可替代非口服抗凝剂作为静脉血栓栓塞症(VTE)的起始治疗药物。

(2)长期抗凝治疗：急性肺栓塞患者长期抗凝治疗的目的是预防致死性及非致死性静脉血栓栓塞事件。大部分患者应用维生素 K 拮抗剂，而针对肿瘤患者，低分子质量肝素可安全有效地替代维生素 K 拮抗剂。应用维生素 K 拮抗剂应使 INR 维持在 2.5 左右(2～3)。由暂时或可逆性危险因素导致的肺栓塞患者推荐抗凝时程为 3 个月，对于不明原因的急性肺栓塞患者建议抗凝至少 3 个月，对于再次发生的不明原因的肺栓塞患者建议长期抗凝。

第二节　急性肺水肿

急性肺水肿(pulmonary edema)是指肺血管内的液体快速向血管外转移而在肺间质或肺泡腔内有过量液体蓄积的病理状态。可在多种系统疾病的基础上发生。临床表现为突发性呼吸困难、发绀、咳嗽、咳血色或粉红色泡沫痰、两肺有弥散性湿啰音或哮鸣音。急性暴发性肺水肿是临床急症之一，常可威胁生命。但临床上以亚急性肺水肿多见，及时有效的治疗可逆转病情。

一、病因和发病机制

引起肺水肿的原因很多，有心源性与非心源性之分，如心血管疾病、脑部疾患、肺部病变、头部或胸部外伤、过敏性疾患、吸入化学性毒物以及尿毒症等。

(一)左室功能障碍

如急性心肌梗死、急性心肌炎和肥厚型心肌病等。

(二)心脏负荷过重

如前负荷过重常见于某些病因引起的急性主动脉瓣关闭不全或二尖瓣关闭不全，以及某些有分流的先天性心脏病。亦可见于某些血容量过多或循环速度加快使回心血量增加的心外疾患，如甲状腺功能亢进、脚气病、严重贫血、动静脉瘘和嗜铬细胞瘤等。后负荷过重常见于高血压、主动脉瓣狭窄及肥厚性心肌病伴左室流出道梗阻等。

(三)心脏机械性障碍

心脏机械性障碍见于左心房黏液瘤、风湿性心脏病二尖瓣狭窄患者病情加重时、限制型心肌病、缩窄性心包炎、大量心包渗液或心包液体不多但积聚迅速致心脏压塞时。

急性非心源性肺水肿的病因，按其性质可分以下五类，每类又与许多疾病有关。

(一)肺毛细血管渗透性增高

肺毛细血管渗透性增高常见于感染(如肺炎球菌性肺炎和流感病毒性肺炎)、有毒气体(如光气、氯气、氧化氮、臭氧、纯氧等可致中毒性肺水肿)、溺水、血循环毒素(如菌血症休克、组织胺和蛇毒)、播散性血管内凝血、尿毒症、放射性肺炎、血管活性物质(如炎症、中毒、免疫性和DIC等疾病，可释放组织胺、5-HT、前列腺素等发生肺水肿)、成人呼吸窘迫综合征等。

(二)血浆胶体渗透压减低

如肝硬化、肾病、蛋白损失性肠炎和营养障碍等。

(三)胸腔负压增高

大量胸腔积液和气胸抽液或抽气过速，萎缩的肺突然复张，可发生肺不张后肺水肿。

(四)肺淋巴阻塞

在肺血管周围和肺泡壁有许多淋巴管网，当淋巴管阻塞、淋巴液引流不畅时，可发生肺水肿。

(五)复合因素或机制尚未明了者

如高原性肺水肿(从平原急速到高原者)、中枢性肺水肿(如脑血管意外、颅外伤、颅内压升高等)、海洛因过量(患者常有严重低氧血症，可能与肺毛细血管壁受损、渗透性增加，为多种因素所致)、肺栓塞、妊娠中毒症、有机磷中毒等。

上述各种原因引起的肺水肿直接干扰肺脏呼吸和循环生理。肺组织含水量增加，肺泡膜表面活性物质破坏，肺顺应性明显下降，呼吸死腔增加，通气/血液比例失调，肺内动静脉分流而导致 PaO_2 降低。$PaCO_2$ 随即迅速上升，很快发展至呼吸衰竭。肺水肿间质静水压增加，压迫肺毛细血管，加上缺氧和酸中毒，导致肺动脉高压，增加右心负担。

二、临床表现

(一)病史

有发生肺水肿的原发病因，如急性左心衰竭，高度二尖瓣狭窄，过多输液、输血或肾衰竭，水中毒,感染性肺炎,各种中毒,循环毒素,ARDS 和头部外伤脑出血等。

(二)症状和体征

急性肺水肿在其发生发展的不同阶段有不同的临床表现,可分为五个阶段。肺水肿早期即肺充血期,患者可有胸闷、心慌、失眠、烦躁不安、血压升高和劳力性呼吸困难等。间质性肺水肿期临床多表现为咳嗽、呼吸急促、心率加快,夜间阵发性呼吸困难和端坐呼吸;可有轻度发绀;肺部听诊可无异常或有哮鸣音。肺泡性水肿阶段症状加重,迅速出现严重呼吸困难(鼻翼扇动、喘鸣、三凹征)、皮肤苍白、全身出汗、明显发绀、剧烈咳嗽和咳大量白色或血性泡沫样痰。从双肺中下部开始尔后波及全肺的湿啰音。血气检查显示低氧血症、低碳酸血症和(或)代谢性酸中毒。休克期由于严重缺氧,液体大量外渗引起的血容量减少及心收缩力的减退而发生呼吸循环衰竭和代谢功能紊乱。此时有神志改变、血压下降、皮肤湿冷等。血气示严重低氧、混合性酸中毒。休克恶化后即进入终末期,病情不可逆转,出现多脏器衰竭,患者死亡。

三、实验室及其他检查

(一)血液检查

急性感染者,周围血中白细胞计数升高。肝肾疾病所致者,可出现低蛋白,低血浆胶体渗透压。

(二)血气分析

PaO_2 下降,$PaCO_2$ 正常或降低,晚期则增高;肺泡性肺水肿时,肺内分流率增高,$PA-aCO_2$ 亦增高。

(三)PAWP(肺动脉楔压)

在急性心肌梗死并发肺水肿时升高,COP(血浆胶体渗透压)则降低。

(四)胸部 X 线检查

胸部 X 线检查对急性肺水肿的临床诊断十分重要,因引起肺水肿的基础疾病很多,其 X 线表现也呈多样性。肺充血期 X 线表现为两上肺静脉分支增粗,而两下肺野的血管纹理相对较细,这是由于肺静脉压力升高引起肺血流重新分配所致。间质性肺水肿的特征性 X 线表现为肺血管纹理增多、变粗,肺野透光度减低,肺门阴影增大,模糊不清楚;肺小叶间隔增宽形成 KerleyA 线和 B 线(间隔线);支气管和血管周围模糊,形成袖套征;胸膜下水肿。在间质性肺水肿的 X 线征象中,肺纹理模糊及间隔线最为主要。

肺泡水肿期主要 X 线表现为肺腺泡状增密阴影,相互融合呈不规则片状模糊影,弥散分布,或局限于一侧或一叶,或见于肺门两侧,由内向外伸展,渐渐变淡,形成典型的蝴蝶状阴影。蝴蝶状典型表现多见于心脏病和尿毒症所致的肺水肿,但后者密度较深,边缘较清楚。有时 X 线表现弥散性粟粒状阴影,多见于毒气吸入所致的肺水肿。阴影可发生动态变化,最初发生在肺脏的下部、内侧及后部,很快向肺脏上部、外侧及前部发展。X 线阴影常表现为下比上多、内比外多、后比前多的特点,并可在 1～2 d 或数小时内呈现显著变化。少数患者可见少量胸腔积液。

四、诊断和鉴别诊断

肺水肿发展至严重程度或出现肺泡水肿,临床表现都很典型,诊断并不困难。但病情发展至危重程度,治疗就事倍功半,故要争取在轻度间质水肿阶段做出早期诊断。思想上的警惕,严密和细致的临床观察,实验室检查如血气分析的随访、X线检查等都可为早期诊断提供有价值的线索。

(一)诊断标准

(1)有发生肺水肿的原发病因。

(2)患者出现极度呼吸困难、咳嗽、大量白色或粉红色泡沫痰从口鼻涌出。

(3)查体见端坐呼吸、烦躁不安、大汗淋漓、皮肤湿冷、面色苍白、口唇青紫、心率快、两肺湿啰音、休克、昏迷等。

(4)胸部X线表现肺门阴影加深增宽,肺纹增多。

(5)心电图可有心脏原发性或继发性改变。

(6)血气分析 PaO_2 下降, $PaCO_2$ 正常或降低、晚期则增高。

(二)鉴别诊断

1.间质性肺水肿

早期呼吸困难、浅速,但发绀较轻,可闻哮鸣音或干啰音,无湿性啰音。胸片为诊断重要根据:①肺纹理增多变粗,边缘模糊不清。②肺野透亮度低而模糊。③肺门阴影模糊。④有凯雷(Derley)B线征。

2.肺泡性肺水肿

呼吸困难更为严重,剧烈刺激咳嗽、咯大量白色或血性泡沫样痰。肺有湿啰音、哮鸣音。胸片呈多样性改变。大小不等的片状模糊阴影、广泛散布于两侧或一侧肺野。典型表现为肺门"蝴蝶状"阴影,多见于心脏病和尿毒症性肺水肿。

肺水肿还应与支气管哮喘和肺部感染等病相鉴别。支气管哮喘对支气管扩张剂如氨茶碱、肾上腺皮质激素治疗有良好反应;心源性哮喘对强心剂、利尿剂有显效。X线和心电图检查两者可区别。肺部感染伴有感染之征象:发热、脓痰、且用抗菌药物有效等以资区别。

五、处理

急性肺水肿多来势凶猛,变化多端。措施应果断迅速,以免病情恶化。

(一)体位

根据病情轻重,采取床头抬高、半卧位,或坐位两腿下垂,以减少静脉回流。

(二)氧疗

①立即吸氧,其目的是使氧分压提高到 $6.65\sim7.98$ kPa($50\sim60$ mmHg)的安全水平。经鼻导管或面罩吸氧,氧流量 $6\sim10$ L/min,氧浓度 $45\%\sim60\%$。如吸纯氧 $2\sim3$ h后出现呼吸加速,胸骨后疼痛,咳嗽加重呕吐,应注意可能为氧中毒。通常吸入高于 60% 浓度氧 $1\sim2$ h, 100% 浓度氧 $3\sim30$ h,可产生氧中毒。②如吸纯氧后,氧分压仍低于 9.31 kPa(70 mmHg)或病情危重者,应迅速做气管插管或气管切开,进行机械加压通气。③间歇正压通气,采用吸气压高于 2.94 kPa(30 cmH_2O)①以上,供氧浓度 60%,是提高氧分压的有效方法。

(三)消泡剂

旨在消除肺泡和支气管内,严重阻碍通气的大量泡沫。在湿化瓶中加入 $70\%\sim95\%$ 乙

---

①临床上仍习惯用厘米汞柱,1 kPa=10.20 cmH_2O。全书同。

醇,通过鼻导管,面罩供氧吸入;20％酒精超声雾化吸入或 95％乙醇 5mL 置入鸭嘴壶中雾化吸入。低浓度乙醇吸入适用于昏迷患者,高浓度乙醇适合于清醒患者。1％二甲基硅油或10％硅酮适用于各种原因肺水肿。

(四)吗啡制剂

吗啡的主要作用为:扩张周围静脉,减少静脉回流;强镇静作用,减轻惊恐与焦躁,使呼吸变深慢,并减少内源性儿茶酚胺的分泌;通过中枢性交感抑制作用降低周围血管的阻力,使血液从肺循环转移到周围循环;松弛呼吸道平滑肌,有利于改善通气。吗啡制剂对心源性肺水肿有良好效果,但对昏迷、休克、呼吸抑制、肺内感染或原有慢性阻塞性肺病的肺水肿患者禁用;对神经源性肺水肿也应慎用。从小剂量开始,5～20 mg,皮下注射、肌内注射或静脉缓注。

(五)利尿剂

常规应用快速强利尿剂,其作用为:迅速减少血流量,降低肺动静脉压和左心室充盈压,缓解肺水肿。对已有血容量不足者,因利尿剂会造成血容量的进一步下降并影响心排出量,故一般不宜使用。心源性休克时也不宜使用。常用速尿 40～80 mg,或利尿酸钠 50～100 mg,静脉注射。

(六)血管扩张剂

用于治疗肺水肿的血管扩张剂多为受体阻滞剂,可阻断儿茶酚胺、组胺、5-羟色胺等血管活性物质对血管的收缩作用,解除肺部及外周小动静脉痉挛,降低周围循环阻力,减轻心脏前后负荷,增加心排出量,使肺循环内血液转向体循环,降低肺毛细血管压,减轻肺水肿。此外,增加冠状血管灌注量,降低心肌耗氧量,改善左心室功能,增加心排出量,减轻肺淤血。常用药有:①硝酸甘油 0.3～0.6 mg,舌下含服;或静脉点滴 10 mg 加入 250～500 mL 液体,从10 μg/min开始,逐渐增加到 50 μg/min。②酚妥拉明先 10～20 mg 静脉推注,后 20～30 mg加入液体 250～500 mL 以 0.1～0.3 μg/min 的速度静脉滴注维持,也可用苯苄胺0.5～1 mg/kg稀释于 5％葡萄糖液 500 mL 中静脉缓滴,两者都需先补足血容量。③哌唑嗪5～10 mg长期滴注。近年来使用硝普钠治疗肺水肿,该药对小动脉和小静脉有同等强度的平衡扩张作用,而且毒性小、作用快而强,用后几乎立即起效。用法为 50 mg 加入 500 mL 液体,由 15 μg/min 开始,根据疗效与血压变化情况,每隔 3～5 min 增加滴速一次,最后以20～60 μg/min(平均 40 μg/min)的速度滴注。

(七)轮替缚扎肢体

用气囊袖带轮替缚扎于四肢(在肩及腹股沟以下),每 15～20 min 轮流将一肢的袖带松开,袖带内压力大约充气至舒张压以下 1.33 kPa 为度。此方法可减少静脉回心血量,降低心脏前负荷。休克患者不宜用此法。静脉放血 300～500 mL,亦可达到同样效果,尤适用于高血压、主动脉瓣关闭不全患者,或由于输血输液过量诱发的肺水肿,贫血患者忌用。

(八)肾上腺皮质激素

对肺水肿的治疗价值存在分歧。主要作用机制是改善心肌代谢,减轻肺毛细血管通透性,纠正肾上腺皮质功能不全。可用氢化可的松 100～200 mg,溶于 10％葡萄糖 100～200 mL 中静脉滴注,每日 1～2 次;或地塞米松 5～10 mg 静脉注射,每日 1～2 次。

(九)胆碱能阻滞剂

东莨菪碱和山莨菪碱能对抗儿茶酚胺引起的血管痉挛,亦能对抗乙酰胆碱分泌亢进造成的血管扩张,解除支气管痉挛,同时兴奋呼吸中枢。东莨菪碱常用剂量为每次 0.3～1.5 mg 静脉注射,儿童每次 0.006 mg/kg 静脉注射,必要时剂量加大,每隔 5～30 min 重复给药,视病情而定,原则上先给足量,见效后给予维持量。山莨菪碱每次 10～40 mg 静脉注射,儿童每次 0.2 mg/kg静脉注射,必要时加大剂量,15～30 min 重复 1 次。

(十)强心药

可选用洋地黄类、非洋地黄类正性肌力药物。

(十一)氨茶碱

氨茶碱对大多数肺水肿有益,它可松弛支气管平滑肌痉挛,轻度扩张小血管和支气管,轻度利尿;但它又有呼吸兴奋作用,可引起反射性呼吸困难,加快心率。用法 0.25 g 溶入 20 mL 葡萄糖中,5～10 min 内缓慢静脉注射。快速给药可发生血管扩张、室性心律失常、昏厥。

(十二)非洋地黄类强心剂

对不能应用洋地黄类强心苷的患者,下列药物可供选用:多巴酚丁胺(每分钟 5～10 μg/kg)、多巴胺(每分钟 3～5 μg/kg)、对羟苯心安(每分钟 15 μg/kg)、氨联吡啶酮(每分钟 6～10 μg/kg)、二联吡啶酮(每分钟 0.25～1 μg/kg)等静脉滴注。上述药物除对羟苯心安仅有增强心肌收缩力的作用外,其他药物均同时有扩张周围血管、降低心脏负荷的有利效应。另外,胰高血糖素目前应用较多,此药能激活心肌的腺苷酸环化酶系统,增强心肌收缩力,扩张周围血管,增加心排出量和尿量。首剂 3～5 mg 加入 5％葡萄糖内静脉注射,如无不良反应,以后可 2.5～10 mg/h 静脉滴注。糖尿病患者禁用。

(十三)能量合剂

应用 ATP、辅酶 A、细胞色素 C、肌苷及辅酶 Q_{10} 等可增加能量,促进代谢,改善心功能,起到辅助治疗作用。心肌机械性收缩需要心肌线粒体的氧化磷酸化作用来供应能量,镁具有这种兴奋心肌线粒体的氧化磷酸化作用的功能,并对心肌细胞膜上的钠钾 ATP 酶具有激活作用。还有资料报道,低镁状态下心肌摄入洋地黄量增加,所以血镁过低时易诱发洋地黄中毒。因此,无禁忌情况下,在能量合剂中加入适量钾、镁,对改善心肌能量代谢,防止激动差异传导或折返激动等而引起的心律失常,防止洋地黄中毒均有益处。

(十四)维生素 C

大量维生素 C 可使组织内环磷酸腺苷含量增高,增强心肌收缩力;参与胶原蛋白和组织细胞间质的合成,使血管壁的通透性及脆性降低,有利于减少肺毛细血管壁的渗出和泡沫痰的形成;有解毒和抗感染作用。可用于急性肺水肿的抢救。一般用量为 3～5 g 加入葡萄糖液内静脉注射或静脉滴注。

(十五)颈交感神经节封闭

用 0.25％～0.5％普鲁卡因阻断星状神经节,从而保护神经系统,阻断病理反射过程和对神经系统的强烈刺激,因而可改善肺毛细血管的通透性。

(十六)机械辅助循环

对各种药物治疗无效的顽固性肺水肿患者,或伴有低血压及休克者,可考虑实施机械辅助循环。

应用主动脉内囊反搏术效果较好,如仍无效,可植入左心室辅助泵,若合并右心衰竭,则采用双室辅助装置,以改善泵功能。

（十七）去除病因及对症处理

如有心律失常、高血压、心肌梗死、中毒、DIC 等，应及时针对病因，采取相应措施。对合并感染、电解质紊乱者，亦不能忽视其治疗。

第三节　重症心律失常

正常情况下，心脏冲动起源于窦房结，成人以 60～100 次/分的频率沿正常的房室传导系统在一定的时间内顺序地激动心房和心室。由于各种原因导致心脏冲动形成异常和（或）冲动传导障碍所造成的正常节律或速率的失调，称为心律失常（cardiac arrhythmia）。严重的心律失常如不及时处理，常可导致严重后果甚至死亡。

一、病因和发病机制

心律失常的主要病因包括：①各种原因的器质性心脏病，如冠心病、风湿性心瓣膜病、心肌病，尤其是发生心力衰竭、心肌梗死和心肌炎时；②内分泌代谢病与电解质紊乱：以甲状腺功能亢进、血钾过高或缺乏多见；③药物的毒性作用：如洋地黄、胺碘酮等抗心律失常药物及咪康唑等；④房室旁道引起的预激综合征；⑤心脏手术或诊断性操作；⑥其他：如脑血管病、感染、自主神经功能紊乱等。心律失常也可发生于无明显心脏疾患和健康者，原因常不完全明确。

心律失常的发生机制主要是冲动发生异常和冲动传导障碍以及两者联合存在。

（一）冲动起源异常

1.窦性心律失常

窦性心律失常是由于窦房结的冲动频率过快、过慢、不规则而形成的。

2.异位性心律

冲动是由窦房结以外的起搏点发出，如房室结、希氏束（浦肯野纤维网的细胞发出）。

（二）冲动传导异常

1.传导阻滞

冲动到某处传导障碍或延缓、部分下传称之。

2.折返现象

冲动沿一条途径下传，但从另一条途径又折返回原处恰到其反应期，使该处再一次进行冲动传导，形成环形传导，可表现为各种期前收缩、阵发性心动过速、扑动、颤动。

3.传导紊乱

除正常途径传导外，在心房和心室间即房室结区有一部分异常激动过快地传到心室，使部分心室肌提前激动，出现传导紊乱，易引起阵发性室上性心动过速、房颤等。

对心脏功能影响大，常可危及生命的有阵发性室上性心动过速、心房扑动与快速心房颤动、阵发性室性心动过速、心室扑动与心室颤动。

二、临床表现和诊断

快速心律失常可使心脏病的患者发生心绞痛、心力衰竭、肺水肿、休克。心率过于缓慢的心律失常可发生阿—斯综合征，引起昏厥或抽搐。严重心律失常时如不及时处理可以加重病情,甚至危及生命。

(一)病史

详尽的病史常能提供对诊断有用的线索,如:①心律失常的存在及其类型;②心律失常的诱发因素;③心律失常发作的频率与起止方式;④心律失常对患者造成的影响等。体格检查应包括心脏视、触、叩、听的全面检查,部分心律失常依靠心脏的某些体征即能基本确诊,如心房颤动等。

(二)症状和体征

1.快速型心律失常

快频率性心律失常大致可分为快速室性心律失常和室上性心律失常。前者又可分为阵发性室性心动过速、心室扑动或颤动;后者可分为阵发性室上性心动过速、快心室率型心房颤动和心房扑动。现分别叙述。

(1)阵发性室上性心动过速(PST):阵发性室上性心动过速简称室上速,是指连续 3 次以上室上性过早搏动。按发病机制可分为:①心房性心动过速;②房室交界性心动过速;③具有旁路传导的心动过速,即预激综合征合并心动过速;④阵发性折返性心动过速。临床上以前两种最常见。多见于无器质性心脏病的年轻人,常反复发作,亦见于风湿性心脏病、冠心病、高血压及甲状腺机能亢进性心脏病。呈阵发性发作,突然发作突然停止,心率一般在150~220 次/分,心律规则,脉细速,可有心悸、胸闷、头晕、乏力等症状,长时间发作可引起血压下降、休克、昏厥、心绞痛及心力衰竭。

(2)阵发性室性心动过速:阵发性室性心动过速是发生于希氏束分叉以下的一组快速性室性心律失常,频率>100 次/分,自发至少连续 3 个,心电程序刺激诱发的至少连续 6 个室性搏动。本病以冠心病为主要病因,其中约半数发生于急性心肌梗死,其次为洋地黄中毒、急性心肌炎、严重低血钾、风心病、奎尼丁昏厥、介入性心脏检查及心脏手术、严重感染、拟交感药物过量,如异丙肾上腺素及肾上腺素过量、嗜铬细胞瘤或过度惊吓等。心动过速突然发作,突然终止。由于发作时心房与心室收缩不协调,引起心室充盈减少,心排出量降低,可出现心脑等器官供血不足的症状,如头晕、乏力、呼吸困难、心绞痛、昏厥等。原来的心脏情况越差,心动过速发作时频率越快,持续时间越长,对血流动力学的影响也越大,常引起休克、心功能不全等。体征:心律轻度不齐,心率多在每分钟 140~160 次。第一心音强度轻重不一。脉搏细弱快速。持续性发作时常有休克或心功能不全的体征。

(3)心房扑动:心房扑动多为阵发性,每次历时数分钟至数日,慢性持续者少见,多转变为房颤。本病仅见于器质性心脏病者,最多为风湿性二尖瓣病及冠心病,亦可发生于病窦综合征、高血压、肺心病、心肌病、慢性心包炎等,急性的病因有风湿热、急性心肌梗死、药物中毒等。临床特点:可有心悸、气急、心前区不适、头晕、乏力等症状,如房室传导比例呈 2:1,心律可绝对规则且不受自主神经张力影响者,心室率约为每分钟 150 次;若房室传导比例为 4:1 或3:1,则心室率可减慢到每分钟 75~100 次。压迫颈动脉窦或眼球,可使心率暂时减慢,有时突然减慢一半。心室率不甚快的房扑,运动后可成倍增加。

(4)心房颤动:房颤是心房各部分发生极快而细的乱颤,达每分钟 350~600 次,心室仅能部分接受由心房传下的冲动,故心室率常在每分钟 110~160 次,且快而不规则。临床上也有阵发性和持久性两种之分。

房颤与房扑两者相同,多见于各种器质性心脏病,且以风心病二尖瓣狭窄最为常见。其次为冠心病、高血压性心脏病、甲亢性心脏病、肺心病、心肌病、心力衰竭,亦可见于慢性缩窄性心包炎、预激综合征、洋地黄中毒等。但有些患者虽有心房颤动反复发作,而心脏检查不出任何器质性病变者,称为特发性房颤(又称孤立性房颤)。临床特点:常有心悸、气急、胸闷、自觉心跳不规则,可伴有心功能不全征象。原为窦性心律的心脏病患者,突然发生房颤有时可诱发心力衰竭,而长期房颤者心脏内易形成血栓,一旦血栓脱落可产生相应脏器栓塞现象。体检:心率一般在每分钟 100～160 次,心音强弱不一,心律绝对不规整,脉搏短绌。此外,可有原发性心脏病的相应症状及体征。

(5)心室扑动与颤动:心室扑动与颤动是最严重的异位心律,各部分的心肌进行快而不协调的乱颤,心室丧失有效的整体收缩能力,对循环功能的影响相当于心室停搏,常为临终前的一种心律变化。多见于:①各种器质性心脏病:如冠心病,尤其是急性心肌梗死、心肌炎、心肌病、先心病、主动脉瓣狭窄。②突发性意外事故:溺水、电击伤、自缢、严重创伤、大出血等。③急性疾病:严重感染、脑溢血、肺梗死、严重休克等。④手术及麻醉:各种介入性心脏检查,胸腔手术,支气管造影,心血管手术对心脏过度激惹、牵拉、损伤,低温麻醉体温过低,麻醉药物过量或不当。⑤电解质紊乱:如血钾过高或过低、缺氧、严重酸中毒。⑥药物中毒:如洋地黄、奎尼丁、安眠药、过量钾盐、锑剂、氯喹、肾上腺素等,以及药物过敏。⑦神经原性反射:颈动脉窦综合征。临床特点:①先兆症状:多数在发生室颤与室扑前有先兆征象,肢乏、寒冷、心前区不适、心慌、心悸及原发病表现。进一步发展出现发绀、血压下降、呼吸急促、胸闷、心跳改变、意识障碍及烦躁不安。心电示波可见频发性多源性或连续出现的室早,尤其是可见 RonT 现象、短阵室速、尖端扭转型室速(TDP)、Q-T 间期延长、传导阻滞、多种严重的心律失常。②发生室颤或室扑如不及时抢救,即出现心搏骤停。由于血液循环中断,可引起意识丧失,抽搐,呼吸停止,四肢冰冷,发绀,无脉搏,无心音,无血压,瞳孔散大。

2.严重过缓型心律失常

严重过缓型心律失常属于严重的或致死的心律失常范畴。根据心脏内激动起源或者激动传导不正常引起整个或者部分心脏活动的变化可将严重过缓心律失常分为两型:即停搏型过缓心律失常和阻滞型过缓心律失常。

停搏是指某一起搏点在一定时间内不能形成并发出激动,称该起搏点停搏。分为窦性、房性、交界性、室性和全心停搏。窦性停搏常见而重要,而全心停搏和心室停搏更重要。心脏的激动在传导过程中发生障碍称为传导阻滞,按其部位可分为:窦房传导阻滞、心房内传导阻滞、房室传导阻滞和室内传导阻滞。房室传导阻滞又可分为Ⅰ度、Ⅱ度莫氏Ⅰ型和莫氏Ⅱ型、Ⅲ度(完全性)房室传导阻滞。心室内阻滞分为单束支、双束支、三束支传导阻滞。其中Ⅱ度Ⅱ型、Ⅲ度房室传导阻滞、双束支和三束支室内阻滞为严重的致命性传导阻滞,需急诊处理。

(1)病态窦房结综合征:病态窦房结综合征是由于窦房结或其周围组织的器质性病变导致机能障碍,从而产生多种心律失常和多种症状的综合病征。本病男女均可发病,发病年龄平均在 60～70 岁,常患有不同类型的心脏病,在此基础上发生心动过缓、心律失常或心脏停搏致使心排出量降低,出现不同程度的脑、心、肾供血不足的临床表现。临床特点:起病隐匿。由于病变程度轻重不一,病情发展的快慢也有差异,但一般进展缓慢。主要临床表现是器官灌注量不足的表现,由于心室率缓慢及可伴有反复发作的快速性心律失常,导致心排出量下降所致。受累的器官主要为心、脑、肾,脑血流减少引起头晕、乏力、反应迟钝等,严重者可引起阿-斯综合征反复发作。心脏供血不足可引起心悸、心绞痛、心功能不全、甚至心脏停搏。体征:体检窦性心动过缓心率常慢于每分钟 50 次,心尖第一心音低钝及轻度收缩期杂音。窦性停搏时,心率及脉搏可有明显间歇;双结病变出现完全性房室传导阻滞时,可闻及大炮音及第四心音,发生心房颤动或室上性心动过速时,心率变快,心律不规则或规则。

(2)窦性停搏:又称窦性静止。临床特点:头晕、昏晕,甚至出现阿—斯氏综合征。

(3)心室停搏与全心停搏:临床特点:短暂者引起头晕,停搏时间长者可出现阿—斯氏综合征而死亡。

(4)房室传导阻滞:Ⅰ度及Ⅱ度Ⅰ型房室传导阻滞偶可见正常人或迷走神经张力过高、颈动脉窦过敏者。对慢性或持久性房室传导阻滞,多见于冠心病心肌硬化者,其次见于慢性风心病、心肌病、克山病、心肌炎后遗症及先天性心脏病等。而一过性或暂时性房室传导阻滞,多见于风湿热、冠心病、AMI、洋地黄中毒、心肌缺氧、急性感染(流感、白喉)等。临床特点:Ⅰ度房室传导阻滞:可无自觉症状,或有原发病症状。Ⅱ度房室传导阻滞:心率慢时,有心悸、头晕、乏力等症状。Ⅰ型(文氏型):听诊心率呈周期性的逐渐增快,然后出现一较长的间歇,此后又逐渐增快,周而复始。Ⅱ型(莫氏Ⅱ型):心室脱落时,可有头晕、心悸,听诊每隔 1 次至数次规律的心脏搏动后有一间歇。Ⅲ度房室传导阻滞:自觉心跳缓慢,感头晕,乏力,有时可出现阿-斯综合征。一般心率慢而规则,每分钟 20～40 次,第一心音强弱不等,有大炮音。

(三)心电图检查

心律失常根据其临床表现可以做出早期诊断,但最后诊断主要依靠心电图。

1.快速型心律失常

(1)阵发性室上性心动过速:由连续 3 次以上的快而规则的心房或房室结性过早搏动所组成。当阵发性房性或结性心动过速在心电图上难以区分时,统称为阵发性室上性心动过速。

1)阵发性房性心动过速。心电图特征:①3 个或 3 个以上的连续而频速的 P' 波,房率 140～250 次/分(一般为 160～220 次/分),节律整齐。②突然发作,突然终止。③P'-P>0.12s。④QRS 形状、时间正常,如伴室内差异性传导,则 QRS 呈宽大畸形,85% 呈右束支阻滞图形。⑤房速可反复发作,称短阵性房速。⑥可合并房室干扰或房室传导阻滞,表现为 P'-R 延长或房室比例出现 2:1,3:2 或 4:3 等文氏现象,甚至三度房室阻滞。⑦心动过速持续时间较长时,可发生 ST-T 缺血性改变。⑧常可见电交替或电交替阶梯现象。⑨多源性房速,亦称房性混合心律。

2)阵发性结性心动过速(阵发性交界性心动过速)。心电图特征:①连续出现 3 次或 3 次以上的结性期前收缩,快而匀齐,频率为 160～220 次/分。其 QRS-T 波为室上形态,偶因伴室内差异传导而宽大畸形。②QRS 波之前后无 P' 波,或可见逆行 P' 波(P'-R 间期<0.12 s 或 R-P' 间期<0.20 s)。

3)多源性房性心动过速。心电图特征:①心房率 100～250 次/分。②在同一导联上房性异位 P 波的形态至少有 3 种。③P'-P 之间有等电位线,P'-P' 间期不等。④P'-R 间期长短不均,但均>0.12 s,常伴有不同程度的房室传导阻滞。

(2)阵发性室性心动过速:阵发性室性心动过速系由连续 3 个以上的室性期前收缩组成,目前国际上以 6 个以上为准。心电图特征如下。

1)连续 3 个以上室性期前收缩,QRS 波宽大畸形,时间>0.12 s,主波与 T 波反向。

2)心率 130～200 次/分,室律多较规整。

3)可有房室分离、室性融合波或心室夺获等。

4)发作前常有室性期前收缩,形态与心动过速相同。

(3)心房扑动与颤动:心电图特征如下。

1)心房扑动表现为P波消失,代之以频率为240～400次/分、间距匀齐、形状相似的锯齿形F波,QRS波与F波呈一定比例。

2)心房颤动表现为P波消失,代之以频率为350～600次/分的大小不同、形状各异、间距不等的f波,心室搏动间隔不匀。

(4)心室扑动与颤动:心电图特征如下。

1)心室扑动:表现为频率在250次/分以上的匀齐而连续的大波动,QRS及ST-T波不能辨认。

2)心室颤动:表现为频率在250～500次/分极不匀齐的波动,QRS、T波完全消失,形状及大小各异。

2.严重过缓型心律失常

(1)病态窦房结综合征:心电图特征如下。

1)显著的窦性心动过缓,心率常在40～50次/分,可伴有逸搏。

2)窦性停搏及窦房阻滞,较常见。

3)窦缓可伴有反复发作的房性心动过速或心房颤动(即心动过缓—过速综合征)。

4)阿托品试验阳性。

(2)窦性停搏

1)窦性心律之后,较长的间歇内无P-QRS-T出现。

2)较长的间歇和正常的P-P间距不成倍数。

3)如停搏间歇较长,常伴有逸搏或逸搏心律(多为交界性或房性)。

(3)心室停搏:指数秒钟或更长时间内无QRS波可见,此时心房可处于窦房结或异位节律点控制下,也可以与心室一样同时处于静止状态,广义地说,心室停搏包括室颤及全心或心室停搏。

心电图特征如下。

1)P-QRS-T波消失,基线稳定,心脏无搏动现象,称全心停搏。

2)QRS波消失,仍有窦性活动,可以看到整齐或不整齐的P波;如有房颤可只看到细小零乱的f波。称心室停搏。

3)心室停搏往往和室颤交替出现。

(4)房室传导阻滞:房室传导阻滞(房室阻滞)是指因房室交界区不应期病理性延长而引起激动从心房到心室的传导异常延缓或阻断。根据阻滞的程度可分为Ⅰ、Ⅱ、Ⅲ度,Ⅰ、Ⅱ度为不完全性,Ⅲ度为完全性,高度阻滞往往是完全性阻滞的前奏。

1)Ⅰ度房室传导阻滞:当房室传导时间延长,超过正常范围,但每个室上性激动均能传入心室称为Ⅰ度房室传导阻滞。在心电图上表现为P-R间期延长,在P波之后仍伴随QRS波群。正常P-R间期与心率有关,心率明显增快时,P-R间期短,心率慢时P-R间期长。心电图特征如下。

具备下列条件之一,即可诊断为Ⅰ度房室传导阻滞。①P-R间期>0.20 s。②P-R间期超过相应心率P-R间期最高值。③P-R间期虽未超过0.20 s,但与过去的心电图相比,心率相近时P-R间期延长了0.04 s。P-R间期延长可由于心房、房室结、希氏束或双侧束支水平内的传导延迟所致。P-R 间期延长最常见原因是房室结内传导延迟，Ⅰ度房室传导阻滞时，多伴有正常的 QRS 波群。如合并束支传导阻滞时，QRS 则可畸形。

2)Ⅱ度房室传导阻滞：房室交界区的不应期异常延长，使部分室上性激动不能下传心室，称为Ⅱ度房室传导阻滞。Ⅱ度房室传导阻滞可分为两型：Ⅱ度Ⅰ型（又称文氏型）、Ⅱ度Ⅱ型（又称莫氏型）。

Ⅱ度Ⅰ型房室传导阻滞：主要由于房室交界区相对不应期及绝对不应期病理性延长，但以相对不应期延长为主。心电图特征：①P-R 间期逐渐延长，R-R 间期逐渐缩短，直至一个 P 波被阻滞，发生一次心室漏搏，即 P 波后无 QRS 波群。②P-R 间期递增量逐渐减少（递减性传导之故）。③房室传导比例可固定或多变。④包含有阻滞 P 波的长 R-R 间期小于二个最短 R-R 间期总和。⑤漏搏前最后一个 R-R 间期最短，漏搏后的第一个 R-R 间期最长。

Ⅱ度Ⅱ型房室传导阻滞，由于房室交界区绝对不应期延长，使 QRS 波群有规律、间歇性脱落的一种现象。心电图特征：①部分 P 波不能下传心室，但下传的 P-R 间期恒定，多正常或偶有延长。②包括阻滞 P 波的长 R-R 间期，是正常 R-R 间期的倍数。③房室传导比例常为3：2或4：3。④P-R 间期长度与被阻滞数目无绝对关系。

3)Ⅲ度（完全性）房室传导阻滞：房室交界区绝对不应期延长至整个心动周期，使室上性激动完全不能下传心室称为Ⅲ度（完全性）房室传导阻滞。完全性房室传导阻滞时，心房或心室分别有两个节律点控制。心房由阻滞部分以上的最高节律点控制。心室由阻滞部位以下的最高节律点控制。心电图特征：①P 波与 QRS 波群无关，两者各有其规律性。②心房率＞心室率。即 P-P 间期＜R-R 间期。③心室率缓慢，其频率及 QRS 波群形态由阻滞的部位决定。其频率多在每分钟 30～60 次。

(四)诊断和鉴别诊断

心律失常本身不是一个独立的疾病，而是一组症群。其病因多数是病理性的，但亦可见生理性的。因此心律失常的诊断必须是综合分析的结果，诊断和鉴别诊断时应结合病史、体格检查及心电图检查。

详细的病史常能对诊断提供有用的线索，特别对病因诊断意义更大。体格检查除认真检查心律、心率外，对心脏的体征应做细致检查。部分心律失常依靠心脏的物理诊断检查手段亦能基本确诊，如心房颤动等。心电图是诊断心律失常最重要的一项无创性检查技术，医师应掌握心电图机的使用方法，在患者心律失常发作时及时描记心电图并标明姓名和时间，以利于诊断和鉴别诊断。

三、处理

重症心律失常的治疗原则：尽管心律失常种类很多，但许多心律失常本身并不需紧急处理。

有下列情况之一者被认为是心律失常的治疗指征。①快速心律失常引起明显血流动力学改变和心脏功能损害时，如心室纤颤、室性心动过速以及部分心房纤颤伴快速心室反应者。②虽然心律失常不会立即导致心功能障，但持续时间较长，则可能引起心功能受损，如房速、房室结折返性室上速，房室折返性室上速等。③在特定条件下，心律失常可引起更恶性的心律失常，从而使心脏功能恶化，如急性心肌梗死条件下的 RonT 室早或连续的多源性室早，如不及时控制，有导致室速或室颤的危险。④尽管表面上危害性不大，但可给患者带来痛苦的心律失常,如多源房性期前收缩等。⑤虽无明显的血流动力学障碍,但治疗可明显改善患者的生存质量,如慢性完全性房室传导阻滞者。

(一)快速型心律失常

1.阵发型室上性心动过速

(1)刺激迷走神经的方法:①用压舌板刺激悬雍垂,诱发恶心呕吐;②深吸气后屏气再用力做呼气动作,或深呼气后屏气再用力作吸气动作;③颈动脉窦按摩,患者取仰卧位,先按摩右侧5~10 s,如无效再按摩左侧,切忌两侧同时按摩,以防引起脑缺血。

(2)抗心律失常药物的应用:阵发性室上速的药物治疗,比较合理的方法是通过电生理检查选择有效药物,但电生理检查在临床应用中有不便之处,特别是急症患者,因此临床多应用经验治疗,常用药有以下几种。

1)异搏定静脉注射,每次 5 mg 加葡萄糖 10~20 mL 缓慢静脉注射,总量不超过 20 mg。

2)西地兰 0.4 mg 稀释后缓注,常用于伴心力衰竭者。预激综合征不宜应用。

3)三磷酸腺苷(ATP)20 mg 快速静脉注射,3~5 min 后可重复。老年人、病窦者禁用。

(3)电复律:当患者发生了低血压、肺水肿或胸痛等情况时,应以直流电复律,能量不超过50 J 多可奏效。

2.阵发性室性心动过速

由于室速多发生于器质性心脏病者,故室速尤其是持续性室速往往导致血流动力学障碍,甚或发展为室颤,应严密观察,并予以紧急处理,终止发作。如伴有休克,可先给予或同时给予升压药物,并作好同步直流电复律的准备。

(1)首选治疗

1)利多卡因:由于疗效确切,为首选药物。利多卡因只抑制钠通道电流(INa)的激活和失活状态,抑制作用中等,且钠通道抑制恢复较快,利多卡因还明显促进 K^+ 外流。一般剂量对窦房结没有影响,对希—浦系统正常或异常自律性,以及早期和延迟后除极均有抑制作用,当心肌处于缺血损害或心率较快时,利多卡因对浦肯野纤维的 Na^+ 通道抑制作用加强,而起到明显的抗心律失常的作用,使单向阻滞变为双向阻滞,预防室速和室颤的发生。利多卡因在治疗浓度对传导速度影响不大,但在细胞外 K^+ 浓度较高、pH 减低时,则能减慢传导。利多卡因对心房和旁路几乎没有作用。

有起搏和传导功能障碍时,利多卡因可能加重这种障碍,可能与抑制交感神经有关。利多卡因很少引起血流动力学的不良反应,除非心功能严重受损或药物浓度过高。

虽口服吸收良好,但肝的首过效应明显,仅 1/3 进入血液循环,且口服易导致恶心呕吐,因此一般为静脉给药。静脉给药 15~30 s 即可见效,平均清除半衰期 1~2 h,几乎完全被肝脏清除,清除速度与肝血流有关,肝功能障碍,心力衰竭,使用 β 受体阻滞药均提高药物的血浆浓度。

主要治疗严重的快速性室性心律失常,对房性心律失常无效,特别适用于危急室性心律失常,如急性心肌梗死及洋地黄中毒所致的室性期前收缩、室性心动过速及心室纤颤。静脉注射50~100 mg,每 5~10 min 重复 1 次,共 250~300 mg,用药 45~90 s 即可起效,有效后以1~3 mg/min 维持。肌内注射 100~300 mg 可于 15 min 内起效,持续 90 min。现在不推荐心肌梗死患者预防性使用。

不良反应小,主要是中枢神经系统症状,可引起嗜睡、眩晕,剂量过大时导致视力模糊、语言、吞咽障碍和抽搐,甚至呼吸抑制等,严重者可导致左室功能下降、传导阻滞和窦性静止。

2)同步直流电复律:药物治疗无效时或出现休克,以及阿—斯综合征者应首选同步直流电复律。可立即采取心前区捶击法,因为捶击可产生 5～10 J 的电能或产生期前收缩,以求中断折返激动达到终止室速的目的。有条件者应采用同步直流电复律或人工心脏起搏超速抑制。洋地黄毒性反应引起者禁用。

3)苯妥英钠及钾盐:适用于洋地黄中毒引起室性心动过速。苯妥英钠 125～250 mg 加入注射用水或生理盐水 20 mL 中,于 5～10 min 静脉注入。必要时可隔 10 min 后再注 100 mg,直至有效或总量≤1 000 mg 为止。氯化钾 3.0 g 加入 5%～10% 葡萄糖 500 mL 静脉滴注。或用门冬酸钾镁 10～20 mL,以 10 倍量液体稀释后缓慢静脉滴注。

(2)次选治疗

1)美西律:用量为 100～200 mg 加入 5%～10% 葡萄糖 20 mL,5～10 min 静脉注入,有效后以 1～2 mg/min 静脉滴注维持,24 h 用量为 0.5～1.0 g。

2)普鲁卡因酰胺:可用 0.1 g 加入葡萄糖液 40 mL 中静脉注射 2 min 注完,也可用 0.5～1 g 加入 5% 葡萄糖液 100～200 mL 中静脉滴注,每分钟 1～2 mL,24 h 不超过 2 g。用药期间心电图 QRS 增宽大于 30% 或血压下降应立即停药。

3)安搏律定:初量 0.1～0.2 g 加入 5% 葡萄糖液 100～200 mL 中静脉滴注,滴速为 2～5 mg/min,以后每 6～8 h 滴入 50～100 mg,24 h 总量不超过 0.3 g;维持量 50 mg,每日 1～2 次,口服。对扭转型室速无效。

4)溴苄胺:可用 125～250 mg 加入 40 mL 葡萄糖液中稀释,5～10 min 内缓慢静脉注射。也可 125～250 mg 肌内注射,每 6 h 1 次。可有恶心、呕吐、低血压等不良反应。

5)心律平:35～70 mg 加入 50% 葡萄糖液 20 mL 中缓慢静脉注射,5～10 min 注完,若无效 15～20 min 再注射 35 mg,直至复律或总量达 350 mg,必要时以每分钟 0.5～1 mg 速度静脉滴注维持。严重心力衰竭、低血压、完全性房室传导阻滞及肝肾功能不全者忌用。

6)慢心律:50～100 mg 加入 50% 葡萄糖液 20 mL 中缓慢静脉注射,5～10 min 后可重复 1 次,5～10 min 注完。

7)双异丙吡胺:100 mg 加入 50% 葡萄糖液 20 mL 中缓慢静脉注射,10 min 注完,但一般不主张静脉给药。

8)异搏定:对无器质性心脏病、运动诱发的室速有效,用法见室上速治疗。

9)其他:也可选用氟卡胺、英卡胺及妥卡胺治疗。

10)心脏起搏:如病情允许,经药物治疗无效可经静脉导管快速起搏法起搏心室,以终止室速的发作。

11)消融术:包括经导管消融术和经冠状动脉灌注消融术。是近年来随着电生理学的研究开展起来的。前者通过直流电、射频、激光等产生的热凝固、气压伤或膜击穿等造成组织坏死、损伤、破坏维持心动过速所必须的折返环路或异位兴奋灶,从而消除室速。

12)手术治疗:外科多选择心功能降低、室速频率快、易发生室颤的高危患者做治疗。目前常采用心内膜切除和(或)冷冻凝固。

急性发作控制后,可口服普鲁卡因酰胺 0.5 g 或奎尼丁 0.2 g,每 6 h 1 次以防复发。对冠心病、心肌梗死者如出现 LownⅢ级以上的室早,应连用利多卡因数日。治疗反应不佳时要检查血钾、血镁给以补足。对心肌缺血及心力衰竭是否改善,酸碱平衡是否纠正,尤其注意抗心律失常药物所致的心律失常,并给予及时的处理,避免奎尼丁与洋地黄、氟卡胺与胺碘酮并用,以免导致扭转型室速的发生。

3.心房扑动

(1)病因治疗:积极治疗原发病。

(2)药物治疗

1)控制心室率:心室率快者,宜先用洋地黄制剂,次选维拉帕米。无效可试用奎尼丁、普鲁卡因酰胺或胺碘酮。

2)房扑伴1:1房室传导,大多存在有旁路传导,治疗和预激综合征伴房颤相同,禁用洋地黄,异搏定也应慎用。

3)复律:可选用奎尼丁(见房颤)。

(3)电复律:对预激综合征合并心房扑动或伴明显血流动力障碍者,宜首选电复律治疗。

(4)预防复发:预防心房扑动可用地高辛、心律平、异搏停、胺碘酮、氨酰心安等。

4.心房颤动

对急性心房颤动应治疗引起房颤的病因,如治疗发热、心功能不全、甲亢等,同时减慢心室率或转复为窦性心律。急性房颤的心室率很快时,患者感到心慌、气短、胸闷、恐惧等,应尽快减慢心室率,其治疗有以下几种方法。

(1)控制心室率:①紧急处理:初发房颤未经药物治疗心室率显著快者,或原有房颤心室率突然增快者,或重度二尖瓣狭窄合并快速房颤者,均需紧急处理。首选西地兰 0.4 mg 加 10% 葡萄糖 20 mL 缓慢静脉注射,2 h 后如效果不满意可再用 0.2~0.4 mg,使心室率控制在 100 次/分以下,部分阵发性心房颤动患者有可能转复为窦性心律。无心功能不全时,亦可选用维拉帕米或 β 受体阻滞剂静脉注射。预激综合征合并快速房颤者禁用洋地黄。②慢性房颤治疗:对慢性心房颤动不宜转复心律的患者,需长期服药控制房颤心室率。要求是安静时维持心室率在 70 次/分左右,轻度活动后不超 90 次/分。常用地高辛 0.25 mg,每日 1 次口服。无心功能不全者,亦可选用维拉帕米或 β 受体阻滞剂口服,或与地高辛合用。有报道,维拉帕米不仅能控制安静时心室率,而且也能满意控制活动时的心室率。应用地高辛不能控制活动后心室率者,可改用维拉帕米治疗。

(2)转复心律:及时使房颤转复为窦性心律,不但可增加心排出量,且可防止心房内血栓形成和栓塞现象。

(3)抗凝治疗:心房颤动不论是否伴二尖瓣狭窄均易致动脉栓塞,尤为脑栓塞。常见于房颤发生初期数日至数周以及转复后,故应使用活血化淤的药物减少血液黏滞度,如阿司匹林 50~300 mg,每日 1 次口服。如果发生了动脉栓塞急性期可以滴注肝素,恢复期常用新抗凝或华法令等药物口服,使凝血酶原时间延长至对照值的 2 倍。

5.心室扑动和颤动

(1)病因治疗:严重心脏病者应绝对卧床休息,一旦发现先兆应对症处理,给予吸氧、镇静。首先应做到积极治疗原发病,因为发生室扑或室颤后,由于心肌的协调性丧失,故无一致性的心室收缩,此时心室电活动虽未完全静止,但心排出量已不存在,如不及时抢救几乎全部死亡。应特别警惕危险性较高的室早,以免落在心动周期的"易损期"引发室颤。为了防止发生室颤,需要及时使用利多卡因控制此种室早。我们体会 AMI 发生原发性室颤,用足量利多卡因静脉滴注可使心跳复苏率明显提高,应视为常规。

(2)电除颤:治疗室颤与室扑的最有效的手段,是采用胸外非同步直流电击除颤。当心电示波器显示颤动波为高大频繁时,可应用150～360 J的电能,除颤电极板一个置于胸骨右缘第二肋间,另一个放在心尖或其外侧缘紧贴胸壁进行电击。一次不成功还可重复。一般心室颤动仅在颤动波粗大时,除颤才能成功,如颤动波纤细稀疏时,应心腔内注射1:1 000肾上腺素0.5 mL,同时静脉内注射11.2%乳酸钠40 mL后,再采用胸外挤压,待颤动波变为粗大后,再行电击除颤,以便奏效。有必要指出,考虑大多数猝死患者是室颤,为抓紧抢救时机,不一定非在心电图证实后再除颤,而可采取盲目除颤法,提高抢救成功率。

(3)药物除颤

1)溴苄胺:目前认为是有效并较安全的抗颤药之一。每次可用250 mg静脉注射。临床多用于CAD猝死的治疗,不宜用于CAD猝死的预防。

2)安搏律定:为Ⅰc类药物,具有钠通道阻滞作用及细胞膜抑制作用,降低Na^+通透性,对预防室颤有较好的疗效。始量0.1～0.2 g用5%葡萄糖液200 mL稀释静脉滴注,滴速为每分钟2～5 mg,24 h总量不宜超过0.3 g;维持量50 mg,每日1～2次,口服。

3)β受体阻滞剂:为Ⅱ类药,具有抗交感神经作用,有确切的抗颤作用。这是由于交感神经活动增加而引起室颤易感性升高,局部心肌释放的儿茶酚胺活性直接作用结果。对AMI后猝死的发生有明显降低效应。可选用心得安、吲哚洛尔等。

4)胺碘酮:为第Ⅲ类药,具有延长整个动作电位时程作用,对反复发生室颤的患者,其可预防大多数室颤患者室颤的发作。口服每日0.6～1.2 g,分3次服,1～2周后根据需要改为每日0.2～0.6 g维持。也可静脉使用。

5)心律平:为Ⅰc类药物,具有膜稳定及钠通道阻滞作用。临床应用较为普遍,对室性心律失常有较好的疗效。口服0.1～0.2 g,6～8 h 1次。1周后改为0.1～0.2 g,每日3次维持。每日极量0.9 g。静脉滴注:1次1～1.5 mg/kg,稀释后静脉滴注。

(4)其他:心律转复后不稳定者,可安装临时起搏器或永久起搏器。心室颤动导致的心搏骤停的其他抢救措施,详见心肺脑复苏术。

(二)严重过缓型心律失常

除病因治疗及消除诱因外,主要治疗是以提高心室率为主。

1.药物治疗

(1)异丙基肾上腺素:轻者给以5～10 mg舌下含服,重者给1～2 mg加入10%葡萄糖液500 mL中静脉点滴,控制滴速使心室率维持在60次/分左右,该药增加心肌收缩力,增加心肌耗氧量,且引起心律失常,故急性心肌梗死患者一般不宜用。

(2)阿托品:该药主要适用于迷走神经张力过高引起的心动过缓,轻者口服0.3 mg,每日3次,重者1～2 mg加入10%葡萄糖500 mL静脉点滴,控制滴速,使心率维持在60次/分左右。阿托品主要提高窦性心率。故在房室传导阻滞患者应用时应注意观察。

(3)糖皮质激素:常用于急性窦房结功能不全或急性房室传导阻滞,地塞米松10～20 mg,静脉滴注,可促进病变的恢复。

2.起搏器治疗

对急性窦房结功能不全、二度Ⅱ型、三度房室传导阻滞,伴昏厥或心源性休克者,应及时给以临时心脏起搏,为治疗原发疾病创造机会。

第四节　急性心脏压塞

急性心脏压塞是指心包腔内液体急剧聚积，心包囊不能迅速伸张扩大，导致心包内压力增高，妨碍心室舒张期充盈，静脉血液回流受阻，以致静脉压不断升高，回心血量减少，出现心输出量降低和血压下降、心率增快等一系列变化的临床综合征。

一、病因和病理生理

（一）病因

急性心脏压塞最常见的原因为以下几种。

（1）急性心肌梗死后室壁瘤破裂，冠状动脉瘤或主动脉夹层破裂。

（2）心包、心脏和大血管因外伤破裂出血。

（3）医源性：如心脏手术后出血、心肺复苏的并发症，心脏起搏电极穿破心脏，心导管检查或造影致心脏穿孔，心脏瓣膜成形术使心脏穿破，或冠状动脉成形术造成冠脉破裂使心包积血。此外，慢性心包炎、系统性红斑狼疮、尿毒症、黏液性水肿及放射病等引起心包积液压力升高超过右室舒张压时也可发生急性心包填塞。

（4）肿瘤转移心包：最常见。

（5）其他少见原因：心包结核或新生物出血，坏血病或血小板减少症，血管胶原病等引起的出血。

（二）病理生理

正常心包腔含 10～20 mL 液体，为血浆超滤液，超过生理性的液体称为心包积液。肉眼观察可将心包积液分为浆液性、纤维素性、血性及胆固醇性。

生理状态下心包腔内的压力接近于 0，心包壁层的弹性很小，当心包积液增加时，引起心包内压力升高，开始压力上升缓慢，当心包扩展到极限时，压力会迅速升高，对心腔和大血管形成压迫，即心脏压塞。就引起心脏压塞而言，积液产生的速度比积液量更重要，短时间内产生的积液，即使只有 100～200 mL，也会引起心脏压塞。而较长时间积液量，即使很大也不一定发生心脏压塞。右心室是一个低压力系统，较左心室更容易受压。生理情况下，中心静脉压、右房压、右室舒张压及心包腔的压力是相等的，所以当心包腔内压力迅速增高，超过 10～12 mmHg（1.3～1.6 kPa）时，右心室的充盈就受到影响。右心室回流受阻，会直接影响体静脉回流，出现颈静脉充盈，外周静脉压升高，肝脏增大，由于回心血量减少导致心搏出量减少，最终出现低血压、休克。

患者会出现发绀、烦躁、心悸、出汗等症状，还可以扪到奇脉。奇脉产生的原因主要是由于吸气状态下，心室腔由于受心包内压力的影响，不能随胸腔负压牵拉而扩张，此时回心血量减少，血压下降超过 10 mmHg（1.33 kPa），脉搏在吸气时明显减弱，称为奇脉。

二、临床表现

心脏压塞发病凶险，病情转归急骤，因心包积液量不一定很大，临床的误诊率较高，临床出现原因不明的休克时应考虑心脏压塞的可能。心肌贯通伤和有创检查引起的心包积血，也是引起心脏压塞的常见原因。

（一）症状

胸闷和呼吸困难是主要的症状，严重时患者往往采取坐位，身体前倾，呼吸快而费力。同时可出现心前区疼痛，出汗，乏力，恶心，焦虑，谵妄，甚至休克和意识丧失。

（二）体征

面色往往苍白，多伴发绀。动脉压下降，脉压小。早期有明显的心动过速，晚期心率变慢，可有奇脉。静脉压升高，体循环静脉淤血，包括颈静脉怒张，呼气时颈静脉扩张（Kussmaul征），肝大和肝颈静脉回流征等。部分患者可有心尖搏动消失或微弱，心脏浊音界扩大，心音遥远和心包摩擦音等心包积液的体征。

三、实验室及其他检查

（一）心电图

往往对诊断帮助不大，有时可有非特异性的 ST-T 改变和 QRS 综合波低电压，窦性心动过速等，有时出现各种心律失常。

（二）胸部 X 线检查

如果急性心脏压塞系创伤等急性病变所致，心脏的大小和形状多未发生明显变化。如果心脏压塞发生在大量心包积液基础上，则有心包积液的相应 X 线表现。

（三）超声心动图

对诊断多有很大的帮助，不仅有助于明确诊断，也有助于选择穿刺部位，但在急症情况下，应进行床边检查，同时不宜过分因等待本检查而延误处理。

（四）心导管和血液动力学检查

对诊断、处理和预后判断均有一定帮助，但往往由于病情急重和条件限制而不便实施。在持续低血压情况下，测定中心静脉压高，对诊断很有帮助。

四、鉴别诊断

（一）急性右心衰竭

本病有颈静脉怒张及心脏在短时间内扩大等临床表现，这容易与急性心包填塞混淆。主要区别点是：急性心包填塞一般不引起肝脏肿大，并且伴有奇脉。

（二）急性心肌梗死

当急性心肌梗死伴有心力衰竭时，胸前剧烈疼痛、呼吸困难、休克等临床表现往往与急性心包填塞相似。主要区别如下。

（1）急性心包填塞心电图无异常 Q 波，ST 段呈弓背下凹型上移，T 波高耸，心电图无动态演变过程。

（2）急性心包填塞一般伴有奇脉。

（3）急性心包填塞肺部无啰音，而急性心肌梗死伴有左心衰竭时，肺底部有较多啰音。

五、处理

（一）治疗原则

（1）任何急性心脏压塞的患者，收缩压较正常水平下降 30 mmHg，说明病情已十分危急，应行紧急心包穿刺术。

（2）心脏压塞症状发展迅速，常因心脏损伤存在，试验穿刺若取得黏稠全血样积液，即使症状能得到片刻缓解，也应积极进行手术治疗。

（二）措施

1.常规治疗

给患者补充血容量，以保持心包穿刺过程中血流动力学方面的稳定状态，同时开始心包穿刺等治疗。

2.心包穿刺术

为准确、安全、有效地施行心包穿刺，术前应进行超声检查，选择适宜的穿刺点及进针方向。穿刺过程要在严格无菌的条件下进行。常用穿刺部位有以下几个。

（1）剑突旁穿刺：在剑突与左肋弓角下 1 cm 处，经膈肌穿刺心包前下方，是最常用途径。但肝大时不宜采用。

（2）心尖区穿刺：心尖部浊音界内侧 2～3 cm 处。易损伤胸膜及肺脏，产生气胸的危险性较大。

3.心包腔导管引流法

采用心包穿刺部位，局麻后用带有外套管的穿刺器（大号的静脉穿刺器代替）行心包穿刺，待进入心包后，送入外套管，拔出穿刺针，再从套管内插入端侧孔导管至心包内，退出外套管，留置导管于心包腔内。或经穿刺针插入导引钢丝软头至心包内，拔出穿刺针，再将导管套在导引钢丝上，沿钢丝插入心包腔内，再拔出导引钢丝，留置导管，此法往往因穿刺针针孔较细，进导管感到困难。用导管引流法可避免锐利的针头损伤心外膜或冠状血管；除更好地持续引流外，还可心包腔内用药，或冲洗心包腔，可起到心包造口引流的作用。

第五节　急性脊髓炎

急性脊髓炎（acutemyelitis）即非特异性脊髓炎，系一组病因不明的急性脊髓横贯性损害的炎症性疾病，亦称横贯性脊髓炎。是神经科较常见的疾病之一，一年四季各地均有发病。

一、病因和发病机制

本病确切的病因未明，多数为病毒感染或接种疫苗后引起的机体自身免疫反应。脊髓血管缺血和病毒感染后，抗病毒抗体所形成的免疫复合物在脊髓血管内沉积也可能是本病的发病原因。脊髓全长均可累及，但以胸 3～5 节段最多见，因为此段脊髓供血较差而易受累。其次为颈段和腰段，骶段少见。肉眼观察脊髓可见病变部位软膜充血或有炎性渗出物，脊髓肿胀，严重者质地变软。切面可见白质与灰质分界不清，有点状出血。镜检可见软膜和脊髓血管扩张、充血，血管周围出现以淋巴细胞和浆细胞为主的浸润和水肿，灰质内神经细胞肿胀，尼氏小体溶解，甚至细胞溶解消失。白质内髓鞘脱失，轴突变性，大量吞噬细胞和胶质细胞增生。脊髓严重破坏时，可软化形成空腔。

引起脊髓炎的病因很多，若按病因分类，则可将脊髓炎分为下列诸多类型。

(一)病毒性脊髓炎

脊髓灰质炎、Coxsackie A 和 B 病毒、Echo 病毒,带状疱疹病毒,单纯疱疹、EB 病毒、巨细胞病毒,狂犬病毒,HTLV1 病毒,AIDS。

(二)细菌性脊髓炎

(1)化脓性脊髓炎,亚急性脊髓脊膜炎,急性硬膜外脓肿和肉芽肿,脊髓脓肿。

(2)结核性脊髓炎,脊柱结核病(波特病),结核性脑脊膜脊髓炎,脊髓结核球。

(三)螺旋体感染性脊髓炎

1.梅毒性脊髓炎

慢性脑脊膜神经根炎(脊髓痨),慢性脑脊膜脊髓炎,脑膜血管梅毒,梅毒瘤样脑膜炎包括慢性硬脑(脊)膜炎。

2.莱姆(Lyme)病

略。

(四)寄生虫和真菌感染

硬膜外肉芽肿,局限性脑脊髓膜或脑脊膜炎和脓肿。

(五)非特异性脊髓炎

1.急性脊髓炎

2.慢性复发性脊髓炎

在上述脊髓炎类型中以非特异性脊髓炎最常见,结核性和化脓性脊髓炎较少见,其他类型罕见。本文仅就非特异性脊髓炎(简称急性脊髓炎)作一简要介绍。

二、病理

急性脊髓炎可以累及脊髓全长的任何一个节段,但以胸段受累为最多,因胸髓较颈、腰髓长,且血液供应不如其他处丰富,因此易于受累,其次为颈段和腰段。多数病例以软脊膜、脊髓长束受损为主,少数累及中央灰质。病变以横贯性为主,但亦可为局灶性或多灶融合。肉眼观察病变部位软膜充血、混浊,脊髓肿胀,严重者质地变软。横切面可见灰质与白质界限不清,有点状出血。显微镜下软脊膜及脊髓血管充血、扩张,血管周围淋巴及浆细胞浸润;灰质中神经细胞肿胀、虎斑消失、胞核移位继而细胞溶解、消失;白质髓鞘肿胀、变性和脱失。严重者晚期可有脊髓萎缩。

三、临床表现

可见于任何年龄,以青中年人多见,散在发病,典型病例在出现脊髓症状前 1～3 周有"上感"症状,病初可有或无背痛或束带感等神经根刺激症状,然后突然出现两下肢无力并发展至瘫痪,传导束型感觉障碍和大小便障碍,数小时至数日(多数 3 d)内发展至高峰。以胸段脊髓病损为例分述其临床特点如下。

(一)运动障碍

急起双下肢瘫痪,初期肌张力松弛、腱反射消失、腹壁及提睾反射消失、无病理反射,称为脊髓休克现象,出现脊髓休克的原因可能是脊髓低级中枢突然失去高级中枢的抑制控制,脊髓中枢又尚无独立功能的一种暂时现象,脊髓休克期 1～3 周,此后双下肢逐渐出现上运动神经元损害的体征。若脊髓损害范围广泛或合并尿路感染、严重压疮等原因,脊髓休克期可持续很久,甚至数年不能恢复。

(二)感觉障碍

多数患者病变水平以下所有感觉均消失,有些在感觉消失区的上缘可有一感觉过敏区,横贯性损害不明确者可无明确的感觉水平。

(三)自主神经障碍

如膀胱、直肠括约肌功能障碍以及其他自主神经功能障碍,出现尿潴留,或充盈性尿失禁,粪便失禁或秘结。损害的感觉平面以下皮肤少汗或无汗。皮肤营养障碍包括皮肤水肿或干燥脱屑、指甲松脆等。

个别病例在发病数小时或 $1\sim2$ h 内损害平面逐渐上升,波及颈段和延髓,瘫痪从下肢迅速扩展到上肢甚至延髓支配的肌群,出现吞咽困难、发音障碍、呼吸肌瘫痪,常引起死亡。

四、实验室及其他检查

(一)血常规

白细胞计数可正常或稍高。

(二)脑脊液

压力不高,白细胞可正常,也可增高至 $(20\sim200)\times10^6/L(20\sim200/mm^3)$ 个,以淋巴细胞为主,蛋白含量可轻度增高,多为 $0.5\sim1.2$ g/L($50\sim120$ mg/dL)。糖与氯化物含量正常。一般无椎管梗阻现象。但如脊髓水肿严重,脊膜腔可部分梗阻,蛋白含量可高达 2 g/L 以上。

(三)其他

脊髓造影可见病变部位脊髓增粗。CT、核磁共振检查有助于诊断与鉴别诊断。

五、诊断和鉴别诊断

(一)诊断

根据起病急骤,病前常先有上呼吸道感染症状,病变平面以下有瘫痪、感觉缺失以及膀胱、直肠括约肌功能障碍症状和脑脊液检查的发现,一般诊断并不困难。

(二)鉴别诊断

1.吉兰—巴雷综合征

末梢型运动感觉障碍,往往合并脑神经损害,通常无大小便障碍,脑脊液呈蛋白—细胞分离。

2.急性硬脊膜外脓肿

起病较急,病前常有高热、败血症症状,常有原发感染灶,病灶相应部位的脊柱剧烈疼痛并有明显压痛,腰穿压颈试验显示椎管阻塞,脑脊液蛋白含量增高。

3.脊柱结核

虽可急性起病,但有长期腰背痛及低热史,身体其他部位有活动性结核病灶,脊柱可有成角后突畸形,X 线片可见局部骨质破坏及椎旁脓肿阴影。

4.脊柱转移性肿瘤

脊柱转移性肿瘤以老年人多见,系身体其他部位的恶性肿瘤通过局部浸润或血液播散转移到脊髓硬脊膜外。起病较快或亚急性起病,早期出现神经根性疼痛,不久出现脊髓受压症状,脊柱压痛明显,脊柱 X 线片可见到骨质破坏。CT 或 MRI 检查可证实诊断,若有原发病灶更易诊断。

此外还需与脊髓灰质炎及周期性瘫痪相鉴别。

六、处理

(一)急性期处理

1.加强护理,预防压疮,并注意营养支持治疗。保持皮肤清洁,定期翻身,2～3 h 1 次。在骶部、足跟及骨隆起处加气垫圈,经常按摩皮肤及活动瘫痪肢体以促进血液循环。如皮肤发红时及时用 70% 酒精或温水轻揉,再涂以 3.5% 安息香酊。

2.药物治疗。

(1)肾上腺皮质激素:地塞米松 10～20 mg 加入 5% 葡萄糖溶液或葡萄糖盐水中静脉滴注,或用氢化可的松 100～300 mg 如上使用,每天 1 次,10～14 h 为一疗程,以后改为口服地塞米松 4～5 mg/d,或泼尼松 30 mg/d,每周逐步减量,5～6 周内停用。

(2)抗病毒药:中药双黄连注射液,成人每次 3 g 加入 5% 葡萄糖溶液 500 mL 中,静脉滴注,每日 1 次,持续 10～20 h。还有板蓝根注射液、阿昔洛韦(无环鸟苷)、病毒唑(利巴韦林)及口服吗啉胍等。

(3)神经营养代谢药物:维生素 B_{12} 100～500 μg 肌内注射,每日 1 次;维生素 B_1 100 mg,肌内注射,每日 1 次。此外,尚可用 ATP、细胞色素 C、Co-A、胞二磷胆碱、神经生长因子等,促进神经细胞代谢及修复能力。

(4)血管扩张药物:烟酸、尼达尔、舒血宁(银杏叶提取物)、必来循宁等,也可用丹参等降低红细胞聚合力和改善微循环。

(5)抗感染:由于经常合并感染,如泌尿系统和肺部感染,并为预防压疮,可选用适当的抗生素。

3.尿潴留者可于脐下 3 指处点按排尿,无效时严格无菌操作放置尿管,并用 3% 硼酸或 1:1 000呋喃西林溶液冲洗膀胱,每日 1～2 次。每 3～4 h 放尿 1 次,训练膀胱功能。每周更换尿管 1 次。

4.呼吸肌麻痹造成呼吸困难应尽早气管切开机械通气,且有助于吸痰。

5.血液疗法。

(1)血浆输入疗法:健康人血浆 200～300 mL 静脉输入每周 2～3 次,可提高免疫功能,促进神经肌肉功能恢复。

(2)紫外线照射充氧自血回输疗法:用患者自身全血 150～200 mL 给充氧紫外线照射 8～10 min后,回输给患者。可改善微循环利于脊髓功能的恢复,使吞噬细胞功能增强,并可杀菌、灭活细菌毒素。每周 1～2 次,5～10 次为一疗程。

6.高压氧舱。

可以增加组织氧储量,促进有氧代谢和侧支循环,利于组织的再生和恢复。每日 1 次, 20～30 次为一疗程。

(二)恢复期治疗

采用被动运动、推拿、按摩、理疗、针灸等方法促进瘫痪肢体功能恢复及注意纠正足下垂,防止肢体痉挛、关节挛缩,另可加服地巴唑、烟酸、妥拉苏林等改善循环、营养神经。

如无严重并发症,通常在 3～6 个月内恢复到生活自理。如发生压疮、肺部感染或泌尿系感染等并发症则往往影响病情恢复,或留有不同程度的后遗症。部分患者可死于并发症。上升性脊髓炎患者往往短期死于呼吸循环衰竭。

七、预后

急性脊髓炎的预后主要取决于脊髓病变的严重程度和是否发生并发症。如无严重并发症,通常在 3～6 个月内恢复到生活自理。如发生压疮、肺部感染或尿路感染等并发症则影响病情恢复,少数患者死于并发症。

第六节　癫　痫

癫痫(epilepsy)是一种由于脑内神经元突然异常放电所引起的短暂大脑功能失常的一组疾病。由于异常放电神经元的部位不同,临床上可出现短暂的运动、感觉、意识、行为及植物神经等单独或组合出现的功能障碍。癫痫是常见病,国内调查其发病率为 5‰左右。癫痫持续状态是指癫痫发作持续 30 min 以上,或连续多次发作,发作间期意识或神经功能恢复至正常水平的状态。

由原发或继发全身强直到阵挛发作演变的惊厥性持续状态,为神经内科急症。一半以上患者有明确的诱发因素,如突然停用抗癫痫药物、感染、缺氧、卒中、脑瘤等。随着反复发作,常伴发热、白细胞增多和酸中毒等,病死率甚高。

一、病因和发病机制

(一)特发性癫痫及癫痫综合征

特发性癫痫及癫痫综合征与遗传因素关系较密切,多数患者在儿童或青年期首次发病。

(二)症状性癫痫及癫痫综合征

症状性癫痫及癫痫综合征是各种明确或可能的中枢神经系统病变所致,如颅脑损伤、脑血管疾病、脑肿瘤、颅内感染及先天性各种遗传代谢性脑病、中毒等均可引起。

(三)隐源性癫痫

临床表现提示为症状性癫痫,未明确病因,无特定的临床和脑电图特征,这类患者占相当大比例。

(四)状态关联性癫痫发作

此类患者发病与特殊状态有关,如高热、过度饮水、电解质失调、药物过量、缺氧、睡眠剥夺等,在正常人也可导致发作,因此类发作除去相关状态后不再发作,故一般不能诊断为癫痫。

癫痫发作的机制十分复杂,至今尚未十分明了。近代认为癫痫发作是由于神经元的异常放电所致。神经元放电是神经系统的正常生理功能,一般在 1～10 次/秒。当脑部受到损害后,引起结构、生化和正常膜电位的改变。即抑制性 γ-氨基丁酸(GABA)能末梢选择性丧失,引起抑制性递质 GABA 功能障碍;兴奋性递质释放,和持续去极化状态等。因此在癫痫灶中,病变神经元的放电频率可达每秒数百次至千次以上。这种痫性放电若停留于病灶附近的大脑皮质,临床上便引起单纯部分性发作,若传至丘脑和中脑网状结构,便出现意识丧失。再经丘脑投射至大脑皮质,便可引起全面性强直——阵挛发作;若痫性活动在边缘系统内传播,则表现为复杂部分发作(精神运动性癫痫)。

原发性癫痫的起点可能在丘脑和脑干,其大发作的传导与上相同,失神发作传播至丘脑网状结构即被抑制。

近年来,随着遗传学研究技术的不断提高,癫痫患者基因定位研究取得了较大进展,目前已对少年肌阵挛性癫痫,良性家族性新生儿癫痫,进行性肌阵挛性癫痫的致病基因进行了定位,为进一步从分子、细胞水平阐明其发病机制,最终开展基因治疗奠定了基础。

二、分类

(一)癫痫发作分类

目前癫痫发作国际分类主要根据发作的临床表现及脑电图特点。国际抗癫痫联盟(1981)制定的癫痫发作分类已沿用至今。

1.部分性发作(partical seizures)

(1)单纯部分性发作:无意识障碍。运动(局限性扩展法(jacksonian)转动性等)、感觉(躯体及特殊感觉)、自主神经发作。精神症状见复杂部分性发作。

(2)复杂部分性发作(通称精神运动性发作或颞叶癫痫)伴有意识障碍,包括仅有意识障碍、精神症状(感知、情感、记忆、错觉、幻觉等)、自动症。

(3)部分性发作发展至全身性发作。

2.全身性发作(generalized seizures 普遍性)非局限性开始

(1)全身性强直—阵挛发作(大发作)。

(2)失神发作(小发作):典型或不典型。

(3)其他:肌阵挛发作、阵挛发作、强直发作、失张力发作。

3.局限性发作

同大发作。

(二)癫痫及癫痫综合征分类及临床表现

由于上述癫痫发作分类仅是针对发作形式,癫痫作为一组疾病或综合征,除痫性发作特征性表现外,患者还有其他神经系统表现及特征,如症状性癫痫相应的脑损害症状、体征及影像学改变等,特发性癫痫特定的起病年龄、家族史及特异脑电图改变等。国际抗癫痫联盟(2001)提出数十种临床较明确的癫痫或癫痫综合征,每种都有相应的临床表现和诊断要点。

三、临床表现

参照国际抗癫痫联盟 1987 年痫性发作分类方案。

(一)部分性发作

最先出现的临床和脑电图变化指示开始的神经元群活动限于一侧大脑半球的某个部分,通常有两种情况。

1.单纯部分性发作

单纯部分性发作也称局灶性发作。不伴意识障碍,脑电图变化在症状对侧相应的皮质区域。表现为运动、感觉、植物神经及精神方面的异常。如肢体或面部抽搐、麻木疼痛、嗅味听视觉异常、出汗口渴、言语记忆障碍及强迫思维等。

2.复杂部分性发作(complex partial seizure,CPS)

复杂部分性发作也称颞叶发作、精神运动性发作,为部分性发作伴不同程度意识障碍。由于痫性放电起源、扩散途径不同,其临床表现各异。

起源以颞叶为主的,常见意识模糊,表现类似失神。①经典的复杂部分性发作可从先兆开始,如上腹部异常感觉;也可出现情感(恐惧)、认识(似曾相识)和感觉性(嗅幻觉)症状,随后出现意识障碍、呆视和动作停止。发作持续1~3 min。②复杂部分性发作的运动表现以自动症为特征,临床表现为进食样、模仿性、手势性、词语性等自动症。

复杂部分性发作可开始即出现意识障碍和各种运动症状,特别在睡眠中发生时,可能与放电扩散较快有关。运动症状可为局灶性或不对称强直、阵挛和变异性肌张力动作,也可为不同运动症状的组合或先后出现,与放电起源部位及扩散过程、区域有关。

3.部分性发作继发泛化

单纯部分性发作可发展为复杂部分性发作,单纯或复杂部分性发作可泛化为全面性强直—阵挛发作。

(二)全面性发作

无论有无抽搐,临床变化指示双侧大脑半球自开始即同时受累,脑电图变化双侧同步,可早期出现意识障碍。

1.失神发作

①典型失神发作:也称小发作(petitmal),儿童期发病,青春期前停止发作。特征性表现是突发短暂的意识丧失,持续5~10 s,发作时正在进行的动作中断,呼之不应,双眼茫然凝视。可伴简单自动性动作,如擦鼻、咀嚼、吞咽等,手中持物坠落或轻微阵挛,事后对发作全无记忆,每日发作数次至数百次。脑电图显示双侧对称3 Hz棘—慢综合波,发作可被过度换气诱发。②非典型失神发作:意识障碍的发生及休止较典型者缓慢,肌张力改变较明显。脑电图显示较慢的(2.0~2.5 Hz)不规则棘—慢波或尖—慢波。多见于有弥散性脑损害的患儿。

2.肌阵挛发作

为突然、短暂、快速的肌收缩,可遍及全身,也可限于面部、躯干或肢体。可能单个发生,但常见快速重复。脑电图示多棘—慢波、棘—慢波或尖—慢波。

3.强直性发作

为全身进入强烈的强直性肌痉挛。肢体伸直,头、眼偏向一侧,躯干强直造成角弓反张,常伴有植物神经症状,如苍白、潮红、瞳孔散大等。脑电图示低电位快活动,或约10 Hz波。波幅逐渐增高。

4.强直—阵挛发作(大发作)

强直—阵挛发作(大发作)以意识丧失和全身抽搐为特征。发作分3期:①强直期:所有的骨骼肌呈现持续性收缩。突然意识丧失,跌倒在地,上睑抬起、眼球上窜、喉头痉挛发出尖叫、口先张后闭。颈及躯干先屈曲而后反张。双上肢屈曲强直,下肢自屈曲变为强烈伸直。持续10~20 s后,进入阵挛期。②阵挛期:全身肌肉节律性抽搐,先快后渐慢,持续0.5~1 min后抽搐突然停止。在以上两期中,同时出现心率增快,血压升高,汗、唾液和支气管分泌增多,瞳孔扩大等。呼吸暂停时,皮肤由苍白转为发绀,瞳孔对光反射和浅、深反射消失。③惊厥后期:呼吸首先恢复,心率、血压、瞳孔等渐恢复正常。肌张力松弛,意识渐苏醒。历时5~10 min。

5.阵挛性发作

阵挛性发作为全身重复性阵挛发作。恢复较快。脑电图见快活动、慢波、偶有棘—慢波。

6.失张力发作

部分或全身肌肉张力突然降低,致垂颈(点头)、张口、肢体下垂和跌倒,持续数秒至1 min。脑电图示多棘—慢波或低电位活动。

7.癫痫持续状态

癫痫持续状态也称癫痫状态,是癫痫连续发作之间意识尚未完全恢复又频繁再发,或癫痫发作持续30 min以上未自行停止。是常见急症,如治疗不及时,致残率和病死率很高。各种类型的癫痫均可出现,通常指全面性强直—阵挛发作持续状态。

(1)全面性发作持续状态:表现强直—阵挛发作反复发生,意识障碍(昏迷)伴高热、低血糖、休克、代谢性酸中毒、电解质紊乱(低血钾、低血钙)和肌红蛋白尿等,自主神经和生命体征改变,甚至发生心、脑、肝、肺等多器官功能衰竭。

(2)部分性发作持续状态:表现为单纯部分性运动发作持续状态、边缘叶性癫痫持续状态和偏侧抽搐状态伴偏侧轻瘫等。

四、实验室及其他检查

(一)脑电图检查

脑电图有较大的诊断价值,阳性率达80%。大发作强直期为高波幅弥散性10周/秒波,阵挛期为弥散性慢波,间以成群棘波,惊厥后期呈低平波形。小发作为典型3周/秒棘—慢综合波。局限性发作为局限的棘波、尖波、棘—慢波。精神运动性发作,为一侧偏性的长段δ波或θ波。婴儿痉挛症表现为高峰失律。脑电图检查必须结合临床全面分析,做出诊断。

(二)CT 扫描

表现为局限性脑萎缩和密度减低者居多,亦有表现为脑瘤、脑梗塞、脑血管畸形、脑囊虫、结节性硬化等。CT扫描对于原发性癫痫的阳性率约10%左右,继发性癫痫约60%以上,其中局限性癫痫和局限性癫痫发展为大发作的异常率最高。

(三)其他检查

放射同位素脑显像,气脑造影等,对脑萎缩、肿瘤或其他脑部病变有诊断价值。

(四)脑血管造影

可除外占位性病变。

(五)腰穿

原发性癫痫可正常。继发性癫痫则脑压及脑脊液细胞和蛋白可增高。

五、诊断和鉴别诊断

(一)诊断

首先要确定是否为癫痫,其次是进一步探查病因。诊断步骤应包括:观察或听取目睹发作者描述特殊的发作形式是重要的诊断依据。询问病史,注意初次发作年龄,有无产伤、头颅外伤、脑膜炎、脑炎等过去史;有无血吸虫病疫水接触史或寄生虫感染的肉食史。详细的体格检查(含神经系统检查)。实验室检查如血常规、血糖、血钙、血脂,苯丙酸尿的测定;大便虫卵与脑脊液检查等。神经影像学检查,如CT和MRI等,对脑部病灶的定位定性均有帮助。间歇期脑电图检查出现痫样发放对确定和判明类型有很大价值,但脑电图正常并不能完全排除癫痫的诊断。

(二)鉴别诊断

1.癔病性痉挛发作

发作前多有明显情绪因素,常在众目睽睽下发病,抽搐形式多样,富有表演色彩,神志不丧失。发作时瞳孔反应灵敏,大多无咬舌、跌伤或大小便失禁。脑电图正常。

2.昏厥

昏厥是由于脑部短暂缺血引起的一过性意识丧失,因肌张力丧失不能保持正常姿势。发作前常有头晕、眼前发黑、心慌、出汗、恶心等,发作时面色苍白而无发绀,脉搏细弱、缓慢;一般跌倒后无抽搐,平卧后大多能很快恢复。间歇期脑电图正常。

3.低血糖反应

低血糖反应是一组由多种原因引起的血糖过低所致的综合征。多于空腹时发作,常有饥饿、软弱、乏力、出汗、紧张、心慌、肢体震颤等交感神经兴奋症状。历时较久可出现精神神经症状,甚至有癫痫样抽搐或昏迷。可根据有低血糖发作史,发作时进食或注射葡萄糖后迅速恢复,发作时血糖低于 2.8 mmol/L(50 mg/dL)等加以区别。

六、处理

(一)病因处理

针对致痫的病因进行治疗,积极治疗原发疾病,如脑肿瘤、脑部炎症、脑寄生虫病和全身性疾病等。在治疗这些疾病的同时要考虑继发癫痫的可能性,如必要可给予药物治疗。

(二)发作时的处理

1.一般处理

对于大发作的患者,要避免发作时误伤。让患者侧卧位,解开衣领、腰带,使其呼吸通畅。用毛巾或外裹纱布的压舌板塞入齿间,以防舌被咬伤。抽搐时不得用力按压肢体,以免骨折。抽搐停止后,将头部转向一侧,让分泌物流出,避免窒息。

2.癫痫持续状态的处理

癫痫持续状态是严重而紧急的情况,必须设法于最短的时间终止发作,并保持 24～48 h 不再发作。

(1)控制发作

1)安定:是治疗各型癫痫持续状态的首选药物,其特点是作用快,一般 2～3 min 即可生效。常缓慢静脉注射,1 mg/min,一般成人 10～20 mg,5 岁以上儿童 5～10 mg,5 岁以下每 1 mg 可控制发作,因本品代谢快,半衰期短,故需给 100～200 mg 安定溶于 5％葡萄糖液 500 mL 于 12 h 内缓慢静脉滴注,或用苯巴比妥 4～6 mg/kg 肌内注射,6～8 h 1 次,以维持疗效。

2)苯妥英钠:对惊厥发作极为有效,因其能迅速通过血—脑屏障,故用负荷量能使脑中很快达到有效浓度,无呼吸抑制及减低觉醒水平的不良反应。用量 15～18 mg/kg 静脉注射,以生理盐水作溶剂,速度 500 mg/min。

80％患者在 20～30 min 内停止发作。

3)异戊巴比妥钠:0.5 g 溶于注射用水 10 mL 内,以每分钟不超过 0.1 g 的速度静脉注射可迅速控制癫痫状态。儿童剂量:1 岁为 0.1 g,5 岁为 0.2 g。

4)副醛:10 mL(儿童 0.3 mL/kg)用植物油稀释做保留灌肠。

5)10％水合氯醛:20～30 mL(儿童 0.5 mL/kg)保留灌肠以控制癫痫状态。

6)氯硝安定:报道各种不同类型的癫痫状态静脉注射氯硝安定后大多可在几分钟内获得良好的止痛效果,一般首次用量 3 mg,以后每日 5～10 mg 静脉滴注。

7)氯羟安定(Lorazepam):其抑制惊厥能力比安定大 5 倍,作用时间比安定长 3～4 倍,半衰期 12～16 h,静脉注射 4～5 mg 后 80％～100％的患者在 2～3 min 内停止发作。半数患者作用时间可达 1 h 以上,对呼吸抑制和安定一样,目前仅国外用于临床。

8)氯甲噻唑(Chormethiazole):对顽固性癫痫持续状态应用此药效果好。本药半衰期短(仅为 46 min 左右),故此药适于连续静脉滴注为宜。4～5 g 加入 10％葡萄糖 500 mL 中静脉滴注,每分钟不超过 80 滴,控制抽搐后再缓慢撤药,并给予苯巴比妥钠维持。其不良反应有高热、血栓性静脉炎。目前国内应用很少。

9)肌肉松弛剂:对抽搐无法控制而已出现明显呼吸抑制的患者,还可以使用肌肉松弛剂。需配合插管行人工呼吸,并停用对呼吸有抑制作用的抗癫痫药。如筒箭毒碱和 Pancuronium。

10)其他:采用上述治疗措施 1 h 内癫痫持续状态仍不能控制,则考虑全身麻醉(如乙醚全麻、低温全麻、硫喷妥钠、氟烷)或使用利多卡因 50～100 mg 静脉推注。如有效可再用利多卡因 50～100 mg 溶于 5％葡萄糖 250 mL 中以每分钟 1～2 mg 速度滴注。

(2)并发症的处理

1)脑水肿:为严重缺氧所引起,脑水肿又易导致癫痫大发作而形成病理性循环,使抗痉药物难以进入脑组织;另一方面脑水肿可造成颅内压增高,循环衰竭死亡或留下永久性脑损害。此时应尽早使用 20％甘露醇等高渗脱水治疗。

2)呼吸衰竭:严重的癫痫持续状态常使呼吸道分泌物增多,并发呼吸道感染,或由于某些抗痫药物对呼吸的抑制,均可产生呼吸衰竭,另外呕吐物和呼吸道分泌物亦可引起呼吸道的阻塞和吸入性肺炎产生呼吸衰竭。因此应保持患者呼吸道通畅。分泌物过多可皮下注射阿托品 0.5 mg,也可适当应用呼吸中枢兴奋剂。

3)其他:维持正常的心肺功能,把血糖,水、电解质,酸碱度及体温应尽可能调节到正常水平,感染用抗生素,肿瘤用化疗或手术等。

(三)癫痫间歇的治疗

癫痫患者在间歇期应定时服用抗癫痫药物。用药原则:①不间断地长期用药,直到完全控制发作 2 年以上,方可逐渐减量而至停药。②一般情况选用一种抗痫药,剂量要足够;如不能控制再增添第二种抗痫药,两种药物应用仍无效者,可更换一种或增大一种抗痫药量。③更换药物时一定要渐减原药量,渐添新药,且应在 1～2 周内换毕。④掌握发作规律,安排用药时间和剂量,发作无一定规律者一般早、午后、睡前各服 1 次,夜间发作者重点在睡前用药。经期发作者,经前数日即应加大剂量。

下列药物应依次选用,单用无效再联合用药。

1.大发作

苯妥英钠每日 3～8 mg/kg,分 3～4 次服;鲁米那 3～6 mg/kg,分 2～3 次服;扑痫酮 12～25 mg/kg,分 3～4 次服;卡马西平 10 mg/kg,分 3 次服;丙戊酸钠 3～6 岁每日 0.4～0.6 g,6 岁以上每日 0.6～1 g;盐酸苯海索 6 岁以下 1 mg,每日 3 次,6 岁以上 2 mg,每

日 3 次,睡前加服 2 mg,不能完全控制者加至 4 mg,每日 3 次;安定 0.5 mg/kg,分 3～4 次服。

2.小发作

乙琥胺 6 岁以下 250 mg,每日 2 次,6 岁以上 250 mg,每日 3 次;苯琥胺 250～500 mg,每日 2～3 次;三甲双酮 6 岁以下 0.1～0.3 g,每日 3 次,6 岁以上 0.2～0.6 g,每日 3 次;丙戊酸钠、氯硝基安定:其作用比安定及硝基安定强 5 倍,体重 30 kg 以下儿童,开始为 0.01～0.03 mg/kg,分 2～3 次口服,每 3 h 增加不超过 0.25～0.5 mg,至维持量每日 0.1～0.2 mg/kg。

3.局限性发作

同大发作。

4.精神运动性发作

可选扑痫酮、卡马西平、苯妥英钠。

5.植物性发作(间脑发作,腹型癫痫)

可用苯妥英钠、苯巴比妥、扑痫酮、乙酰唑胺、卡马西平等,其中首选苯妥英钠和苯巴比妥。

6.婴儿痉挛症

首选肾上腺皮质激素(如 ACTH、泼尼松、氢化泼尼松、可的松),次选硝基安定、氯硝安定,也可同时服用苯巴比妥或乙琥胺。在发病早期有人主张试用大剂量维生素 B_6,每日 10～15 mg/kg,连用 2 周。在此不详述。

7.混合性发作

一般需联合应用多种药物方能控制发作。

8.新抗痫药

近 10 年有 9 种新药上市,部分如妥泰、拉莫三嗪等,已在国内用于临床,其余如加巴喷丁、左拉西坦、奥卡西平,有的已在国内完成临床试验,有的已上市或正在做上市前临床试验,不久即可用于临床。但这些药物均为二线药物。

(1)妥泰(Topiramate,TPM):为天然单糖基右旋果糖硫代物,对难治性部分性发作、继发 GTCS、Lennox-Gastaut 综合征和婴儿痉挛症等均有一定疗效。半清除期 20～30 h。常规剂量成人 75～200 mg/d,儿童 3～6 mg/(kg·d),应从小剂量开始,在 3～4 周内逐渐增至治疗剂量。可有厌食、体重减轻、找词困难、肾结石、精神症状等不良反应,但很少出现严重毒副作用。

(2)拉莫三嗪(Lamotrigine,LTG):对部分性发作、大发作和 Lennox-Gastaut 综合征有效。胃肠道吸收完全,经肝脏代谢,半衰期 20～30 h,合用丙戊酸可延长至 70～100 h。成人起始剂量 25 mg,2 次/天,之后缓慢加量,维持剂量 150～300 mg/d;儿童起始剂量 2 mg/(kg·d),维持剂量 5～15 mg/(kg·d);与丙戊酸合用剂量减半或更低,儿童起始剂量 0.2 mg/(kg·d),维持剂量 2～5 mg/(kg·d)。经 4～8 周逐渐增加至治疗剂量,不良反应较少,加量过快时易出现皮疹。

(3)加巴喷丁(Gabapentin,GBP):可作为部分性发作和大发作的辅助治疗。不经肝代谢,以原型由肾排泄。起始剂量 300 mg,3 次/天,维持剂量 900～4 800 mg/d,分 3 次服。

(4)菲氨酯(Felbamate,FBM):对部分性发作和 Lennox-Gastaut 综合征有效,可用作单药治疗。起始剂量 400mg,维持剂量 1 800～3 600mg/d。90% 以原型经肾排泄,可出现再生障碍性贫血和肝毒性。

(5)氨己烯酸(Vigabatrin,VGB):用于部分性发作、继发性大发作和 Lennox-Gastaut 综合征,对婴儿痉挛症有效,也可用作单药治疗。主要经肾脏排泄,不可逆性抑制 GABA 转氨酶,增强 GABA 能神经元作用。起始剂量 500 mg,2 次/天,每周增加 500 mg,维持剂量 2~4 g/d,分 2 次服。

(6)奥卡西平(Oxcarbazepine):为卡马西平的 10-酮基衍生物,口服完全吸收,生物利用度 96%,半衰期仅 1~2 h,故达稳态易,无药物代谢自身诱导及极少药动学相互作用,作用机制和临床特征同卡马西平。

(7)唑尼沙胺(Zonisamide,Excegran):作用于钠通道及 T 型钙通道,口服吸收好,生物利用度高,半衰期 27 h,非线性药动学,临床上用于部分性发作,全身性强直—阵挛发作,失张力,不典型失神及肌阵挛性发作。

(8)噻加宾(Tiagabine 替加平):选择性抑制神经元及神经胶质细胞对 GABA 的重吸收,使突触间隙部位的 GABA 浓度增高,口服吸收快,生物利用度为 95%,肝中代谢但不影响肝酶,蛋白结合率 96%,半衰期为 4~8 h,可用于复杂部分性发作及继发性全身性强直—阵挛(GTC)。

(9)左乙拉西坦(Levetiracetam,开普若 Kapra):口服吸收快,进食不影响其生物利用度,为线性药动学,半衰期 6~8 h,蛋白结合率低,不被细胞色素 P450 代谢,66% 以原形从肾排出,主要不良反应为嗜睡、乏力、头昏,另外还见行动异常,激动、焦虑、不安、抑郁、幻觉、健忘、共济失调等。

运用抗癫痫药时应注意以下问题。

(1)药物的选择需参照癫痫发作类型和治疗后的效果而定。用量一般自最低治疗量开始,逐渐调整剂量至能控制发作又不出现毒性反应为度。在儿科多数人主张先用苯巴比妥。尽量使用单一药物治疗;对混合型发作顽固的耐药病例需联合用药。

(2)药物的更换应逐渐过渡,更换期间可在原药上加用新药物,然后逐渐减少或停用原药物。突然换药或停药,均可导致癫痫持续状态,应予避免。

(3)凡原发性癫痫或继发性癫痫原因无法去除者,应进行有计划的长期的药物治疗,一些继发性癫痫在病因治疗中或其后也需药物控制癫痫发作。颅内占位性病变所致的癫痫,在手术前后都需要进行一段时间的抗癫痫治疗。

(4)大发作和局限性发作在完全控制 2~5 年,小发作完全控制 1 年后,可考虑终止治疗。但停药必须通过缓慢减量,其过程在大发作和局限性发作不少于 1 年,在小发作不少于 6 个月,停药后若复发,则重新给药如前。精神运动性发作很少能完全控制,抑或有之,也须长期地维持较小剂量。

(5)用药期间除经常进行躯体及神经系统检查外,必须定期化验血常规及检查肾功能,以便及时发现中毒现象,并采取相应的措施。

七、预后

未经治疗的癫痫患者,5 年自发缓解率在 25% 以上,最终缓解率约为 39%。80% 左右的患者用目前抗癫痫药能完全控制发作,正规减量后,50% 以上患者终生不再发病。特发性全身性癫痫复发机会较少。青年期失神发作发展成全身性惊厥的可能性较大,青年期肌阵挛癫痫易被丙戊酸控制,但停药后易复发。

八、预防

1.降低产伤和预防脑外伤,降低脑部疾病、感染性疾病(尤其在婴幼儿),以及降低中风等疾病的发病率,可以降低癫痫的发病率。对于新生儿和婴儿期可能导致脑缺氧的情况,如高热惊厥,必须及时控制,发作频繁的宜长期服用抗痫药物或中药,至 3~5 岁不再发生为止。

2.原发性癫痫与遗传有关,其有关的亲属中可有致病基因携带,因此如果进行近亲婚配,则其子女中发病率比非近亲婚配者为高。但由常染色体显性基因所遗传的癫痫仅占癫痫患者的 0.5%~3%,且属于多基因遗传现象。因此癫痫患者应避免近亲结婚,而婚前或胎儿尚无遗传学检查方法可以预防子代发病。

第七章　肿瘤内科疾病

第一节　食管癌

一、概述

食管是一个长约 25 cm 的肌性管道,上端在环状软骨处与咽部相连接,下端穿过膈肌后与胃贲门相接。食管壁厚 3～4 mm,分黏膜层、黏膜下层、肌层和外膜层。黏膜层包括鳞状上皮、基膜、固有层和黏膜肌层,鳞状上皮细胞延伸至贲门转变为胃的单层柱状上皮,鳞状上皮与贲门黏膜柱状上皮锯齿状交错,形成齿状线(Z 线)。Z 线是胃与食管黏膜的分界。黏膜下层由疏松组织组成,内有血管、淋巴管和神经丛,此层还含有分泌黏液的腺体。肌层分 2 层:内层环形、外层纵行。外膜为纤维膜,但腹段为浆膜。

食管癌是发生在食管上皮组织的恶性肿瘤,主要病理类型包括鳞状细胞癌(简称鳞癌)、腺癌、小细胞癌和腺鳞癌等类型。我国以鳞癌为主(约占 90%),长期以来没有明显变化。美国的食管腺癌在过去 20 年中每年增加 5%～10%,现在已占所有食管癌的 50% 以上。

食管癌恶性程度高,疗效差。据美国监测、流行病学和最终结果(surveilance,epidemiology,and end results,SEER)数据库统计,1974～1979 年食管鳞癌的 5 年生存率只有 4.6%,腺癌为 5.3%。现在早期病例增多、外科和内科技术进步,1992～1997 年食管鳞癌的 5 年生存率提高到 12.3%,腺癌为 13.7%。食管癌预后差的主要原因包括:①食管没有浆膜层,肿瘤容易侵犯邻近器官,造成穿孔和大出血。颈段和胸上段主要侵犯主动脉/大动脉、气管/支气管、胸腔和大静脉,胸中段主要侵犯气管/支气管、主动脉/大动脉、肺/肺门、心包和胸腔,胸下段主要侵犯肺/肺门、气管/支气管、主动脉/大动脉、心包和胸腔等。食管侵犯气管/支气管造成气管食管瘘,侵犯大血管造成大出血,穿入纵隔造成纵隔炎等。②食管壁的黏膜层、黏膜下层和肌层都有毛细淋巴管网,相互沟通,向上、下两个方向引流,或直接注入胸导管和静脉,容易出现淋巴结和远处脏器转移。T_1 病灶,淋巴结转移发生率为 14%～21%,T_2 则上升到 38%～60%。而且淋巴结转移并非由近及远逐站转移,而是呈"跳跃性"。颈段食管癌出现锁骨上淋巴结转移 6%,而中纵隔高达 69%,腹腔为 9%;胸上段食管癌出现锁骨上淋巴结转移 29%,中纵隔 27%,下纵隔和腹腔分别为 29% 和 32%;胸中段食管癌上纵隔 11%,中纵隔 21%,下纵隔和腹腔分别为 18% 和 40%;胸下段食管癌上纵隔 10%,中纵隔 14%,下纵隔和腹腔分别为 27% 和 70%。尸检发现,约 70% 食管癌患者有淋巴结转移,约 50% 有远处脏器转移,包括肺、肝和骨等脏器。③食管癌易出现食管内多点起源。Miler 等发现,1/7 的食管癌患者在食管病灶2 cm 以外的食管内发现有第二原发肿瘤。Pradoura 等在手术标本中发现,16% 食管癌病例在原发病灶外≥5 cm 的食管内存在多源性癌。除在食管内多发外,食管癌患者还容易同时或异时并发头颈部或胃部等其他脏器的重复癌。Watanabe 等随访了 1995～2001 年的 1 118 例食管癌,其中 127 例(11.4%)在不同时间内并发有头颈部恶性肿瘤,9 例有 3 个原发肿瘤,3例有4个原发肿瘤。Maomoto等随访778例食管癌,27%出现多原发恶性肿瘤。在有多原发肿瘤的患者中,35%为食管内多发,65%为头颈、胃和结直肠等食管以外的其他脏器多发肿瘤。

二、流行病学

2005年,全球食管癌的年新发病例48.23万,其中男性32.66万,居男性癌症第6位;年死亡病例40.68万,其中男性27.61万,居男性死亡第5位。我国年新发23.66万,居国内恶性肿瘤的第4位,约占全球食管癌总数的一半。

食管癌地域性分布很强,不同地区的发病率最多相差几百倍。我国是食管癌高发国家,不同地区发病率也明显不同,高发地区主要有河南、河北、山西、四川盆地、川西北、江苏的苏北地区、闽粤交界地区和新疆哈萨克族居住地等。我国食管癌的发病率逐年下降。高发区磁县,1969~2002年全县食管癌病死率由140.9/10万下降到87.4/10万,下降了38%。食管癌高发区的河南林县,1980年男性发病率为140.60/10万,2002年下降到56.89/10万;1982年女性发病率为90.67/10万,2002年下降到41.58/10万。非高发区的上海市区,1983年男性食管癌发病率为19.3/10万,列恶性肿瘤的第4位;女性发病率为7.1/10万,列恶性肿瘤第6位。而到2004年,男性发病率降到13.82/10万,列恶性肿瘤第9位;女性为4.95/10万,列恶性肿瘤第16位。贫困地区食管癌的发病率高于富裕地区,农村高于城市,有色人种高于白种人,亚非国家高于欧美国家,男性高于女性,有家族史者高于无家族史者。高发区正常人群的上皮细胞重度增生者常见。发生率随着年龄增长而增加,60~70岁是发病高峰。食管癌高发区和非高发区的病理类型比例和变化趋势不同。非高发区的欧美国家食管癌鳞癌逐年减少,腺癌逐年增加。据SEER资料显示,1973~2002年美国鳞癌下降了30%,黑种人下降幅度最大;腺癌在同一时期却升高了4倍,男性白种人更是近5倍。目前,美国腺癌的比例占50%以上。

(一)饮食和营养

食管癌为何具有明显的地域性,仍然不十分清楚。我国食管癌高发区一般在土地贫瘠、营养较差的贫困地区,该地区膳食中缺乏β胡萝卜素、维生素B、维生素C、镁、锌和其他矿物质。这些成分缺乏,可使食管黏膜上皮增生、间变,进一步引起癌变。美国进行的全球性对照研究也发现,饮食因素对食管癌的发生有影响。水果和蔬菜摄入量少的人群患食管癌风险是摄入量高人群的2倍。胡萝卜素、维生素C和维生素E可能抑制食管癌的形成。

林县的一个研究将3 400例细胞学证实为食管重度不典型增生患者前瞻性地随机分组,一组每日服用多种维生素和矿物质,另一组仅服用安慰剂。结果表明,维生素和矿物质在食管癌的发生、发展中产生了影响,降低了食管癌的发生率,从而确认这些因素的作用。乌拉圭de Stefani等进行了一个对照研究,植物消费总量的多少与食管鳞癌的发病率呈线性关系。日本的一个前瞻性研究发现,每日进食水果和肉类的250 000个成年人食管癌病死率下降。

食管鳞癌高危人群是社会经济状况较低的人群,所谓社会经济状况主要包括收入、教育、职业等。

Tran等在中国林县研究时发现,接受过教育和用上自来水的人群,食管癌发病率更低(RR=0.75)。故认为,社会经济状况是其他食管鳞癌相关发病因素(包括营养差和消瘦等)的基础。

(二)烟和酒

很多对照研究显示,烟和酒的消费量与食管鳞癌的发病率相关,且各自独立影响或相互协同影响。Blot 等的前瞻性研究显示,吸烟者发生食管癌比不吸烟者增加 5 倍,重度吸烟者增加 10 倍。另有研究显示,重度饮酒发生食管鳞癌的概率是少量饮酒或不饮酒者的 2.9～7.4 倍。如果一个人吸烟、饮酒,同时又有恶性肿瘤家族史,食管鳞癌的风险将进一步提高。来自欧洲的病例—对照研究显示,如果吸烟、饮酒,但没有恶性肿瘤家族史,食管鳞癌的 OR 为 15.5。如果吸烟、饮酒,又有恶性肿瘤家族史,食管鳞癌的 OR 为 107。食管腺癌的发病机制与食管鳞癌完全不同。研究表明,食管腺癌与吸烟、饮酒的关系并不像食管鳞癌一样关系密切。饮酒仅仅会轻度增加食管腺癌的发生率(OR＝1.4),甚至有研究显示并没有增加。吸烟与食管腺癌之间也没有相关性。与食管腺癌发生的主要相关因素包括食管胃反流、Barrett 食管和肥胖等。

三、症状和体征

食管癌的早期症状:①吃大口固体食物时出现轻度哽噎感,或时有时无,或持续出现,有时服用消炎药后能缓解。随着病情进展,症状的间隔时间逐渐缩短,并加重。②吞咽时感食管内有异物感,部分患者进食时感觉异物黏附在食管内,吐不出、咽不下。异物感的部位多与食管病变的部位一致。③进食后或不进食时有轻度胸骨后疼痛感,时有时无,热食时更明显。有时吞咽食物时,在某一部位停滞或有轻度哽噎感。④下段食管癌还可出现剑突下或上腹部不适、呃逆或嗳气等。

中晚期食管癌的症状:①就诊时,90%左右的患者都有吞咽困难,并进行性加重。从进固体食物到半流质、流质,最后滴水不进,一般仅需 3～6 个月。②严重者进食时完全梗阻,并常伴有持续性口吐泡沫样黏液。黏液积存在食管内可导致反流、呕吐,甚至呛咳和吸入性肺炎等。③进食时吞咽痛、持续性胸骨后或背部疼痛,性质为钝痛或隐痛,亦有烧灼痛或刺痛,并伴有沉重感。疼痛的部位与病变的部位可以不一致。疼痛常提示肿瘤已经外侵,引起食管周围炎、纵隔炎,但也可以是肿瘤引起食管深层溃疡所致。疼痛严重并伴有发热者,有食管穿孔的可能。④声音嘶哑,常是肿瘤直接侵犯喉返神经或气管食管沟淋巴结转移后压迫喉返神经引起。⑤少数患者有呕血或黑便,甚至肿瘤浸润大血管(如胸主动脉)而造成致死性大出血。⑥全身症状、转移症状和并发症,全身症状包括体重下降、午后低热、脱水和全身衰竭等。食管穿孔后,可引起纵隔炎、脓肿、肺炎、肺脓肿、气管支气管瘘、致死性大出血等。远处淋巴结或脏器转移者将引起相应症状,如腹腔淋巴结转移时出现腹痛、食欲下降等;肺转移时出现咳嗽、胸闷和呼吸困难等;骨转移时出现疼痛;肝转移时出现右上腹痛、食欲下降、黄疸、腹水、大出血、昏迷等。

体征:①浅表淋巴结肿大是最常见的体征,尤其是锁骨上和颈部淋巴结,偶尔也有腋下淋巴结或其他区域淋巴结肿大。多数肿大淋巴结坚硬如石质,固定。②声带活动受限或固定,原因多是气管食管沟淋巴结肿大压迫或侵犯喉返神经所致,有时也有可能为肿瘤直接侵犯喉返神经。如果患者出现声嘶,需做间接或直接喉镜检查,看是否有声带活动受限或固定。③如果患者出现远处转移,则可能出现相应体征,如骨转移者可能有局部压痛。④晚期出现发热、贫血和消瘦等恶病质。

四、诊断

食管癌的基本检查除了查体、机体一般状况评定、体重下降记录和实验室检查外,还有以下特殊诊断检查。

(一)诊断手段

1. X 线钡餐检查

食管 X 线钡餐检查可观察到食管病灶部位、长度、梗阻程度、溃疡大小与深度、有无穿孔和瘘管形成、食管黏膜和食管动力学改变等,能较早发现食管癌。早期食管癌主要表现:①黏膜改变,黏膜面粗糙,呈细颗粒状或不规则网格状形态,黏膜皱襞增粗、中断或迂回不均。隆起型呈小息肉状或小结节状充盈缺损,如桑葚样。轻微凹陷型则在增粗的黏膜面上出现不规则浅小钡斑。有时可见黏膜皱襞集中征象。②轮廓改变,病变切线位时局部管壁轮廓轻微不规则或毛糙,管壁扩张度较差,略僵硬。有时伴轻度痉挛。早期食管癌 X 线分型主要有:糜烂型、斑块型、乳头型和平坦型。中晚期食管癌 X 线表现为:①管腔轮廓不规则,伴腔内充盈缺损及狭窄,狭窄常不对称,边缘呈虫蚀状。有时狭窄的边缘可较整齐并呈环形。②正常黏膜皱襞消失,代之以黏膜紊乱、中断及破坏。因癌肿表面凹凸不平,病变区钡剂不均匀积聚,周围有不规则结节状充盈缺损。③病变区管壁僵硬,扩张受限,蠕动减弱甚至消失。④钡剂通过受阻或排空障碍。

中晚期食管癌 X 线分型:①蕈伞型,病灶为充盈缺损,上下缘呈弧形,边缘锐利,与正常食管分界清楚。病变部位黏膜中断,钡剂通过有部分梗阻现象。②髓质型,食管病灶为不规则充盈缺损,上下缘与食管正常边界呈斜坡状,管腔狭窄。病变部位黏膜破坏,常见大小不等龛影。③溃疡型,食管片上显示较大龛影,在切线位上见龛影深入食管壁内甚至突出于管腔轮廓外。如溃疡边缘隆起,可见"半月征"。钡剂通过时梗阻不明显。④缩窄型,食管病变较短,常在 3 cm 以下,边缘光滑,局部黏膜纹消失。钡剂通过时梗阻严重,病变上端食管明显扩张,呈现环形或漏斗状狭窄。⑤腔内型,病变部位食管腔增宽,常呈梭性扩张,内有不规则或息肉样充盈缺损,病变上下界边缘较清楚锐利。有时可见清晰的弧形边缘,钡剂通过尚可。蕈伞型见于较早期,中晚期多为髓质型,约占 80%。蕈伞型和腔内型对放疗较敏感,缩窄型和溃疡型对放疗敏感性差。

2. CT/MRI

食管癌的 CT 扫描范围应包括整个纵隔区及上腹部,颈段肿瘤还应包括颈部。CT 能看到食管病灶的部位、长度、食管壁厚度、肿瘤外侵及与邻近脏器的关系,颈段纵隔和腹部淋巴结的转移及肺部转移情况。食管癌在 CT 上的主要征象是食管壁局部一侧增厚或环形增厚,有时有纵隔淋巴结肿大和(或)肺部转移灶。食管癌诊断标准:正常食管壁厚度一般为 3~4 mm,5 mm 以上诊断为食管壁增厚。但早期食管癌的诊断要结合食管片或食管镜检查结果评判。纵隔淋巴结短径 ≥ 10 mm 诊断为淋巴结转移。CT 诊断淋巴结转移的敏感度较低,为40%~50%,但准确率较高,达 90% 以上;如果将诊断标准定为淋巴结短径 ≥ 5 mm,敏感度将提高到 75% 左右,但准确率下降。气管食管沟淋巴结是食管癌易转移部位,短径 ≥ 5 mm 即可诊断为淋巴结转移。CT 扫描诊断食管癌外侵有一定优势,准确率高达 80% 以上。侵犯气管/支气管的标准:正常气管后壁略外凸或呈平坦状。如果 CT 扫描显示气管后壁内陷,呈齿状改变,或气管/支气管变形、移位,则可诊断为气管/支气管受侵。但该标准不适用于颈段食管癌。侵犯主动脉的标准：①食管肿瘤与降主动脉的接触面夹角≥90°。②由食管、降主动脉、脊椎组成的脂肪三角消失。以上两条中出现任何一条即可诊断为主动脉受侵。侵犯心包的标准：判断心包受侵比较困难，一般认为，如果肿瘤层面同心包之间的脂肪间隙消失，而上下层面的间隙存在，则认为侵犯了心包。

MRI 的价值与 CT 相似。

3. 食管腔内超声检查

食管腔内超声检查(EUS)是在食管镜末端连接超声波探头，显示肿瘤的部位、浸润深度、与周围结构关系和食管旁淋巴结转移。食管 EUS 显像将食管壁分为 5 层：第 1 层为黏膜表层，第 2 层为黏膜深层，第 3 层为黏膜下层，第 4 层为肌层，第 5 层为食管外膜。所以，EUS 对病灶的 T 分期准确率高于 CT 扫描，为 70%～80%；同时对食管旁淋巴结转移的诊断率为 70% 以上。EUS 是食管癌分期的一种重要检查方法，但主要缺点是一半以上的食管癌患者都因为食管狭窄而无法进行。

4. PET

PET 是明确食管癌分期的另一个检查，尤其是诊断食管癌的远处转移。氟 18-脱氧葡萄糖(^{18}F-FDG)是最常用的示踪剂。同食管钡餐、CT 和 EUS 相比，^{18}F-FDGPET 对食管癌远处淋巴结和脏器转移的诊断具有其他检查无法达到的优势，但对食管癌局部和区域淋巴结转移的诊断仅有中等敏感度和特异度，早期食管癌(T_1)往往不能发现，也无法进行 T 分期。Flamen 等对 74 例食管癌患者进行 CT、EUS 和 PET 检查，结果显示 FDGPET 比 CT 和 EUS 能更加精确发现更多Ⅳ期患者(85% 对 64%，P=0.004)，但 5 例 T_1 患者中，PET 有 4 例为假阴性，距离原发灶 2 cm 内的淋巴结敏感度也低于 EUS(33% 对 81%，P=0.027)。PET 假阳性和假阴性仍然是值得注意的问题。该研究中，PET 与病理对照发现假阳性病灶 4 个(实际病理为肉芽肿、纵隔淋巴结炎、正常脾动脉淋巴结、无任何异常的肺组织)，假阴性 11 个，主要是淋巴结转移和肝、肺转移。因此，PET 发现阳性病灶应该进行病理或细胞学证实，最少需要进行 CT、EUS 等检查证实。

(二)组织和病理学诊断

1. 食管镜检查和活检

食管镜检查是诊断食管癌比较可靠的方法，可在直视下观察肿瘤的大小、形态和部位，同时还可在病变部位活检或刷片检查。

(1)早期食管癌的镜下特点：①最常见的是黏膜局灶性糜烂，病变区黏膜裸露，呈红色，中间夹杂不规则小片状及残存的正常黏膜，触之易出血，边界清楚，部分也可模糊不清。无病变处食管壁柔软，蠕动正常。②黏膜局灶性充血，比较常见。病变局部充血发红，边界模糊，触之易出血，食管蠕动正常。③黏膜表面粗糙不平，带有白色颗粒的玻璃砂纸状。部分黏膜呈局限性小白斑，有时稍高于黏膜表面。④黏膜表面有小结节、带蒂的小息肉或表浅小溃疡等。

(2)中晚期食管癌的镜下特点：累及部分食管壁的巨大菜花样肿物；累及食管全周的外突性肿物；伴有食管挛缩的四周隆起溃疡型肿块，无外突和溃疡形成的环形浸润性狭窄等。

在食管镜检查同时，一般常规对肿瘤可疑部位进行活检和(或)刷片检查，以确定病理类型。部分怀疑食管癌的患者，在镜下肉眼无法分辨肿瘤部位，或咬检和刷片检查后阴性，活组织染色检查是提高阳性率的理想方法。

常用方法主要有 3 种：①甲苯胺蓝染色，甲苯胺蓝对正常食管黏膜不着色，肿瘤部位染成蓝色,边界较清晰。在着色区咬检能把阳性率从单纯咬检的 70%提高到 84%。②卢戈(Lugol)液染色,卢戈液有亲黏膜性,正常的食管黏膜棕染,肿瘤部位不着色,呈碘阴性区。③血卟啉法,正常组织中注入血卟啉后很快被排除;而癌细胞和发育异常细胞的血卟啉排泄延迟,注射 2~3 h 后肿瘤内仍有血卟啉残留。用可激活血卟啉的激光照射后产生光敏反应,肿瘤部位呈红色荧光区,可从此处进行取材活检。

2.食管拉网细胞学检查

本法简单、安全,痛苦少,阳性率高(80%以上),适用于大规模普查工作。但缺点是无法观察肿瘤范围及形态,定位困难,取得的细胞量很少,无法了解细胞分化情况。如果食管严重狭窄,脱落细胞采集器无法通过。

五、放射治疗

放疗是除手术之外的另一种局部治疗手段,在临床上已沿用了几十年,成为食管癌治疗的主要方法之一。放疗过去一直采用二维放疗技术,近 10 余年来,由于计算机系统的发展,二维放疗已被三维适形放疗(3DCRT)或调强适形放疗(IMRT)取代。

(一)放疗适应证和禁忌证

根据治疗的目的,食管癌的放疗可以简单分为根治性放(化)疗和姑息性放(化)疗两种。根治性放疗就是希望患者经过放疗后,肿瘤控制甚至完全消失、症状改善、生命延长甚至完全治愈。食管癌根治性放(化)疗的具体适应证如下:①患者的 KPS≥70。②没有远处淋巴结和脏器转移的局部区域性食管癌($T_{0\sim4}N_{0\sim1}M_{0\sim1a}$)。③没有纵隔炎、出血穿孔等食管癌并发症,也没有其他无法控制的内科疾病。

如果患者无法进行根治性放疗,也可考虑是否需要进行姑息性放疗。姑息性放疗不是以治愈为目的,而是希望通过放疗控制肿瘤病灶,改善进食梗阻、肿瘤压迫或肿瘤所致的疼痛等症状,或延长患者生存时间。在临床工作中,根治性放疗与姑息性放疗之间的界限有时并不十分清晰,需要临床医师根据经验判断。一般情况下,以下情况考虑进行姑息性放疗:①疾病已有远处转移(M_{1b})。②食管穿孔放置支架等处理后。③治疗后复发或转移。④一般情况差(KPS≤60),或伴有无法控制的严重内科疾病等。

如果患者出现食管穿孔且没有处理,有活动性食管大出血和 KPS<40 时,一般不进行放疗。但是,不管是食管癌的根治性放疗,还是姑息性放疗,禁忌证都是相对的,临床医师应根据患者的具体情况进行仔细评估,选择最恰当的治疗方案。

(二)放疗技术

食管癌放疗主要采用常规放疗、3DCRT 或 IMRT。本章主要介绍 3DCRT 和 IMRT。

1.靶区的勾画

大体肿瘤靶区(GTV)包括食管原发病灶和转移淋巴结。勾画 GTV 时主要以 CT 为主,同时参照食管 X 线片、食管镜、内镜超声(EUS)、PET 和病理结果。原则上,食管原发灶的范围应该为 CT 所示的异常食管部分,同时参照食管 X 线片、EUS 和 PET 检查。转移淋巴结的定义一般为 CT 示短径≥1.0 cm 的淋巴结(气管食管沟淋巴结短径≥0.5 cm),以及穿刺或活检证实为转移的淋巴结。

近年来,PET 在 GTV 勾画中的价值尤其令人关注。Konoski 等比较了 PET、CT、EUS 测量食管病灶长度,发现它们之间存在差异:PET 5.4 cm、CT 6.8 cm 和 EUS 5.1 cm。法国

Moureau-Zabotto 等比较了 CT 或 PET 指导下勾画的食管癌患者 GTV 的体积差异,测量的 34 例食管癌中,PET 勾画的 GTV 中有 12 例(35%)增大,7 例(21%)减小。GTV 体积减小 1/4 以上的有 4 例,主要原因是食管病灶的长度缩短了;增大 1/4 以上的有 2 例,其中 1 例 PET 发现了一个纵隔淋巴结、1 例食管病灶长度增长。以上研究仅说明用 PET 来指导食管癌 的 GTV 勾画,与 CT 勾画的结果有差异。复旦大学附属肿瘤医院余雯等对 16 例食管癌比较 了 PET 与病理的对照研究,结果发现 SUV 为 2.36 时,诊断淋巴结转移的敏感度、特异度和准 确率最高,分别是 76%、96% 和 93%,明显优于 CT 的 33%、94% 和 85%。由此可见,PET 在 勾画食管癌的 GTV 上有一定潜在好处,其中包括在诊断远处淋巴结和远处脏器的优势。

　　临床靶体积(CTV)包括食管原发病灶向上、下、四周的浸润范围和淋巴结预防性照射。 高献书等对 34 例食管鳞癌术后病理分析后认为,只要上、下外放 3 cm 就能包括 94% 的亚临 床病灶。但也有学者对手术标本研究后发现,需要更长的范围才能包括 90% 的亚临床病灶。 但不管怎样,在临床实践中,国内常规模拟定位时,靶区(PTV)为上、下端外放 3～4 cm。现在 美国普遍应用的 CTV 是 GTV 上、下端外放 4 cm。RTOG0113 的淋巴结预防照射的区域:隆 突以上食管癌,照射锁骨区淋巴结;中段食管癌,照射食管旁淋巴结;下段食管癌,照射腹腔动 脉淋巴结。复旦大学附属肿瘤医院对所有食管癌都不进行淋巴结预防性照射。笔者在一个前 瞻性研究中,3DCRT 的 53 例局部区域性食管癌,照射方法是 PTV1 为 GTV 上下外放 4 cm, 前、后、左、右外放 1 cm,照射 41.1 Gy;后缩野至 PTV2,即 GTV 上、下 2 cm,前、后、左、右 1 cm,加量至 68.4 Gy。没有进行淋巴结预防照射。

　　随访发现,治疗失败的 39 例患者中,仅有 3 例(8%)为照射野外的区域复发。英国 Wales 大学回顾性分析了 145 例根治性同期放、化疗食管癌的失败部位。放疗方法是 3DCRT,PTV 为 GTV 上、下 3 cm,四周 1.5 cm,所有病例均不做淋巴结预防照射。结果中位生存时间 15 个月,照射野外区域复发病例只有 3 例(3/85,4%)。该作者认为食管癌 3DCRT 不需要进 行淋巴结预防。

　　内靶区(ITV)包括 CTV 和脏器运动导致的边界。日本曾在整个食管腔内植上金属标记, 记录食管的运动轨迹,并进行波谱分析。证实整个食管运动主要是受呼吸和心跳的影响,运动 规律是越靠近喉部,运动范围幅度越小;越靠近胃部,运动幅度越大。赵快乐等用 4D-CT 对 25 例下段食管癌检测时发现,下段食管癌 GTV 的运动主要受呼吸(膈肌)和心脏运动的影响, 呈现不对称性,各个边界运动幅度不相同。总体特点:GTV 的顶部比底部运动幅度小,分别为 0.59 ± 0.21 cm 和 0.91 ± 0.36 cm。靠近心脏一侧比其他两侧的幅度大,分别是 0.56 ± 0.18 cm(与心脏接壤一侧)和 0.30 ± 0.10 cm(右侧)、0.23 ± 0.08 cm(后侧)。

　　2.正常组织的剂量限制

　　放射性肺损伤是食管癌放疗中最常见的并发症。放射性肺炎密切相关的剂量体积直方图 (DVH)相关指标主要包括:肺平均剂量(D_{mean})、V_{20}(照射剂量高于 20 Gy 的肺体积占两肺总 体积的百分数)。一般要求肺的 $V_{20} \leqslant 30\%$,$D_{mean} \leqslant 16$Gy。

　　放射性心脏损伤是食管癌放疗的另一并发症,照射后可能损伤的组织包括心包、心肌、冠 状动脉、心瓣膜、心内膜等。症状主要有短暂性心脏生理变化(如节律变化、心电图异常、血压 改变等)、心包损伤(如急性心包炎、心包渗出和心包狭窄)、心肌损伤(如全心炎和心肌病等)、 冠脉疾患、瓣膜病及传导异常等。在二维放疗时代,对心脏的剂量要求:心脏体积 1/3 受照射 为 60 Gy,体积 2/3 受照射为 45 Gy,全心照射为 40 Gy。RTOG 9405 试验中,对心脏的要求:

全心剂量≤30 Gy,>40 Gy 剂量不能超过 50％的心脏。

六、化学治疗

(一)化疗的基本要求

患者一般情况好,PS<2 分,无严重的心、脑、肝、肾重要器官的器质性并发症,如有症状性室性心律失常、充血性心力衰竭史,或心肌梗死、脑卒中、活动性肝炎或肾病等。无严重感染或严重代谢障碍。三大常规及肝、肾功能正常。如果有肝转移,允许 AST、ALT≤5 倍正常值上限。

(二)化疗的方法

局部食管癌患者传统的治疗方式为手术切除,手术切除是实现疾病局部控制的最佳治疗手段,但 II$_a$～III 期食管鳞癌单纯手术切除治疗的 5 年生存率仅为 20.64％～34.00％,许多患者在手术后不久即出现转移或局部复发,疗效不尽如人意。单纯手术的不良预后以及复发疾病的模式促使在治疗方案中加入辅助放疗,化疗或放、化疗,这些研究较小而缺乏统计学意义。基于 2 年或 3 年生存率的分析,目前尚无循证医学证据支持术后化疗或术后放疗可提高食管癌患者预后,术前放疗也未得到证据支持,焦点因此转移至新辅助治疗,包括术前放、化疗和术前化疗。

近 20 余年来,为探讨食管癌术前化疗是否有益,国内外进行了大量的临床随机研究。英国医学研究协会的 OE02 研究,将 802 例食管鳞癌(31％)和腺癌(66％)及未分类(3％)患者随机分组,给予 2 个周期的 DDP＋5-FU 术前化疗＋手术。与单纯手术治疗比较,术前化疗组患者术后镜下肿瘤完整切除率明显提高(60％对 54％,P<0.0001),总体生存质量也显著升高(HR=0.79,95％可信限 0.67～0.93,P=0.004),2 年生存率升高 9％(43％对 34％)。两组术后并发症的发生率相似,初步显示新辅助化疗的优越性。另一篇报道是美国国立癌症研究所 0113 研究,共 440 例食管鳞癌(46％)和腺癌(54％)患者随机分为两组:一组给予 3 个周期的 DDP＋5-FU 术前化疗＋手术,对化疗稳定或有效的患者术后再给予 2 个周期化疗;另一组则单纯手术治疗。结果显示,单纯手术组的镜下手术切除端阳性率较高(15％对 4％,P=0.001),但两组的总体生存质量无统计学差异(HR=1.07,95％可信限 0.87～1.32,P=0.53),两组的 2 年生存率和术后并发症的发生率也相似。0113 研究出现的阴性结果,可能与术前化疗的疗程较长、部分化疗无效患者术前已出现转移灶、根治性手术患者比例降低及患者生存质量降低有关。

新辅助放、化疗的目标在于利用化疗的放射增敏作用以减小肿瘤和最大限度实现局部控制。20 世纪 80 年代,开始开展食管癌术前放、化疗。化疗方案多采用 DDP＋5-FU 的联合方案,或以 5-FU 为基础的化疗方案。化疗周期多为 2 个;放疗总剂量为 20～45 Gy,分割剂量 1.5～3.7 Gy;术前放、化疗与手术之间的间歇期为 2～4 周。80 年代多采用序贯放、化疗。研究发现,同期放、化疗疗效更好。所以从 90 年代起,推行同期放、化疗。术前放、化疗的临床有效率为 57％～83.3％。近年来,也有研究运用 PTX、伊立替康、异长春碱等新一代化疗药进行术前放、化疗的 II 期临床研究,取得良好效果。

已有多个随机对照试验开展术前放、化疗＋手术与单纯手术比较的研究,结果互不相同。但近年来 4 个 Meta 分析均显示术前放、化疗可提高食管癌患者的预后。2003 年,Urschel 等选择了 9 个随机对照临床试验(n=1116)进行 Meta 分析,利用其中有全文发表的 6 个临床试验(n=768)分析术前放、化疗对食管癌生存率的影响。结果显示,1 年、2 年生存率的变化没有统计学意义,而术前放、化疗提高了食管癌患者的 3 年生存率(OR=0.66,95%可信限 0.47~0.92,P=0.016)。2004 年,Fiorica 等对这 6 个临床试验(n=768)进行 Meta 分析,同样发现术前放、化疗可提高食管癌患者的 3 年生存率(OR=0.53,95%可信限 0.31~0.93,P=0.03)。

术前辅助治疗对不同病理类型食管癌的疗效有所不同。Gebski 等的 Meta 分析显示,术前放、化疗对食管鳞癌(HR=0.84,95%可信限 0.71~0.99,P=0.04)与腺癌(HR=0.75,95%可信限 0.59~0.95,P=0.02)的预后均可获益;相比之下,术前化疗仅能使食管腺癌获益(HR=0.78,95%可信限 0.64~0.95,P=0.014),而鳞癌的预后无获益(HR=0.88,95%可信限0.75~1.03,P=0.12),而且对鳞癌患者,序贯放、化疗并未显示生存获益(HR=0.90,95%可信限 0.72~1.03,P=0.18)。这一结果与接受新辅助化疗方案的患者结果相似。同步放、化疗对两种病理学类型有相似作用(鳞癌 HR=0.76,腺癌 HR=0.75)。尽管 3 个亚组(腺癌同步、鳞癌同步和鳞癌序贯)的治疗效果有一定程度差异,但是这种差异没有统计学意义(P=0.48)。这可能是由于食管腺癌多属于胸下段或食管胃交界癌,发生中、上纵隔淋巴结转移的可能性较少,所以术前化疗可使预后获益;而鳞癌发生中、上纵隔淋巴结的转移率较大,单纯术前化疗难以使肿瘤降期,结合术前放疗则可有效减少淋巴结转移病灶,提高预后。

新辅助化疗与放、化疗可降低食管癌分期,提高 R_0 切除率,达到 pCR,从而提高预后。既往研究结果表明,R_0 切除和新辅助治疗后,pCR 是提高食管癌长期生存率、降低局部复发率的独立预后因素。术前放、化疗可使Ⅱb~Ⅲ期食管癌患者降期(OR=0.43,95%可信限 0.26~0.72,P=0.001),pCR 可达 21%;术前放、化疗可提高手术的 R_0 切除率(OR=0.53,95%可信限 0.33~0.84,P=0.007)为 55%~95.7%。而术前化疗也可提高手术的 R_0 切除率(OR=0.71,95%可信限 0.58~0.87,P=0.001),但 pCR 仅为 5%。目前,新一代化疗药物如 PTX、多西紫杉醇、伊立替康等应用于新辅助治疗的报道越来越多。Keresztes 等开展 PTX+卡铂联合术前化疗方案的Ⅱ期临床研究,结果显示有效率达 61%,切除率 77%,pCR 11%,3 年生存率达 48%。Van de Schoot 等报道 PTX 和卡铂方案的术前放、化疗Ⅱ期临床试验,pCR 达 38%,R_0 切除率 96%,3 年、5 年生存率分别为 56%、48%。其中术前放、化疗有效患者的 3 年生存率为 61%,无效者为 33%。结果为采用新的化疗药物,术前放、化疗的疗效似乎亦优于术前化疗。

第二节　乳腺癌

一、概述

乳腺癌是全球女性最常见的恶性肿瘤。据国际癌症研究中心(IARC)估计,2002 年全球女性乳腺癌新发病例 115 万,占女性恶性肿瘤 22.7%。在北美和欧洲,乳腺癌发病率分别为141.1/10 万、130/10 万,特异性病死率分别为 29.8/10 万、41/10 万。在我国,乳腺癌也严重威胁着妇女的健康。近几年,乳腺癌的诊疗取得了巨大进展,早期诊断的普及、综合治疗的完善、预后及预测模型的确立,使乳腺癌病死率有了明显下降。

二、流行病学

乳腺癌发病率在世界各地存在显著差异:北美、西欧、北欧、大洋洲和以色列犹太人定居区为高发地区,东欧、南欧以及拉丁美洲其次,亚洲的发病率最低。从世界范围来看,乳腺癌的发病率呈逐年上升趋势。中国内地的城市地区、日本、新加坡的发病率近20年来增长了1倍左右。我国虽为乳腺癌低发国家,但发病率也存在明显的城乡差异,高发地区主要集中在经济发达的大城市,尤其是北京、天津、上海。以上海市为例,2007年乳腺癌的发病率为55.63/10万,居女性肿瘤发病率的第1位。而另一方面,随着高发地区乳腺癌普查和早期诊断措施的推广,许多亚临床早期乳腺癌的检出率明显上升。

从年龄—发病率曲线来看,30岁以下的病例很少见,20岁以下发病极其罕见。从30岁左右开始,乳腺癌的发病率开始上升。然而乳腺癌高发和低发地区,发病率随年龄分布的曲线也存在差异。以美国白种人妇女为例,乳腺癌的发病率基本上是随年龄上升的,直到85岁达到高峰。而亚洲地区的妇女(以上海市区妇女为例)乳腺癌高峰年龄大多在45～55岁,绝经后发病率有所回落,但在70～85岁年龄段又有一个小高峰。

从病因学角度出发,乳腺癌是一个多因素相关疾病。1974年,Anderson等就注意到有一级亲属患乳腺癌的美国妇女,发生乳腺癌的概率较无家族史的高2～3倍,若一级亲属在绝经前患双侧乳腺癌则相对危险度更高达9倍。目前发现与乳腺癌相关的基因有BRCA-1、BRCA-2、p53等。同时乳腺癌的发生还与多种生殖因素有着密切关系,如初潮年龄小、停经年龄晚、月经周期短、未生育或第1胎足月妊娠年龄大、产次少、缺乏母乳喂养。其他与乳腺癌相关的因素包括饮食、环境因素,以及内、外源性激素的影响等。

三、临床表现及病程

(一)临床体征

乳腺肿块多为原发性乳腺癌的首发症状,其他主要临床表现包括乳头、乳晕、乳腺皮肤、乳腺导管和实质、区域淋巴结的改变和相应的全身症状。

1.乳腺肿块

病史中应对肿块发生的时间、生长速度、生长部位、大小、质地、活动度、单发或多发、与周围组织的关系,以及是否同时伴有区域淋巴结肿大等情况及其变化特征做出全面描述。与乳腺癌无痛性肿块相鉴别,包括乳腺炎症性肿块、管内乳头状瘤和乳腺良性疾病肿块。

2.乳头溢液

乳头溢液常因溢液污染内衣而被患者发现,可以是浆液性、水样或乳汁样,澄清的、黄色或绿色的;也可以是血性浆液性混合或单纯血水样的。尽管后者常表示存在新生物,但通常是良性的管内乳头状瘤,也可能是管内乳头状癌的表现,所以乳头溢液需要进一步检查。

3.皮肤改变

最常见的是皮肤粘连,典型的表现为"酒窝征"。由于乳腺位于浅筋膜的浅、深2层之间,借助于在乳腺间垂直行走的乳腺悬韧带(又称Cooper韧带)和纤维组织的包围,形成一个半球形器官。一旦肿瘤侵犯Cooper韧带,使之缩短,就会牵拉皮肤,使皮肤下陷,故称"酒窝征"。

皮肤水肿由于乳腺皮下的淋巴管被癌细胞阻塞或位于乳腺中央区的肿瘤浸润使乳腺浅淋巴液回流受阻,皮肤变厚,毛囊开口扩大、深陷,显示出典型的"橘皮样变",为晚期乳腺癌的临床表现。皮肤浅表静脉怒张、皮肤发红、局部温度升高、皮肤溃疡等也可见于晚期乳腺癌。

4.乳头和乳晕异常

乳头回缩凹陷:当乳腺癌病灶侵犯到乳头或乳晕下区时,乳腺的纤维组织和导管系统可因肿瘤侵犯而缩短,牵拉乳头,使乳头偏向(指向肿瘤方向),乳头扁平、回缩、凹陷,甚至完全缩入乳晕下,看不见乳头。乳头糜烂是乳腺湿疹样癌的典型症状,早期仅见乳头上皮增厚、变红。随着病程的进展,乳头表面变得十分粗糙,逐渐出现糜烂。当整个乳头受累后,可以逐渐侵犯乳晕,甚至超出乳晕范围,形成大片糜烂,整个乳头可被肿瘤侵蚀而消失。

5.乳房疼痛

乳腺癌尤其在早期阶段并没有疼痛的表现,大多数的乳房疼痛是由于激素刺激以及乳腺组织膨胀引起,而晚期乳腺癌的疼痛常是肿瘤直接侵犯神经之故。

(二)病程

淋巴转移是乳腺癌最常见的转移方式,近年来认为乳腺癌癌细胞经淋巴液形成栓塞,从而发生转移。乳腺淋巴输出有4个途径:①乳房大部分淋巴液经胸大肌外侧缘淋巴管流至腋窝淋巴结,再流向锁骨下淋巴结。部分乳房上部淋巴液可流向胸大、小肌间淋巴结,直达锁骨下淋巴结。通过锁骨下淋巴结后,淋巴液继续流向锁骨上淋巴结。②部分乳房内侧的淋巴液通过肋间淋巴管流向内乳淋巴结。③两侧乳房皮下有交通淋巴管,一侧乳房的淋巴液可流向另一侧。④乳房深部淋巴网可沿腹直肌鞘和肝镰状韧带通向肝。

乳腺癌的血行转移作为一种重要的转移方式已越来越受到重视。研究证明,25%以上的乳腺癌一开始即已发生血行远处转移。血行转移的脉管系统包括:上腔静脉系统、乳内血管系统、门静脉系统、脊椎静脉系统和动静脉的侧支与淋巴管的广泛交通。

四、诊断

(一)常用诊断方法

1.临床体检

月经来潮以后的第9~11天是乳腺疾病检查的最佳时间。患者应采取坐位或仰卧位检查。主要对肿块的位置、大小、边界、活动度、质地以及与乳头的位置进行评价,同时还需进行腋窝、锁骨上和锁骨下淋巴结检查及肝脏触诊。

2.乳腺X线检查

常规投照体位包括内外侧斜位(MLO)及头足轴位(CC)。目前多采用美国放射学会提出的乳腺影像报告和数据系统(Breast Imaging Reporting And Data System,BI-RADS),通过对肿块、密度、钙化、结构扭曲等常见征象进行总体评估。

0级:评估不完全,需要其他影像学检查进一步评估或与前片比较。

1级(阴性):无异常发现。

2级(良性发现):包括钙化的纤维腺瘤、多发的分泌性钙化、含脂肪的病变、乳腺内淋巴结、血管钙化、植入体、有手术史的结构扭曲等。

3级(可能是良性发现,建议短期随访):有很高的良性可能性,期望病变在短期(<1年,一般为6个月)随访中稳定或缩小来证实判断。这一级的恶性率一般<2%。无钙化、边界清

晰的肿块、局灶性不对称、簇状圆形（或）点状钙化这 3 种征象是良性可能性大。

4 级（可疑异常，要考虑活检）：这一级包括了一大类需临床干预的病变，包括无特征性的乳腺癌形态学改变，但有恶性可能性。继续分成 4_a、4_b、4_c，临床医师和患者可根据其不同的恶性可能性对病变的处理做出最后决定。

5 级（高度怀疑恶性，临床应采取适当措施）：这类病变有高度恶性可能，检出恶性的可能性≥95％。形态不规则、星芒状边缘的高密度肿块、段样或线样分布的细小线样和分支状钙化、不规则、星芒状边缘肿块伴多形性钙化均归在这一级。

6 级（活检证实为恶性，临床应采取适当措施）：这一分级用在活检证实为恶性但还未进行治疗的影像学评价上。

3.超声显像检查

随着超声诊断技术的不断提高，越来越多临床触诊不清的肿块被超声检查发现，其中乳腺癌占 9％～42％。乳腺癌的超声显像图特征为：边界清或不清，外形不规则或呈立体状，边缘成角或呈蟹足状，肿瘤无包膜，但周边有时可见厚薄不均的高回声晕；内部多呈低回声，后方回声可有衰减。彩色多普勒表现为肿瘤内部及边缘多见丰富的粗大血流。相对于乳腺 X 线检查，超声显像的优点为无放射损害，对年轻女性，尤其是妊娠期、哺乳期妇女更为适宜，且能多次重复检查，便于筛查及随访。

4.MRI

乳腺 MRI 是一种无 X 线损伤的检查，软组织分辨率较高，不仅可根据病灶形态、轮廓加以识别，还可结合病灶与正常乳腺的信号差异及其动态增强方式来区分。乳腺癌病灶多表现为形态不规则，与周围正常组织分界不清，可见周边长毛刺伸入正常组织，甚至累及乳头、皮肤或深部胸壁结构，出现周围组织受浸润的征象，如牵曳、皮肤增厚、乳头凹陷等。在 T_1WI 多呈等或稍低信号，在 T_2WI 由于病变内部细胞、纤维及含水量的不同而表现信号特征较复杂，大多呈高信号。时间—信号强度曲线发现乳腺癌大多在增强后，病灶边缘于早期即出现显著强化，呈不规则环状或周边强化，且信号不均匀，甚至可见条索样强化影伸入病灶或皮肤及胸肌筋膜。

5.乳管内镜检查

乳管内镜的临床应用可直接观察到放大的乳腺大、中导管内壁，腔内及小导管开口的一些病理变化，同时结合涂片细胞学检查、导管内冲洗液细胞学检查及可疑病变活检等，适用于临床上自发性乳头血性或浆液性溢液患者。

6.细胞学检查

细胞学在乳腺疾病的诊断中有独特价值，应用广泛、操作简单、安全、快速、经济，但易漏诊或误诊。常用方法包括细针穿刺、乳头溢液涂片及乳头和乳晕刮片。细针穿刺一般采用 22 G 及以上的细针头刺入肿块，吸取细胞做病理学检查，可用于乳腺和副乳腺肿块、乳腺癌复发或转移灶，如胸壁结节、腋下或锁骨上淋巴结等。也可在钼靶 X 线、超声及 MRI 等引导下穿刺。

7.组织学检查

组织学检查是乳腺疾病诊断中最具确诊意义的手段。分为穿刺活检和手术活检两大类，前者根据活检工具的不同分为空芯针活检和真空辅助微创活检。空芯针活检是应用机械弹射切割原理，通过活检针外套管的快速切割而获得组织条标本。获得组织标本时损伤小，皮肤瘢痕仅约 2 mm，术后并发症少，恢复迅速且费用低廉，已被广泛用于多种体表肿瘤和经体腔的穿刺活检。

真空辅助穿刺活检是近 10 年发展起来的一项新的活检技术,在影像技术的引导下将活检针放置于待活检部位或距其 5 mm 范围内,通过垂直负压将待活检组织吸入针前端一侧的活检槽内,进行旋切活检,然后再通过平行负压吸出标本。

如此切取获得的单个标本量是空芯针活检标本的 2.5～6 倍,尤其适用于影像学检查发现的而临床又摸不到肿块的乳腺病灶。

(二)病理诊断

WHO 新版本乳腺肿瘤组织学分类于 2003 年 9 月问世,对浸润性乳腺癌的分型更加细化,还增加了流行病学、大体检查、免疫表型、遗传学改变等新内容,使每个肿瘤类型的内容更加充实,诊断时重复性更高。

1.乳腺浸润性癌病理类型和组织学分级

在浸润性乳腺癌中,组织学分级与预后明确相关。WHO(2003 版)推荐的分级系统是经 Elston 和 Ellis 改良的 Bloom Richardson 分级法,定量计分确定组织学级别分为 3 级。

2.乳腺原位癌

包括导管原位癌和小叶原位癌,是局限于导管内或终末导管小叶单位上皮病变,预后较好。

五、内分泌治疗

正常乳腺上皮受内分泌控制,乳腺生长亦与体内内分泌有关。1894 年,Beaston 用双侧卵巢切除术治疗 3 例晚期乳腺癌取得了较好疗效,然而以往不能预测哪些患者应采用内分泌治疗。近 30 年来由于激素受体的测定以及新内分泌药物的临床应用,使内分泌治疗作为晚期或复发患者的治疗以及在术后辅助治疗中取得了较好疗效。目前推荐对 ER 和(或)孕激素受体(PR)阳性患者,需采用内分泌治疗。

内分泌治疗的不良反应较少,有效病例能取得较长缓解期,生存质量亦较高。但作用机制尚不明了,可能是改变了体内内分泌环境,使肿瘤细胞停止于 G0/G1 期。内分泌治疗的作用较慢,因而如果肿瘤发展较快,或危害机体生命时应采用化疗。此外,内分泌治疗对皮肤、软组织、淋巴结、骨及有些肺部转移病灶疗效较好,而对肝、脑等部位的转移病灶效果较差。

常用的乳腺癌内分泌治疗如下。

1.双侧卵巢切除术

双侧卵巢切除术是绝经期前 ER 阳性乳腺癌常用的内分泌治疗方法。双侧卵巢切除术后降低雌激素对肿瘤刺激,从而使肿瘤退缩。未经 ER 测定的病例应用双侧卵巢切除术的平均有效率为 30%～40%,而 ER 测定阳性的病例有效率可达 60%～70%,有效病例术后的生存率亦较长。卵巢去势的方法有手术切除双侧卵巢或用放射去势。

2.内分泌药物治疗

(1)抗雌激素药物:他莫昔芬是近年来最常用的抗雌激素药物。结构式与雌激素相似。作用机制是在靶器官与雌激素争夺 ER,从而阻断雌激素进入肿瘤细胞,阻断了核内雌激素生成基因转录,延缓细胞分裂,从而使肿瘤萎缩。新一代的 ER 拮抗剂如氟维斯群(Fulvestrant),结构式与天然固醇类雌激素结构式相仿,能降低体外乳腺癌细胞中的 ER 水平。作用是阻断受体,而非竞争性地与 ER 相结合,同时亦没有类雌激素作用。

(2)雌激素合成的抑制剂:绝经后妇女体内雌激素来自肾上腺素释放,以及饮食中的胆固醇转换成雄激素后经外周组织中的芳香化酶转化成雌激素。而芳香化酶抑制剂(AI)能与芳香化酶结合,从而阻断雌激素的合成。因而 AI 主要应用于绝经期后的乳腺癌患者,无论在复发或转移性乳腺癌治疗或辅助治疗中,都证实其疗效优于他莫昔芬。AI 的不良反应如潮热、食欲减退、肌肉、关节疼痛、脱发等,特别是骨质疏松率高于他莫昔芬,故在治疗前及治疗中,推荐检测骨密度。患者需适当补充钙质。

(3)药物性卵巢去势:主要有脑垂体促性腺激素释放的类似物(LHRHγ),可与垂体的促性腺激素释放激素受体(GHRH-R)相结合使生长激素(GH)分泌抑制,从而抑制黄体生成素(LH)及滤泡刺激素(FSH)的生成,起到选择性药物垂体切除术作用,抑制卵巢功能,但其作用是可逆的。

目前最常用的药物为戈舍瑞林,是一种长效缓释型制剂。一次用药后短期内可出现血浆雌二醇及促性腺激素的暂时性升高,但很快降到去势后水平,并可维持 28～35 h,因而每月注射一次即可起药物性卵巢切除的功能。长期应用可使血浆雌激素水平维持在绝经后状态,停药后血浆雌二醇水平可逐渐恢复,月经通常在 1～2 个月内恢复。

(4)黄体酮类药物:一般作为二线用药,常用有甲羟孕酮(MPA)及甲地孕酮(MA)。前者每天 1 000～1 500 mg 肌内注射,后者每天 160 mg 口服。

六、化学治疗

乳腺癌是实体瘤中应用化疗最有效的肿瘤之一。化疗在整个治疗中占有重要地位,目前用于复发转移病例,也用于术后的辅助治疗及术前新辅助治疗。目前常用的化学药物有烷化剂类药物如 CTX,抗代谢类药物如 5-FU、MTX、吉西他滨、卡培他滨,蒽环类药物如 ADM、表柔比星,植物类药物如长春新碱(VCR)、异长春新碱,以及近年应用较多的紫杉醇类药物如紫杉醇(泰素)、紫杉特尔(泰索帝)等;其他还有如丝裂霉素、铂类等。

1. 术后辅助治疗

乳腺癌易发生血行转移,局部治疗失败的原因主要是癌细胞的血行转移。50%～60%病例就诊时就可能已有血行转移,淋巴结阳性患者术后有 70%～80%可能发生远处转移,而淋巴结阴性病例亦有 20%～30%因复发转移而导致治疗失败。辅助化疗可杀灭局部区域淋巴结及远处脏器的亚临床微小转移灶,从而降低或推迟局部复发及减少远处转移,达到提高患者生存率、延长生存期的目的。辅助化疗的特点是:根据肿瘤细胞的一级动力学原则,巨块肿瘤去除后,残留的肿瘤负荷较小,易被抗癌药物杀灭;同时肿瘤负荷小,倍增时间短,增生比例大,对抗癌药物较为敏感。

目前术后辅助治疗方案仍主要根据病理指标来确定,已知的预后相关因素包括患者年龄、肿瘤大小、淋巴结状态、组织学分级、脉管情况、ER/PR 状态、Her-2 状态以及 Ki-67 指数。随着基因芯片技术的成熟,将来可能通过高通量芯片来测定患者复发风险,并借此选择中高危患者采用特定的方案进行个体化化疗。

目前常用的辅助化疗方案有含蒽环类的 CAF 和 CEP 方案,联合紫杉类的紫杉醇(AC-P)、TAC、CEF-T(多西他赛),以及 CMF、TC 等。

只有年龄>35 岁、肿瘤直径<2 cm、组织学 Ⅰ 级、脉管阴性、淋巴结阴性、ER 阳性、Her-2 阴性患者可采用内分泌治疗而不接受化疗。

2.新辅助化疗

1982 年,Frei 提出早期辅助化疗的概念,对局部晚期的乳腺癌尽早予以化疗即术前化疗。由于其不同于术后的辅助化疗,故又称为新辅助化疗。新辅助化疗的优点如下:①使肿瘤远处微小转移病灶获得更早和更有效的治疗。②使乳腺癌的原发病灶及区域淋巴结降期,使原先不能手术的肿瘤通过新辅助化疗后可进行改良根治术;使原先不能保乳的患者可接受保乳手术。③防止因血管生成抑制因子减少和耐药细胞数增加导致术后肿瘤迅速发展和转移。④可观察到化疗前后肿瘤大小、病理及生物学指标变化,直观地了解化疗方案的敏感性信息,为术后辅助化疗的选择提供依据。⑤提供了一个极佳的化疗药物疗效评估模型,通过以肿瘤病灶的缓解程度作为评估指标,可快速评估新药疗效,加快抗肿瘤新药的开发。

多组临床研究表明,新辅助化疗的远期生存率与术后辅助化疗相同,但新辅助化疗提高了手术切除率,且术后病理检查无癌细胞残留(PCR)患者的远期生存率明显提高。

3.晚期患者的化疗

复发或转移性乳腺癌的治疗应根据分子分型来制订相应的处理措施。不同分子分型的乳腺癌生物学特性和预后不尽相同,其中三阴性乳腺癌预后最差,Her-2 过表达型其次,Luminal 型预后较好。Luminal 型又根据表达 Her-2 和 Ki-67 指数等分为 A 型和 B 型。目前三阴性乳腺癌的治疗主要是化疗,有希望的靶向治疗包括抗血管内皮生长因子(VEGF)药物和多聚二磷酸腺苷核糖聚合酶-1(PARP-1)抑制剂。Her-2 过表达型乳腺癌的治疗主要是抗 Her-2 治疗联合化疗药物,对一般状况差的、不适宜化疗或年龄大的患者,只要 ER 阳性,可以考虑联合内分泌药物。Luminal A 型的治疗主要以内分泌治疗为主。当出现内脏危象或有症状的内脏转移时,一定要使用化疗。Luminal B 型的治疗需综合评估患者和肿瘤方面的因素,制订个体化的方案。

复发或转移性乳腺癌的化疗,可以选择单药序贯化疗或联合化疗。与单药化疗相比,联合化疗通常有更好的客观缓解率,然而联合化疗的毒性较大,且生存获益很小,至今仍未有资料显示联合化疗优于单药序贯治疗。一线单药包括:①蒽环类,如多柔比星、表柔比星、聚乙二醇化脂质体多柔比星。②紫杉类,如紫杉醇、多西他赛、清蛋白结合紫杉醇。③抗代谢药,如卡培他滨和吉西他滨。④非紫杉类微管形成抑制剂,如长春瑞滨。一线联合化疗方案包括:CAF、CEF,AC,表柔比星+环磷酰胺(EC);多柔比星联合多西他赛或紫杉醇(AT);CMF;多西他赛+卡培他滨(XT);吉西他滨+紫杉醇(GT)等。其他有效的单药还包括环磷酰胺、顺铂、口服依托泊苷、长春碱、米托蒽醌、伊沙匹隆和 5-FU 持续静脉给药方案。

化疗药物的选择一般是既往未曾使用的药物,如既往化疗有效或无疾病间歇时间较长者,也可选用曾使用的药物。曾用过蒽环类药物的复发或转移性乳腺癌,首选 XT 方案或 GT 方案。卡培他滨联合多西他赛的联合化疗,比单药多西他赛有更高的缓解率和缓解时间,并能延长总生存期。曾经用过紫杉类药物的复发转移性乳腺癌,目前并无标准的化疗方案,可以考虑的药物有卡培他滨、长春瑞滨、吉西他滨和铂类药物等;考虑单药或联合方案,如卡培他滨+长春瑞滨(XN)方案、长春瑞滨+铂类(NP)方案、吉西他滨+铂类(GP)方案等。

维持治疗是指对接受 6~8 个疗程的化疗后仍处于完全缓解、部分缓解或疾病稳定的复发转移性乳腺癌患者,为巩固化疗疗效而采取的进一步治疗。复发转移性乳腺癌不能治愈且停止治疗后疾病较易发生进展,所以维持治疗显得尤其重要。通过维持治疗,可在一定程度上延缓疾病进展、减轻疾病症状,从而延长患者生存时间和改善生活质量。在具体的临床工作中,应根据循证医学选用高效、低毒,且方便依从性好的药物,从而兼顾生存和生活质量,使患者得到更多获益。比较适合用于乳腺癌维持治疗的药物有卡培他滨、内分泌药物和分子靶向治疗药物。

近年来陆续有研究表明,原发灶和转移灶的 ER、PR 和 Her-2 状态可能存在不一致性,并可能导致治疗策略改变。有报道显示,原发灶和转移灶 ER、Her-2 不一致性为 16%。因此,若有条件应尽可能进行转移灶活检来重新评估受体状态以指导进一步的治疗。对于手术后复发间歇时间较长(2 年以上)的乳腺癌患者,即使原发灶 ER 阴性,也可以考虑试用内分泌治疗。

七、放射治疗

放疗是乳腺癌局部区域治疗的一项重要手段,它和手术治疗互为补充。虽然探索性采用射线治疗乳腺癌已有一个多世纪的历史,但真正在技术上成熟是在 20 世纪 50 年代[60]Co、高能 X 线和近距离治疗技术发展,以及 1.8~2 Gy/次,5 次/周的分割照射方案确立后。从综合治疗整体观出发,放疗在乳腺癌治疗中的地位包括:①早期乳腺癌乳房保留手术后的根治性放疗是乳房保留治疗不可或缺的部分。放疗不仅将局部复发率降低了 2/3,而且照射技术直接影响乳房的美观效果和患者的生存质量。②局部复发高危因素患者的术后胸壁和区域淋巴结放疗,可有效降低局部复发率,并在一定程度上提高生存率。③是局部晚期患者综合治疗的必须手段之一。④局部区域性复发患者的放疗是重要的挽救性治疗措施。⑤转移性患者的姑息性放疗,可改善患者在带瘤生存期内的生存质量,并延长部分患者的生存时间。

1. 放疗患者的基本要求

术后放疗指征适用于≤70 岁患者,>70 岁则根据相应年龄组的临床研究结果和患者的一般情况,预计寿命和疾病预后等个体化情况判断放疗指征;凡不存在手术禁忌证的患者,原则上也符合术后放疗指征,除外部分结缔组织疾病患者放疗后纤维化程度严重,不考虑保乳手术＋全乳放疗。

2. 放疗的常用技术

乳腺癌的放疗技术主要包括乳腺/胸壁照射和区域淋巴结照射。

乳房照射靶区范围包括完整乳房、腋尾乳腺组织、胸肌和乳房下的胸壁淋巴引流区。一般采用 4~6 MV 的 X 线。由于体格过于宽大,切线野入射两侧存在高剂量区的患者可考虑采用 8~10 MV 的 X 线。基本技术为双侧切线野,内界为乳腺组织内缘,外界为乳房组织外侧缘 1 cm。上界距乳房组织最上缘 1~2 cm(如果有锁骨上野,则需与之衔接),下界为乳房皱褶下 1~2 cm,后界包括 1~2 cm 肺组织,前界开放,留出 1.5~2 cm 空气以防止照射过程中因乳房肿胀而使射野显得局限。核实手术瘢痕在射野覆盖范围内。使用半野技术或旋转机架角使双切线野后界成为无散射的一直线。胸壁放疗的基本照射技术同完整乳房,各界限可参考对侧乳房标志。胸壁的手术瘢痕长且不规则,必须包括在射野剂量稳定的区域内;其次,胸壁照射需保证足够的皮肤和皮下剂量。

淋巴引流区按照常规照射技术:锁骨上野上界位于环甲切迹,下界为锁骨头下缘 0.5~1 cm,内界过中线,外侧界为肱骨头内侧。需完整照射腋下时,下界为第 2 肋间,外界包括肱骨颈,射野的外下角开放并保护肱骨头。腋窝照射时,腋锁联合野照射 40 Gy/20~22 次后,通过腋后野补充腋窝剂量至 50 Gy;同时锁骨上区缩野至常规锁骨上野范围,追加剂量至

50 Gy。内乳淋巴结预防性照射布野上界为锁骨头下缘或与锁骨上野衔接,内界过中线 1 cm,野宽 5 cm,下界位于第 4 肋间。常规内乳野参考点设于内乳血管处,2.5～3 cm 深度。为减少心脏照射剂量,内乳野建议采用光子线比例不超过 30%,亦可采用单纯电子线。

通过常规模拟定位设野后,必须通过三维治疗计划进行剂量优化。与二维技术相比,CT 定位和三维治疗计划设计适形照射可以显著提高靶区剂量均匀性,减少正常组织不必要的照射,是目前推荐的治疗技术。Donovan 等报道,与二维楔形滤片技术相比,全乳 IMRT 将 5 年乳房外形改变率从 58% 降低到 40%(P=0.008);患者自评瘤床处硬结发生率从 61% 降低到 37%(P<0.001)。

Pignol 等报道,在 358 例保乳患者中,IMRT 比楔形滤片技术显著降低了处方剂量 105%、110% 和 115% 的体积,并将湿性脱皮发生率从 48% 降低至 31%。术后乳房或胸壁切线野剂量为 50 Gy,分次剂量 1.8～2 Gy,每周照射 5 次。保乳术后切缘阴性者肿瘤床追加至 60 Gy,切缘阳性者需追加至 65 Gy 以上。瘤床加量技术可采用电子线或缩小切线野。近距离治疗现在使用已减少。在保乳手术实施过程中,手术床周围放置金属标记对提高瘤床加量的准确率有很大帮助。

3. 放疗的并发症和处理

乳腺癌放疗最严重的损伤是心血管后期并发症。长期随访发现,在 1975 年以前开始研究的患者中,接受术后放疗确实出现缺血性心脏病和肺癌的病死率增高。其他常见损伤包括放射性肺损伤、臂丛神经损伤、上肢淋巴水肿和皮肤湿性脱皮及乳房纤维化。其中,上肢淋巴水肿的发生主要与腋窝清扫有关。

在接受完整腋窝清扫后再行全腋窝照射的患者中,水肿比例可高达 79%,所以应该尽量避免术后腋窝照射。

八、靶向治疗

传统抗肿瘤治疗的细胞毒性作用通常是没有选择性的,所以这些药物往往不良反应比较大,患者耐受性差。靶向治疗则有可能使这一目标成为现实:通过作用于肿瘤细胞特有的靶点特异性地杀伤肿瘤细胞,从而提高肿瘤的治愈率并减少对正常细胞的细胞毒性作用。

靶向治疗通过对细胞增生、细胞凋亡、信号转导通路和新生血管形成等多个靶点作用于肿瘤细胞,其中信号转导通路又以表皮生长因子受体(EGFR)通路常见。根据不同的药物结构有不同的分类,其中最常见的为单克隆抗体(简称单抗)和酪氨酸激酶抑制剂。目前投入临床的靶向药物近几十种,在进行 Ⅰ/Ⅱ 期临床试验的靶向药物更是超过数百种,其中临床运用最广泛的为曲妥珠单抗、贝伐珠单抗和拉帕替尼。

1. 曲妥珠单抗

曲妥珠单抗是人源化的重组抗 Her-2 单抗,是一个 95% 来自人和 5% 来自鼠的 IgG 抗体。这样既保留了鼠单抗的高亲和性,又降低了其本身的免疫原性。大量临床前的研究证明,该药不仅本身具有抗肿瘤作用,还能显著增强常规化疗药物的抗肿瘤作用。

曲妥珠单抗与化疗联合使用,对早期乳腺癌或复发转移性乳腺癌患者均能显著改善预后。另外,曲妥珠单抗与内分泌治疗以及其他生物治疗药物联合应用的研究也在进行中。TAnDEM 试验显示,在 ER 阳性、Her-2 高表达的转移复发性乳腺癌患者中,联合应用曲妥珠单抗和阿那曲唑与单用阿那曲唑相比,能显著延长患者的无疾病进展生存时间。

2.贝伐单抗

肿瘤"新生血管生成"在肿瘤生长过程中发挥着重要的作用,其中最重要的因素之一为VEGF,它在血管内皮细胞上与其受体结合,能够促进新生血管形成。贝伐单抗就是通过特异性地抑制 VEGF 受体来发挥抑制肿瘤生长的作用,其本身并没有杀死肿瘤作用,只是通过破坏肿瘤血管形成来间接杀死肿瘤,所以贝伐单抗与化疗的联合应用能大大提高疗效。

3.拉帕替尼

拉帕替尼是一种能同时抑制 Her-1 和 Her-2 受体的小分子酪氨酸酶抑制剂。作为一种小分子药物,拉帕替尼可以进入细胞内,直接阻断 EGFR 的磷酸激酶活性。爱丁堡总院的 EGF 10051 试验显示,在曲妥珠单抗耐药的转移性乳腺癌中联合应用拉帕替尼＋卡培他滨的患者,无疾病进展时间显著提高。拉帕替尼作为小分子酪氨酸抑制剂能够通过血—脑屏障,从而有可能对脑转移进行有效治疗。同时由于 Her-2 与 ER 之间的信号交换,拉帕替尼联合来曲唑用于晚期转移性乳腺癌一线治疗,也取得了极好的疗效。目前全球多中心的 ALLTO 试验,将拉帕替尼和曲妥珠单抗进行头对头的比较,其结果将进一步指导临床对靶向药物的选择。

第三节　输卵管肿瘤病理

一、输卵管良性肿瘤

输卵管良性肿瘤组织类型繁多,其中腺瘤样瘤相对多见,其他如乳头状瘤、血管瘤、平滑肌瘤、脂肪瘤、畸胎瘤等均极罕见。由于肿瘤体积小,且无症状,术前难以发现。

(一)腺瘤样瘤

腺瘤样瘤是输卵管最常见的良性肿瘤,属于良性间皮瘤。多见于中老年妇女,因无症状,常于无意中被发现。大体观常为圆形或卵圆形肿瘤,直径 1～3 cm,伴输卵管扩张。镜下特征为肿瘤内见多数大小不等的圆形或卵圆形裂隙,内衬单层扁平上皮样细胞,胞质嗜酸性,核椭圆形。肿瘤无包膜,其边缘浸润至输卵管壁肌层内。

(二)输卵管良性乳头状瘤或息肉

输卵管良性乳头状瘤或息肉十分罕见,多发生于生育年龄妇女,常与输卵管炎及输卵管积水并存。肿瘤通常较小,1～2 cm。患侧输卵管增粗,管腔扩大,管腔内充满疣状或乳头状突起,呈菜花状。镜下见乳头表面被覆单层偶或复层柱状上皮,其胞浆丰富,嗜酸性,核呈卵圆形空泡状,核分裂像罕见,乳头中心常有大血管并可见炎性细胞浸润。电镜下细胞内可见平行排列的 65 nm 波纹状微丝和少量不规则空泡。

(三)输卵管良性间叶性肿瘤

输卵管良性间叶性肿瘤中最常见者为平滑肌瘤,其他少见类型包括血管瘤、脂肪瘤、神经源性肿瘤等,平滑肌瘤可起源于输卵管肌层、阔韧带平滑肌或两者的血管平滑肌。

(四)输卵管畸胎瘤

输卵管畸胎瘤极少见,常为成熟性,以单侧为多,囊性多于实性。肉眼观患侧输卵管肿胀,肿瘤大小不一,直径 1~20 cm。肿瘤多向腔内生长,少数外突并带蒂,一般位于输卵管的中段或外侧段。与卵巢畸胎瘤相似,内含毛发、骨及脂肪等组织。镜下三个胚层的衍生物均可见。

二、输卵管恶性肿瘤

输卵管恶性肿瘤有原发性和继发性两种。绝大多数为继发性癌,占输卵管恶性肿瘤的80%~90%,原发灶多位于宫体和卵巢,少数由宫颈癌、直肠癌或乳腺癌扩散而来。扩散途径主要为直接蔓延及淋巴道转移。病灶首先侵犯输卵管浆膜层,组织形态与原发灶相同。症状、体征和治疗取决于原发灶,预后不良。

(一)原发性输卵管癌

原发性输卵管癌为一类少见的女性生殖道恶性肿瘤,其发病率仅占妇科恶性肿瘤的0.5%。多发生于绝经后,平均发病年龄为 52 岁。其病理类型绝大多数为浆液性乳头状腺癌,占 90%。原发性输卵管癌典型的症状有阵发性阴道排液或阴道出血,B 超发现输卵管肿块。约 70% 发生于壶腹部,30% 位于峡部。病变输卵管明显增粗,往往只有在切开管腔后,才能排除输卵管积水或输卵管卵巢脓肿。病变管腔内充满乳头状或实性的肿瘤组织,从而使管径增粗,半数病例伞端仍开放。输卵管浆膜面常光滑而无粘连。原发性输卵管癌大多数为浆液性腺癌,镜下呈腺泡状、乳头状或髓样癌结构,多种结构成分的混合十分常见。上皮细胞拥挤堆积伴核明显的多形性,核染色质增加和核分裂像几乎见于所有病例。有时可见正常输卵管上皮向肿瘤性上皮的移行过渡。偶见肿瘤细胞的黏液分泌。声像图特征为输卵管变粗,呈腊肠形或梨形,内壁不光滑,其内回声偏囊性,少数可呈实性,有乳头状突起,较大者液性暗区内含密集中等回声颗粒及强回声斑块,多伴有腹腔积液液性暗区。

(二)输卵管肉瘤

原发性输卵管肉瘤比原发性输卵管癌更为少见,可以是纯肉瘤或上皮与间叶成分混合的恶性中胚叶混合瘤(即癌肉瘤)。多发生于绝经后,平均发病年龄 59 岁。单纯肉瘤中以起源于输卵管或阔韧带的平滑肌肉瘤较多,软骨肉瘤仅有个例报告。癌肉瘤体积常较小,大者可达10 cm。大体上呈息肉样生长,充满输卵管腔,常伴有出血和坏死。显微镜下可见由恶性上皮成分(可有或无子宫内膜样腺癌成分)及间叶成分共同构成。间叶成分包括同源性的子宫内膜固有成分,以及异源性成分,如软骨或横纹肌。

(三)输卵管转移性肿瘤

输卵管转移瘤发生率远远多于输卵管原发肿瘤,占输卵管肿瘤的 80%~90%。最常见为由对侧输卵管癌转移而来。子宫内膜癌较易转移到输卵管黏膜。宫颈癌及恶性淋巴瘤扩散到输卵管者曾有报道但甚少。非生殖系统肿瘤转移到输卵管的极少,偶见报道。输卵管转移癌常首先累及输卵管浆膜面并向内侵犯,而黏膜往往正常或仅有慢性炎症;输卵管系膜、肌层间质的淋巴管常受累及,但很少累及内膜淋巴管。

第八章 儿童牙周组织疾病

一、牙周膜

牙周膜(periodontal membrane)是位于牙根和牙槽骨之间环绕牙根的致密结缔组织,由细胞、纤维、血管、淋巴管、神经和基质等组成。

1. 细胞

牙周膜中的主要细胞是成纤维细胞,近牙骨质面还有成牙骨质细胞,可形成牙骨质;近牙槽骨面还有成骨细胞,可形成新骨;此外,在牙周膜中还可见到破骨细胞,未分化间充质细胞与上皮细胞。

(1)成纤维细胞:牙周膜中的成纤维细胞数量最多,功能最重要,呈梭形或星形,不仅有合成胶原纤维、基质和糖蛋白的功能,而且还有吸收胶原吞噬异物的能力。胶原纤维在牙周膜中的不断改建,就是由成纤维细胞在合成胶原的同时也降解胶原来完成的。从而在维持牙周膜的结构和使其处于良好功能状态中起着重要作用。

(2)成牙骨质细胞:分布在邻近牙骨质的牙周膜中,平铺在根面,细胞扁平,胞核圆或卵圆形,在牙骨质形成时细胞近似立方状。

(3)成骨细胞:见于新形成骨的表面,位于纤维之间,为不规则的立方形细胞,核大,核仁明显,具有成骨能力。牙槽骨和身体其他部位的骨一样,经常发生吸收和重建。由于成骨细胞的功能作用,使新生成的牙周膜纤维埋在不断形成的新骨质中,从而确保牙和牙周膜的正常附着联系。

(4)破骨细胞:只见于活动性骨吸收的部位,是一种胞核数目不等的多核巨细胞,发生吸收处的骨质呈浅的蚕食状凹陷或陷窝,破骨细胞即位于此陷窝内。当骨吸收停止时,破骨细胞即消失。

(5)上皮细胞:是沿牙根表面平行排列在牙周膜纤维间隙中的上皮条索或上皮团。在牙根发育过程中上皮根鞘从牙根表面退缩残留下的上皮细胞,为剩余上皮,也称 Malassez 上皮剩余(epithelial rests of Malassez,ERM)。该类细胞较小,立方或卵圆形,胞质少,多呈静止状态。在受到炎症刺激时,上皮可增生呈颌骨囊肿与牙源性囊肿的来源。

但是,研究表明,ERM 仍然存在着较强的功能活性,是多种细胞因子、生长因子、黏附因子、因子受体及其他一些生物活动分子的产生和被作用者,说明它们可能参与维持牙周结构成分的正常功能和再生。

(6)未分化间充质细胞:是牙周膜中新生细胞的来源,多位于血管周围 $5\mu m$ 内的区域,这些细胞在牙周膜中进一步分化为成纤维细胞、成骨细胞和成牙骨质细胞。

牙周膜干细胞(periodontal ligament stemcell,PDLSc)是牙周膜中存在的具有自我更新能力和多向分化潜能的成体干细胞。它能增生分化为牙周组织中上述具有特定功能的细胞群,如成纤维细胞、成骨细胞、成牙骨质细胞等;当牙周组织发生病变时,存在牙周膜的牙周膜干细胞将会被激活帮助修复组织,它具有维持牙周膜功能的稳定、发挥生理性细胞更新和修复组织损伤的作用。

牙周膜干细胞作为一种再生能力明确的种子细胞,在牙周组织再生中具有分化其特定功能细胞群的能力,并可形成类似天然牙周膜样的结缔组织和类似牙周膜/牙骨质复合体结构,它不仅在维持正常牙周组织更新和牙周炎症组织修复中起着重要作用,而且在牙周组织再生中的应用前景是广阔的。

2.纤维

牙周膜的纤维主要是胶原纤维,由成纤维细胞合成,汇集成束,分布于牙周间隙内,成为其主纤维。主纤维的一端埋入牙骨质内,另一端埋入牙槽骨,或分布在牙龈中。

通常,根据其功能、部位和方向的不同,自牙颈向根尖部,可将牙周膜纤维分为牙龈纤维、牙槽嵴纤维、牙槽横纤维、牙槽斜纤维、根尖纤维和越隔纤维等6组纤维,从而将牙牢牢地悬挂在牙槽窝内,担负着来自不同方向的咀嚼压力,维持牙的直立位置。

牙周膜主纤维束之间为疏松的纤维组织,为间隙纤维,牙周膜中的血管、神经等穿行其中。

3.血管、淋巴管与神经

牙周膜中有丰富的血管网,它们来源于:牙龈的血管分支;上、下牙槽动脉在行进中的分支,即沿途分支穿过牙槽骨内板进入牙周膜,上、下牙槽动脉分支进入根尖孔前亦有分支进入牙周膜等。这些多方面来源的血管在牙周膜中互相吻合形成树枝状的血管丛。

牙周膜的淋巴管与血管平行,亦呈网状分布,除4个下颌切牙的淋巴流入颏下淋巴结外,其他上、下颌牙的淋巴都流入颌下淋巴结。

牙周膜的神经纤维也和血管平行,大部分是感觉神经纤维,对触压感觉较为灵敏,轻轻叩触牙冠,牙周膜即有感觉,故具有明显的定位能力。

4.基质

在牙周膜的细胞、纤维、血管和神经之间的空隙中充满着基质,主要由黏蛋白和糖蛋白组织,它们在维持牙周膜的代谢,保持细胞的形态、运动和分化方面起重要作用,而且在牙承受咀嚼压力时也有明显的支持能力。

儿童牙的牙周间隙较宽,纤维束疏松,单位面积的纤维较少,细胞含量较多,血管、淋巴管丰富,因此,儿童牙周组织活力较强。

二、牙槽骨

牙槽骨(alveolar bone)是上、下颌骨支持和包围牙根的突起部分,故这部分又称牙槽突(alveolar process),牙槽突容纳牙根的部位为牙槽窝,牙冠顶端游离部分为牙槽嵴。牙槽嵴的形态在前牙区为圆柱状,在磨牙区为扁平状,而颊、舌侧位的牙槽嵴变薄或消失。两牙之间的牙槽突部分称牙槽中隔。

在解剖学上,牙槽骨包括固有牙槽骨、致密牙槽骨和松质骨3部分,在结构上和其他骨骼基本一致,由骨细胞和矿化的基质构成。

1.固有牙槽骨(alveolar bone proper)

固有牙槽骨是由密质骨组成,位于牙槽窝内壁,围绕牙周膜外侧的硬骨板。牙周膜的一端埋在牙骨质内,另一端即埋在固有牙槽骨中。

固有牙槽骨很薄,无骨小梁结构,X线片显示的是围绕牙周膜外侧的一条白色阻射线,称为硬骨板,是检查牙周组织的重要标志,当牙周膜发生炎症和外伤时,硬骨板首先消失。

固有牙槽骨中有许多小孔,这些小孔直接连通颌骨骨髓腔,所以牙根周围的炎症可以直接扩散至颌骨。

2.密质骨

密质骨又称皮质骨,是颌骨内、外骨板的延伸,亦是牙槽骨的外表部分。皮质骨由骨密质组成,其中含外层平行骨板和内层环行骨板。

上、下颌密质骨厚度颇不一致,上颌牙槽骨唇面,尤其前牙区密质骨较薄,有许多血管、神经穿过的滋养管;而下颌密质骨较上颌厚而致密,小孔较少,故在局部浸润麻醉时,上颌前牙区用局部浸润的麻醉效果较下颌好。

3.松质骨

松质骨由骨小梁和骨髓腔组成。位于固有牙槽骨和密质骨之间的骨质。前牙区松质骨含量少,有时几乎仅有两层密质骨。后牙支持骨多,松质骨也多。承受较大咀嚼力的区域,支持骨量增多,骨小梁粗大致密,骨髓间隙小;无功能的牙或咀嚼力小的牙,骨小梁细小,骨髓间隙大。

骨小梁的排列方向是与咀嚼力相适应的,它以最有效的排列方向来抵抗外来的压力。在两牙间的骨小梁呈水平排列;在牙根周围的骨小梁呈横行排列;在根尖周围则呈放射状排列,故而,它们能从各方面支持牙。

骨小梁的间隙中含有骨髓、血管、神经等。

牙槽骨是人体骨骼中变动最大的骨质,它的生长发育依赖于牙的功能性刺激。当牙萌出并获得咬合功能后,牙槽骨则发育成熟;当牙脱落,缺乏咬合功能刺激时,牙槽骨则萎缩变平。它不但随着牙的生长发育,脱落替换和咀嚼压力而变动,而且也随着牙的移动而不断地改建。

为此,临床利用这一特性,对错咬合畸形牙进行矫治,通过矫治器,加一定强度压力于牙上,并经一定时间后,受压侧的骨质被吸收,牙位置移动,牵引侧骨质增生,补偿牙移动后留下的空隙。

儿童和青少年牙槽骨骨质再建能力和代谢活力强,是错咬合畸形矫治的最佳时期。

三、牙龈

牙龈(gingiva)覆盖在牙槽突边缘区和牙颈周围的呈浅粉红色的口腔黏膜。由上皮层和固有层组成,无黏膜下层,其固有层与下面牙槽突的骨膜融合,因此不能活动。

口腔前庭和下颌舌侧的牙龈与牙槽黏膜连续,有明显界限;上颌腭侧牙龈与硬腭黏膜连续,无明显界限。

牙龈的上皮为复层鳞状上皮,角化或不全角化。在游离龈的边缘转向内侧覆盖龈沟壁的上皮为龈沟上皮,无角化,此上皮不能抵抗机械力的作用而易破裂。从龈沟底开始,向根尖方向紧密附着牙表面的上皮为结合上皮,亦无角化。

牙龈的固有层直接附着于牙槽骨和牙颈部的牙骨质,由致密的结缔组织构成,含有丰富的胶原纤维和多种细胞。在致密的结缔组织固有层中,高而长的结缔组织乳头使局部上皮隆起,隆起之间的部分为上皮钉突。上皮钉突多而细长,插入固有层中,不仅使上皮与深层组织牢固地链接,而且使上皮表面形成许多点状凹陷,称为点彩。

儿童牙龈上皮薄,角化程度差,血管丰富,使牙龈弱显红色,又因儿童牙龈的固有结缔组织疏松,乳头较短平,致使牙龈组织柔软,点彩不明显。

根据牙龈的解剖位置,常将牙龈分为游离龈、附着龈和牙间乳头等 3 部分。

1.游离龈(free gingival)

游离龈又称边缘龈(manginal gingival)是指不与牙面附着的牙龈边缘,此边缘呈连续的半月形弯曲,并游离可动。

游离龈包括游离龈缘和龈沟。

龈沟(gingiva sulcus)是游离龈与牙面之间的环状狭小空隙,正常深度为 0.5~2 mm。

儿童乳牙的龈沟较恒牙为深,边缘龈质地较松软,当牙萌出时常导致牙龈局部充血、水肿,龈缘厚而圆钝,类似卷曲状。有学者曾测儿童乳牙龈沟深度,所测的颊舌侧、唇腭侧、近中与远中侧部位的龈沟深度不尽相同,但一般深度为 0.5~1.0 mm。

龈沟深度超过 3 mm 时,通常认为是病理性的,称为牙周袋。

2.附着龈(attached gingival)

附着龈是紧密附着在牙槽嵴表面,与游离龈相连的牙龈。

附着龈呈粉红色,质地坚韧,有许多点彩。点彩可增强牙龈对机械摩擦力的抵抗,而在炎症水肿时,表面点彩可消失而变得光亮。

儿童的牙龈上皮薄,角化程度差,血管丰富,附着龈质地柔软,边界清楚,显深粉红色。

3.牙间乳头(interdental plilla)或龈乳头(papilla gingival)

牙间乳头或龈乳头是位于邻近两牙之间,呈锥体的牙龈,颊、舌侧的龈乳头顶端位置较高,两牙邻面接触点位置较低,类似山谷状,故称龈谷。因该处不易清洁,一般易受到炎症刺激。

儿童的乳磨牙因牙冠形态的特点,使其牙邻面接触区呈面状接触,牙龈乳头呈短而圆状;又因乳磨牙牙冠颈部收缩,颈嵴突出,使接触区下方的牙龈凹陷更为明显,且凹陷区的牙龈缺乏角化上皮,故乳磨牙的龈乳头容易受到刺激或影响而发生炎症。

乳前牙未出现间隙时,邻面有接触,其龈乳头形状与乳磨牙相同。当儿童乳前牙出现间隙后,牙冠之间接触不明显或缺乏接触,两邻牙间的牙龈多不形成谷状凹陷,且此处牙龈角化较好,不易发生炎症。

四、边缘性龈炎

边缘性龈炎(marginal gingivitis)又称单纯性龈炎(simple gingivitis)或不洁性龈炎(filth-gingivitis),由儿童口腔不洁引起的牙龈炎。牙龈炎症主要位于游离龈和龈乳头,是儿童最常见的牙龈病。

(一)病因

3~5 岁儿童,还不能掌握正确刷牙方法,口腔卫生较差的儿童,由于软垢堆积,食物残渣附着,刺激牙龈,发生炎症。

牙列拥挤、牙齿排列不齐的儿童,既妨碍口腔自洁作用,又妨碍口腔清洁作用,使食物残屑或软垢滞留堆积,刺激牙龈引起炎症。

实际上,口腔卫生较差的龈缘部位堆积的是牙菌斑,菌斑是边缘性龈炎的始动因子。其主要致病成分是其中的微生物及其产物。

(二)病理

炎症局限于牙龈浅层,龈沟上皮通透性增加或有破损,而牙周膜和牙槽嵴未受侵犯。

上皮向深部增生,上皮下结缔组织内毛细血管增生、扩张、充血,组织水肿并有炎性细胞,主要是淋巴细胞和浆细胞,也可见中性粒细胞浸润。

龈沟内上皮溃疡和下方血管增生、充血,致牙龈易出血。

(三)临床特征

1.牙龈色泽、外形、质地发生变化

(1)牙龈缘龈乳头变为鲜红色或暗红色,水肿明显时,牙龈表面,尤为龈乳头表面光亮。病变较重时,炎症充血范围可波及附着龈。

(2)组织水肿、点彩消失,龈缘变厚,龈乳头变圆钝,炎症严重时,可出现龈缘糜烂、肉芽增生。

(3)致密而坚韧的正常牙龈变成为组织松软、缺乏弹性的炎症牙龈。

2.牙龈易出血

刷牙、咬硬物或用探针轻轻触及牙龈即易出血,有的按压牙龈时可见龈沟溢脓。

3.口腔或局部不洁

患牙区域有滞留或堆积的软垢,或有沉积牙石。

4.多无自觉症状

患者多无自觉症状,偶尔有牙龈局部痒胀感或有口臭等。

(四)诊断要点

(1)儿童口腔不洁,软垢堆积、食物残渣附着;或牙齿拥挤、排列不齐的牙排列状况。

(2)牙龈缘或龈乳头的炎症表现。

(五)治疗原则

针对病因进行处理是边缘性龈炎或不洁性龈炎的治疗原则。

(1)局部清洁、冲洗、上药,可控制牙龈炎症。

(2)改善口腔卫生状况,训练刷牙,防止复发。儿童3~4岁时,可在他能够接受的条件下训练刷牙,并予以督促与鼓励,使儿童从小养成刷牙习惯,随后当作生活中不可缺少的事情。

(3)牙列拥挤、牙列不齐者需行矫正治疗,矫正治疗后,牙龈炎即可减轻和消失。但儿童替牙期的牙列不齐多是暂时性的。

五、卡他性龈炎

卡他性龈炎(catarrh gingivitis)是儿童上呼吸道急性卡他性炎症在牙龈和(或)口腔黏膜中的并发症。

(一)病因

病因是溶血性链球菌感染上呼吸道的急性卡他性炎症,并发牙龈和(或)口腔黏膜的炎症。此类炎症除感染因素外,口腔不洁也是发病的条件。

(二)临床特征

(1)牙龈黏膜充血、水肿、松软,对刺激性食物敏感疼痛。

(2)除牙龈炎症表现外,有的口腔黏膜亦出现充血、水肿,表皮剥脱但不形成溃疡而有烧灼样感和疼痛感现象。此时称卡他性龈口炎。

(3)严重时颌下淋巴结增大。

(三)诊断要点

(1)儿童上呼吸道感染的症状和病史。

(2)牙龈和口腔黏膜普遍出现的充血、水肿状况。

卡他性龈炎常常是儿童卡他性龈口炎的最初表现。当继发感染时,则出现感染性龈口炎或膜性口炎。

膜性口炎以球菌,包括链球菌、葡萄球菌为主要致病菌。其病损是在口腔黏膜普遍充血水肿的基础上,出现大小不等、界限清楚的糜烂面,并有纤维素性渗出物形成的假膜,若将假膜撕脱则呈现出血面,出血后不久又有假膜覆盖。故鉴别诊断卡他性口炎和膜性口炎并不困难。

(四)治疗原则

(1)用无刺激性药液清洗口腔黏膜和牙龈,需避免擦伤黏膜和引起疼痛。

(2)全身应用抗生素,即抗生素抗感染治疗。当上呼吸道急性卡他性炎症控制后,卡他性龈炎或龈口炎可渐消退。

六、坏死性溃疡性龈炎

坏死性溃荡性龈炎(necrotizing ulcerative gingivitis,NUG)又称急性坏死性溃疡性龈炎(acute necrotizing ulcerative gingivitis,ANUG)或溃疮假膜性龈炎(ulcermembranous gingivitis)。是指发生于龈缘和龈乳头的急性炎症和坏死,由 Vincent 于 1898 年首次报道,故又称 Vincen(文森)龈炎。

(一)病因

病因是梭状杆菌和文森螺旋体共同作用下发病的,本病又称为梭杆菌螺旋体性龈炎。这两种病原体都是厌氧菌,在人的口腔中都能找到,但数量不大。当儿童抵抗力降低,营养不良,身体虚弱和口腔卫生不好时,它们则可乘虚而入,发生疾病。尤其当儿童营养不良、消化功能紊乱、腹泻、发热性疾病时更容易患病。宿主抵抗力低下是重要的发病内因。第一次世界大战期间,在前线战士中流行此病,故又称为“战壕口”。“战壕口”一名也说明本病在战壕中的恶劣环境下可能流行。

(二)病理

本病为非特异性急性坏死性炎症。

(1)表层坏死区,由坏死的上皮细胞、白细胞和纤维素、细菌等构成假膜,坏死区与生活组织之间有大量梭状杆菌和螺旋体。

(2)坏死区下方为鲜红带区,其炎症的结缔组织中有大量血管增生、扩张与充血,并有大量多形核白细胞密集浸润。

(3)在下方的结缔组织为慢性炎症细胞浸润区,主要为浆细胞和单核细胞浸润,此区也有螺旋体的浸润。

本病病理特点为,在充血、水肿的结缔组织中有大量炎细胞浸润,并伴有组织的变性和坏死变化。龈沟液的细菌涂片可见大量的文森螺旋体和梭状杆菌。

(三)临床特征

(1)本病多见于儿童的前牙,好发于牙龈边缘和龈乳头。

(2)组织坏死。牙龈边缘和龈乳头发生坏死使牙龈边缘覆盖一层灰绿色假膜,此层假膜是由坏死组织和炎性渗出组成。去除坏死组织和假膜,龈边缘和龈乳头呈刀切样状。

(3)牙龈易出血。若将假膜擦去,或去除坏死组织,下面露出的是出血的创面,触及易出血。

(4)牙龈疼痛。牙龈部位有明显疼痛感或胀痛。

(5)恶臭。患儿口腔中有一种特殊的腐臭,或典型的腐败性恶臭,这可能与它感染的细菌和组织发生坏死有关。

(6)感染可向深层和周围黏膜发展。当儿童全身状况未得到改善或机体抵抗力极度降低时,坏死性龈炎则可向深层组织发展,而出现附着龈坏死、牙槽骨外露、牙齿松动及颌下淋巴结增大等。

若合并其他细菌感染,炎症则可由牙龈向黏膜发展,使感染波及病灶相应的唇、颊黏膜上,此时称为坏死性龈口炎(necrotizing gingivostomatitis)。当儿童机体抵抗力极度低下时,可合并产气荚膜杆菌感染,使面颊部组织迅速坏死,甚至穿孔,称为"走马疳"。此时,由于细菌毒素和组织分解的毒性产物被机体吸收,使患儿出现不同程度的中毒症状,严重者可致死亡。

(四)诊断要点

(1)坏死性龈炎的临床表现特点,即牙龈和龈乳头呈刀切状坏死,疼痛,易出血,有特殊腐败性臭味,局部淋巴结增大。

(2)病变区的细菌学涂片检查可见大量梭状杆菌和螺旋体。但坏死性溃疡性龈炎的慢性期,出现反复发作的牙龈炎症、乳头消失,疼痛和出血、口臭等,而细菌涂片检查无特殊细菌。

(五)治疗原则

(1)去除局部坏死组织。

(2)应用氧化剂,如3%过氧化氢、0.1%高锰酸钾液彻底清洗局部,氧化剂对坏死性龈炎有良好治疗效果。局部冲洗时即可轻轻去除假膜,而后再上药,如涂布碘合剂或1%碘酊。

(3)增强机体抵抗力。在口腔局部治疗的同时,还需改善儿童身体状况,增强机体抵抗力,使之加快愈合并避免复发。

重症患儿可口服2~3 d的甲硝唑或替硝唑等抗厌氧药物,有助于控制感染,缩短病程。

(4)口腔卫生指导。急性期过后,通过洁治术去除菌斑和牙石等局部刺激因素,建立良好的口腔卫生习惯,以防复发。

第九章　危重症营养支持、血液透析及镇痛治疗

危重症患者由于处于高代谢状态,对能量和蛋白质的需求量大,然而由于疾病的原因,许多患者无法经口摄取营养或不能经口获取足够的营养。

临床上已有大量证据显示营养不良可增加疾病的发生率,影响手术效果,延迟呼吸机撤机时间以及增加患者的病死率。

第一节　危重患者的营养代谢

一、单纯饥饿代谢特点

基础代谢率低,血糖低,胰岛素水平低。

二、危重患者代谢特点

(1)高能量消耗代谢:主要与神经内分泌和系统性炎症反应有关,同时还受到患者的体温、意识状态、肌张力、活动度和治疗等的影响。

(2)高分解代谢:大量机体组织和内脏蛋白分解提供能源、氮源,具有强制性。外源性营养底物不能减少这种分解代谢,即自噬现象。

(3)高血糖:由于炎症递质、细胞因子、神经内分泌系统的影响,危重患者糖代谢特点为:a.糖异生增加,使血糖升高;b.胰岛素抵抗,糖利用障碍。

(4)免疫功能障碍:早期主要表现为某种程度的细胞免疫的抑制,随着病程的延续,持续高分解代谢带来以低蛋白血症为主的营养不良和胃肠道屏障功能障碍。

(5)胃肠道功能障碍:早期神经内分泌和系统性炎症反应的影响,缺血再灌注损伤,局部组织代谢障碍,使胃肠道功能受损。如长期禁食和肠外营养,也使得胃肠道功能受损,表现为肠道细菌、毒素移位、免疫功能受损。

第二节　肠内营养

一、肠内营养的定义

肠内营养(enteral nutritiom,EN)是经胃肠道用口服或管饲来提供、补充代谢需要的营养基质及其他各种营养素的营养支持方法。

二、肠内营养的意义

(1)刺激消化液和胃肠道激素的分泌,促进胆囊收缩和胃肠蠕动,提高患者的免疫功能。

（2）改善门静脉系统循环,改善肠道血液灌注与氧的供给。

（3）维护肠黏膜屏障功能,减少肠道细菌、内毒素移位。

（4）避免肠道长期处于旷置状态,减少肠源性感染的发生。

三、肠内营养的时机

（1）早期肠内营养:早期肠内营养能明显降低病死率和感染率,改善营养摄取,减少住院费用。早期肠内营养的概念"进入 ICU 24～48 h 内",并且血流动力学稳定、无禁忌证的情况下开始肠道喂养。

（2）烧伤后 6 h 内给予肠内营养是安全、有效的,能够更快地达到正氮平衡。

（3）重症急性胰腺炎患者,初期复苏后条件允许时可开始营养支持,并优先考虑经空肠营养。

（4）大多数脑外伤患者在 1 周内均有胃排空延迟,半数以上患者在伤后第 2 周内仍有胃排空延迟,直至 16 h 后所有患者才能耐受足量肠内营养,宜选择经空肠实施肠内营养。

（5）早期是否闻及肠鸣音并非决定喂饲的指征,在发病 24～72 h 后,如果没有禁忌证应尽快给予肠内营养。

（6）重症患者急性应激期营养支持应掌握"允许性低热量"原则（20～25 kJ/(kg·h)）;在应激与代谢状态稳定后,能量供给量需要适当地增加（30～35 kJ/(kg·h)）。

四、肠内营养的适应证与禁忌证

1.适应证

当患者原发疾病或因治疗与诊断的需要而不能或不愿经口摄食,或摄食量不足以满足需要时,胃肠道功能允许而又可耐受,首先考虑采用肠内营养。

2.禁忌证

（1）肠梗阻、肠瘘、吻合口瘘。

（2）胃肠道需要休息或严重吸收不良。

（3）急性重症胰腺炎急性期。

（4）短肠综合征,小肠<60 cm。

（5）处于严重应激状态、血流动力学不稳定。

（6）年龄小于 3 个月的婴儿不能耐受高张液体膳的喂养。

五、肠内营养途径的选择

（1）肠内营养时间小于 6 周,没有误吸危险的可选择鼻胃管。

（2）肠内营养时间小于 6 周,有误吸危险的应选择鼻腔肠管或鼻十二指肠管。

（3）肠内营养时间大于 6 周,选择经皮内镜下空肠置管或经皮内镜下胃造口。

六、喂养管的选择

（1）橡胶管或硅胶管质地粗硬,对鼻咽部有刺激和压迫作用。橡胶管现已弃用。

（2）聚氯乙烯管是橡胶管的换代产品,患者不舒适感仍较明显,放置时间长时易变脆,必须经常更换。优点是廉价。

（3）聚氨酯管是目前临床上应用最多的材料之一。其优点是质软、刺激性小、患者耐受良好,可置于消化道内 2 个月以上。由于质软,故在置管时需要导丝的帮助。

(4)聚硅酮管用聚硅酮材料制成喂养管质较软,经久耐用,患者耐受良好。

七、肠内营养制剂的选择

首先评估患者的年龄、营养素的需要量、病种、患者胃肠道功能、喂养途径、患者对某些膳食的耐受性等。

其次在肠内营养开始时先选择较易消化和吸收的化学精制要素膳或液体要素膳,然后渐进至整蛋白为氮源的肠内营养液。自始至终仅仅使用"一种"肠内营养制剂是不科学也不现实的。

对部分合并糖尿病、COPD、肾功能不良、肝功能不良的老年痴呆症患者等,需采用特殊疾病专用型制剂。

八、常见的营养制剂

(1)整蛋白型:补充的氮是以完整蛋白质形式提供,如大豆蛋白、酪蛋白,要求胃肠道具有较好的消化功能。分为含膳食纤维和不含膳食纤维,前者有渣,如能全力、瑞能、瑞代等;后者无渣,如能全素、安素。

(2)要素/短肽型:不需经过消化就能直接吸收,对胃肠道的功能要求相对较低,无渣。可分为结晶氨基酸为氮源的要素饮食,如爱伦多;短肽为氮源的要素饮食,如百普力、百普素。

(3)特殊制剂:如瑞代、康全力适用于高血糖患者,瑞高适用于能量需求高而有液体限制的患者,如心力衰竭。

(4)均浆膳和混合奶:由食堂或患者家属自己配制,只能间断推注使用。

九、肠内营养的输注方式

1. 持续性输注

通过重力或肠内营养素匀速滴注。开始时滴注速度应缓慢。第一天为 30～40 mL/h,如患者无不适,以后可以逐天增加输入量,增加速度为每天 20 mL/h,最大输入速度为100～125 mL/h。营养液最好连续输入 18～20 h,停 4～6 h。

持续输注的优点如下。

(1)不容易发生胃潴留和误吸。

(2)胃肠容纳好,较少出现恶心、呕吐、腹泻等消化道问题。

(3)吸收较为容易,营养液利用充分。

(4)减轻了护理负担。

2. 间歇输注

在 1～2 h 的时间内将一瓶(通常 500 mL)营养液输注给患者,3～4 次/天,可按通常的用餐时间进行。与持续滴注相比,发生腹泻、恶心呕吐,胃潴留的风险要大。

3. 大剂量定时推注

每天数次,定时用注射器推注:一般由少量开始(大约每次 100 mL),渐增至最大量每次 250 mL。缺点如下。

(1)不利于营养液的消化和吸收。

(2)患者不适感明显。

(3)增加护士的工作量。

(4)易发生胃潴留、腹泻、反流、误吸等。

第三节　肠外营养

一、定义

全肠外营养(total parenteral nutrition,TPN)现统称为肠外营养(parenteral nutrition,PN),是指由胃肠外途径(通常是静脉)供给机体足够的蛋白质(氨基酸)、脂肪、糖类、维生素、微量元素、电解质和水分。即使在不进食的情况下,患者也能获得正常营养。

二、适应证和禁忌证

1.适应证

(1)胃肠道功能吸收障碍:如大量小肠(大于70%)切除、放射性肠炎、SLE、胶原性疾病。

(2)接受强烈化疗或放疗者、骨髓移植者。

(3)中重度急性胰腺炎。

(4)重度分解代谢:大手术、大于50%烧伤、毒血症。

(5)严重营养不良伴胃肠功能障碍。

(6)手术创伤及复合性外伤、妊娠剧烈呕吐或神经性拒食、入院7~10 h不能建立充足的肠内营养。

2.禁忌证

(1)患者的消化道功能正常,能获得足够的营养。

(2)严重水、电解质、酸碱平衡紊乱或并发休克者。

(3)估计TPN应用有超过5 d。

(4)预计肠外营养并发症的危险大于其可能带来的益处。

(5)原发病需及早手术,不易强求术前行人工胃肠支持。

三、输注途径和方式

1.输注途径

(1)中心静脉途径:经中心静脉实施肠外营养首选锁骨下静脉置管途径。

(2)周围静脉途径:PICC。

2.输注方式

(1)持续输注法是将全天的营养液在24 h内持续均匀输入到体内的方法称为持续输注法。

(2)循环输注法是在持续输注营养液稳定的基础上,缩短输注时间,由24 h缩短至12~18 h,使患者有一段不输液体的时间。其优点是可预防或治疗持续输注所致的肝毒性。

四、静脉营养液的组成

水、电解质(如 10％氯化钾、10％葡萄糖酸钙、25％硫酸镁、10％氯化钠等)和微量元素制剂(安达美、派达益儿)。每天成人液体量以 3 000 mL 为宜。

(1)钾：肾功能正常每天补给 2～3 g。

(2)钠：每天需要 4.5～9 g。

(3)维生素：制剂包括水溶性和脂溶性(脂维他、维他利匹特)。

(4)糖类：是人体的主要供能物质，所需热量应根据患者的体重、消耗量、创伤及感染程度而定。输注速度 4 mg/(kg·min)，输注量最多不超过 200 g/d，占总能量的 60～70％。1 g 葡萄糖产热量约 4 kJ。

(5)氨基酸：氨基酸是合成蛋白质的基质，足够的氮源可补充和减轻体内蛋白质的消耗，促进愈合及酶和激素的合成。需要量至少应达到 1.2～1.5 g/(kg·d)，热氮比＝(100～200) kJ，蛋白质需要量 1～3 g/(kg·d)，氨基酸(g)＋6.25＝蛋白质(g)。

(6)脂肪乳剂：成人每天 1～2 g/kg，提供总能量的 30％～50％，它不但可以提供能量，而且还可以为机体提供必需的脂肪酸。含脂肪的全营养混合液(total nutrient mixture，TNM)应 24 h 内匀速输注，如脂肪乳剂单瓶输注时，输注时间应＞12 h。常用的有 10％、20％、30％英脱利匹特、力能等。1 g 脂肪产热量约 9 kJ。

五、特殊营养素

特殊营养素主要为精氨酸、谷氨酰胺、核酸、膳食纤维等。能够增加患者的免疫力，改善重要脏器功能。

1.谷氨酰胺

(1)谷氨酰胺属非必需氨基酸，是体内含量最丰富的氨基酸，约占总游离氨基酸量的 50％以上，是肠黏膜细胞、淋巴细胞、肾小管细胞等快速生长细胞的能量底物，对蛋白质合成及机体免疫功能起调节与促进作用。

(2)意义：可促进肠黏膜细胞的生长、维持肠屏障完整、防止细菌移位，并通过增加小肠对葡萄糖的吸收和肝细胞对葡萄糖的摄取来调节血糖水平。

(3)目前国内唯一的静脉用谷氨酰胺制剂是丙氨酰谷氨酰胺(力太，Dipeptiven)，输入体内后分解为谷氨酰胺。由于渗透压高(921 mOsm/L)，不能单独输注，需加入全营养混合液或其他液体中使用。

2.鱼油(ω-3PUFA)

ω-3PUFA 通过竞争方式影响传统脂肪乳剂(ω-6PUFA)代谢的中间产物(花生四烯酸)的代谢，产生 3 系列前列腺素和 5 系列白三烯产物，从而有助于下调过度的炎症反应，促进巨噬细胞的吞噬功能，改善免疫功能。

3.精氨酸

精氨酸是应激状态下体内不可缺少的氨基酸，它可影响应激后的蛋白质代谢，参与蛋白质合成。

4.膳食纤维

可溶性膳食纤维经过细菌代谢后产生结肠上皮细胞主要能源底物——短链脂肪酸。肠道功能完好的患者应首选含膳食纤维的营养制剂。

膳食纤维(dietary fibre,DF),正常饮食纤维摄取量为 30 g/d。分为可溶性纤维(solventable dietary fiber,SDF)(如:果胶、树胶和植物多糖等)和不溶性纤维(insolventable dietary fiber,IDF)(如:α-纤维素、木质素和半纤维素)。

(1)可溶性纤维:①缓解葡萄糖在小肠的吸收;②降低血清胆固醇;③延缓胃排空。

(2)不溶性纤维:①吸收水分,增加粪便的重量;②促进肠蠕动,减少粪便在结肠内的停留时间;③刺激胃肠黏膜的增生,促进肠壁肌层的生长。

六、静脉营养液的要求

(1)pH 应调整在人体血液缓冲能力的范围之内。

(2)适当的渗透压:当输入低渗透压溶液时,水分子将进入细胞内,严重时可有溶血现象。当输入高渗溶液时,细胞内的水分子逸出而发生细胞皱缩,对血管刺激较大,尤其是采用外周静脉,可以引起静脉炎、静脉血栓。

(3)必须无菌、无热源。

(4)微粒异物不能超过规定。目前各国药典中规定的微粒的最大直径不超过 10 μm。

(5)无毒性,如水解蛋白质不能含有引起过敏的异性蛋白质。

七、静脉营养液的配制

1. 配制要求

有独立的配制室,定期进行清扫和消毒,工作人员入室应穿无菌工作服,并对气压、温度、微生物等经常进行检测,有条件可在空气净化台或层流空气罩内操作。

2. 配制前准备

配制前仔细阅读医嘱单,准备好各种液体和器械,避免因多次走动而增加污染的机会。用酒精擦拭工作台和输液瓶,使之干净、无浮尘。层流工作台启动 20 min 后,可以洗手或戴无菌手套,开始静脉营养液的配制。

3. 配制顺序

(1)将电解质、水溶性维生素(如水乐维他)、微量元素(如安达美)、胰岛素等加入葡萄糖或氨基酸中。

(2)磷酸盐(如格利福斯)加入另一瓶氨基酸中。

(3)脂溶性维生素(如维他利匹特)加入脂肪乳中。

(4)将含有各种添加物的氨基酸液或葡萄糖液以三通路加入 3 L 袋中。

(5)之后加入脂肪乳剂,轻轻摇匀混合,排出多余气体,夹紧输入管,用无菌剪刀将余管剪除,末端用无菌纱布包裹备用。

4. 注意事项

(1)严格无菌操作,配制与输入过程中应严格执行无菌操作规程。

(2)注意各营养素的混合。

1)安达美中含有铬、铜、铁、锰、钼、硒、锌、氟和碘多种微量元素,本品渗透压较高(1 900 mOsm/kg·(H$_2$O))、pH 较低(pH 等于 2.2),故未经稀释不能输注。本品与乐凡命和葡萄糖注射液能很好地配伍。

2)安达美不得与维生素 C、磷酸氢钾相混合。

3)安达美不得与水乐维他、维他利匹特直接混合。

4)安达美不得与格里福斯直接混合,用同一支注射器加安达美和格里福斯时,中间必须用其他液体冲洗注射器。

5)格里福斯不得与钙直接混合,钙与磷酸盐可形成沉淀。一般磷要在钙之前添加,然后才能加入脂肪乳剂,并且要边加边摇动使其充分混合,以预防微粒的产生。

(3)室温下全营养混合液 24 h 内,脂肪颗粒不破坏,如配制后暂不使用可置于 4 ℃冰箱内保存。

(4)高渗液体可破坏脂肪乳剂的完整性,而电解质、微量元素均为高渗液体,不能直接加入脂肪乳剂中,应先将它们与葡萄糖或氨基酸溶液混合稀释。

(5)氨基酸液对脂肪乳剂的稳定性有保护作用,当氨基酸容量不足时,可引起脂肪颗粒裂解,配 TNM 液不可没有氨基酸。

(6)电解质浓度应有限制,一般一价阳离子总浓度<150 mmol/L,二价阳离子总浓度<2.5 mmol/L,因脂肪颗粒表面带负电荷,阳离子浓度过大可引起脂肪颗粒破坏,一价阳离子的最大浓度小于 150 mmol/L。

(7)葡萄糖的最终浓度为 0~23%。

八、并发症及其预防

(一)导管并发症

1.气胸

易发生在肺气肿、极度消瘦的患者,当患者静脉穿刺时或置管后,出现胸闷、胸痛、呼吸困难、同侧呼吸音减弱时,应怀疑气胸的发生。胸部 X 线检查可明确诊断,一旦发生,应暂停置管,严重者应考虑行胸腔闭式引流术。

2.空气栓塞

可发生在置管、输液及拔管过程中,少量可无症状,大量进入后可有呼吸困难、发绀、神志不清,严重者可死亡。

(1)置管时空气栓塞的预防要点:①穿刺时置患者于头高脚低位,使静脉压增高;②穿刺静脉时,令患者吸气后憋住;③卸下注射器时,要防止空气进入;④尽量使用密闭置管方法。

(2)输液时预防空气栓塞的要点:①及时更换输液瓶;②防止输液管连接部脱落,如果发生应及时闭塞,并嘱患者不可大声呼叫;③应用带有报警装置的输液泵;④使用 3 L 袋输液;⑤采用重力输液时,使输液管的最低点低于患者的心脏平面 10 cm;⑥拔管时嘱患者安静、配合、操作者在拔管后应紧压置管处 3~5 min。

3.静脉血栓形成

长期置管者较常见,主要原因是导管材料不佳。

预防措施如下。

(1)采用硅胶静脉置管。

(2)应用肝素稀释液静脉封管。

(3)确认导管尖端的位置是否正确,一旦确定血栓形成,应立即拔出导管,拔管时剪下导管尖端送细菌培养,并开始抗凝治疗,常用的抗凝药物是肝素。

4.动脉或静脉出血

动脉或静脉出血是穿刺置管时较常见的并发症,多数病例无须治疗,极少数病例需要开胸止血。

5.静脉炎

主要原因有高渗液体对血管壁的刺激和导管材料不佳。

6.其他并发症

如皮下气肿及血管、淋巴管、神经损伤等。

（二）感染性并发症

1.局部感染

一是穿刺点的皮肤，二是导管尖端周围的血。

2.全身感染

导管败血症，是胃肠外营养中最严重的并发症。临床特点是拔管前发热与寒战呈持续间断性发作，发热伴有寒战，发热在导管拔出后8～12 h逐渐消退。

（三）代谢性并发症

1.糖代谢异常。理想的血糖水平应维持在8.3～10.0 mmol/L。

(1)高血糖。

(2)低血糖。

2.必需脂肪酸缺乏症。

3.氨基酸代谢异常。

4.电解质紊乱。

（四）消化系统并发症

临床表现为肝脏酶谱异常、脂肪变性和胆汁淤积等。应及时调整营养液配方，减少总热量的摄入，调整葡萄糖与脂肪乳剂的比例，改换氨基酸制剂，严重者停止静脉营养制剂，一般可逆转肝功能损害。

九、几种电解质制剂

(1)钠(常用0.9％氯化钠、10％氯化钠)、钾(10％氯化钾)、氯、钙(葡萄糖酸钙、氯化钙)、磷(格利福斯)、镁(硫酸镁)。

(2)微量元素制剂：安达美(内含铬、铜、锰、钼、硒、锌、氟、铁、碘9种微量元素)，成人量为每日1支；另外专供儿科患者用的微量元素制剂哌达益儿，内含钙、镁、铁、锌、锰、铜、氟、碘、磷、氯等10种元素。营养支持需要系统评价成效，以免患者处于营养过多或过少的情况。护理人员应全面了解患者的营养状况，能够为患者的营养需要提出适当的建议，为重症患者提供具体、安全且合理的营养支持。

第四节　血液透析概述

血液透析(HD)是治疗急、慢性肾衰竭的有效肾脏替代治疗应用最广的措施之一。随着透析技术的改进、透析设备的发展、透析膜的生物相容性的提高，使慢性透析患者的生活质量明显提高,高质量的透析患者 5 年存活率在 80%以上。

一、原理

血液透析是利用半透膜原理,将患者血液与透析液同时引进透析器,在透析膜两侧呈反向流动,借助膜两侧的溶质梯度、渗透梯度和水压梯度,通过扩散、对流和吸附清除体内毒素,通过超滤和渗透清除水分,同时可以补充体内某些需要的物质,纠正电解质和酸碱平衡紊乱。血液透析替代了正常肾脏的部分排泄功能,延长了患者的生命,是抢救急、慢性肾衰竭的最有效措施之一。

二、适应证

(一)肾衰竭

不论是急性或慢性肾衰竭的患者,如果出现尿毒症脑病、尿毒症性心包炎、难治性代谢性酸中毒、心力衰竭及危及生命的高钾血症等,是进行血液透析的绝对指征。

1.急性肾衰竭

由于急性肾衰竭时肾功能的可逆性,故少尿型急性肾衰竭的诊断确立后,即进行预防性的早期透析。通过规律性的血液透析度过尿毒症阶段,直至自发性肾功能的恢复。

2.慢性肾衰竭

目前对慢性肾衰竭患者何时进行透析治疗,国内外尚无统一的标准。主张早期透析的学者认为,内生肌酐清除率(Ccr)在 10 mL/min 以上时就应进行透析治疗,理由是不必严格限制低蛋白饮食,可以明显提高生活质量。有些学者认为可以通过低蛋白饮食控制尿毒症的发展,在 Ccr 在 5 mL/min 以下时进行透析,可以节省医疗费用。现在大多数学者认为,Ccr 并非是决定透析的标准指标,一些患者如果出现严重的尿毒症并发症,或者由糖尿病肾病引起的肾衰竭时,应尽早进行透析治疗。

(二)急性药物或毒物中毒

由于目前许多药物或毒物没有相应的解毒剂,血液透析和血液滤过在救治许多特殊药物或毒物急性中毒中具有十分重要的作用,有条件的患者首选血液滤过治疗,疗效最佳。

但对于可以透过半透膜的药物或毒物,也可以选用血液透析治疗,尤其是伴有肾衰竭时。也可以血液透析与血液灌流联合治疗,两者串联使用,使患者血液先通过血液灌流器再通过血液透析器。

(三)其他

难治性充血性心力衰竭和急性肺水肿的急救、完全梗阻性黄疸的术前准备等。

三、操作要点

(一)血管通路的建立

目前对血管通路方式的选择,主要依据肾衰竭的类型和透析紧急性而定。要求操作和使用方便,能保证所需要的血流量,却不能影响远端的血供和患者的工作与生活。

1.临时性血管通路

临时性血管通路的建立多采用静脉穿刺途径,常用的静脉主要有颈内静脉、锁骨下静脉、股静脉等,静脉穿刺成功后直接可以使用,同时可以留置导管,减少反复穿刺次数,对心血管系统的功能影响较小。

该方法适用于急性肾衰竭、慢性肾衰竭并发高钾血症及心力衰竭等急性并发症需紧急透析、急性药物中毒，以及需要做血液灌流、血浆置换等的紧急治疗等。

2.动—静脉内分流

动—静脉内分流是维持性血液透析最常用的血管通路，即内瘘。内瘘的建立一般选用左上肢的血管，多采用桡动脉与并行的头静脉直接端端吻合、端侧吻合或侧侧吻合，吻合口内径一般在 0.5～0.8 cm。建立内瘘后一般需等待 4～6 周，待静脉动脉化后才能使用。该方法使用时间较长，活动方便，感染发生率低，适用于慢性肾衰竭的长期维持性透析治疗。

（二）透析液的配制

由于血液透析是通过透析液及血浆之间的扩散转输以恢复细胞外液电解质的生理浓度，因此透析液中不同离子的浓度设定在正常血浆水平，但是仍可以根据需要作适当的调整，以减少在透析过程中可能发生的某些急、慢性并发症，并避免因长期透析引起的某些代谢并发症。考虑到在肾衰竭时的体内病理生理的变化，在一般情况下，透析液中不含有磷，钾离子浓度低于生理浓度，而碳酸氢根离子与钙离子浓度略高于生理浓度，其他离子，如钠离子、氯离子浓度等接近于正常生理水平。

（三）透析器的选择

透析器是血液透析装置中最重要的组成部分，由透析膜和支架组成。透析膜是透析器的重要组成部分，不同材料制成的膜对不同分子量的溶质的清除率不同。由于透析膜的不同，其物质的转输特性也不同，有的以扩散为主，有的以对流为主，有的兼具有扩散及对流转输功能。目前常用的透析膜材料有两大类型：①纤维素类膜：如铜仿膜、再生纤维素膜、改良再生纤维素膜、醋酸纤维素膜、二醋酸纤维素膜、三醋酸纤维素膜、皂化纤维素酯膜等。②合成的聚合物膜：如聚砜膜、聚酰胺膜、聚碳酸酯膜、聚丙烯腈膜、聚甲醛丙烯酸甲酯膜等。合成的聚合物膜的生物相容性较前者好，有高渗透性和高对流作用。

透析器种类繁多，根据膜形状、膜性能及膜支架结构，可分为以下几种：①管型透析器：现已经被淘汰。②平板型透析器：是早期常用类型，现也已被淘汰。③空心纤维透析器：为目前最常用的透析器类型，空心纤维膜可由不同材料制成。其优点是体积小，预充血容量少，血液阻力小，残留血量少，溶质清除率高，以及复用次数多，但纤维内较易凝血。④高流量透析器：为高分子合成膜，生物相容性较好，有高渗透性和高超滤能力。由于高血流量，所以每次治疗时间可以缩短，但须配有准确控制容量超滤的透析机使用。⑤吸附型透析器。

（四）透析机

透析机由透析液供给装置、血液输送系统及相应的电子监测系统组成。透析液供给系统部分，透析液安排为单向流动，通过一个比例系统持续将事先制备好的浓缩透析液与净水按一定比例混合成新鲜透析液。新鲜透析液通过脱气装置及输液泵以一定流速输送至透析器，经透析后排弃。这一过程有透析液流量及压力监测、浓度监测、加温装置及温度监测、漏血监测。目前先进的透析液供给系统，采用容量控制或伺服反馈控制系统，可根据计划精确控制超滤量。如超出预定范围或有故障以及有危及患者生命的因素，监测器会发出警报或血泵自动停止工作。

血液输送系统方面包括血泵将患者血液引出体外，进入透析器透析后再回输到体内。在此过程中，装有肝素泵，按时将一定量的抗凝剂——肝素注入血液，有血流量监测、气泡监测及动脉、静脉压力监测。

(五)抗凝方法

为使血液透析顺利完成,必须使用抗凝剂保证血液不凝固在体外循环中,试管法凝血时间维持在 30min 左右,就达到抗凝目的,又不致出血。使用抗凝方法有下述几种。

1.肝素抗凝

肝素是目前血液透析最常用的抗凝剂。

(1)全身肝素化:方法首剂肝素 2 000 U,以后每小时追加 1 000～1 500 U,平均输入,必要时监测凝血时间,调整肝素用量。透析结束前 30 min 停用肝素。如果没有使用肝素的反指征,本法目前最常用,并能达到透析时抗凝要求。

(2)小剂量肝素(边缘肝素化):先测定活化凝血时间(ACT)基础值后,首剂注入肝素 750～1 500U,10 min 后再测定 ACT 值,使抗凝后 ACT 值较基础值延长 30%～40% 为合适。以后持续注入肝素使 ACT 值保持延长 40% 即可,肝素使用到透析结束。对有高危出血或心包炎患者可使用此法抗凝透析。

(3)局部肝素化:在透析器入口处持续注入肝素,同时在透析器出口处持续注入鱼精蛋白,以中和肝素。目的使体外循环部分起持续抗凝作用,而体内凝血时间不变。每次透析前要做鱼精蛋白中和试验,以调整肝素与鱼精蛋白输入比例。适用于有活动性出血、近日手术后的患者。

2.低分子肝素(LMWH)抗凝

透析开始 1 次给予低分子肝素 5 000 U,静脉注入,可维持 4 h 透析。

3.无肝素透析

常规冲洗透析器后,用500～1 000 mL 0.9%氯化钠注射液冲洗透析器 1 次。透析时血流量在 250～300 mL/min,每隔 30 min 用止血钳阻断动脉血路,用 0.9%氯化钠注射液 100～200 mL在透析器入口处处理透析器 1 次,直至透析结束。冲洗进入体内的液体要在透析中超滤清除。适用于有活动性出血患者。

4.局部枸橼酸钠抗凝

在透析器入口处持续注入枸橼酸钠,同时在透析器出口处持续注入 5%氯化钙。适用于活动性出血及高危出血患者,临床较少使用。

5.前列腺素(PGI_2)抗凝

前列腺素可使血小板内 cAMP 水平升高,起到抗血小板聚集和血栓形成的作用。已有报道用 PGI_2 作为血液抗凝剂,因其不良反应大,临床未被推广。

(六)透析效果

肾衰竭患者之间在体型、饮食习惯、病理生理、应用药物和内源性的尿毒症毒素的产生上并不相同,因此需要给予不同的透析处方以纠正由尿毒症导致的异常,并恢复到相对健康的水平。

对维持性血液透析患者,在制订透析处方时,除考虑血压的控制、充足的营养及康复等问题外,常需要考虑以下问题,以便做个体化安排:①每周患者需要通过清除的代谢废物的量,这里涉及患者的残余肾功能、体表面积、氮质代谢情况等。②透析效率:这由透析器的性能、有效面积、血流量和透析时数等多种因素所决定。现临床上多选用透析面积为 1.2～1.5 m^2,透析液流量为 500 mL/min,血流量为 200～250 mL/min,透析时数为 5 小时/次,每周 3 次的透析方案。

维持性血液透析患者常见的死亡原因之一是透析不充分引起的各种并发症。透析充分是指临床上要求在摄入一定量的蛋白质的情况下,力求以最短的时间和最有效的方法清除尿毒症毒素,并适量清除尿素,且在透析期间保持在一定的水平值,临床上患者无心血管并发症及水、电解质及酸碱平衡失调,自感舒适,远期并发症少。在临床上如何判定透析的充分性和合理性是较困难的问题,现多采用尿素清除指数(Kt/V)来评价。Kt/V 反映透析时的指数时,K代表透析器的清除率,T 为每次透析时间,V 为尿素分布容积。作为容积比例参数,KT 指在一次透析中有多少毫升血液中的尿素被清除,将此值用尿素分布容积 V 去除所得到的分数,即等于在一次透析中相当于多大部分的总体水中的尿素被清除,故 Kt/V 值被看作是透析治疗量的一个指标。常用的 Kt/V 计算方法为:(透析器的清除率×透析时间)/尿素分布容积,一般要求 Kt/V 值在 1.2～1.4 为理想值,小于 1 为透析量不足。临床上影响透析充分性的因素有以下几种,须注意纠正:①测量体重不准确;②透析器重复使用次数过多,超过 5 次以上;③血流速度过快,超过 350 mL/min;④透析时数和次数不足;⑤患者饮食欠节制,透析期间增重超过 5%,进食蛋白质超过 1.2 g/kg;⑥有严重的并发症,特别是高分解代谢状态;⑦动静脉内瘘小循环等。

四、并发症及处理

(一)急性并发症

1.初用综合征

亦称首次使用综合征,即用新透析器在短时间内出现过敏反应。多数在开始透析后15～30 min内发生,轻者出现皮肤瘙痒、胸痛和背痛,重者出现全身烧灼感、胸腹剧痛、呼吸困难、血压下降。轻者给予对症处理,重者应立即停止透析,给予吸氧、抗过敏处理。重复使用透析器、充分冲洗新使用的透析器等均可减少初用综合征的发生。

2.失衡综合征

由于透析过快,脑组织的渗透压过高,引起脑水肿所致。轻者表现为头痛、恶心、呕吐、视力模糊、肌肉抽搐,重者出现血压升高、定向力障碍,更甚者出现癫痫发作、精神异常,甚至昏迷和死亡。对于轻度患者,可以用高渗盐水或葡萄糖溶液静脉点滴,重者应停止透析,给予甘露醇静脉滴注,出现癫痫样发作时给予地西泮或苯妥英钠静脉注射。预防措施包括缩短透析时间,增加透析频度,避免使用低钠透析液等。

3.心血管并发症

(1)低血压:多与过多或过快的超滤使血容量的急剧下降有关,有些由醋酸盐透析液、透析液温度过高引起的血管扩张、心律失常、心力衰竭等因素所导致。低血压在血液透析过程中发生率约为 30%,患者常出现头痛、抽筋、乏力、恶心、呕吐、嗜睡等,但有的患者有时无症状出现,特别是一些老年人。发现低血压时应该取平卧位,降低负压、减少或停止超滤,并给予吸氧。低血容量患者一般经补充盐水、白蛋白、升压药物等措施即可纠正,如处理无效,应立即停止透析。预防措施包括提高透析液的钠浓度、改用碳酸氢盐透析液、降低透析液温度和减少负压、控制超滤量和超滤速度、透析前不给降压药物等。

(2)心律失常:常见原因有高钾血症、低钾血症、心肌病变或洋地黄药物毒性反应等,患者可出现各种心律失常。处理或预防措施为纠正各种可能诱发的因素。

(3)心力衰竭:可发生于透析过程中,常见原因为患者原有高血压、心脏扩大、心功能减退、水潴留过多、贫血等因素;透析过程中输血、输液速度过快或结束时回血过快;透析过程中发生漏血、心肌梗死、心包填塞等。在处理上,应积极去除诱因,对血容量过多者,可以改用单纯超滤;对非容量负荷引起者应终止透析。

(4)心搏骤停:为少见而严重的并发症,常见于脱水过快引起血压急剧下降而未及时发现,严重心律失常、心力衰竭、心包填塞、空气栓塞、溶血反应等亦可引起。出现心搏骤停时,应按照心肺复苏急救处理。预防上,对有严重贫血、心脏扩大、心力衰竭患者,在透析过程突感胸闷、心动过速或过缓、呼吸急促或不规则、血压下降、透析管路中血液颜色变暗红等,往往预示严重意外即将发生,应及时停止透析,寻找原因。

4.发热反应

多数是由于内毒素热源反应,少数是由于感染所致,有时可与透析机温度调节失灵有关。患者表现为在透析后不久即出现发冷、寒战、高热等,常伴有恶心、呕吐、偶出现低血压。应用抗组胺药物、解热药物或糖皮质激素可以改善症状,反应严重者应终止透析;疑为细菌感染引起者应及时应用抗生素治疗。预防措施包括应用0.9%氯化钠注射液而不用空气驱血;透析器和管路有效的清洗和消毒;透析液放置时间不宜过长;应用反渗水透析等。

5.肌肉痉挛

由于在透析过程中超滤过快和低氧血症引起,患者表现为腓肠肌、足部肌肉、腹壁肌肉,偶见于上肢或背部肌肉出现痛性痉挛。处理方法是静脉注射高渗盐水、葡萄糖溶液或碳酸氢盐溶液,用地西泮或硝苯地平可改善症状。减少透析间期的体重增加以防止超滤过快过多。

6.急性溶血

在血液透析过程中出现急性溶血少见,几乎均与透析液有关,常见于低渗透析液、透析液温度过高、透析液中含有甲醛、氯胺、漂白剂、铜、硝酸盐等。偶见于异型输血、血泵性能差造成红细胞破裂等。患者表现为胸部紧压感、呼吸困难、心前区疼痛、腰痛、血红蛋白尿、静脉回路血液呈深红色、血浆离心后呈粉红色等,处理措施应立即停止透析,夹住血液管路,不宜回血,纠正高钾血症,必要时输新鲜血。

7.空气栓塞

由于透析结束时用空气回血,补液结束时未及时停止,管路连接处泄漏,管路破裂等均可导致空气进入。一般情况下,当空气进入管路时,透析机的气泡监测系统会立即停止血泵的转动,因此不会发生空气栓塞,但有时会有例外情况出现。发作时,患者常出现咳嗽、胸痛、呼吸困难、抽搐、意识丧失,直至死亡。一旦发生,应立即将患者置于左侧卧位,头部、胸部朝下,面罩吸纯氧,进行心肺监护。必要时经皮心室穿刺抽出空气及高压氧治疗。预防措施包括尽量不用空气驱血回流;用可压缩塑料袋装静脉输液、输血;检查血管通路及接头的完整性;确保空气报警装置的灵敏性。

(二)慢性并发症

1.透析性脑病

发病原因可能与脑组织中的微量金属元素铝浓度增高有关,多见于透析1~3年,亚急性起病,进行性发展。最初为表达能力减退、言语迟钝,以后可有痴呆、肌阵挛、癫痫发作等。预防措施包括透析用水进行严格净化处理,减少含铝药物的应用等,必要时用去铁胺治疗,以促进体内排泄。

2.透析性骨病

继发性甲状旁腺功能亢进,而透析对甲状旁腺激素的清除效果不够理想;血液中的 β_2 微球蛋白(β_2-M)在常规血液透析时不能清除,浓度升高引起淀粉样变;透析用水净化不足及长期服用含铝的磷结合剂,导致血清铝的浓度升高引起铝中毒等,导致骨病的发生。临床上可发生纤维性骨炎、骨软化症、骨硬化等病理改变,表现为骨痛、骨折、肌无力等。有时可见关节红、肿、热、痛,肌腱断裂,皮肤瘙痒或顽固性溃疡等。预防措施有降低血磷、补充钙剂及 $1,25$-$(OH)_2$-维生素 D_3,严格处理透析用水,减少含铝药物应用,必要时行甲状旁腺切除术。

3.心血管病变

心血管病变是透析患者死亡的主要原因。

(1)高血压:在透析患者常见,它加速动脉硬化及促发诸如心力衰竭、卒中和夹层动脉等发生。由于透析患者高血压大部分与容量相关,因此透析后使患者达到若干体重是重要的治疗措施,少部分非容量依赖型则应给予降压治疗。常用血管紧张素转换酶抑制剂或钙通道阻滞剂。对透析易发生低血压的患者,可在透析后服用,透析前停用。

(2)心力衰竭:在透析患者心力衰竭的发生率很高,而这又与病死率直接相关,其原因是多因素,包括容量负荷过多、贫血、动静脉内瘘、冠心病、尿毒症性心肌病等。防治措施包括限制水钠摄入、充分透析、控制血压、应用洋地黄等,透析时先进行单纯超滤是治疗急性心力衰竭的主要措施,积极处理心力衰竭的诱发因素,如感染、心动过速、高度扩张的动静脉内瘘等。

(3)心包炎:在维持性透析的患者心包炎的发生率占 5% 左右,如经过超声心动图检查发现约有 15% 的患者有小量的心包积液。发生于透析前的心包炎多与血尿素氮、肌酐、尿酸、磷等增加及左心功能不全有关,一般通过加强透析可获得改善;发生于透析过程中的心包炎多与透析不充分、病毒感染、结核病、肝素的应用等有关,可以通过少用或不用肝素透析、减慢超滤速度来预防,必要时进行腹膜透析治疗。

(4)心律失常:在维持性血液透析患者中心律失常很常见,发生原因除了与心脏本身的病变,如冠心病、心包炎、尿毒症引起的心脏损害等以外,主要与电解质的紊乱有关,其中以血钾、钙、镁的异常所致的心律失常常见。预防和处理措施包括应用抗心律失常药物,但应注意患者肾功能及透析的影响。注意纠正电解质的紊乱,避免过多过快的脱水。对顽固性的心律失常,不能耐受血液透析时,应考虑进行腹膜透析。

4.营养不良

血液透析患者蛋白质—能量营养不良广泛存在。许多因素与蛋白质、能量营养不良有关,包括忧郁和社会经济因素。与尿毒症本身有关的厌食若透析充分将得到改善。大多数患者接受许多药物治疗,如口服铁剂及磷结合剂可干扰正常胃肠道动力,降压药特别是钙通道阻滞剂也可干扰胃肠道功能。代谢性酸中毒或甲状旁腺功能亢进可刺激蛋白质分解。生物相容性不好的纤维素膜由于血液与透析膜作用刺激分解代谢促进氨基酸丢失。对血液透析营养不良的患者第一步措施是保证透析的充分性,当透析的充分性达到后,再考虑改善营养的摄入,口服或非口服途径补充营养。透析时营养补充措施包括应用氨基酸、葡萄糖、脂肪的复合物,或在透析液中增加营养物质等。

5.感染增加

长期透析患者感染的发生除与反复血管穿刺,引起皮肤完整性破损以及营养不良等因素有关外,膜的生物不相容性的影响也起重要作用。表现为病毒感染、结核、肿瘤发生率增多。

预防措施包括纠正营养不良、严格消毒减少污染、使用生物相容性较好的透析膜等。

6.其他

长期血液透析患者可因情绪波动、心理因素等影响，出现抑郁、焦虑、心理障碍等，也可以出现白内障、男性乳房发育和阴茎持续勃起或性欲丧失等，还可以出现皮肤瘙痒、透析性周围神经病变等。

第五节　急性肾衰竭的血液净化治疗

急性肾衰竭(ARF)是内科常见急症，重症监护病房中约30%的患者可并发此症。近年来，伴随材料学和血液净化设备的发展，ARF血液净化治疗得以长足进步，出现了许多新型的血液净化方式。但本病病死率仍然较高，主要是由于凶险的原发病所致。有约30%的患者死于ARF的并发症，如水钠过多引起的充血性心力衰竭、高血钾、消化道出血及感染等。若患者病情较重，且呈进行性发展，内科保守治疗无效或难以控制以及多脏器功能障碍综合征(MODS)时，应尽早考虑血液净化治疗。

血液净化疗法的作用是：①迅速解除体内的水、钠潴留，所以对于防治ARF引起的充血性心力衰竭是最理想的疗法。②能很快降低血钾，是防治高钾血症的有效措施。③于数次透析后能改善尿毒症症状，使患者精神、体力及食欲好转，摄入蛋白质、热量增加，提高患者对感染的抵抗力，使创伤尽快得到愈合。并使用体外循环的技术，通过除去血液中的毒物，病因物质，保持体液的恒定，改善病态，达到过滤的目的。血液净化疗法是防治各种ARF主要并发症的有力措施，在肾衰竭的救治中，起到关键的药物不可取代的作用。

一、急性肾衰竭血液净化治疗的指征

目前，总的趋势是适时、多次或连续进行透析治疗，可有效地纠正尿毒症引起的一系列病理生理改变，不仅有利于预防某些危险并发症的发生，而且也有利于原发病的治疗及肾功能的恢复。

ARF的血液净化治疗指征为：①少尿或无尿2 h以上；②出现尿毒症症状，且保守治疗无效；③肌酐清除率下降50%以上或在原有肾功能不全基础上又下降超过15%，血肌酐530.4 $\mu mol/L$以上或血尿素氮28.56 mmol/L以上；④血钾≥6.0 mmol/L；⑤难以纠正的代谢性酸中毒、尿毒症症状（如恶心、呕吐、精神不振或轻度烦躁）；⑥有液体潴留或早期有充血性心力衰竭表现。

在下列情况下应进行紧急透析：①血钾≥7 mmol/L；②二氧化碳结合力≤15 mmol/L；③pH≤7.25；④血尿素氮＞54 mmol/L；⑤血肌酐＞884 $\mu mol/L$；⑥急性肺水肿。近年来有些学者强调，ARF血液净化治疗的指征不应以血肌酐、血尿素氮的上升为标准，只要经过充足补液、纠正电解质紊乱后，使用利尿剂仍不能获得充足的尿量、难以保障治疗所需的液体量输入，就应该实施血液净化治疗。但是，这种早期血液净化治疗能否有效地提高ARF患者的肾脏恢复并降低病死率，目前尚缺乏循证医学的证据。

二、急性肾衰竭的血液净化方式

ARF 血液净化方式可选择血液透析（hemodialysis，HD）、腹膜透析（peritoneal dialysis，PD）及连续性肾脏替代治疗（continuous arenal replacement therapy，CRRT）等方法，三者可单独或交替使用。如何选择，则取决于患者的原发病因、有无并发症、治疗的需要及设备条件。

1. 腹膜透析（PD）

可有效治疗 ARF，具有的优点如下：①不需要设备，技术简单，易于操作；②对患者血流动力学要求和影响较小，低血压患者也可应用；③无须建立血液通路；④无须全身抗凝治疗。特别适用于外科手术术后、并发严重出血倾向、心脏功能低下以及并发脑水肿的患者。

但是，PD 还具有以下不足：①尿素清除率较低；②氨基酸等营养素丢失易于引起负氮平衡和营养不良；③易并发腹腔感染；④可能影响患者的呼吸状态等不良反应，限制了 PD 在治疗 ARF 上的应用。近 10 年来采用 PD 治疗 ARF 已经明显减少。为了提高 PD 的尿素清除效率，治疗 ARF 一般采用间歇腹膜透析（IPD）和循环腹膜透析（CPD）。

2. 血液透析（HD）

HD 治疗 ARF 的方式主要包括间歇血液透析（IHD）、缓慢低效率血液透析（SLED）及延长日间血液透析（EDD）。IHD 应用最为广泛，对小分子毒素具有高效清除作用；但对中、大分子清除差，无明显清除细胞因子等炎症因子作用；需要建立血液通路和抗凝；对患者血流动力学要求较高、影响较大，不仅患者的低血压能明显降低 HD 的效率，而且 HD 过程中产生的低血压也可延缓 ARF 患者肾脏功能的恢复，甚至加重肾小管的坏死。因此，不适合应用于伴有严重并发症（如败血症、休克、成人呼吸窘迫症、MODS 等）的 ARF 患者。而 SLED 和 EDD 则对患者血流动力学要求和影响较小，并且具有更高的毒素清除效率，是近年发展起来的治疗 ARF 的新型 HD 方式。

3. 血液滤过（HF）

与 HD 相比，HF 具有一定的中分子毒素清除作用，可以减轻细胞因子等炎症因子引起的损伤，并且 HF 过程中患者的血流动力学较为稳定，发生低血压的几率较低，所以 HF 更有利于肾脏的恢复。但是 HF 的溶质清除效率较低，因此目前临床上很少采用单纯的 HF 治疗 ARF，而采用血液透析滤过（HDF）的方式。

4. 持续性肾脏替代治疗（CRRT）

CRRT 是近年来发展起来的血液净化技术，主要包括持续性动脉静脉血液滤过（CAVH）、持续性静脉静脉血液滤过（CVVH）、缓慢持续性超滤（SCUF）、持续性动脉静脉血液透析（CAVHD）、持续性静脉静脉血液透析（CVVHD）、持续性动脉静脉血液透析滤过（CAVHDF）及持续性静脉静脉血液透析滤过（CVVHDF）。应用最多的是 CHDF（包括 CAVHDF 和 CVVHDF）。与 IHD 相比，CRRT 具有：①对患者血流动力学的要求和影响很小，只要血压维持在60～80 mmHg以上就可以实施；②溶质清除效率较高；③有利于水电解质的管理；④可提供充分的营养支持；⑤对细胞因子等炎症因子具有一定的清除作用等优点。因此，CRRT 是治疗并发严重并发症的 ARF 的主要治疗方式。一些临床对照研究结果显示，与 IHD 比较，CRRT 可明显提高 ARF 患者肾功能的恢复率，降低病死率。但近来的一些随机对照研究的荟萃分析结果，没有发现 IHD 与 CRRT 治疗 ARF 有疗效差异。因此，CRRT 能否有效减少 ARF 患者病死率，促进肾功能的恢复，还需要进一步的循证医学验证。CRRT 原则上应持续治疗 24 h 以上,需要在监护下进行,并且对于意识清晰的患者将带来很大的身体和精神上的痛苦。因此,患者呼吸、循环功能改善后,应尽快移行为 IHD 治疗。此外,CRRT 单位时间内的溶质清除效率较低,不适合于有明显高氮质血症、高钾血症的患者。

三、急性肾衰竭的血液净化对策

ARF 患者病情危重,病情变化快,其血液透析的对策也不尽相同。一般选择透析时间 4 h,血流速度 200~350 mL/min,透析器膜自行选择。透析液组成(可变化):碳酸氢盐:25 mmol/L,钠:145 mmol/L,钾:3.5 mmol/L,镁:0.75 mmol/L,葡萄糖:11.1 mmol/L(200 mg/dL),磷:无。透析液流速:500 mL/min,透析液温度:35 ℃~36 ℃,液体清除:4 h 内除水 2.2 L。

(一)透析时间与血流速度的设定

透析时间的长短、血流速度的多少、透析器的效率,是决定透析效能的主要因素。为防止失衡综合征的发生,最初 1 次或 2 次透析应减少透析量。应使尿素氮水平下降不至过快。血尿素氮(BUN)水平非常高时,应减少透析时间,及血流速度使尿素氮下降比值约为 40%,即成人透析时间在 2 h 或 2.5 h 内。失衡综合征是一种神经系统的并发症。患者在透析过程中或透析后出现神志迟钝,甚至癫痫发作和昏迷,其发生与透析时过快地清除血液中的溶质有关。透析前患者的血尿素氮水平与发生失衡综合征的危险性呈正相关。如为了清除液体需延长透析时间,可于透析后阶段设置一个单纯超滤过程。

第 2 次透析应在第 1 次即首次透析后重新评价患者的情况。当透析患者血尿素氮水平小于 35 mmol/L 时,第 2 次透析可延长至 3 h。一般在首次透析第 2 h 进行,第 3 次及以后透析时间可延长至 4~6 h。要根据患者有否高分解代谢,决定透析的血流量与透析的时间。

(二)透析治疗的频率、剂量及透析充分性

在急性透析治疗方案中,进行大剂量透析尤其困难,使用静脉插管血流速度很少能超过 350 mL/min。静脉插管可能发生再循环,股静脉导管的血液反流量最大。透析低血压状态,使治疗受干扰。患者的血压升高,可导致肌肉、皮肤的血流量减少;肌肉中残留的尿素氮、肌酐的浓度增高。在急性透析方案中,常给予患者静脉输液,会稀释血液中的尿素氮水平,降低了透析的有效性。近期研究显示,典型的 3~4 h 急性透析方案所清除的 Kt/V 值仅为 0.9,平衡的 Kt/V 值为 0.7。如果给予每周 3 次透析,这种低水平的 Kt/V 值与慢性维持性透析患者的病死率有关。然而在急性透析方案中,透析量和患者存活率之间的关系几乎没有对照性研究。在一些透析中心,标准的治疗是隔日给予 1 次 3~4 h 的透析。

重症急性肾衰竭患者是 1 次/天,6 次/周,每次透析 3~4 h。

持续的低效率透析(SLED)即采用低流量透析和低血流速度,每日透析 6~12 h 的方案也在流行。

高分解代谢的肾衰竭患者,透析剂量需要上调。

(三)透析器的选择

1.透析膜

有报告提出使用非合成的纤维素膜治疗急性肾功能不全时感染率和病死率增加。急性透析时使用非合成纤维素膜可能会延长急性肾功能不全的病程,增加无尿的危险,而且也可能增加病死率,特别是由于感染而引起的死亡。但其他两个随机研究并未发现使用非合成纤维素

膜有任何有害作用。

2.高通量膜

Hakim等发现治疗急性肾衰竭使用生物相容性较好的低通量合成膜,就能得到较好的效果。也有人发现使用高通量合成膜并注意膜的生物相容性和流量,才能取得较好的效果。因为在任何急性透析的随机研究中尚未把透析膜和流量作为单独因素进行研究,所以对于急性透析尚无使用高流量膜的建议,但是在能自由地选择的医疗环境下,应该尽可能地选择机体适应性好的透析膜。

3.使用血管紧张素转换酶抑制剂(ACEI)

患者的类过敏反应:目前有服用ACEI(如开博通、依那普利等)的患者在透析过程中出现急性类过敏反应的报道。根据已有报道统计,这些患者均是使用PAN膜进行透析的。PAN膜是聚丙烯和甲基磺酸钠的共聚物,其上带有负电荷,一种假说是PNA膜表面的负电荷会激活缓激肽系统。与ACEI合用引起血压低下、休克,使用时应该注意。

4.透析膜(滤过膜)的必备条件

①有抗血栓特性;②稳定的通透水性能;③蛋白丢失限定最低范围;④组织相容性好。

5.血液净化膜一般性能比较

抗血栓性:EVAL>CTA>PAN>PS>PMMA。

6.清除特性

滤过性能:PS>PAN>CTA>PMMA;膜吸附能力:PMMA>PAN>PS>CTA。

7.血液净化膜的选择标准

急性肾功能不全,如没有败血症,以补助肾功为主要目的,不论用什么血液净化膜均可,从抗血栓性和蛋白丢失观点看,CH(D)F:PAN膜、PS膜;CHD:PAN膜、PS膜、CTA膜;并发败血症时,CH(D)F:PMMA;大量液体置换时,CH(D)F:PS膜。

(四)透析液

ARF使用的透析液成分应根据ARF个体差异进行调节,常规标准透析液对ARF患者不适用。

1.钠

常规透析液钠浓度为140 mmol/L,用于治疗慢性肾衰高血压患者的低钠浓度透析液,完全不适用于ARF。多项研究证实,应用低钠透析液时,低血压、失衡综合征及其他并发症的发生率较高。

近年来,有人应用序贯钠(先高钠、后低钠)透析,有利于细胞内外电解质的平衡。ARF最初1~2次透析时透析液钠应介于正常钠浓度和患者血钠浓度之间。血钠降低太快,会导致脑水肿。

2.钾

创伤和高分解代谢患者,特别是伴有内出血和溶血时,血钾迅速增高,常需无钾透析30~60 min或更长时间,但无钾透析不宜过久,因为透析主要清除细胞外钾。若出现显著的细胞内、外钾离子浓度差,易诱发心律失常。

因此,一般高钾血症患者,使用含钾1.0~1.5 mmol/L的透析液较为稳妥。应用洋地黄治疗的患者不宜应用低钾透析液。此外,通过迅速矫正酸中毒,使细胞外钾离子转运至细胞内,可引起严重的致命性低钾血症。

3.钙

透析液中钙浓度最好与血钙浓度相似或稍高。高钙血症患者应使用无钙透析液。如果有明显的高磷血症,也应使用低于正常钙浓度的透析液,直至血磷恢复正常或接近正常。高钙血症常见于急性肾小管坏死并发横纹肌溶解症的多尿期、淋巴瘤和白血病的患者。

4.镁

传统透析液中镁浓度接近正常血浆值,为 $0.75\sim0.85$ mmol/L。酒精中毒和长期行静脉高营养患者可能有低镁血症,需用较高浓度镁的透析液。有镁中毒多属治疗不当所致。有镁中毒的患者,不宜用无镁透析液。

5.氯

透析液中含有氯离子是为了保证负离子平衡,有些 ARF 患者常继发于胃肠道引流后的严重代谢性碱中毒。因此,透析液中醋酸盐或碳酸氢盐应适当减少,而氯离子浓度则应高于正常。

6.碳酸氢盐或醋酸盐

ARF 患者,尤其是伴有多脏器衰竭时均应选用碳酸氢盐透析,因为醋酸盐代谢缓慢。透析开始 30 min 内,碳酸氢根清除可达 43%,而醋酸盐尚未转变成碳酸氢根,反使酸中毒加重,醋酸盐透析还可引起低氧血症。危重患者对醋酸盐的血管扩张和心肌抑制作用更敏感,故低血压发生率明显增加。

7.葡萄糖

透析液中应该加入一定量的葡萄糖。透析中使用无糖透析液,易出现负氮平衡,患者常有不适,低血压发生率高,故透析液葡萄糖浓度不能低于 5.6 mmol/L。

8.磷

大多数 ARF 患者都有高磷血症,一般情况下使用无磷透析液,然而在烧伤后营养不良、正在接受静脉高能营养,或强化透析治疗的患者,可有低磷血症。此时应将透析液磷浓度增加至生理浓度(1.3 mmol/L)。

为避免沉淀,磷应在透析液中加入钙离子之前完全溶解。

(五)透析后的评价

透析后体重与预计设定的不符,可能与下列因素有关:①使用 TMP 错误;这是由于在体内透析器对水的通透性可能明显少于其体外数值的缘故;②由于透析器膜上覆盖了蛋白的凝块,透析器对水的通透性下降;③由于静脉阻力的改变,在透析过程中维持所需要的 TMP 困难;④使用对水有高通透性的透析器等,TMP 的一个小误差,在清除液体方面就可造成大差错;⑤未计算患者在透析过程中所接受的液体(如输入盐水、药物、肠道外的营养或口服液体),一般使用带有超滤控制装置的透析机可减少错误。

(六)透析后的血液检测

透析后立即取血检测,能证实透析尿素氮清除的充分性和对酸中毒的纠正程度。一般在透析后 10 s~2 min 取血标本。

血尿素氮通常在透析后 30 min 内增加 $10\%\sim20\%$。外周灌注不良的患者,透析清除灌注不良的外周组织中的尿素氮少,可能尿素氮反弹的量会多一些。

要注意透析后血标本的采取方法,如存在血管通路再循环,血样受到刚透析过的血的影响会出现血尿素氮的低数值错误。

1.血尿素氮

若下降程度较低,可能是因透析器部分凝血,血流速设置错误和血管通路部位的再循环所致。

2.钾

作为透析结果,预测钾水平的变化很困难,钾可随酸中毒的纠正,进入细胞内。

3.透析后钾的反弹

透析后血钾可能反弹,因此对急性透析患者应至少透析结束后 1 h 取血送检。

4.超滤指令

每次透析时,液体的清除量从 0～5 kg 不等。

5.制订超滤指令的指导方针

①即使是水肿十分明显的患者,或有肺水肿的患者,在第 1 次透析中很少需要清除超过 4L 的液体,剩余的过多液体最好在第 2 h 第 2 次透析中清除;②如果患者足部水肿或全身水肿,在无肺部充血的情况下,很少在透析中清除超过 2 kg 的液体,应使用滤过率十分低的透析器,使用有超滤控制的透析机,防止患者体内液体清除过量,或出现低血压。

透析过程中的液体清除量,应包括透析器预充的 0.2 L 盐水和透析过程中摄入或静脉点滴的其他液体量。如第一次透析,透析时间应限制在 2 h,必须清除大量液体时(如 4 L)应延长透析时间至 4 h,在开始即行单纯超滤,随后进行透析 2～3 h,如遇有高血钾症,必须先透析后进行超滤。另一方法是减慢血液流速,透析 4～5 h,每小时清除 1L 液体,但血流量过低,在 200 mL/min 以下时,可发生透析器凝血的危险。

透析频率对超滤需要的影响,在 ARF 阶段,限制患者每天液体摄入量少于 2 L 是困难的。使用每天透析方案可减少每次透析必须清除的液体量,能减少患者透析期间发生低血压的危险,减轻患者受损肾脏的进一步缺血损害。

(七)急性肾衰竭血液净化方式的选择

1.单纯 ARF 患者的对策

患者收缩压大于 100 mmHg,选用 IHD 或 IPD 治疗;患者收缩压小于 100 mmHg,如果血尿素氮在 42.84 mmol/L 以上,选用 IPD、HDF 或 CHDF 治疗;如果血尿素氮在 42.84 mmol/L 以下选用 CPD、持续性血液滤过(GHF)或 CHDF 治疗。

MODS 患者:①患者收缩压小于 100 mmHg,如果血尿素氮在 42.84 mmol/L 以上,选用 GHDF、IPD 或 HDF 治疗;如果血尿素氮在 42.84 mmol/L 以下,选用 GHDF、CHF 或 CPD 治疗。②败血症并发 ARF 的患者,选用 PMX-DHP 与 CHDF 联合治疗。③急性肝衰竭并发 ARF 的患者,选用 PE 与 CHDF 联合治疗。

2.ARF 伴心功能衰竭的对策

ARF 伴心力衰竭有两种原因:水钠潴留和心肌病变。水钠潴留性心力衰竭,可采用任何透析方法,其效果也佳。心肌病变导致心力衰竭,透析往往可促进死亡。水钠潴留心力衰竭可首选单纯超滤,但要注意有无高钾,无高钾血症方可进行单纯超滤,如有高钾,应先透析后超滤。

首次透析要短时、低效,以免发生失衡综合征。伴有严重高血压时,应单纯超滤并用降压药物。方能取得良好效果。避免应用醋酸盐透析液,以减少透析时心血管并发症的发生。选择碳酸氢盐透析全血予充透析器以减少有效循环血量的波动。

3.ARF 伴腔道出血的对策

应合理应用抗凝剂,选择生物相容性好的透析器。近年来,小剂量肝素、无肝素透析及低分子肝素使用已得到人们的重视,体外肝素化法技术复杂且易发生肝素反跳现象,已放弃。无肝素透析是首选。

4.ARF 伴休克的对策

重型 ARF 患者往往存在感染性休克、失血性休克或心源性休克。在透析治疗中超滤更易加重休克。即使患者原无休克,也可因超滤过多或过快而发生低血压或休克。有一些作者认为,对感染性休克应首先应用血管活性药物,失血性休克应补充血容量,心源性休克在强心药的协同下选择合适的血液净化疗法。容量超负荷引起的心源性休克,应首先超滤,随着心力衰竭好转,血压有可能平稳。在透析中超滤要求缓慢,通常超滤量为 200 mL/h 左右,如患者既有休克又有肺水肿(无高钾血症),可行单纯超滤;超滤量为 900 mL/h,既可缓解心力衰竭,又不致因脱水过快而使休克加重。

5.ARF 伴肺功能衰竭的对策

肺功能衰竭患者除早期应辅助通气方法外,如施行 PD 治疗宜用小剂量透析液,多次交换,以减少限制性通气障碍。施行血透时应选择生物相容性好的透析器,以减少透析引起的低氧血症。有作者认为,肺功能衰竭应首选 CAVH 或 CVVH。

6.ARF 伴肝衰竭的对策

肝衰竭者在透析或滤过治疗中,宜应用碳酸氢盐透析及置换液,避免使用醋酸盐透析液,以减少肝脏代谢负荷,并酌情减少肝素剂量,以防止出血。

四、急性肾衰竭的腹膜透析

腹膜透析适用于各种原因引起的 ARF,用于治疗 ARF 已有多年的历史,并积累了丰富的经验,疗效肯定,国内外资料均已表明,PD 和血透治疗 ARF 的疗效相同。与血液透析相比,腹膜透析治疗 ARF 的优点是,腹膜透析(PD)设备简单,准备所需时间短,有利于无血透条件及基层医院就地抢救危重患者,不须全身使用肝素,有利于治疗严重创伤患者或有出血倾向的患者,不像血透需要体外循环,而且 PD 透析过程缓慢,内环境的改变不快,循环动力学改变小,不会发生透析失衡综合征。控制水、电解质失调,平稳确实,安全有效,对水钠潴留、高钾血症疗效满意。并可以经腹腔补充热量与营养素(氨基酸、葡萄糖),有利于康复。因此,无并发症 ARF 患者应选 PD,甚至在高分解代谢型的 ARF 患者可选做间歇性腹膜透析(IPD),儿童 ARF 亦可用 PD 治疗。近年来,有文献报道用不卧床持续性腹膜透析(CAPD)治疗 ARF 获得成功。

是否选用 IPD 或 CAPD,取决于患者的代谢状态,亦可先用 IPD,继之用 CAPD。

(一)置管方法

1.手术切开置管法

采用手术切开法置入急性腹透管,置透析管内端于膀胱直肠窝,安全可靠。

2.用 Tenckhof 管的套管针插入法

将 Tenckhof 管的套管针插入腹腔,简单快捷。

3.腹腔镜置管

用腹腔镜置管进行腹透更为准确。

（二）临床应用

1.治疗严重氮质血症

对明显氮质血症又有血透禁忌证者，可使用1.5%葡萄糖透析液短时连续透析。若透析液腹腔内留置为40 min，连续10～12 h交换20～25 L，尿素清除率为10.5～12.5 L/d；若能耐受连续24 h透析，清除率可达25 L/d，能有效控制血尿素氮的浓度。

2.治疗水潴留或心力衰竭

根据心力衰竭程度及急需超滤速度可选用4.25%葡萄糖透析液，一般每次输入2 L，留置30 min，可清除水分300～500 mL，每天10次，可超滤3 L液体，故适用于急性肺水肿的抢救。用2.5%葡萄糖透析液，每小时可超滤100～300 mL，5次即可超滤1 L，对轻、中度心力衰竭者可采用此浓度。在使用高渗透析液时，应监测血糖浓度，对老年人应更加重视。当血糖超过16.6 mmol/L，应改用1.5%葡萄糖透析液及腹腔内加入胰岛素。胰岛素推荐使用剂量为1.5%葡萄糖透析液4～5 U/L，2.5%者5～7 U/L，4.25%者为7～10 U/L，并根据血糖浓度调整剂量。

（三）并发症

1.腹膜炎

腹膜炎是腹膜透析的主要并发症，也是影响腹膜透析治疗的主要障碍。但近几年来，使用"O"形管及"Y"形管连接装置，密闭透析液流动系统，腹膜炎的发生率大大减少。

2.代谢性并发症

透析液中的葡萄糖吸收后可能导致高血糖，如果患者同时行深静脉营养治疗时更易发生。因此，须经常监测血糖，必要时可在腹透液中加入胰岛素。

3.心肺并发症

每次更换透析液过程中，患者可能发生心律失常和体位性低血压，适当减慢进出液体的速度便可预防。腹膜透析时，由于腹内压升高致使膈肌抬高，可致肺不张及肺炎，应注意预防。

五、血液净化血管通路与维护

血管通路（angioaccess，vascular access）是指将血液从体内引出，进入体外循环装置再回到体内的途径。

血管通路是血液净化的基本条件。1960年，Quinton第一次将患者的动静脉在体外用聚四氟乙烯（PTEE）管连接起来，建立了动静脉外瘘，血液透析成为可能。1966年，Bresicia及Cimino发明了自体动静脉内瘘，使血液透析技术进入了新时代，并在世界上得到了广泛应用。近20年来随着血液净化及导管技术的发展，中心静脉导管建立血管通路，为血管条件不好、内瘘尚未成熟的患者提供了血液净化的机会。血液净化的血管通路有动脉—静脉、静脉—静脉两种路径。为使患者能及时地建立血管通路，进行血液净化，现将血管通路的几种技术优缺点分别介绍如下。

（一）动静脉血管直接穿刺建立血管通路

这是一种简便快速的建立临时性血管通路的方法。但其并发症相对较多，只用于患者极度血容量负荷，血压不低，伴严重心力衰竭、肺水肿等致命性并发症的患者。由于中心静脉插管技术的广泛应用，该方法在维持性血液透析中应用越来越少。但在急性肾衰竭毒物中毒、人工肝治疗中，经常使用。下面进行介绍。

1.周围静脉穿刺

周围静脉相对较细,血流量不充足,一般只能将周围静脉作为血液回路。作为血液出路时肘正中静脉血流量可达 $50\sim120$ mL/min。作为回路的周围静脉有肘正中静脉、头静脉、贵要静脉、大隐静脉、小隐静脉、颈外静脉。其中最常用的是肘正中静脉,因是上肢最粗大的静脉,穿刺易成功,固定也容易。

2.深静脉穿刺

通常选择股静脉,可作为血液出路或回路。作为出路时,血流量可达 $150\sim250$ mL/min。一般首选右侧股静脉,另选一前臂静脉作为回血静脉。有时同时穿双侧股静脉作为血液出路及回路。

股静脉穿刺的优点是方法简要便捷、迅速、易于掌握、穿刺损伤小、止血容易。缺点是由于处于会阴部,有感染的机会。穿刺针不易固定、有时易脱出、肢体活动受限,不能长期使用。

3.动脉穿刺

常用动脉穿刺的血管有:桡动脉、肱动脉、足背动脉、股动脉等。

穿刺方法:常规消毒,铺无菌孔巾,术者带无菌手套。1%利多卡因局麻,术者用食指和中指固定动脉两侧,进针角度约为 $30°\sim40°$,有鲜红血液涌入针管后将针尾略放低,继续小心向前推进约 0.5 cm,用胶布固定针头,连接血路开始治疗。治疗结束拔针后,必须充分压迫穿刺部位。用手压迫至少 $15\sim20$ min。此后加压包扎并用沙袋压迫 $4\sim6$ h。股动脉穿刺因使用抗凝剂,具有出血的危险,应该慎重操作。

优点是操作简便,血流量充足;缺点是止血困难,易出血、形成血肿和假性动脉瘤。

(二)中心静脉置管建立血管通路

1953 年 Seldinger 为了做动脉造影,采用通过导丝经皮插入导管的方法,后来称为 Seldinger 技术。1961 年 Shaldon 等首次用该技术行动、静脉置管,建立血液透析的血管通路。随着技术的发展,经皮中心静脉置管越来越广泛,并成为血液净化的首选。中心静脉插管最常用的部位是股静脉、锁骨下静脉及颈内静脉。

1.导管结构

分单腔导管和双腔导管两种类型。

2.导管材料

常见材料包括聚四氟乙烯(polytertrafluoroethylene,Teflon)、聚氨酯(polvurethane)、聚乙烯(polyethylene)和硅胶(silicone elastomer,Silastic)等。这些导管质地光滑、柔软、可弯曲,容易插入,生物相容性好,不易形成血栓,不引起血管损伤,能较长期安全留置。导管不能通透 X 线,通过摄片可确定导管位置。聚四氟乙烯、聚乙烯导管质地较硬,容易操作,但易引起血管机械性损伤,继而血栓形成。聚氨酯导管硬度适中且易操作,导管进入血管后,在体温的作用下又变得柔软。

如导管需要留置更长时间(3~4 周),可选择柔软的硅胶导管,可留置在右心房,而无贯穿心脏的危险,并能获得充足的血流量。聚氨酯和硅胶血栓形成率低,是最理想的导管材料。置管部位常选择股静脉、锁骨下静脉和颈内静脉,少数单位选用颈外静脉。不同的部位置管各有利弊。在重症患者,主要强调其安全性和操作简便性。颈内静脉置管操作相对简单,并发症少,并可较长时间保留,是非气管切开患者的最佳选择。股静脉置管操作虽然简单,但患者活动受限、易感染,一般不作留置导管,但非常适用于 ICU 中需心脏、呼吸支持的患者。

3. 置管方法

在超声多普勒引导下置管，比直接穿刺成功率高。

(1)股静脉置管：在股三角区，位于股动脉内侧，在腹股沟韧带中点处，易触及股动脉搏动，可作为股静脉穿刺或插管标记。

患者取仰卧，臀部垫高、大腿外展、外旋、膝关节稍屈曲。铺无菌巾，0.2%利多卡因局部浸润麻醉。取腹股沟韧带下方 2~3 cm，股动脉内侧 0.5 cm 为穿刺点。

操作步骤：①局部麻醉后用尖手术刀片在穿刺点做一个 2 mm 皮肤切口。②用 7 号针头连 5 mL 注射器与皮肤成 30°~50°角试穿，边进针边抽吸，使注射器内产生轻度负压，见暗红色回血后退出。③改用 14 号穿刺针，不接空针管，按试穿的角度和方法进针，刺入股静脉见暗红色血液流出后，把穿刺针的角度减低，向静脉内推进少许，防止针尖脱出。低血压患者即使穿刺针进入股静脉也不一定自行回血，须接注射器抽吸。④将导丝经穿刺针送入股静脉，导丝进入顺利，无任何阻力，表示在股静脉内，再继续推进约 10 cm，拔出穿刺针。将血管扩张器沿导丝送入，扩张皮下组织后退出。⑤将导管在导丝的引导下插入股静脉，拔出导丝。⑥动、静脉侧应能顺利抽出回血。以 0.9%氯化钠注射液冲净导管中的血液后，固定导管，需以肝素盐水封管。股静脉置管的优点是操作简便、迅速，血流量充分，因此应用很广泛。缺点是限制活动，局部感染、血肿、血栓形成为最常见的并发症。

(2)锁骨下静脉置管：患者去枕仰卧，背部垫小枕，在两侧肩胛骨之间垫高，两肩落下，头后仰 15°~30°，转向穿刺对侧，保持锁骨下静脉充盈扩张，如有手术床，采取 Trendelenburg 体位。

1)锁骨上径路：穿刺点为胸锁乳突肌锁骨头外缘与锁骨上缘夹角为顶点或其后 0.5 cm，相当于颈内静脉与锁骨下静脉汇合点，针尖指向胸锁关节，与对侧乳头方向进针角度与冠状面呈 5°，与矢状面呈 50°，与横断面呈 40°，穿刺深度为 2~3 cm。

2)锁骨下径路：穿刺点为锁骨中点内侧 1~2 cm 或锁骨中点至内侧 1/3 之间(相当于第一肋骨与锁骨相交处)的锁骨下缘下方 1.0 cm，进针方向与胸骨纵轴约呈 45°，与胸壁约呈 15°，针尖指向胸锁关节，恰好穿过锁骨与第一肋骨的间隙，进针深度约 3~5 cm。

与股静脉穿刺步骤相似。将皮肤做一个切口 2 mm，试穿成功后，再用 14 号穿刺针接空针从穿刺点刺入，边进针边抽吸，如有暗红色血液抽出，表示已进入锁骨下静脉，然后针尖稍向前推进，拔掉注射器，嘱患者暂时屏息或浅表呼吸，防止空气进入。将导丝软端经穿刺针送入锁骨下静脉 10~15 cm，至上腔静脉。如遇阻力，不可勉强推进，应将导丝轻轻拉出，再重新送入。拔出穿刺针，将血管扩张器沿着导丝扩张皮下隧道，再沿导丝插入导管。拔出导丝后立即夹闭导管，以防空气误入。置管后常规立即拍摄胸片，确定导管位置，并排除血、气胸等创伤性并发症。

锁骨下静脉置管血流量充足，穿刺部位易固定，活动不受限制，但最大风险是，发生锁骨下静脉或其分支的狭窄与血栓形成。与穿刺有关的并发症如误穿动脉、血胸、气胸、臂丛神经损伤等发生率较高。临床操作应由有经验的医师操作，对心肺功能障碍的患者应慎用。

(3)颈内静脉置管：患者仰卧，去枕，在两侧肩胛骨之间垫高，两肩落下，头后仰 15°~30°，转向穿刺对侧，如有手术床，采取 Trendelenburg 体位，目的是使颈内静脉达到最大充盈。以胸锁乳突肌胸骨头和锁骨头与锁骨围成的三角形顶点作为穿刺点，如果胸锁乳突肌不明显，可令患者抬头以术者左肘顶患者头部，使该肌肉紧张，然后标记穿刺部位。

穿刺针与体表呈 45°,针尖向下、向后、稍向外,指向同侧乳头,沿胸锁乳突肌锁骨头内缘,在颈总动脉搏动处稍外侧,缓慢进针。颈内静脉与锁骨下静脉汇合前,位于颈总动脉外侧,故穿刺时针尖方向应偏向外侧,如方向朝内,易刺入颈总动脉。

颈内静脉置管操作步骤:同锁骨下静脉置管。

近些年来,颈内静脉置管在血液净化治疗中应用越来越广泛,其特点为:①血流量充分、恒定,不易受体位影响;②与锁骨下静脉置管相比,手术简单、容易定位(颈内静脉表浅,有颈内动脉和胸锁乳突肌作标记),穿刺时只通过软组织,周围无狭窄的骨间隙阻挡,导管不易扭曲,尤其是右侧颈内静脉置管,成功率高,不损伤胸膜,一般不会发生血、气胸;③与股静脉相比,易固定,便于观察和护理,导管相关感染少,留置时间长,可以重复置管;④静脉走行途径较直,血流方向与重力方向一致,血栓形成和血管狭窄发生率低;⑤压力低,容易止血。由于上述原因,颈内静脉置管是目前最常使用的血液净化血管通路。

(4)颈外静脉置管:在没有其他血管条件的情况下,也可选用,但往往血流量欠佳。由于颈外静脉多数汇于锁骨下静脉,汇入处角度较大,导丝有时会被送入相反的方向(即朝向腋静脉而不是上腔静脉),导致导管插入方向错误,置管后应立即摄 X 线片,明确导管位置,并排除创伤性并发症。

(5)带 Cuff 的中心静脉插管:中心静脉插管,由于导管感染、血栓形成等并发症的存在,使其留置时间短,有时不能满足临床需要。近年来有人将带 Cuff 的中心静脉导管留置于颈内静脉或锁骨下静脉,使导管的感染率明显下降,导管留置时间明显延长,可达 6～24 个月之久,甚至 5 年。又有人将带 Cuff 的中心静脉导管,称为半永久性血管通路。其主要适应证有:①需要等待自体内瘘或移植血管内瘘成熟的患者;②需要血液透析等由于血管条件太差而不能行内瘘成形术的患者;③进行血液透析等待肾移植的患者;④并发心血管疾病,不能耐受动静脉内瘘分流的血液透析患者。

主要置管步骤:①选择静脉血管并确定穿刺部位,一般多选择右侧颈内静脉及锁骨下静脉,穿刺点同普通导管插管;②确定皮下隧道走向及出口位置,做好体表标记,一般应将 Cuff 置于距皮肤出口 2 cm 处为宜;③常规消毒铺巾,1%普鲁卡因或利多卡因局麻;④切开穿刺部位皮肤约 1～2 cm;⑤切开导管出口部位皮肤约 1～2 cm,并按预订的标准做皮下隧道,将带 Cuff 的双腔导管尖部从出口穿入,通过皮下隧道,从穿刺点切口引出,并使 Cuff 位于距皮肤出口 2 cm 处。⑥利用 Seldinger 技术穿刺预选静脉,留导丝在血管内,并用扩张器扩张 2～3 次。⑦将鞘管沿导丝插入血管内,拔出鞘管芯,将导管尖端引入鞘管内;⑧边撕脱鞘管两翼边将导管送入静脉内;⑨肝素或肝素盐水封管;⑩缝合皮肤。

普通中心静脉插管的主要缺点是易感染及导管寿命短暂,而带 Cuf 的中心静脉导管主要就是为了克服这两个缺点,因而其使用寿命大大延长。

4.双腔导管留置的护理

(1)导管的皮肤出口处涂以聚维酮碘软膏,用透明的薄膜型胶布固定,最长可保留 1 周;在置管后用 0.5%碘伏浸透的无菌纱布交叉覆盖,再覆以无菌纱布固定。每日更换 1 次,勿用酒精消毒。

(2)导管使用前抽出导管内肝素盐水和可能的血凝块,禁止向静脉内推注,以免引起感染和肺栓塞。如导管凝血,可用尿激酶 5 000 U 用 0.9%氯化钠注射液 3 mL 稀释后,从肝素帽注入动脉和静脉腔各 1.5 mL,保留 0.5～1.0 h,再抽出,如仍不畅,须通过导丝更换导管或拔管(更换导管时一定注意有感染时禁忌)。

(3)导管使用后血净化结束时,先用0.9%氯化钠注射液冲净导管中血液,再向动静脉腔分别注入1%肝素盐水1.0~1.5 mL(相当于导管腔容量),以保持导管内肝素化。

(4)留置时间:一般股静脉常用于短期的治疗,可留置时间48~72 h,但在精心护理下,也可留置使用2周以上,锁骨下静脉和颈内静脉置管常可留置数周。带涤纶套的导管,因有一道预防感染的屏障,大大延长了留置时间,既可作为临时性血管通路,也可作为永久性血管通路,有报道最长留置时间超过5年(平均为6个月)。

(三)感染的预防与护理

置管时无菌操作和置管后的管理,是预防感染的重要措施。

1.术前皮肤抗菌处理

导管的插入破坏了皮肤的完整性,皮肤上存留的细菌常引起导管的感染。因此,置管前必须仔细消毒皮肤,同时避免皮肤损伤。消毒液清洁穿刺部位周围皮肤,然后再用0.5%碘伏(聚维酮碘)消毒皮肤。置管时要求穿手术衣,戴无菌手套、帽子和口罩,这样有助于减少穿刺后感染的机会。

2.导管护理

导管使用时间的延长使感染明显增加。通过正确护理和及时处理可降低感染发生率。局部换药应每天或隔日1次;清洁干燥的密闭性敷料可使用1周;一旦敷料潮湿或被污染,必须立即更换。最近也有人报道,用干纱布包裹比软膏湿敷更能降低导管感染率。在进行连续性血液净化(CBP)使用双腔导管时,由于使用和开放的缘故,大大地增加了感染的风险。开放导管时应予以一定的保护。尽量避免不必要的开放导管,包括采血、注射、肠外营养、反复静脉输血等。

六、抗凝剂的应用

血液净化抗凝目的主要有两个,一是为了使血液净化能顺利进行,防止凝血,维护血管通路和透析器的有效性,尽量减轻透析器膜和血管通路对凝血系统的激活作用。另一方面是使抗凝血作用局限在体外循环的透析器与滤器和血路中,减少机体出血的发生率。目前有多种抗凝剂选择,可根据具体病患具体情况加以选择。

(一)全身肝素化法

首先给予全身肝素化抗凝,然后给予肝素持续泵入,调整肝素用量。肝素相对分子质量为1 000~15 000,半衰期为(37±8) min。

肾衰竭患者,肝素的半衰期可达60~90 min。透析患者清除肝素困难,肝素用量过大可发生出血。使用肝素的标准方法为:先5 000~10 000U的负荷剂量,再持续以300~800 U/h速率注入。要监测全血部分凝血活酶时间(WBPTT),后者须延长80%,透析结束前30 min停止使用肝素。滤器先用2 L,含2 400 U肝素的0.9%氯化钠注射液预处理,再给予5~10 U/kg负荷剂量,然后以3~12 U/(kg·h)的速率注入滤器前,以保持滤器后激活凝血时间(ACT)大于200~250 s(正常为150~170 s),这种抗凝法使体循环内部分凝血酶原激酶时间(PTT)变化不大,也不会缩短滤器的使用寿命。

全身肝素化法优点是使用方便,过量时可用鱼精蛋白迅速中和。缺点是出血发生率高、药代动力学多变、血小板减少等。

（二）小剂量肝素化法

血液透析开始时，肝素负荷为 25～50 U/kg，透析开始后即以 50 U/(kg·h)的速度连续注入，直至透析结束。此法对有出血，甚至有出血情况者，出血的危险性小于局部肝素化法。

（三）边缘肝素化法

对于有出血倾向或有出血病史者适用。首次肝素剂量按 62.5～85.5 U/kg 注入。以后自动泵入动脉管道中 600～800 U/h 的速度持续注入，保持透析器内血液的凝血时间在 30 min 以上。

（四）低分子肝素化法

普通肝素的抗凝活性在于它能特异地与抗凝血酶Ⅲ结合，抗凝血酶和凝血酶与至少18糖单位糖链结合，才能发挥抗凝血Ⅲ的抑制作用。低分子肝素（LMWH）分子量为 4 000～7 000，只有 25%～40%的低分子量肝素含有 18 糖单位，较短的糖链不能催化凝血酶的抑制，但仍能保留与抗凝血酶Ⅲ的结合能力及对凝血因子Ⅹ的抑制作用。LMWH 主要通过较强的抗Ⅹa因子活性而达到抗凝效果，抗凝血酶活性较弱，血小板计数降低少见，凝血时间延长不显著，所以出血危险也相对较低。加上 LMWH 用量较小，因而部分凝血活酶时间和凝血酶时间很少延长，对有出血危险的患者能够在不加重或不诱发出血的同时，起到较好的体外抗凝效果，是一种较安全的抗凝剂。但对于有活动出血的患者使用的安全性还有待进一步观察。一般首剂给予 3 000～4 000 抗 Xau/L，维持量为 750 抗 Xau/h，或单次剂量 5 000 抗 Xau/L 注入，可使血液透析4h内不发生凝血。

（五）体外肝素化法

近年来已被小剂量、无肝素及低分子肝素法取代。其操作技术复杂，需鱼精蛋白中和肝素，鱼精蛋白与肝素的中和比约是 0.9∶1。但剂量不容易掌握，鱼精蛋白代谢比肝素快，透析结束时易反跳，具体使用时应注意。

（六）无肝素透析

对于危重患者及并发有凝血机制障碍的患者可采用无肝素透析。无肝素透析要求采用生物相容性好的透析器。首先用含肝素 5 000 U/L 的 0.9%氯化钠注射液预冲体外循环管路和透析器 15～20 min，透析前用 0.9%氯化钠注射液冲洗透析器及血路，血流量保持在 250～300 mL/min，每隔 15～30 min 用 100～200 mL 0.9%氯化钠注射液冲洗透析器，同时加大除水量，除去冲洗中的 0.9%氯化钠注射液，透析中须避免在血管通道中输血，以免增加凝血危险。

（七）局部枸橼酸盐抗凝法

该技术的顺利进行须以强大的弥散作用清除枸橼酸钙为基础。一般枸橼酸盐的使用法是通过在体外循环动脉端输入枸橼酸盐，结合血中的离子钙，使用无钙透析液，防止透析器内凝血。然后静脉端输入氯化钙，补充血循环中的钙离子，以达体外局部抗凝的目的。枸橼酸抗凝与常规肝素、低分子肝素相比，对凝血机制的激活最少，有助于改善体外循环的生物相容性。血流量也不需要很大，透析器凝血发生率低。具有较高的尿素清除率，治疗器有效时间长。缺点是碱中毒发生率高达 26%，须监测游离血钙、血气等。

（八）前列腺素抗凝法

前列腺素为花生四烯酸的代谢产物，它可增加腺苷酸环化酶活性使血小板 c-AMP 浓度增加,从而抑制血小板聚集和黏附功能,使血液与非内皮细胞膜表面接触(如透析膜)便不发生血小板的脱颗粒和血小板聚集,从而发挥强大的抗凝血作用。有人认为它比肝素抗凝法安全,半衰期极短(2 min),但其抗血小板活性在停用 2 h 后仍存在,且无中和制剂,其剂量调整须依靠血小板聚集试验。前列腺素抗凝法的剂量依赖性低血压发生率也很高,限制了它在临床上的应用。

(九)水蛭素抗凝法

水蛭素(Hirudin)是一种由 65～66 个氨基酸组成的天然抗凝剂,由水蛭唾液腺分泌。水蛭素是凝血酶最强的特异性抑制剂。水蛭素已成功用于间歇性血透抗凝。最近 Karl Georg 等将水蛭素成功用于危重急性肾衰竭患者 CBP 的抗凝治疗。

到目前为止,CBP 已有多种抗凝方法,但尚无一种非常理想的抗凝剂,目前的研究致力于寻求具有抗凝作用的生物膜。

第六节　阿片生物碱类药

阿片,又名鸦片,来源于罂粟科植物罂粟未成熟时果浆汁的干燥物,含有 20 余种生物碱,其中吗啡、可待因和罂粟碱具有药用价值。现仅对吗啡做简要介绍。

吗啡是阿片中的主要生物碱,占总生物碱的 1/10,从阿片中分离提纯得到,为典型的阿片受体激动剂。口服易吸收,但生物利用度低,常皮下注射。主要经肝脏代谢,少量经乳汁及胆汁排出,可通过胎盘屏障进入胎儿体内。

一、作用

(一)中枢神经系统作用

1.镇痛作用

吗啡有强大的镇痛作用,对各种疼痛都有效。一次皮下注射 5～10 mg 能显著减轻或消除疼痛,镇痛作用维持 4～6 h。对持续性慢性钝痛作用强于间断性锐痛及内脏绞痛,对组织损伤、炎症、肿瘤等所致疼痛的镇痛效果优于对神经性疼痛的作用。镇痛的同时还可使患者产生欣快感,是形成药物依赖的主要原因。

机体内存在着脑啡肽能神经元、阿片肽和阿片受体共同组成的抗痛系统。当机体受到疼痛刺激,痛觉神经末梢释放 P 物质(SP),作用于相应受体,使痛觉冲动向中枢传入。内源性阿片肽由特定的神经元释放后,激动感觉神经末梢上的阿片受体,抑制痛觉神经末梢 SP 释放,从而减弱或阻滞痛觉传递,产生镇痛作用。吗啡可激动阿片受体,抑制 SP 释放,发挥强大的镇痛作用。

2.镇静作用

有明显的镇静作用,能消除由疼痛引起的烦躁、焦虑、紧张、恐惧等情绪反应,提高机体对疼痛的耐受力。用药后患者表现出嗜睡、精神朦胧等症状,在安静环境下易诱导入眠,但易被唤醒。

3.抑制呼吸

治疗量吗啡能降低呼吸中枢对 CO_2 的敏感性，抑制呼吸中枢，潮气量减小，呼吸频率明显减慢。

随着用药剂量的增加，抑制呼吸作用逐渐增强，急性中毒时呼吸频率可减慢至每分钟 3～4 次，甚至呼吸骤停而导致死亡。

4.镇咳

直接抑制延髓咳嗽中枢，产生强大的镇咳作用，对各种原因引起的咳嗽均有效。因易产生依赖性，临床已被可待因取代。

5.催吐

吗啡可通过兴奋延髓催吐化学感受区，引起恶心、呕吐。

6.缩瞳

可兴奋支配瞳孔的副交感神经，引起瞳孔括约肌收缩，使瞳孔缩小。吗啡急性中毒时，可呈针尖样瞳孔，为中毒的特征。

（二）内脏平滑肌

1.胃肠道平滑肌

治疗量吗啡兴奋胃肠平滑肌，使平滑肌和括约肌张力增高，减慢胃蠕动，延缓胃排空，产生止泻作用；减弱肠蠕动，延缓肠内容物通过，而对中枢的抑制作用可减弱便意和排便反射，增加肠对水的吸收，导致便秘。

2.胆道平滑肌

吗啡能兴奋胆道平滑肌和括约肌，导致胆道排空受阻，胆囊内压力明显提高，引起上腹部不适，甚至诱发或加重胆绞痛。

3.其他平滑肌

吗啡能提高输尿管平滑肌和膀胱括约肌张力，引起排尿困难、尿潴留；可对抗催产素的作用而延长产程；大剂量吗啡还可收缩支气管，诱发或加重支气管哮喘。

（三）心血管系统

吗啡能扩张动脉和静脉血管，降低外周阻力，发生直立性低血压；吗啡抑制呼吸可使体内 CO_2 蓄积，继发性产生脑血管扩张和脑血量流增加，导致颅内压升高。

（四）免疫系统

吗啡能抑制淋巴细胞增生，减弱自然杀伤细胞的细胞毒作用，抑制巨噬细胞的吞噬功能；也可抑制人类免疫缺陷病毒（HIV）蛋白诱导的免疫反应，这可能是吸食吗啡等毒品者易感染 HIV 病毒的主要原因。

二、临床应用

1.镇痛

吗啡对各种疼痛均有效，由于依赖性强，一般只用于其他镇痛药无效的急性锐痛，如严重创伤、烧伤、手术、晚期癌症剧烈疼痛等，并在短期内应用。对心肌梗死剧痛有效，但必须血压正常时方可使用。对内脏平滑肌痉挛引起的胆绞痛、肾绞痛需与阿托品类解痉药合用。

2.心源性哮喘

急性左心衰竭可导致急性肺水肿，使气体交换受阻，呼吸变快、变浅，称为心源性哮喘。除给予强心苷、氨茶碱和吸氧等治疗外,注射吗啡可收到良好效果。其机制主要是:①吗啡扩张外周血管,减少回心血量,降低心脏负荷,降低心肌耗氧量,有利于消除肺水肿;②吗啡抑制呼吸中枢,降低呼吸中枢对 CO_2 的敏感性,缓解患者的呼吸急促与窒息感;③其镇静作用可消除患者的焦虑、恐惧等情绪。

三、不良反应和用药监护

1. 一般反应

治疗量时可出现眩晕、恶心、呕吐、嗜睡、便秘、排尿困难、呼吸抑制、直立性低血压、胆道压力升高和颅内压升高。

2. 耐受性和依赖性

长期反复使用吗啡易产生耐受性及依赖性,一般连续用药不得超过 1 周。常用剂量连续用药 2~3 周即可出现耐受性,必须增大剂量,增加使用频率才能达到原来的效果。再连续使用 1~2 周可产生依赖性,停药后出现兴奋、失眠、流泪、流涕、呕吐、腹泻、出汗甚至虚脱、意识丧失等戒断症状。患者出现强迫性觅药行为,往往不择手段,给家庭和社会造成极大的危害。因此,本药必须按《麻醉药品和精神药品管理条例》严格管理,严格控制其使用。

3. 急性中毒

吗啡用量过大可引起急性中毒。其主要表现为昏迷、呼吸深度抑制、针尖样瞳孔,可伴有严重缺氧、体温下降、血压下降甚至休克。中毒致死的主要原因是呼吸麻痹,抢救可采用静脉注射阿片受体阻滞药纳洛酮、中枢兴奋药尼可刹米,并采取人工呼吸、吸氧和支持疗法等。

4. 禁忌证

禁用于未明确诊断的急腹症、分娩止痛、哺乳期妇女止痛、支气管哮喘、肺心病、颅内压增高肝功能严重减退患者及新生儿和婴儿等。

四、制剂和用法

片剂:5 mg。口服,一次 5~10 mg。极量:一次 30 mg,1 日 100 mg。注射剂:10 mg/1 mL。一次 10 mg,皮下注射。极量:一次 20 mg,1 日 60 mg。

第七节　人工合成镇痛药

一、哌替啶

哌替啶,又名杜冷丁,为人工合成的阿片受体激动药,口服易吸收,皮下或肌内注射10 min显效,作用持续 2~4 h,故临床常注射给药,能透过胎盘屏障进入胎儿体内。

(一)作用

哌替啶通过激动阿片受体产生与吗啡相似的药理作用。

1. 镇痛、镇静作用

镇痛作用为吗啡的 1/10~1/7,持续时间为 2~4 h。其镇静作用明显,可消除患者因疼痛引起的烦躁、焦虑、恐惧等情绪反应。用药后可产生欣快感,其耐受性和依赖性小于吗啡。

2.抑制呼吸作用

对呼吸中枢有抑制作用,能降低呼吸中枢对 CO_2 的敏感性。在等效镇痛剂量(哌替啶 100 mg 相当于吗啡 10 mg),两者对呼吸抑制强度相等,但哌替啶持续时间较短。

3.其他作用

治疗量可扩张血管,降低外周阻力;提高平滑肌和括约肌张力的作用比吗啡弱,无止泻作用,较少引起便秘和尿潴留;对妊娠末期子宫的正常收缩无影响,不延长产程;中枢性止咳作用不明显。

(二)临床应用

1.各种剧痛

代替吗啡用于创伤、骨折、术后及癌症等多种原因引起的剧痛。对胆绞痛、肾绞痛仍需与解痉药合用。可用于分娩止痛,为避免对新生儿的呼吸抑制作用,临产前 2~4 h 内不宜使用。

2.心源性哮喘

代替吗啡用于心源性哮喘的治疗,作用机制与吗啡相同。

3.人工冬眠

人工冬眠与氯丙嗪、异丙嗪组成冬眠合剂,用于人工冬眠疗法。

4.麻醉前给药

利用其镇静作用,麻醉前给药可消除患者术前的紧张、恐惧情绪,可减少麻醉药用量和缩短麻醉诱导期。

(三)不良反应和用药监护

治疗量时引起眩晕、恶心、呕吐、出汗、口干、心悸和直立性低血压等。长期连续用药易产生依赖性。

过量可出现急性中毒,出现明显的呼吸抑制、震颤、肌肉挛缩、反射亢进,甚至惊厥等中枢兴奋症状,对出现中枢兴奋症状的中毒患者,除应用纳洛酮外,还应配合使用巴比妥类药物。禁忌证与吗啡基本相同。

(四)制剂和用法

注射剂:50 mg/1 mL,100 mg/2 mL。一次 50~100 mg,肌内注射。极量:一次 150 mg,1 日 600 mg。

二、美沙酮

美沙酮,又名美散痛,属于阿片受体激动药。

(一)作用和临床应用

镇痛作用强度与吗啡相当,但作用持续时间明显长于吗啡。镇静作用较弱,耐受性和依赖性发生缓慢,停药后的戒断症状轻,口服美沙酮后再注射吗啡不能引起原有的欣快感,使吗啡等成瘾性减弱。临床除用于多种原因引起的剧烈疼痛外,还广泛用于吗啡和海洛因成瘾者的脱毒治疗。

(二)不良反应和用药监护

常见的不良反应有眩晕、恶心、呕吐、出汗、嗜睡、便秘和直立性低血压等。皮下注射有局部刺激作用,可引起疼痛和硬结。因呼吸抑制时间较长,禁用于分娩止痛。

（三）制剂和用法

片剂：2.5 mg。口服，一次 5～10 mg，1 日 2～3 次。注射剂：5 mg/1 mL。一次 5～10 mg，肌内注射。

三、芬太尼

芬太尼为人工合成的强效、短效镇痛药。

（一）作用和临床应用

其镇痛效力为吗啡的 100 倍。静脉滴注后 1～2 min 显效，维持 30 min。肌内注射后约 7 min 起效，维持 1～2 h。呼吸抑制作用和依赖性均较吗啡弱，临床主要用于各种急性剧痛。作为麻醉辅助用药与全身麻醉药或局部麻醉药合用，可减少麻醉药用量。与氟哌利多配伍用于"神经安定镇痛术"，用于某些小手术或医疗检查。

（二）不良反应和用药监护

常见的不良反应有眩晕、恶心、呕吐、胆道括约肌痉挛。大剂量可致肌肉强直。静脉滴注过快可出现呼吸抑制。反复使用可产生依赖性，但戒断症状较轻。支气管哮喘、重症肌无力、脑外伤或脑肿瘤患者及 2 岁以下小儿禁用。

（三）制剂和用法

注射剂：0.1 mg/2mL。一次 0.05～0.1 mg，皮下或肌内注射。

四、布桂嗪

布桂嗪，又名强痛定。

（一）作用和临床应用

布桂嗪为速效镇痛药，镇痛强度为吗啡的 1/3。口服或皮下注射 10～20 min 起效，作用持续 3～6 h。对皮肤黏膜和运动器官的疼痛有明显抑制作用，对内脏器官绞痛效果差。临床用于三叉神经痛、偏头痛、关节痛、外伤性疼痛、炎症性疼痛和癌症引起的疼痛等。

（二）不良反应和用药监护

不良反应有恶心、头晕、嗜睡等，停药后可自行消失。久用可产生耐受性和依赖性。

（三）制剂和用法

片剂：30 mg，60 mg。口服，一次 60 mg，1 日 3～4 次。注射剂：50 mg/1 mL，100 mL/2 mL。一次 50 mg，皮下注射。

五、喷他佐辛

喷他佐辛，又名镇痛新，为阿片受体部分激动药，口服及注射给药吸收均良好。

（一）作用和临床应用

小剂量或单独应用时可激动阿片受体产生镇痛作用；剂量加大或与阿片受体激动药合用时，又呈现阻断阿片受体作用。镇痛效力为吗啡的 1/3，呼吸抑制作用为吗啡的 1/2，依赖性极小，在药品管理上已被列入非麻醉药品。对心血管作用与吗啡不同，可引起血压升高和心率加快，增加心脏负荷，因此，不用于心肌梗死患者。临床主要用于各种慢性剧痛及术后疼痛。

（二）不良反应和用药监护

常见的不良反应有嗜睡、眩晕、恶心、呕吐、出汗等。大剂量可引起呼吸抑制、血压升高及心率加速。其呼吸抑制作用可用纳洛酮对抗。对吗啡有耐受性的人,使用本药能减弱吗啡的镇痛作用,并可促使成瘾者产生戒断症状。长期反复注射该药,可使皮下组织或肌肉内产生无菌性脓肿、溃疡和瘢痕形成。

(三)制剂和用法

片剂:25 mg。口服,一次 50 mg。注射剂:30 mg/1 mL。一次 30 mg,皮下或肌内注射。

第十章　病案管理学

第一节　概　论

一、病案与病案管理的命名和定义

（一）病案的定义

我国地域辽阔，历史悠久，传统医学对患者的诊疗记录称为诊籍、医案或脉案，现代医学则有病案、病历、病史之称呼。我国卫生部于 1953 年曾将诊籍、医案、病历统称为病案。目前，临床对医疗记录最常用病案和病历这两个术语。从表面字义上看，案有案卷之义，历有过程之义。当医疗记录未完成、未归回到病案科时，一般称为病历，如医师书写病程记录称之为写病历。当病案已回收到病案科，经过整理加工、装订成册时，可称为病案。有时，这些称呼混用。严格地说，病案与病历的区别是前者指已完成医疗活动的医疗记录，后者是指在医疗活动过程中的医疗记录。

病案是有关患者健康状况的文件资料，包括患者本人或他人对病情的主观描述和医务人员对患者的客观检查结果及医务人员对病情的分析、诊疗过程和转归情况的记录以及与之相关的具有法律意义的文书、单据。记录患者健康状况的记录可以是文字形式，也可以是图表、图像、录音等其他形式。它们的载体可以是纸张、缩微胶片、磁盘、硬盘、光盘或其他设备。

并非所有在医疗过程中所形成的文字都要进入病案，为了避免病历记录冗长，保存有效的信息，一些与医疗无关的过程记录不必保存在病案中，如入院通知书、某些申请书、临床路径的患者表单等都不进入病历，也不能称为病案的一部分。

目前，病案的称谓已不再仅指医疗记录（medical records），而是指更为广义的健康记录（health records）。这种改变首先出现在发达国家，它们在 20 世纪 90 年代初开始使用健康记录这一名称。这与家庭医师、社区医疗体系的建立关系密切。通过家庭医师或诊所的初步诊疗、健康检查，记录个人健康历史，补充了医院接诊前和医疗后患者的健康信息，形成完整的个人健康档案。病案信息管理也涉及这些资料的收集与管理，这也是医疗记录演绎为健康记录的原因。

一份合格的病案应当能够准确地问答"谁""什么""为什么""什么地方"和"怎么样"等问题。具体地说就是病案记录的内容要能够明确地表达医疗的对象是谁？开出医嘱的是谁？执行医嘱的是谁？接受医疗的是什么疾病？为什么要这样医疗？医疗操作在什么地方进行？医疗活动是如何进行的？病案除了能够回答上述问题外，还要强调记录的完整性、及时性、准确性和一致性。对于病历记录的完整性、及时性，卫生部在《病历书写基本规范》中有明确的要求，指出病案应当包括哪些内容，什么记录应当在什么时间内完成。而准确性和一致性属于病历的内涵。一份好的、合格的病案，病程记录应该包涵能够支持医师诊断的内容，同时还应能够证实医师所采取医疗行为的合理性。或者说，病案首页与病程记录应当是高度一致性。一份高质量的病案应当包含对病情的分析,甚至当前国内外对该疾病的认识和对该疾病检查及医疗的措施等内容。

(二)病案管理与病案信息管理的定义

病案管理是指对病案物理性质的管理,即对病案资料的回收、整理、装订、编号、归档和提供等工作程序。病案信息管理除了对病案的物理性质管理外,还包括对病案记录内容的深加工,由病案资料中提炼出有价值的信息,并进行科学的管理,如建立较为完善的索引系统,对病案中的有关资料分类加工、分析统计,对收集资料的质量进行监控,向医务人员、医院管理人员及其他信息的使用人员提供高质量的卫生信息服务。病案信息管理是病案管理高级阶段,是病案管理本质上的飞跃,它需要更高的技能、更好的工具和更复杂的加工方法。

20 世纪 80 年代初期,针对病案管理工作内涵的发展及变化,国际上普遍认为"病案管理"的称谓过于狭窄,不能涵盖其专业的所有方面,并就是否更名为"卫生信息管理"更能表明专业的特点进行了讨论。在 20 世纪 90 年代初,美国、澳大利亚等国家纷纷将病案管理专业更名为卫生信息管理,杂志、学会组织也更名为卫生信息管理杂志和卫生信息管理学会。实际上,卫生信息管理的含义远大于病案信息管理的概念,任何与卫生相关的信息都属于这个范畴,如医学杂志、期刊、流行病管理等。因此,病案信息管理的称呼更为严谨、科学、贴切,更符合专业的特征。

目前,我国正处于从病案管理阶段过渡到病案信息管理阶段。大部分地区的病案管理手段落后,方法陈旧,内容简单,目标较低。少数医院的病案管理已走向精细化、数字化、信息化的轨道,但也处于初级阶段。虽然在工作中,病案管理和病案信息管理这两个术语常常被混用,但病案管理的名称只是习惯用语,它通常所指的是病案信息管理的含义。

病案管理学与病案信息学也是两个可以混用的名称,准确的名称是病案信息学,它是研究病案资料发生、发展、信息转化、信息传递、信息系统运行规律的学问。它是一个实用性的边缘学科。除病案管理、疾病分类、手术分类等自身专业外,还涉及基础医学、临床医学、流行病学、心理学、组织管理学、统计学、计算机技术和国家政策及法律法规等相关专业内容。病案信息学的研究对象是病案管理、病案部门组织、信息加工技术、方法和标准。病案信息学的任务是通过理论研究,总结出一套行之有效的技术、方法和标准指导病案实际工作,使病案资料的收集、整理、分类、存储、信息加工、资料或信息的提供、病案管理的质量监控、病案书写质量监控等工作流程更加简便易行,更符合时代的特点和客观实际的需要。病案信息学还应当研究病案教学的规律,通过正规专业教育及继续教育指导人才培养。

二、病案信息管理工作的基本范畴和作用

(一)病案信息管理工作的基本范畴

1. 收集

病案资料的收集是病案信息管理工作的第一步,也是基础工作。在这一过程中要强调掌握收集资料的源头。对于门诊病案,资料源头通常始于医疗就诊卡建卡中心或挂号室。因此,建卡中心和挂号室应作为病案科的一部分,这有利于工作流程的顺畅。

建卡中心是近年来出现的部门,它的职责是为每一位就诊患者建立一张磁卡。磁卡可分为一般磁卡和集成电路(integrated circuit,IC)卡。IC 卡又可分为接触式和非接触式。磁卡一般含有患者的身份信息,可以唯一标识患者。磁卡号一般不是病案号,但应当与病案号建立

关联。磁卡可存放也可不存放钱,医院各科室之间的业务可以通过磁卡建立联系,也就是所谓的一卡通。

挂号室与病案工作有密切关系。患者挂号后,患者挂号的科别、病案号信息应立即传送到病案科,以便迅速将病案送到相应的临床科室。预约挂号的信息要提前传送,以便病案科提前作出准备。原则上病案由病案科传送,不应让患者自己去病案科索取病案,在病案管理中形成闭环,一方面是方便患者,体现病案服务。另一方面是保证病案的安全,避免病案丢失。

第二个收集门诊病案信息的环节是在新建病案处。对于每一个需要建立医院保存病案的患者,此处是最佳收集患者最基础的个人资料处所,包括:姓名、性别、年龄、职业、籍贯、身份证号、户口地址、现居住地址、工作单位、电话等等。这些信息是建立患者姓名索引和病案首页所需要的原始资料。门诊病案的其他资料还包括医师记录及各种检验报告。由于检验报告一般都是后送到病案科室,因此及时、准确地将这些资料归入相应患者的病案中极为关键,它们是医师对患者执行医疗计划的依据。

对于住院病案,工作流程应始于住院登记。住院登记工作在住院登记处,由于住院登记处涉及财务收费,所以一般归属财务处领导。住院登记处是收集患者身份证明等基本信息最佳的处所之一,这些信息将用于建立患者姓名索引,作为病案首页的原始资料,而且其入院诊断等信息也是今后统计比较的资料。从信息管理的原则来说,应当让最关心这些信息的部门来把住信息收集的门户,也就是由病案管理人员来负责信息的登记,其质量将会得到更大的保证。

病房是住院患者治疗信息的采集处,主管医师要注意病历资料的完整性,病历包括如下内容。

病案首页、入院记录、住院记录(包括病史:主诉、现病史、既往史、家族史、个人史、月经史、婚育史,体格检查,实验室检查,初步诊断,拟诊讨论)。

病程记录按照日期排放,先后顺序排列,其中会诊记录、转科记录(转出记录)、转入记录、交接班记录、麻醉记录、手术记录、术后病程记录、阶段小结、出院记录(或死亡记录)、死亡讨论、辅助检查、特殊检查(或治疗图表)、常规化验检查登记表、各种化验回报单、病理检查报告单、体温单、医嘱单、各种手术及操作知情同意书、护理记录、知情同意书、随诊信件。

无论是门诊还是住院资料的收集,都将涉及病案表格。进入病案的所有医疗表格,都应经过病案表格委员会审核,其最重要的常务工作人员就是病案人员。或者说,所有医疗表格的设计、制订通过表格委员会的认可后,在印刷之前还必须由病案科审核方可印刷。表格设计、审核是病案科工作内容之一。

2.整理

病案整理是指病案管理人员将收回的纷乱的病案资料进行审核、整理,按一定的顺序排列,将小纸张的记录粘贴,形成卷宗。整理过程也是对病案完整性的审核及检查过程。门诊病案的整理主要是将记录按日期的先后顺序排放、粘贴。住院病案的整理则分为三种排列方式:第一种是一体化病案(integrated medical record,IMR),即将病案记录完全按日期先后顺序排放;第二种是按资料来源排列的病案(source-oriented medical record,SOMR);第三种为按问题排列的病案(problem-oriented medical record,POMR)。第一种方法不利于资料的比较,因而现在不使用。第二种是目前普遍使用的方法。第三种则是应提倡的方法。在发达国家,按问题排列的病案主要用于教学医院中。在我国社区医疗记录中可见这种管理模式。按问题排列的病案有结构化的特征,适用于教学医院,有利于电子病案的记录。

患者在住院期间的病历一般采用上下翻动病案夹,这是为了方便医师书写与阅读。经过病案整理环节后的病案最好采用书本式装订(左装订),应避免上装订方式。

3.加工

医师记录的内容是原始资料,将病案资料中的重要内容转换为信息称为加工。加工一般是围绕着目标而设计收集的信息内容。手工加工的手段一般是采用索引形式,这种方式对深度信息提炼有一定困难。电子加工的手段通常是采用数据库形式,这种方式对于数据可以进行统计、分析、比较,还可以提示监测的信息等。如需要对随访病案的信息加工,凡符合条件的疾病就可以通过计算机提示需要进行信息摘录。同样,对需要向患者、医师反馈的信息可以提示反馈的时间等等。

目前我国病案信息管理的加工主要是对病案首页内容的加工,几乎所有的医院都将病案首页信息全部录入计算机,病案首页中疾病诊断是采用 ICD-10 编码,手术操作是采用 ICD-9-CM-3 编码。病案首页内容的加工只是对病案基本信息的提炼。对于随访信息、某些专题研究信息的加工只存在于个别医疗机构中,而且加工方法还处于初级阶段。对于病案资料的深度加工有待于电子病案的实现之后才有可能。

加工还应包括将病案资料的载体由纸张转化为缩影胶片、光盘甚至将病案资料录入并存储到计算机硬盘的操作。将纸质病案转为电子的形式存储是病案发展的方向。欧美国家在 20 世纪 50 年代开始采用缩微方式保存病案,随着科学技术的发展,以后又应用了缩微数码技术,现在主要重点是发展电子病案。当前他们也存在将历史的纸质病案转换为电子病案的问题。真正意义的电子病案是指病案的全部内容可以随意确定检索的主题词。我国卫生部则确定电子病案是指具有合法电子签名的电子载体记录。电子病案是信息加工的最好基础,优点主要包括可以降低医疗费用,提高医疗安全,提高工作效率。因此,电子病案成为世界关注和开发的重点。2004 年,美国总统布什签订了一个命令,建立了国家卫生信息协调办公室,提出 10 年内在全美范围内将病案信息电子化。法国的全球最大的民用计算机工程是投入 60 亿英镑(约 90 亿美元)用于电子病案。目前,由于计算机的广泛普及,医院越来越多的设备是数码设备,使运行病案电子化提到了议事日程。而历史病案的电子化则主要采用影像扫描方案。由于单纯缩微方法不利于计算机的检索,以及设备的专用性过强,一般医院都不采用,一些已采用缩微保存病案的医院为了使其可以在网络上运行,则将其转为电子方式。而缩微数码方式则由于需要双重维护而一般医院也不采用。

4.保管

保管是指病案入库的管理。对病案库的环境有一定的要求,如病案库的温度、湿度、防尘、防火、防虫害、防鼠、防光等等。

病案的保管一定要有科学的管理方法,如科学的病案排列系统、病案编号系统、病案示踪系统。而且还应当有好的管理制度,如病案借阅规定、防火、防盗制度等。

在病案信息管理方法中,没有最好的病案信息管理体系,系统、流程合理适用就是最好的。要保障病案的及时回收入库,要能说清病案的去向,要随时保证病案处于可用、可获得的状态。病案的保管应视各医院的条件、环境、病案流通量等诸因素来决定采用某一管理体系。较为理想的保管病案体系如下。

单一编号+尾号排列+颜色编码+条形码+计算机管理。

　　单一编号可以保证病案的唯一性,可以使医师一次性、不会遗漏地获得患者全部资料。尾号排列可以加快纸质病案的检索、归档速度,而且可以保证工作面的平均和最大限度减少病案移架的情况。颜色编码可以减少病案归档的错误率,即使发生错误也可以在最短的时间内给予纠正。条形码则可以有效地控制病案的去向。条形码与计算机管理则提高了病案管理的准确性和工作的效率。

　　5.质量监控

　　质量控制是病案科的一项重要工作,它是通过查找质量缺陷,分析造成缺陷的原因,最终达到弥补缺陷(提高服务效果、降低成本、增加效益等等),避免缺陷的再发生等目的。

　　病案质量监控包括病案管理质量与病案内容质量管理两部分,病案管理质量监控是指对病案信息管理工作的各个流程进行质量检查、评估,如出院病案的回收率、门诊病案的当日回库率、疾病分类编码的准确率等。通常,对病案本身记录的缺项检查也包括在管理质量控制范畴。病案内容质量监控主要通过病案书写质量检查进行监控,从格式到医疗的合理性等方面的监控。监控包括环节质量监控和终末质量监控,它是医疗质量监控的重要手段之一。病案管理质量监控一般由受过病案信息管理专业培训的人员来完成,病案内容质量监控需要有良好医学背景的人员来完成。

　　在发达国家,早期的医疗质量监控是通过对医师资格的认证、对医师某项医疗准入的授权以及通过同行检查(peer review)方式来实施质量控制。而当今医疗质量监控是通过对设备及工作方法的标准化来获得保障。因此,现在的医疗质量监控方法必须是传统与现代的结合。由于病案可以在一定程度上反映医疗效果及工作流程、工作效率的情况,因此病案成为医疗质量监控的资料来源之一。病案质量监控的方法通常是采用如下步骤:制订标准、执行标准、检查执行情况、反馈。目前我国病案的质量监控重点已逐渐转向在院患者运行病历质量监控,目标管理、科学的质量监控体系还未建立,质量监控方法也亟待提高。

　　6.服务

　　病案只有使用,才能体现其价值。使用病案的人员除医师外,其他医务人员、医院管理人员、律师、患者及家属、医疗保险部门等等都需要使用。越是近期建立的病案,使用频率越高。越是有价值的病案(特殊疾病、特殊人员、死亡病例),使用频率越高。保管好病案的目的是为了更好地提供利用。因此,病案信息管理人员不得以任何理由来限制病案的合理、合法利用。医疗机构也应当为病案的利用提供人力、物力保障,包括适当的空间和设备。

　　病案信息作用的体现同样是利用而不是看管。因此,病案信息管理的一个重要环节是服务。服务分为两类,一类是被动性的,是根据用户的需求提供信息或病案。如提供门诊、急诊或住院医疗所需要的病案;另一类是主动性服务,如主动地向医务人员通报存储的病种信息、管理信息、协助医务人员及医院管理人员设计研究方案,利用专业数据库查询研究数据,摘录数据和处理数据等。

　　病案资料的社会性利用在近年来有较大的发展,首先是患者流动性大,需要持医疗文件转诊。其次是医保部门的审核,需要患者提供病案复印件。这些使用都获得法律法规允许,病案科应给予提供。

(二)病案信息的作用

　　一份病案可谓集医疗信息之大成,一些病案资料本身就具有信息的特征,如使用者可以直接从检验报告的数据中获得信息,了解患者的疾病严重程度。病案所具有的信息作用主要是那些能直接供医疗服务的资料,还有一些病案资料需要通过加工才能具有信息作用,属于管理信息类。总之,病案具有备忘、备考、守信、凭证的功能,这些功能在医院中发挥着不同的作用。

1. 医疗作用

病案的医疗作用主要是备忘。没有一个医师可以永久记住一个患者的健康历史,特别是一些细节,哪怕这个患者是其最亲近的家人。

在现代社会中,医疗是一个整体行为,医师、护士和医疗技术人员都直接参与到患者的医疗过程中。医院的设置可以没有某一临床专科,甚至仅有一个专科也可以从事医疗服务,但是没有病案就无法进行正常的医疗活动,它不仅会使每一位参与医疗的医务人员对患者提出相同的问题,而且还可能会对患者采用相同的检查,导致过度医疗、浪费医疗甚至错误医疗的行为。

病案记录是医务人员对疾病诊断治疗的依据,病案资料可以维系医疗团体内或医疗机构之间的信息传递,成为医务人员工作的桥梁、纽带。病案的备忘功能使医务人员在短时间内便可复习到患者的健康史、家族史、既往病史,近期用药史、医疗史、药物过敏史等重要信息,它对于当前患者病情判断、诊疗计划至关重要。

2. 临床研究与临床流行病学研究作用

临床研究与临床流行病学研究是利用了病案的备考功能。临床研究主要是对案例的研究,即个案或多个案例的研究。临床流行病学的研究则是对案例相关性的研究,对疾病在家族、在人群流行与分布的研究。上述的研究是通过统计分类,比较、观察病例之间的特性、关联性以获得对疾病发生、发展规律的解释、找出最佳的治疗方案。如果要充分发挥病案的备考作用,仅病案的本身还不够,必须根据不同的目标建立完善的索引系统作为辅助。

3. 教学作用

利用病案进行临床教学同样是利用病案的备考作用。没有一种疾病的临床表现是完全相同的,不同体质、不同年龄对疾病会有不同的反应。教科书中是典型病例,典型的症状、体征,当然也就只能提供典型的诊疗方案。而病案的多样性使病案被誉为活的教材,病案作为教材的优点在于它的实践性,它记录人们对疾病的认识、辨析、治疗的成功与失败的过程。

4. 医院管理作用

病案在医院管理中的作用也是利用病案的备考作用。病案中包含了大量人、财、病症、手术操作信息,通过对病案资料的统计加工,便可以了解医疗水平、管理水平,从而提高对医院的效率管理和医疗质量管理水平。例如,门诊量的增减、住院病种的变化、住院天数长短、医疗付费的多少、医疗质量的高低都是医院管理者感兴趣的内容。统计、分析这些变化的原因,对医院制订管理目标、评价管理质量有极其重要的意义。

病案对医院管理的作用是近年来才被逐渐认识到的新作用,对其管理信息的挖掘方法及信息的使用方法仍有许多待研究的课题。

5. 医疗付款作用

医疗付款作用是应用病案的凭证功能。随着我国医疗改革的深入,基本医疗保险制度、商业医疗保险制度在我国的逐步开展,病案在医疗付款中的凭证作用日益显现。病案如果丢失,在医疗付款中失去了凭据,将会遭到拒付。如果医嘱中记录了抢救费,病案记录中必须有抢救记录证实抢救的存在。如果医嘱中收了CT检查费,则病案中必须有CT检查报告,否则视为未执行检查拒付检查费。这对病案记录的完整性、保管的完好性等提出了严格的要求。

在美国,1983年就开始了以"相关疾病诊断分组(diagnosis related groups,DRGs)"为标准的"预付收费(prospective payment system,PPS)体制"。它是按病案中记录的疾病进行国际疾病分类编码,再归纳入"相关疾病诊断分组"要求的相关组别,并以它计算出收费的指数。"相关疾病诊断分组"近年来在国际上相当流行,欧美国家、亚洲国家甚至我们国家的香港和台湾地区,都采用了类似的收费体制。在这种收费制度下,规定了各种疾病的收费标准。因此,病案记录中的疾病诊断,疾病的编码都成了收费的关键。

在我国,"相关疾病诊断分组"虽然还处于研究阶段,但单病种结算的办法却如雨后春笋般在全国范围内产生。单病种结算办法简单、易行,但存在更多不合理的因素,因此被认为是一种过渡的办法。2010年,卫生部在全国范围内试点使用了112个疾病的临床路径,今后还将逐步地扩大临床路径的病种,而这些也是医疗付款的可能依据。上述种种,很大程度依赖于病案的凭证作用,医保部门对病案核查已成为惯例。

6.医疗纠纷和医疗法律证据作用

守信是医患之间建立的法律关系。医患关系是特殊的消费者与服务者的关系。患者向医疗机构购买服务,医疗机构为患者提供服务,同时也向患者承诺服务的费用和质量。医患之间也就存在守信的问题。

医疗是一个高危市场,医院是以患者为医疗对象,极易出现医疗意外、医疗事故,产生医疗纠纷和法律事件。在病案中,有一系列的患者或家属签字文件,如住院须知,手术同意书,危重病情通知书等。这些患者或家属签字的知情同意书等文件赋予医院某种权利,它具有法律作用。在法院判案时,病案几乎成为唯一的证据。如果病案记录不恰当、不完整、不准确、有不合法的修改等,在法庭上都将是不利的证据,医院提供不出病案其后果则更为严重。

除守信功能外,医疗纠纷和法律依据的作用还涉及病案的备考功能,它可以证实医疗活动的真实性。

7.医疗统计作用

病案在医疗统计中同样是利用病案的备考作用。病案涵盖了患者身份证明和有关医疗活动的信息,是医疗业务活动数量和质量统计分析的原始资料,医院领导制订计划,监督和指导工作所需要的统计数据,国家规定的医疗统计指标都可从病案信息中取得。医疗统计数据可为国家卫生统计部门提供疾病分布、发病率、死亡原因等数据,为研究疾病的防治和监测提供参考。

8.历史作用

病案的历史作用是利用病案的备忘和备考作用。病案记录了个人的健康历史,也记录人类对疾病的抗争史,同时病案记录也可以反映某一历史时期的特殊历史事件。例如,现在不少人到医院要求提供出生记录,以作为移民到国外的证件。

(三)各类人员与病案信息

病案信息管理工作不仅是病案专业人员的责任,也是全体医院职工的共同责任。每一个人对病案都负有一定的责任。病案是医院的财产,要保证病案的正常流通,保护它的完整性。

1.医院管理人员

医院管理人员负责选派适当的人员负责病案科工作。病案信息管理是专门学科,不是什么人都可以胜任此项工作,也不是医院内部调整一些人员可替代的。病案科的负责人应当具有专业能力,有一定的实际工作经验和组织能力,具有较强的人际沟通能力。负责人的选择,应避免只注重学历而忽视能力的情况,其他专业人员必须经过若干年的锻炼才能做病案科的负责人。

随着现代科学技术的发展,病案科工作使用计算机越来越普遍,不能掌握计算机的应用,不能掌握一定的医学知识、病案管理知识的人,根本不能任用病案管理工作。

医院管理人员应在人、财、物等方面给予病案科适当的支持,并监督、督促病案信息管理工作,了解病案信息管理工作的内涵,协调病案科与全院的工作关系。

2.医务人员

医务人员是病案记录者,他们包括医师、护士和医疗技术人员。

病案价值取决于医务人员的记录,在垃圾数据面前,病案人员也将束手无策。卫生部对病案记录有一系列的规定,医务人员必须遵守国家和卫生部颁发的法律法规,执行有关病案记录书写的规定,医务人员应当准确、完整、详细记录诊断治疗、检查、护理过程及结果,及时采集有关患者的健康信息及有法律作用的签字文件。在医疗过程中,医务人员是病案资料的主要负责人,要保证病案的安全,病案信息不外泄。当医疗活动结束后,医务人员仍有责任协助病案人员保管好病案。

医务人员借阅病案时,一般要在病案科内参阅,而且要严格地履行借阅制度。在使用病案时要爱护病案,不能涂改,私自隐匿保管。因某种原因外借病案时,要办理借阅手续,留下有效的联系信息,用毕病案后应当立即归还病案科。

3.病案信息管理人员

收集、整理、加工、分类、统计、保管病案信息并提供病案信息的服务是病案信息管理人员的职责。病案人员一定要有严谨的工作作风,甘于奉献的服务态度,合理的管理手段和与时俱进的进取精神。要提倡主动的服务理念,对于合理、合法的病案使用者,应尽量满足他们的要求,提供良好、热情的服务。对于不符合要求的病案使用申请者要坚持原则,遵守职业道德,严守患者的隐私,保护医院、患者的利益。

4.患者

病案是医院的财产,患者无论何种理由,都不可随意拿走属于医院财产和国家授权保管的病案。由于病案内容是患者专有,因此患者可以根据卫生部关于病案复印的有关条例申请复印。患者应提供真实、可靠的个人信息和病情描述,如果由于个人原因造成错误的,患者本人应承担法律责任及可能的经济责任。

第二节 病案信息管理

一、病案信息管理发展的历史回顾

(一)中国病案与病案管理发展回顾

医学发展史与病案发展史的轨迹是齐头并进的,有了医学便有病案。远古时代医药传说有"神农尝百草、伏羲制九针"。根据传说,伏羲属海岱民族(又称泰族),是东夷人的祖先,所处时代约为旧石器时代中晚期(距今 4 000～10 000 年前。)伏羲氏曾教民众结网,从事渔猎畜牧,因此,将其视为原始畜牧业时期的代表。伏羲使用画八卦的方法记事,这比结绳记事有了较大的进步。神农尝百草,伏羲制九针,从那时起,人们开始用草药和针具治病。在远古时期,除传说外,由于尚无文字,所以反映医学发展的遗迹是石刻,或刻录在山洞石壁、石柱,或刻录在墓门、墓壁上。

我国的医学档案起源于何时,尚不清楚。已知我国最早的医学文字记录可追溯到3 500 年前的商代。根据考古,商王朝后期都城遗址,位于河南省安阳市西北郊洹河两岸,又名殷墟,面积约 24 平方千米。据文献记载,自盘庚迁都于此至纣王(帝辛)亡国,整个商代后期以此为都,共经 8 代、12 王、273 年。年代约为公元前 14 世纪末至前 11 世纪。在 1899 年清光绪二十五年,在河南安阳出土了大量的甲骨文,出土的商代甲骨文记录了打仗、祭祀、出巡、狩猎、疾病等情况。

较甲骨文晚些时候的是简版,单一竹片为"简",多片编连为"策"。单一木片为"牍",较为狭的版叫"木简",许多版、牍相连为"函"。我国先后在湖南长沙,湖北江陵、云梦,山东临沂,甘肃敦煌、武威等地发现了大量的秦、汉简册档案。2001 年,考古学家还发现 1 200 多块战国时期的简牍,破译了许多千古之谜。1977 年在安徽阜阳双古堆第二代汝阴侯夏侯灶墓出土了汉简。夏侯灶卒于汉文帝前元十五年(前 165 年),故《万物》的竹简抄本年代,在西汉初年。据竹简"出现的'越''符离'等春秋时期才有的地名",考证《万物》的撰写时代,可能是战国初期或春秋时代。《万物》记载的药物种类有 71 种,其中:玉石部 5 种,草部 23 种,木部5种,兽部 11种,禽部 4 种,鱼部 11 种,果部 4 种,米谷部 4 种,菜部 4 种。此外,还有"莫盗""鼠享""大发""石卦"等待考。《万物》记载药物治疗的疾病,初步统计有病名 31 种,包括内、外、五官、神经等各科疾病。《万物》所记载的病症,如寒热、烦心、心痛、气臾、鼓胀、瘘、痤、折、痿、痛、耳、惑、睡、梦噩、失眠、健忘等,皆流传于后世,其中有的至今仍被沿用。

帛是丝织品,作为书写材料,几乎与简册同时并行,1973 年 12 月长沙马王堆 3 号西汉墓出土,约 29 件 12 万字,该墓入葬时间为汉文帝前元十二年(前 168 年)。根据书体、避讳字和帛书上出现的纪年内容,专家推定为秦末至西汉初抄写。有古医书《足臂十一脉灸经》、《阴阳十一脉灸经》甲本、《脉法》、《阴阳脉死候》、《五十二病方》、《却谷食气》、《阴阳十一脉灸经》乙本、《导引图》、《养生方》、《杂疗方》和《胎产书》等。为迄今发现的较古医书。我国最早的病案记录是公元前 200 年西汉时的淳于意,《史记·扁鹊仓公列传》记录了他写的病案 25 例,称为诊籍。

纸张产生于西汉,至东晋才逐步代替竹木材料。纸张病案至今仍为医疗记录的主要载体。在第二次世界大战中,缩影技术得到了发展,以后这种技术还应用到病案,成为新的载体。我国在病案中使用缩影胶片、胶卷是在 20 世纪 80 年代初期。而在 20 世纪 90 年代的中期,光盘作为医学记录载体的出现,同时,医学记录的某一部分采用电子形式也产生。

中国病案管理的历史可以追溯到商朝,从殷墟出土的大量医疗记录甲骨文。如此大量的甲骨文,必定有一定的排列顺序和管理。现存于中国历史档案馆的中国皇室成的大量宫廷医案,也必定需要适当的管理,但具体的方法尚未有报道。

中国现代医院的历史可以追溯到 19 世纪初,大都是西方传教士来华建立的。一般认为现代病案管理是以北京协和医院 1921 年建立病案室为始,虽然北京协和医院的前身其医疗记录是 1861 年开始的,但当时没有专职的管理人员,只是简单的汇集,没有索引,没有管理。中国还有其他医院建立早于 1921 年,也都是有记录,没有管理。

建立于 1921 年的北京协和医院开创了现代病案管理的篇章。在开院的同时就建立了病案室,组织了相当完善的管理系统,建立有患者姓名索引系统、疾病分类系统、手术分类系统、病案编号系统、患者入院和出院登记等。1922 年 3 月建立了医院病案委员会,推动了北京协和医院病案工作的发展。

(二)外国病案与病案管理发展回顾

外国的医疗记录历史同中国一样久远,最早也可追溯到旧石器时代。在西班牙旧石器时代的山洞的墙壁上,发现一环钻和手指截断的侧面图,这大约在公元前 25000 年所作。

传说同样也是记录历史的一种方法。在埃及,传说在古埃及时代的透特(有四个不同的外文名称:Thot,Thoth,Anthothis,Althothis)是医学之神,文字的创造者。他被描述为人身朱鹭鸟头,他著写了 36～42 本书,其中有 6 本是医书,涉及人体、疾病、疗病的器械、药物和眼病。这些书应是当地僧侣所著,由于透特是文字之父,所以僧侣们请他指正,这些书也就归功于他。在埃及历史上,另一个半神半人的医学家是 Imhotep,他生活在金字塔时代(公元前 2900 年)。

Imhotep 被认为是 Edwin Smith 纸草(一种由纸莎草制成的纸)的作者,纸草是在 19 世纪由 Edwin Smith 发现。纸草是公元前 1600 年抄写的,长 15 英尺,宽 13 英寸,两面共记录了 48 例外科病历。每一病历的书写都有固定格式:标题(描述疾病情况)、检查、诊断和治疗。对每一病例,他都指出要或不要进行治疗。

在现代医院病案管理的历史上,世界公认的第一个病案室是在美国波士顿的麻省综合医院(Massachusetts General Hospital,Boston,Massachusetts)。该院建于 1821 年 9 月 3 日,自建院之日起,就保存了完整的临床记录,并对所有病例进行编目。但直至 1893 年才感到需要将编目转为卡片目录。于是,他们请来了图书管理员协助做这项整理工作,用打字的方法将 1870～1893 年的编目资料用卡片做编目索引。以后的 3 年间,他们的卡片索引一直是由一位图书管理员协助做。到了 1897 年底,该院正式聘用了一位图书管理员专职从事病案管理工作,做索引卡片也就成为她的一部分工作。因此,人类的第一个医院病案室就被认为是建于 1897 年。第一位病案管理员是 Mrs Grace Whiting Myers,她是北美病案管理协会的第一任主席和美国病案协会的荣誉主席(1859～1957 年)。

二、病案信息管理的发展趋势

我国病案(卫生信息)管理的发展迅速,但不平衡。在经济发达的地区,不少医院已建立院级局域网。总体上讲,病案信息管理的发展趋势正逐步向信息管理,向计算机化方向发展。今后病案(卫生信息)管理的发展趋势如下。

1. 支持医院经营管理

医疗产业概念在今天并不鲜见,医院管理的一个主要工作是经营管理。因此,今后医院的管理者不一定是临床医师,而应当是具有一定医疗知识的经济师和专职的管理人员。医院之间存在竞争,这种竞争主要是服务质量的竞争。

医疗效率是医院经营管理的重点,要控制患者合理的住院天数。医疗收费的模型一般是呈偏态分布,即主要的医疗活动集中在住院的初期,而后期医疗活动减少,处于康复期。有效地减少住院日将会起到提高病床周转次数、增加医疗收入的作用。

经营管理要逐步走向精细化,要管理到人,管理到病种,管理到环节。聪明的管理者会主动地适应时代的发展,主动地转变观念,从长官意志管理和经验管理逐步向科学管理过渡,懂得利用病案信息进行医院的经营管理才可能是科学的管理者,病案是医院经营管理的有效资料来源,它包含了费用信息、患者住院日信息、医师信息、疾病及手术信息等,当这些信息被分析利用时,将会产生良好的经营管理效果。

2. 支持医疗管理

医疗质量与医疗安全是医院管理永恒主题。临床路径不仅可用于费用管理,也可以监管医疗过程,了解医疗过程中的变异因素。医疗准入也是医院管理的重点之一,可以有效地减少医疗纠纷,提高医疗质量。对于有创操作、手术等应当分级分类,只有当施行的操作达到一定数量的第一助手,才可以在上级医师的指导下操作,在操作积累到一定的数量级后才可以独立操作。这些规定不仅与医师的职称相关,更重要的是与经验相关,与能力相关。医疗准入制度可以有效地降低医疗事故,减少医疗纠纷,保障医疗安全。

3. 评估评价医疗水平

病案记录了每一病例的施治情况,反映了医师的医疗水平。近几年已被卫生部纳入医师晋升、评估医师医疗水平的主要内容之一。作为考评每个医师的业绩,这是可靠、可行的方案。

4. 作为医疗纠纷和法律案件证据

2002年国务院颁布新的《医疗事故处理条例》,随后卫生部颁发了病案管理的配套文件。当时的"举证倒置"法律要求使医院负有举证的义务,医疗纠纷也呈直线上升。只要是医疗纠纷,必定要涉及病案。2010年《中华人民共和国侵权责任法》虽然修正了"举证倒置"法律要求,但也明确医院要为患者保管好病案,提供病案复印。病案仍然是解决医疗纠纷的重要法律依据。

5. 病案管理向病案信息管理方向发展

病案的作用已不仅是传统的医疗作用,它的作用得到扩展、延伸。原始病案资料在许多场合已不能满足各方面的要求,因此需要对信息加工和管理。目前,我国医院的病案信息加工基本上限于病案首页,这还仅是初步的、基本的信息管理。病案还存在丰富的信息,有待开发。病案信息还可以与其他管理信息结合,发挥更大的信息作用。

病案管理向病案信息管理方向发展的具体表现是电子化病案。在当今的 E(电子;electron,E)时代环境下,卫生也是 E 卫生,病案也必然要 E 病案。电子病案的概念绝不是一般地利用计算机的录入、输出功能,目前不少医院都存在简单地利用预先写好的某种疾病的病例模版,将同种疾病不同患者的病历套入。这是一种简单的复制,失去了每个病例的特异性,医务人员由于工作繁忙,常常发生不能将不同的情况完全修改后完成病历,出现了"男性患者受孕3 个月、女性患者的阴茎发育正常"的尴尬记录。

电子病案概念是无论患者在医院的任何专科治疗,都可以获得在医院各部门治疗的医疗信息;电子病案有警示系统,当出现不正常的化验报告时或药物配伍有禁忌时,计算机可以发出警告,电子病案系统还应当有电子资料库的支持,连接到一些电子图书、杂志资料库。当需要了解某种病的最新诊断、治疗方法时,可以获得参考资料,循证医学的方法可以直接引入病例治疗。实施电子病案在技术上没有困难,它的瓶颈是标准、观念,当然经费也是一个极为重要的因素。

6. 对传统纸张病案及索引的电子化加工

在对新信息收集、加工和管理的同时,传统的资料也存在加工管理、快速传输的要求。这是一项早晚都要完成的工作,也是一个阶段性的工作。一旦完成了转换,对于不再使用的纸质病案可以择地另存,对于超过保存年限的病案,也可以销毁。

纸质病案转换为影像病案一定要考虑医院电子病案的进程,最好与医院的电子病案系统同步。在销毁超过保存年限的病案时,应严格地按照规定执行,对于患者姓名索引一定要永久保存。

三、病案信息管理教育与学术组织

(一)病案信息管理教育

1. 中国的病案信息管理教育

我国现代病案管理始于 1921 年北京协和医院病案室。在这漫长的岁月里,都是用"以师带徒"的形式培养病案管理人员,没有专业教育。1964～1965 年两年间,北京协和医院采用护校三年级学生到病案室接受系统病案专业教育,培养了 12 名学生充实科室工作。1985 年,北京市崇文区卫生学校举办了第一个正规学历教育的中专病案班,学生为已工作的各类人员,学制 30 个月。之后,全国病案中等专业教育如雨后春笋,发展至今有 40 余所院校,招收的学员为中等专业毕业生,学制为 3～4 年。1993 年,病案信息管理专业列入《中华人民共和国普通中等专业学校专业目录》,全国第一个医疗信息管理大专班于 2000 年在首都医科大学燕京医学院(原北京医学高等专科学校)开办,随后又有江苏、湖北等省设立了卫生信息大专班。2001年北京卫生学校开办了第一个高等职业病案班,为适应医院现代化信息化发展的需要,2002年首都医科大学在北京市崇文区卫生学校开办病案信息管理成人大专教育。2005 年北京大学医学网络学院与北京市崇文区卫生学校联合开办卫生信息管理专科升本科教育。1986 年病案信息管理课程在一些大学本科也有引入,如武汉同济医科大学的图书管理系、湖南湘雅医科大学医药信息学系等。国际疾病分类课程在山东潍坊医学院作为学生的选修课程。沈阳医学院、新乡医学院等院校还设有本科医学信息专业,其专业重点虽然是在图书,但其他课程基本与病案信息管理专业设置相同。

病案信息管理的非正规教育始于 20 世纪 50 年代,北京协和医院王贤星教授为全军军区总医院、全国铁路中心医院培训病案人员。卫生部举办的第一个全国病案信息管理培训班是由北京大学人民医院的李铭主任举办的。1981 年卫生部委托北京协和医院病案科为全国举办一期病案信息管理学习班。从此,病案专业的培训班从深度及广度方面都在不断发展、扩大。今天,全国每年都举办有数十个专业学习班及学术讲座。20 世纪 90 年代中期,病案培训班成为继续教育的手段,参加者被授予继续教育学分,学分分为一级学分(部级)和二级学分(其他级别)。晋升、中高级职称的人员要求每年一定要修满继续教育 25 学分。

2. 外国的病案信息管理教育

美国于 1935 年在 4 所大型医院中开展了病案管理专业教育。其中明尼苏达州的圣·玛丽(St. Mary)医院由于是学院的附属医院,因而它是第一所授病案学士学位的单位。到 1994年,统计表明大约有 230 所大学或学院培养卫生信息管理人员,其中约有 50 所授学士学位,180 所授副学士学位(相当于我国的大专毕业文凭)。

世界上,除美国和澳大利亚有正规的学校病案管理专业教育外,加拿大、印度尼西亚、以色列、新西兰、英国、德国、韩国、马来西亚等国家也有相应的病案信息管理教育。美国和澳大利亚还有相应的硕士和博士教育。

继续教育是知识更新的必要措施。每一个专业人员无论学历多高、职称多高,都有接受继续教育的必要性。2002年美国的病案专业人员改称为注册病案信息管理员(registered health information administrator)和注册病案信息管理技术员(registered health information technician)。根据美国卫生信息管理学会的要求,他们自1975年开始每年就要分别接受15和10个学时的继续教育,否则注册的资格将被取消。

由于电子病案的发展速度迅猛,一些发达国家认识到病案专业教育的迫切性。美国卫生信息学会提出2005年后,病案的硕士教育作为病案专业学科的基础教育。鼓励病案工作者重返学校学习。

(二)病案信息管理学术组织

1. 中国医院协会病案管理专业委员会

我国第一次全国性的病案统计会议是于1981年在南京召开的。从此,病案的学术活动逐渐活跃,各地学术组织纷纷建立,北京率先于1982年由中华医学会北京分会医院管理学会建立了病案管理学组。1988年,建立全国病案管理学术组织。2005年更名为中国医院协会病案管理专业委员会。为了有利于学术活动的开展,委员会成立了病案质量监控学组、病案信息教育学组、《中国病案》杂志和"中国病案网站"。

1992年,我国病案学会以中华病案学会(Chinese Medical Record Association)的名义加入国际病案协会(International Federation of Health Records Organizations,IFHRO)。据统计,目前我国省级学会有北京、天津、上海、河北、山西、黑龙江、辽宁、江苏、江西、福建、山东、湖南、广东、广西、四川、云南、陕西、宁夏、新疆等。除省级学会外,一些市还建立了市级的病案学术组织,如江苏省的无锡市。

自第一次全国病案统计学术会议后,第二次全国性会议到1988年才召开。1993年以后,每年都召开一次全国性学术会议。

2. 国际病案组织联合会(IFHRO)

国际上,第一个病案学术组织成立于1928年,即北美病案管理学会。由于地域因素,这个以美国人为主的组织参与了一些加拿大人。

直到1942年,加拿大病案学会才从中独立出来。英国病案学会由于受第二次世界大战的影响,在战后1948年成立全国性学术组织。1949年澳大利亚的两个州组成了学会,1952年成立了全国性学会。第一届国际性病案学会是1952年在英国召开,当时有9个国家参加。

国际病案学术会议每4年召开一次,但直到1968年才正式成立国际病案组织联合会(International Federation of Health Record Organizations)。除了世界性的会议外,一些地区性的学术会议也在组织,如欧洲病案学术会议每两年召开一次。2004年在美国召开的第十四届会议上决定以后改为每3年召开一次学术会议。1992年,我国病案学会以中华病案学会(Chinese Medical Record Association)的名义加入国际病案组织联合会,成为该组织第18个会员国。

2010年瑞典、西班牙被接纳为新的成员国,目前会员国已达20个。

第三节 病案管理部门的组织与职责

一、病案科室的设置

病案科英文称为 Medical Record Department，它负责管理着医疗机构的医疗档案，与医院各个部门有着广泛的联系，可以说是医院医疗信息的中枢。现在的卫生信息系统建设都是以病案为核心的放射性功能模块建立模式。

1982 年卫生部颁发的《全国医院工作条例、医院工作制度与医院工作人员职责》规定，医院必须建立病案室，负责全院病案(门诊、住院)的收集、整理和保管工作。2002 年 4 月 4 日国务院颁发的《医疗事故处理条例》，第八条明确规定：医疗机构应当按照国务院卫生行政部门规定的要求，书写并妥善保管病历资料。同年 8 月 2 日，卫生部、国家中医药管理局颁发的《医疗机构病历管理规定》，第三条进一步规定：医疗机构应建立病历管理制度，设置专门部门或者配备专(兼)职人员，具体负责本机构病历和病案的保存与管理工作。2010 年 7 月 1 日实施的《中华人民共和国侵权责任法》第 61 条规定：医疗机构及其医务人员应当按照规定填写并妥善保管住院志、医嘱单、检验报告、手术及麻醉记录、病理资料、护理记录、医疗费用单据等病历资料。按照国家规定及有关法律、法规、规范的要求，医疗机构应设置病案科，由具备专门资质的人员负责病案的管理与保存并配备与医院等级相一致的设施、设备与人员梯队。

病案科每天都在接收大量的门(急)诊和住院患者的诊疗信息，进行加工整理。根据上述规定医疗机构必须建立病案管理部门，负责医疗记录的收集管理，病案质量监控与持续改进工作，保证医院医疗工作的顺利进行。根据业务涉及的范围及其专业技术的特性，在医疗卫生事业管理中将病案信息管理工作划归卫生部门的医技科室。病案科既有专业技术的管理又负有一定的行政管理职能，由于历史的原因，目前在我国医疗机构中的隶属关系不一，影响着病案管理事业的发展。

随着信息技术的发展，现代化技术在病案管理中的应用，病案的载体已呈多样化，纸张、光卡、影像、缩微及以计算机为载体贮存病案资料，病案的含义已不局限于纸张病案，病案管理已涵盖了医院信息系统(HIS)中患者信息的管理，国外已有许多病案管理部门改称为卫生信息服务部门(health information center)。

(一)机构设置与领导体制

病案管理直接服务于患者的医疗，与临床医疗关系密切，涉及医疗、科研、教学、管理、对外服务等项工作，有其专业理论和技能。因此无论是隶属于门诊部还是医务科(处)，都有其管理的局限性，对其专业工作发展及多项任务的完成受到一定的限制。美、澳等国家的医院的病案科直属院长领导，一些病案科的主任即是院长助理。北京协和医院 1957 年以前，病案科因其负有医疗、教学、科研三位一体的工作任务，直接隶属北京协和医学校的校长领导。根据我国的现状，对于初级医疗机构，病案室可隶属于主管医疗工作的医务科。但二级以上医院，为了便于组织科室的业务和管理，病案管理应为医院的一级科室，直属医院院长、副院长领导。

医院机构的设置，人员配备，设施，设备是否完整、合理，能否相互协调，是否有病案委员会等问题，极为关键。病案信息管理有其专业的技能要求和完整的管理体系。有的医疗机构病案统计分家，门诊病案、住院病案分别管理，致使工作重复，统计数据多处来源，数出多门，影响管理的效率和效果。病案是医院统计的原始依据,统计是病案信息管理的有效手段,病案信息经过病案管理人员加工处理,通过各种信息数据反映着医疗质量、医院管理、科研教学成果,病案科恰似折射医院医疗工作的一面反光镜。病案科(室)无论隶属于哪个部门管理,一定要强调其信息流畅,让最关心这个环节质量的部门来管理,其效果往往更为理想。例如:门诊挂号室、住院处都是涉及患者信息登记的部门,是收集患者信息的起始点。但这两个部分的归属就很乱,有的医院将其归属于后勤,有的将其归属于财务科,有的归属于门诊部。但实践证明,上述的归属都不利于患者信息的准确收集。财务处,偏重的是患者的费用管理,对患者基本信息的收集一般都不会十分在意。后勤、门诊部都不关心信息的准确性,如此重要信息收集单位如果交由病案科管理,理顺工作流程,患者的信息会得到较好的收集,这些基本信息涉及患者姓名索引的建立、统计数据及以后信息的检索和患者的随诊、患者医疗费用的理赔等,组织管理的流程理顺使医疗改革会更加顺利地圆满完成。

(二)病案科工作环境及条件

1. 以患者为中心的服务

病案科位置的选择应当符合医疗活动的原则。它应当靠近医疗服务区,方便将病案及时送达就诊地点,有利于患者就诊。病案科的一切设施、设备是否与医院的等级相匹配,各岗位工作条件如何,所有配备是否符合病案管理的需求会影响到病案工作的效率。

随着人们自身医疗保健意识的加强,以及医疗保险、新农村合作医疗的普遍实施,患者为了医疗转诊、医保费用报销、了解个人疾病的情况,根据《医疗事故处理条例》患者有权复印或复制病历资料的规定,近年来到病案科复印病历的患者成倍增加,每日接待来客络绎不绝,病案科已经成为医院接待患者的一个重要窗口。为实现人性化管理,病案科应为等待复印病历众多的患者需要设置较宽大敞亮的接待室,备有座位和饮水机,张贴有关复印病历规定,告知患者复印病历应具备的手续。配备高性能的复印机及时为患者复印病历。

2. 病案科工作间的设置

(1)主任办公室。病案科主任应有独立的办公室。

(2)工作人员办公室。工作人员需要有独立的办公处所,每个人最少应有 6 m² 的工作空间。

(3)病案阅览室。病案科应设有医务人员讨论、分析、参阅病案的阅览室 1~2 间,总面积25~50 m²。

(4)对外接待室。为接待查询或复印病历的来客,需要有 30 m² 以上宽敞明亮、对话方便的接待室和等候复印来者的休息场所。

(5)病案库。病案科保存有大量的病案,而且日复一日不断增加,病案科工作间至少应有储存 5 年以上常用病案的空间,超过 5 年以上常用的病案要有贮存病案的第二库房。根据实际测算,纸张保存的住院病案每 10 000 份需要占用库房地面积 10~12 m²。病案库房可分为活跃病案库和非活跃病案库,即病案常用和不常用的库房。一般100~500 床位的医院活跃病案的库房面积不少于 150~300 m²,501~1 000 床位以上的医院病案库房面积不少于500~1 000 m²。病案库房设置应以保证病案安全为前提,适宜工作人员操作,具有防火、防水措施,库房最好使用非燃烧构件建筑,不在库内安装上下水道。为保护纸质病案的保存,库房必须有良好的通风设施,保持空气清新、干燥和一定的温湿度,延缓纸张的保存寿命,防止霉变。纸质资料保存温度的适宜范围是 14 ℃~22 ℃,相对湿度为 45%~60%。还应注意防尘,尘土颗粒对于纸张的磨损不可忽视,特别是在北方地区扬尘气候要注意库房的防尘设施。库内人工光源宜采用白炽灯,日光灯的紫外线强于白炽灯不宜采用,注意低碳操作。更要注意防虫和防有害微生物的侵蚀。

(6)电子设备贮存与维护的空间。随着病案信息化管理的进展,病案科电子设备不断增多,硬件器材的维护,电子产品的贮存(如光盘存贮器、缩微产品)都需要保存的空间和适宜的设施。

二、病案科室的职责与功能

(1)贯彻执行国家、卫生部颁发的有关法律法规和相关标准。病案管理人员需要不断学习提高法律意识,遵循有关病案信息管理的法律法规,收集、整理、保存医疗工作产生的医疗记录;组织医务人员学习有关的法律法规,监督、检查医务人员及时完成病历书写,提升病历质量,获取完整、翔实的病案信息资料。

(2)紧密配合国家医疗改革,提供准确的病案信息和疾病、手术操作的分类编码。国家医疗改革规划正在稳步实施,医疗保险已在城市和乡村普及,医疗付费的病种管理、临床路径的实施以及国家卫生统计基础资料的收集,皆有赖于病案管理人员提供正确信息和编码,病案管理人员肩负着医疗改革的重任,需要正确把握、责无旁贷。病案信息管理已成为"患者—医疗单位—医疗付费"之间的桥梁,医疗改革重要的一环。

(3)贯彻执行本单位病案管理工作的各项规章制度,制订岗位责任与内部合理的工作流程,用图表方式表明工作的流程,用以规范和约束工作人员,建立和谐统一的工作环境。

(4)每个岗位制订明确的工作描述,包括工作名称、工作人员负责的部门工作,主要的工作目标、完成工作的标准,工作功能间的相互关系。用以明确岗位职责、工作范围与其他工作的衔接、科室间的协作,有利于每个工作人员完成本职工作。

(5)负责病案资料的收集、整理、归档、存储、借阅供应、分类编码、质量监控、索引登记、随访登记、病历资料的复印或复制。作为病案科的主要工作职责,要收集完整、翔实的病案资料,科学地加工管理,妥善保存,随时提供病案信息利用。

(6)为患者的医疗、临床科研、教学、院内外及社会需求提供信息服务。保证医院医疗、科研、教学、医院管理工作的顺利开展,以患者为中心做好接待查阅病案的咨询,病案复印、复制服务。

(7)依法收集医疗统计数据,进行统计分析,提供各级各类信息和统计报表,参与医院管理。要求数据准确、及时,正确地反映工作成绩与存在的问题,提供领导决策服务。

(8)负责医疗使用的各种医疗记录表格的管理、审定,严格掌握新表格制订的审核,利于医疗信息的收集与书写,保障医疗工作顺利进行,避免表格的重复印刷和资源的浪费。

(9)参与病案管理信息网络的设计与建设,打造功能完备信息流畅软件,遵照《电子病历基本规范》推进电子病案的建设实施和质量监控,开展病案管理的科学研究。

(10)认真执法、严格执行规章制度,不徇私情,保护病案和信息的安全,防止病案丢失、损毁、篡改、非法借阅使用,恪守职业道德,保护患者的隐私。

(11)负责病案管理人员的专业培训,跟随科学和时代的进步开展继续教育,不断更新知识,提高人员素质和业务水平,跟进医改步伐培养适用人才。

三、病案科的人员编制

(一)病案信息管理人员的配备

1.知识与技能要求

病案信息管理涉及多学科的知识与技能,是一门专业性较强的学科,病案管理人员既要掌握一定的临床医学、基础医学知识、医院管理学、信息技术管理学,还必须熟练地掌握疾病分类、手术操作分类、计算机、统计学、病案管理专业等知识,特别是信息技术的发展要求病案管理人员要具备较高的计算机应用能力。根据专业技术要求,人员配备应选用卫生信息(病案)管理专业毕业生,取得病案管理专业技术职务任职资格人员,在学科建设中形成梯队。未经专业培训的人员从事病案管理专业技术工作会给事业带来不良影响。

2.病案科室的人员编制

应根据医院的任务来确定病案科室的人员编制,负有医疗、教学、科研任务的医院人员编制要多于一般单纯医疗单位,也应考虑病案储存数量的多少调配人员。发达国家医院病床与病案管理人员的配备一般为(10~15):1。我国在20世纪80年代初期提出病案管理人员的配备,早已不再适合今日医疗改革的发展。医学科学技术的更新、发展,医院及病案信息网络的建设,医院管理效率的增强,病床周转加快,门诊患者成倍增长,病案信息量大幅增加。病案科新的岗位不断涌现,如病案信息对外服务、病历复印、病案质量、临床路径与单病种监控等,这些都须适当增加人员。另一方面,新技术、新方法在病案管理中的广泛应用,减轻了劳动强度,加快了工作速率,节省了部分工作人员。就目前纸张病案与电子病案共存的情况下,病床与病案管理人员的合理配比不应少于50:1。门诊、急诊日均诊疗人次与病案管理人员的合理配比不应少于100:1。根据工作内容和工作范围的不同,医疗区域与病案科室之间的距离、病案贮存的数量等,工作人员需作适当调配。病案对外复印服务是近年来病案科室新增加的业务,且服务量不断增长。对复印手续的咨询、审核、解释;病案的查找、拆卸、复印、再装订,均占用大量的时间、人力,应根据接待复印工作量适当增加工作人员。

现代技术设备在病案管理中的应用,不仅要求病案管理人员掌握新技术的应用和操作技能,还需要配备精通软硬件的技术人员,做好日常的维护工作,以保障系统的正常运行。

(二)对病案管理人员任职资格的要求

1.任职资格及人员编制

病案管理专业的要求规定,病案科工作的技术人员必须具备专业资质,应是卫生信息(病案)管理专业毕业生,取得病案管理专业技术职务任职资格;专业技术工人需要取得职业证书持证上岗。负有医疗、教学、科研任务医院的病案科,工作任务繁重,技术含量越来越高,有条件的医院应尽量招聘卫生信息专业人员。卫生信息专业人员在病案科中的构成不应少于70%,非专业的人员<30%。美国医院规定必须持有美国卫生信息协会(American Health Information Management Association)注册的人员:注册的病案信息的管理员(registered health information administrator,RHIA),注册的病案信息的技术员(registered health information technician,RHIT)担任病案科的领导和技术工作。他们必须完成学校的课程,通过全国性的考试取得资格证书,所有合格的病案人员必须接受美国卫生信息协会的在职继续教育,其资格才继续有效,否则会失去其取得的资格。1992年美国卫生信息协会举办疾病分类编目人员资格(certified coding specialist,CCS)证书考试,2002年又增设疾病分类助理(certified coding assiociate,CCA)考试,使病案管理更趋规范化、专业化。其他国家和我国香港、台湾对病案信息人员的任职亦有同样要求,台湾省病案管理协会负责病案管理师和疾病分类技术人员资格的甄审、考试和继续教育,不断提高病案管理人员的专业技术水平。国内距此要求存有较大差距,没有病案信息管理专业的本科生教育,目前,仅有首都医科大学燕京医学院设有病案信息管理大学专科教育;中国医院协会病案管理专业委员会也只对国际疾病分类编码人员进行编码技能水平的考试和继续教育。

2. 病案科主任

病案科的主任应具有较高的本专业基础理论、专业知识和实践技能,至少要从事本专业工作5年以上,积累了一定的工作经验,有崇高的职业道德,能刻苦学习,掌握国内外卫生信息管理发展动态,对工作对事业极端负责,不断改进本单位工作,注意指导和培养下级人员。科主任必须具备执行科室管理的能力,对科室的管理要不断探索,建立有效率和有成效的病案服务工作,要善于做好病案科室的计划;合理、有力地进行组织工作;充分利用和发展人力资源;正确地给予工作人员指导;掌握、控制、协调各部门间的工作。

(1)三级医院病案科主任:由卫生信息管理专业毕业生和大专以上学历、具有本专业高级技术职务任职资格者担任。

(2)二级医院病案科主任:应由有卫生信息管理专业学历、具有中级以上技术职务任职资格者担任;非病案信息管理专业人员,取得中级以上技术职务任职资格者,需经病案管理培训取得专业岗位的资格后担任。

(3)社区及基层医疗单位病案室主任:由具有卫生信息管理专业及技术职务任职资格者担任。

由于我国病案管理专业教育起步晚,2000年才开始设立大专教育,有些院校虽然设置卫生信息管理本科教育,但课程设置分散,学生毕业后对一些专业非常生疏不能立即胜任工作,需进行从事专业的再教育。一些单位为加强病案科工作选派医护人员任主任,虽然这些同志有着深厚的医疗、护理知识,但对专业性很强的病案管理工作认识较肤浅、专业知识较贫乏,往往停留于表面工作,不能或不愿深入工作难于全面领导,不免人力资源浪费之嫌。请他们管理病案科需要摆正心态,深入工作第一线,探索工作的细节,经过专业培训方能做好领导工作。

3. 病案管理工作人员

从事病案管理的专业人员应掌握本专业的基础理论、专业知识和实践技能,有崇高的职业道德,能刻苦学习,了解国内外卫生信息管理发展动态,对工作、对事业极端负责,认真执行各项规章制度,不断探索和改进工作。卫生部规定,具有卫生信息管理专业毕业生和大专以上学历的人员,根据在本专业工作的年限、业绩,经过考评、考试,获得技士、技师、主管技师和高级技术职称,可以从事病案管理中信息的收集、整理、编目、统计等项的专业技术工作和科室领导工作。

4. 疾病分类编码人员

疾病分类和手术操作分类是病案管理中专业知识、技术性极强的一项工作,要求编码人员不仅要全面掌握病案管理专业知识,熟悉基础医学、临床常见病、医疗操作的知识,掌握国际疾病分类(international classificating of diseases,ICD)和国家卫生部规定的有关疾病分类编码规则,熟悉医学术语,通过学习和参加继续教育及时掌握分类编码的动态,摒弃只依赖计算机编码库分类编码,具备分析病案记录进行正确编码的能力。

国外疾病分类编码员都是病案信息专业毕业生,取得专业任职资格,接受编码人员资格考试,通常都要经过5年的历练才能成为一名合格的编码员。他们不是依赖计算机编码库,而是对每份病案进行审核分析确定编码。我国病案管理专业教育尚不普遍,多数编码人员没有经过病案信息管理学历教育,医学知识匮乏,误以为计算机疾病库可以代替编码,缺乏分析判断正确编码的能力,对国家医疗改革、医疗保险、按病种付费以及临床路径的开展带来一定影响。广西柳州市对所辖医院编码人员、临床主治医师和管理人员进行ICD-10全员培训,规定编码人员必须持有中国医院协会病案管理专业委员会"国际疾病分类编码技能水平考试"证书上岗,疾病分类编码水平有了大幅度的提高。中国医院协会病案管理专业委员会开展的国际疾病分类继续教育与"国际疾病分类编码技能水平考试"得到各地医保中心和卫生行政部门支持,一些省市要求编码人员持证上岗,自2005年至2010年11月为各地举行水平考试31次,2063人次参加考试,990人拿到合格证书。为巩固提高编码水平,病案管理专业委员会利用《中国病案》杂志,在双月出版的期刊上登载疾病分类的文章,设置答题开展继续教育,要求取得证书的人员按期答卷注册,两年未予注册即自动失去资格。继续教育和水平考试是目前促进我国编码人员提高编码技能水平的有效措施,需要加大力度继续开展。

5. 病案管理专业技术工人

从事一般病案信息管理的工作人员,也需要掌握病案信息管理的基础知识和技能。卫生部规定,医疗卫生单位采用手工或其他设备,建立、保存、提取、管理病案资料工种的病案管理、门诊挂号的工人,属于技术工人。卫生部、劳动部于1996年9月颁发的《中华人民共和国工人技术等级标准》,卫生部制订了"全国卫生行业工人技术等级考核标准",将病案管理工人分为初级病案员、中级病案员、高级病案员三个等级,经考试考核合格确定和晋升,取得专业技术工人资格可以持证上岗。然而这一规定并未能普遍实施,绝大多数病案管理和门诊挂号的工人没有经过考核在就从事着工作。

四、病案科的设备

资源是否充沛、设备是否先进,是病案管理工作的物质保障。20世纪后半叶人类进入电子化信息化时代,电子计算机的问世改变了人类的生活、工作,现代病案信息管理作为医院信息的中枢也必须与时俱进、跟上时代的步伐,需要与医院HIS系统同步配备适合病案信息管理的软硬件,实施病案信息的现代化、网络化管理。

(一)病案科的一般设备和硬件配置

(1)病案科必须配备与其工作相适应的办公设备,如办公桌椅、直线电话、装订机、激光打印机、针式打印机、传真机、计算机等先进的电子化设备,为整理病案所需的大长方形桌子。

(2)贮存病案的归档设备

1)开放式固定病案架:适用于贮存频繁使用的病案,便于快速检索和归档,适合于任何类型的病案归档系统。

2)密集型移动病案架:有手摇控制和电力自动控制两种类型,需要在地面铺设轨道进行安装,整个病案架可集合成一个整体节省空间且有很好的防尘效果。因其密集查找病案需要移动架位,不利于迅速大量的查找或归档病案。

(3)病案科的硬件配置。病案科是医院医疗信息的总汇,有关每个患者的医疗、护理、医技检查、试验结果、医疗费用信息都要汇总到病案科。病案管理工作的各种登记、索引的建立,病案示踪系统、统计信息的发布,电子病案系统、网络系统的建立,实现病案信息管理的现代化必须配备与工作要求适量的性能高、容量大的计算机,来满足工作需要。

(4)条形码示踪管理设备。目前各医院仍存贮大量的纸张病案并频繁使用,对这些病案的流通适宜用条形码进行示踪管理,每份病案配以条形码标识,病案科需要选配条码打印机,条形码不干胶纸,条码译码器连接计算机掌控病案流通使用的情况。

(5)扫描仪及缩微成像设备。为解决大量保存纸张病案占用大面积的房间,病案科可以配备扫描仪、病案翻拍设备,降低储存空间实现历史病案电子化管理。

由于电子病案尚未得到法律承认,一些医院使用缩微胶片保存病案,需要添置缩微设备,缩微胶片阅读器、胶片储存柜。条件允许也可设置病案自动化传送设备、RFID(芬欧蓝泰标签)射频识别设备等。

(6)性能好、质最高的复印机。为患者复印病历已成为病案科重要工作之一。为达到优质服务必须配备性能好、质量高的复印机。

(二)病案科需要的基本软件配置

病案科负责全院医疗信息的收集、管理、传输、存贮、信息的开发利用,有着海量存储的信息,必须要有功能强大先进的软件支持。从其工作任务要求,病案信息管理必须配备适合管理的功能软件。

1.电子挂号管理功能

挂号处是医院首先接触患者的单位,最有利于准确收集患者的基本(身份证明)信息、控制门诊的工作流程。一个优秀的软件除能详细录取患者的身份证明信息,还应完成当日挂号、预约挂号、门诊科别、数量;出诊的医师、时间、接诊人次、挂号费收入的信息并与全院门诊科室联网。

2.姓名索引录入和检索功能

凡患者在医院建立和保存病案者,以患者姓名建立患者姓名的主索引(patient master index,PMI),包括:病案号、患者的性别、年龄、身份证明、其他资料等系统软件。

3.病案首页录入和疾病编目功能

包括:患者的基本(身份证明)信息,医疗信息,医疗费用信息,疾病和手术操作分类编码库。实现病案首页信息综合检索功能,要求达到任意项目的组合检索。

4.病案借阅示踪功能

登记病案出、入库和掌握病案流动情况。包括病案号、患者姓名、日期、使用人、使用处所。

5.病案终末质量监控功能

根据卫生部规定病案质量监控检查项目,录入病案书写质量情况。

6.卫生统计报表及院内报表综合统计功能

根据计算机录入的病案信息,自动生成卫生部规定的统计报表,反映医院工作数最、质量统计报告、任意组合的统计报表。

7.电子病案实时质量监控功能,电子病案借阅管理功能

(三)其他设备

1.必备的工具书

如国际疾病分类 ICD-10,手术操作分类 ICD-9-CM-3,英汉医学辞典,中、英文字典,临床和基础医学著作等,用以指导和弥补工作人员知识技能的不足。

2.防火器材

需要备有足够的防火器材,注意防火通道的畅通。

五、病案科室管理实施方法

(一)病案科室的计划

这一过程主要由病案科室完成。

1.确定目标并选择行动方向

这一过程首先要考虑的是目标问题。要达到什么目标,为什么目的,采取什么行动,并设想怎样来完成。在确定行动方案之前应周密思考,设计多个方案供选择。

2.考虑实现目标的条件

提出一个关于未来预期环境的设想以及在这个环境中要达到的目标。例如:为完善病案控制系统,提高控制质量。根据现有的条件,对示踪系统的选择及管理采用什么方法,达到什么样的目标应作全面考虑。

3.设计分级目标的方案

如果已确定目标是一个较高级的目标,那么,应考虑是否能一次性地达标,并充分预计可能影响达标的因素。达到既定目标,选择替换行动方案,并根据影响达标的因素鉴定替换行动方案的可行性,使之最终达到目标。例如:目标是使病案管理工作全部电子计算机化,实现"无纸病案",其目标是为了大量存贮信息,快速、准确地检索信息。影响这一目标实现的因素,首先是工作人员的专业水平和业务能力,第二是选择设备的质量。因此在为实现"电子计算机化的病案管理"这一目标时,所设计的行动方案必须是能够解决影响实现目标的因素,并能通过替换行动方案进一步排除干扰因素,最终达到既定目标。

4.把计划变为行动的必要活动

把计划交给科室内的工作人员讨论,使大家都参与到实现目标的活动中来,倾听工作人员对计划的意见,调动工作人员积极地变计划为行动,这是一个病案科负责人为达到既定目标必须努力做到的,没有全体工作人员的共同努力,实现目标只是一纸空文。

5.以批判的态度检查、评估结果

这一计划的目标是否达到了?为什么没达到目标?检查、评估是对为达到目标所实施的反馈活动。通过反馈检查偏离目标的程度,了解所实施计划有无效果、效率,能否满足目标要求。例如:一个医院的病案科计划用 3 个月的时间建立病案尾号排列归档系统。确定这一目标时,应考虑 3 个月的时间是否能完成,要考虑现实状态,要预见到可能影响完成计划的因素。如病案的数量、贮存病案的空间、归档的设备、工作人员的专业水平等等。在执行这一计划时,要边做边检查是否合乎要求,要对目标的进展情况有所了解、估计,不断提出解决问题的具体办法,这样才能保证顺利完成计划。

(二)病案科室负责人对计划的落实

病案科室的计划一旦形成,病案科室负责人就要想办法去完成计划,为达到实现计划的目标,避免计划的盲目性和好大喜功,应根据病案科室的实际需要来确定目标,并为达到目标不断进行检查、修改,最终落实计划。因此,所有病案科室的负责人的计划都应该满足以下要求:

(1)病案科室明显需要的、可能达到的目标。

(2)检查现有的环境并预测可能影响科室达到目标的变化因素。随着科学技术的不断发展,病案科室负责人必须随时改进技术,尤其是电子计算机在医疗卫生中的应用。

(3)鉴定更替行动的方案,从以前制订、设想的角度对它进行评价。经过仔细考虑后,选择最适宜科室要求的行动方案。这是科学管理决策过程的一部分。

(4)落实计划,检查计划在实施过程中的进展程度。

(5)从是否达到科室的目标,是否有成效的角度评价已实施的计划,并在各层次制订计划,为工作人员提供指导并加强他们的目标意识,使他们能够主动帮助病案科室负责人处理各种变化,并促进其他管理功能的顺利进行。病案科室负责人不仅要靠自己的能力周密进行计划,还要依靠全体工作人员共同努力完成计划,这也是管理过程中不可少的一部分。

(三)工作设计

工作设计包含特殊的工作内容以及工作方法,即明确工作岗位的描述。它用于工作和科室内每个人的工作关系中。

1.集合工作单元

在科室内,每个工作岗位应集合成工作单元,同样,科室内的各工作单元也必然合乎逻辑地结合起来,形成一个全面的组织框架。然而科室内的个人工作方案和工作单元以及整体框架必定受到医院内或社区内环境的影响。

(1)领导体制的影响:如领导的管理水平、业务能力、专业程度等。

(2)医院机构设置的影响:如机构是否完善、合理,是否能够相互协调,是否有病案委员会及其职能是否能发挥。

(3)物质资源的影响:资源是否丰厚,设备是否先进,职工待遇是否较高。

(4)工作环境、条件的影响:如病案科室的位置是否利于开展工作,各岗位的工作条件的好坏,以及现代化设备在病案管理工作中应用的程度等。

2.注意组织工作

病案科室的负责人在组织病案工作、进行工作设计时应记住以下几点。

(1)科室每个工作岗位都应备有一份岗位职责,并在这一基础上使其日臻完善。

(2)改进工作满意度:如何引导工作人员做枯燥乏味、不满意的工作,应是病案科室负责人非常关心的事情。工作满意度是一个极为复杂的课题,任何过分简单的解释或解决方法对它都无济于事。有许多可变因素能帮助负责人确定做或不做某一项特殊工作,它能够改善工作人员对所从事工作的满意度。

3.与工作有关的可变因素

一个暂时模式说明可变因素对工作满意度有明显的影响,它包括下列 10 个方面。

(1)多样性:包括工具、设备、活动及工作场所的条件。

(2)自治权:它是指工作人员从事工作的独立性及所受限制的程度。

(3)相互影响:是指工作人员之间的关系,其影响所涉及范围(人数)及类型(工作人员的层次、性格、人格等等)。

(4)知识与技能:从达到熟练工作水平所需的时间上反映出工作人员的知识与技能。

(5)责任:它能够体现对职责的履行及对规章制度执行的情况,并且能够监督执行的严密程度,以及出现错误后所付出的代价。

(6)工作价值:工作人员往往从个人工作对整体工作产生的作用上去衡量自己的工作价值,并可从中获得对工作的满意感。

（7）反馈：工作人员能否不断得到领导的反馈信息是很重要的。及时的表扬和善意的批评意见会使他感觉受到了重视。

（8）报酬：这是对工作人员工作质量的肯定。它包括工资、奖金及其他附加的利益。

（9）工作条件：指自然工作环境对工作人员的影响。

（10）周期：指完成一项工作所需的时间。单调、枯燥、冗长的工作会影响工作人员的情绪，从而产生厌烦的心理。

病案科室负责人应能掌握上述 10 种可变因素，并尽可能在自己的权力范围及能力所及的情况下不断进行调整、协调和改变，以期将不利因素变为有利因素，加强工作人员对工作的满意度，更好地开展工作。

4. 工作人员之间的差异

对于领导者来说，主要的困难是如何改变工作人员之间的差别所产生的不同的工作满意度。能力、背景及社会条件的差别使工作人员产生不同类型的心理需要，而且每个工作人员会从工作中寻找出特殊的回报。由于这些差异，对某个人某一种工作是厌烦、重复、平淡的感觉，但可能会使另一个人感到满意。因此，使用增加满意度的方法时，不仅要考虑工作条件和结构，也要考虑个人的需要。病案科室的负责人应清楚地了解你的工作人员的这些差异和不同的心理需要，作出恰当的工作安排，在条件允许的情况下，尽可能缩小差别。例如：给工作人员提供提高学历和深造的机会，给他们接受继续教育的机会，让他们不断学到新的工作技能。工作人员之间的差异反映在如下几个方面。

（1）能力的差异：一些具有做好工作能力的工作人员常常会从工作中获得满意感。但这需要科室负责人为工作人员提供充分发挥其全部才能的机会，使其大显身手。不能充分体现能力和发挥其作用是不满意的根源，这样，人才将会流失，工作将会受到严重的影响，也许在短时间内不会产生明显的影响，但迟早会出现负面影响。

（2）态度和人事适应的差异：能很好调节自身情绪的工作人员对自己的工作比较容易产生满意感。但是，如果对工作不满意是由人际关系引起的，即使改变工作设计或工作环境也不可能大幅度地提高满意度。这样的人也不可能通过单位调动解决他们的人际关系。病案科室负责人在选择工作人员时应对其有所了解，了解他与周围人的关系，与周围人的接触是否很随和、很融洽。紧张的人际关系会妨碍正常工作。

（3）平衡承受的差异：在工作中，工作人员在经济和心理方面所得到的报酬的公平感是很重要的。经济报酬体现多劳多得，体现知识、技能的差异，是应与其工作质量、工作价值相适应的。心理方面的报酬是对工作人员工作质量的肯定，对其所付出的努力给予良好的评价及赋予应有的荣誉，这两方面的报酬包括工作人员自己的要求和他从工作中得到的报酬。尤为重要的是，这些报酬要被工作人员看做是公平的。否则，有效的工作分配和工作人员之间的工作搭配所产生的满意感和利益，可能会因报酬的不公平被很大程度地抵消。

（4）职业自豪感的差异：工作人员可能从他们的职业声望或工作单位的声誉中得到满意感。他们的满意感往往来自朋友或熟人对其工作在一个声誉很高的单位并为之作出贡献是其满意感的源泉，即使其所从事的工作贡献不大，仍有职业的自豪感。一份研究表明，职业声望对满意度的影响比工作的自治权、权威或收入的影响更大。但如果你的单位缺乏这样的声誉，作为科室负责人你应该有能力使你的工作人员找到自己的位置，感到自身存在的价值，使其有一种自己选择职业和供职单位恰当的感觉，这样才能使其在自己的岗位上为之努力。

5.工作内容丰富的满意度

工作内容丰富主要是工作的扩展度,它包含增加工作人员的自治权和责任感,以及使其更大范围地参与决策。通过更多地参与计划、指导和控制,为他们提供更大地发挥他们的知识和才能的机会。丰富工作内容,包括赋予一个工作组自我管理和增进交流的更大权利,使工作人员明确好的行为能够得到认可,而且对个人和组织的目标都可作出贡献。因此,丰富工作内容最主要的贡献是使工作更有意义,使工作人员有更大的责任感,更加了解自己的努力成果。

上述内容,供病案科室负责人在做工作设计时进行周密的考虑,细致的安排。

(四)工作手册

病案科工作手册包含了组织结构、工作流程、岗位职责(描述)、操作程序及规章制度。它的目的是为了使员工全面了解病案科的有关规章制度、工作要求、责任及工作标准,时刻对照并自律个人的行为。

1.组织结构图

组织结构图是用以表示形成组织结构的最常用的方法,是用图表明部门和岗位之间的位置和他们的关系。

2.工作流程图

病案科室工作流程图是反映各工作环节及流通路径的图表。随着工作改革和发展,流通路径可能会产生新的变化,因此它应当不断更新,工作流程图可以标明有问题的环节,使管理者一目了然管理重点。

3.岗位职责(描述)

包括工作人员的岗位名称、负责部门、工作级别、工资待遇、工作的功能关系、主要工作目标、主要管理人员的责任以及任务完成标准等。功能关系是指某个工作人员与某科工作的联系。如病案人员到病房收取出院病案,要与病房护士、医师联系,这种联系即构成了一种功能关系。

病案科室的负责人必须确定工作的目的和目标,为工作人员提供指标和指导。他必须是一个好的领导者,一个肯听取意见和善于计划的人。科室必须有一套明确的规定和全面程序。明确的规定为决策提供了指导,确定了决策的领域,但并不为管理者提供决策。因此,规定在决策过程中仅起辅助作用。

在岗位职责(描述)中,对工作的设计、内容、方法,每个人的工作与他人工作之间的关系,每个人的具体工作和个人的身体状况也应详细描述。以下为病案科主任的岗位职责举例。

部门:病案科

岗位名称:主任(administrative director)

工作概要:病案科主任专门负责病案信息系统管理,并使之符合医疗、行政、医学伦理以及医疗保险的合法要求的各项规定;并且管理所有病案科的工作人员。

请示上报:主管医疗业务院长

工作职责:

(1)病案科基础建设。基础设施(基本场所、基本设备、现代设备)、基础业务、基本管理的建设,以及制订病案管理的各项规章制度。

(2)病案科的人事管理。协调病案科的各项工作,配备病案管理人员,与副主任分管各项业务工作。

（3）病案科的工作评估。评估病案科各项工作,建立有关标准及技术,必要时作出适当的修正。

（4）病案服务体系。建立并发展病案服务系统,分析、评估病案及检索系统,协助医院完成各项服务的研究工作,使之达到医院的目标和标准。

（5）病案人员管理。运用掌握的病案管理专业理论知识和医学基础知识,指导病案人员进行业务学习,建立健全病案质量管理,提高管理水平,提高病案的使用率,确保医院宏观调控和科学管理的实施。

（6）树立病案管理的超前意识。把握发展趋势的预算和判断,采用现实的科学管理方法,促进病案管理工作的迅速发展。

（7）开展病案研究。支持临床研究及临床流行病学的研究,完成病案研究项目。

（8）参加社会工作。积极参加中国医院协会病案管理专业委员会组织的各项活动。

（9）物品选购。选择订购相关的设备和物品。

（10）安全工作。负责保护病案和信息的安全,以及防火、防盗的监督工作。

工作标准:督促检查病案科各项工作的质量,并使之不断提高。

（1）学历要求。病案管理专业相关大专以上学历。

（2）工作经验。具有人事管理经验,丰富的病案管理专业及医学知识来满足医疗、教学、科研、管理的要求,具有高水平的组织、管理、评估能力。

（3）工作态度。以真诚、自信和爱为宗旨,自觉合作、情绪稳定、乐于助人、勇于创新。

（4）工作联系。与本科室成员、医务人员、行政人员、护士和辅助科室人员、患者及其家属、法律部门、政府部门以及其他医疗机构相接触。

（5）功能要求。须有健康的身体,充沛的精力,持久的干劲来管理科室工作。

工作岗位描述:包括岗位的名称;工作人员负责的部门;工作的级别;工资的等级;工作功能间的相互关系;主要的工作目标;主要管理人员的责任;完成任务的标准等。

对具体工作人员要求的描述:是在安排具体工作时对工作人员的要求,完成不同的工作应考虑每个人的特征、能力,以便作出恰当合理的安排。包括姓名、年龄、性别、资格类型、经验、健康状况等。在工作手册形成后,病案科室负责人在安排工作时应注意排除可能影响喜欢工作的因素,注意发挥个人的特点,选择最合适的人员。

工作手册包含的内容如下。

（1）整体工作的描述,如病案的保留期限,丢失病案的解决办法,避免病案丢失的措施等。

（2）岗位的职责。

（3）各项工作的任务及要求。

（4）病案管理的规章制度,如工作人员守则、病案借阅制度等。

（5）各项工作的操作步骤。

手册中的任何规定不是一成不变的,应注意出现的问题和做必要的修改。病案科室负责人在修改某项规定时,要考虑工作人员是否愿意接受以及怎样使他们接受改变,必要时可进行学习和在职训练,使其能够接受。对改变的要求,应层层向下交代,使工作人员认真听取改变的要求。

病案科室负责人一定要注意改变的效果,要定期改进岗位职责描述。记住:不论什么条件下,工作都要有计划,并切实按计划要求去做。

4.操作程序

操作程序是为完成一项任务设计的一系列相关步骤。病案科室负责人的责任是设计科室的工作程序,并在科室内提出工作任务的标准。

(1)设计要求。每个操作程序都必须仔细设计,做到高效、省时、省力。

(2)确定操作程序。

1)确定一个操作程序的所有步骤,并用最低的消耗完成这一程序。

2)确定完成操作程序中各步骤的最佳顺序。

3)检查操作程序是否在其他操作程序变化时受到影响。

4)在程序付诸实施之前,对其进行检验,即试用阶段。

5)程序在应用几周后应评估,所有的工作程序应写出书面材料,便于工作人员学习及参照执行,并应定期修订,以去掉不必要的内容,保证操作程序符合设计要求。

5.规章制度

病案科的规章制度包含为全院及全体员工制订的制度,也包括病案科内部制订的制度,至少应包括以下几方面。

(1)病案借阅制度。

(2)病案复印制度。

(3)病案表格审核与印刷制度。

(4)建立新病案规定。

(5)病案整理及排列顺序规定。

(6)合并病案的改号规定。

(7)提供出生证明书的有关规定。

(8)电子病案管理规定。

(9)病案信息网络维护制度。

(10)防火安全制度。

(11)病案科奖惩规定。

(12)病案管理人员守则。

(五)病案科的改革与发展

人类社会文化的不断进步,科学的日益发达,电子信息技术的发展,21世纪随时在改变着人们的生活与工作,改革已是任何组织不可缺少的部分。国家制订的医疗改革的各种政策和策略,正在改变着国家整个的医疗工作。病案科室的负责人必须具备改革敏感性,随时准备单位内及自己科室的功能改革,必须学会积极地处理改革的阻力,包括来自外部和内部的阻力,这就需要注意以下几点。

1.工作人员的在职继续教育计划

每个工作人员都不同程度地存在接受继续教育的问题,病案科室负责人应作出培训计划。改革与发展需要全体工作人员的配合,要认识到专业水平的不足,是改革与发展过程中的一个不可忽视的内部阻力。

2.人员交流

病案科室负责人与工作人员之间的交流渠道应保持通畅,这一点也是作为克服内部阻力的保障。

3.应保持良好的联系与沟通

如对病案书写质量保证的检查与奖惩措施,直接牵涉到临床医务人员,特别是医师。如果不能取得他们的支持与合作,将会增加改革的外部阻力。

4.工作人员的支持

在计划内的改革期间及改革之后,工作人员的促进与支持始终是很重要的。

5.与工作人员商谈

要注意与工作人员商谈并征得他们对工作条件及其他方面改革的支持。

6.默契的合作

管理人员与工作人员两者的合作性工作,这里包括病案科室负责人与其科室内工作人员的合作及病案管理工作者与其他工作人员的合作两个方面,良好而默契的合作是改革与发展的前提。

7.及时反馈

改革的实施过程中,向工作人员及时反馈他们的有效的改革,及时表扬他们工作所取得的成绩,是保证改革顺利进行的必要手段。

(六)开发人才资源

人员的管理是确保选择与培训合格工作人员的过程,也是对他们为科室和单位达到目标所做工作的奖赏过程,若想成功地开发人才资源,还应为工作人员提供可以使他们满意和发展的工作环境,因此,发展人才资源应包括如下几方面。

(1)制订人事规定,向人事部门提出申请。

(2)发布广告,招收新工作人员。

(3)吸收合格的申请人。

(4)为各工作岗位选择最佳人选。

(5)使新的工作人员适应单位和科室。

(6)培训新工作人员,提高他们的工作能力。

(7)定期对工作人员的工作进行评估。评估是发现人才、培养人才的过程,是协调工作岗位的过程。

(8)对称职的工作人员给予恰当的报酬,物质奖励与精神奖励相结合。

(七)加强指导

指导,又指领导和人际关系的相互影响。它是引导个人与同行、上级、下属或小组之间愉快地、和谐地相处的过程。因此,病案科室负责人不仅要对工作人员的工作给予正确指导,还应根据他们的工作能力及个性特点,正确引导和改善其人际关系。诸如工作能力的提高,工作条件的改善等,这些都可能成为影响人际关系的因素,病案科室负责人对科室工作人员人际关系的好坏不能视而不见,因为它会影响你的工作质量,影响一班人的工作状况和工作效率。

(八)控制好各个环节

控制的一般概念是对事物加以掌握,不使其任意活动或超越范围。这里是确保有效地使用资源并达到单位目标的过程。这一过程是以服务质量为核心的,围绕这一核心需完成以下控制过程。

1.制订领导者及工作人员的工作标准

这是对领导者及工作人员可进行评价的依据,通过评价,提高领导者的管理水平,提高工作人员的素质。

2.积极工作，提高服务质量

积极工作以提高科室的服务质量，并纠正出现的错误，解决出现的问题。为不断提高服务质量，要注意发现工作中存在什么问题，要分析问题的原因，找出证据，讨论解决问题的办法，选择最好的解决问题的途径，并要通过检测，反馈问题是否已真正解决了。

发现问题的方法，可以根据工作标准采用评估的办法，领导评估、患者投诉、工作人员及病案科室负责人的自我评估。服务质量的提高，就是要依靠全体人员的共同努力，不断评估，不断纠正错误，不断解决出现的问题是聪明人的明智做法。

（九）及时解决问题

这是管理者的一个极为重要的任务，尤其是在特别忙碌的病案科室，必须有成效地、有效率地解决问题，千万不可掉以轻心或忽略不管。解决问题的步骤分为以下几步。

(1)确定问题，即发现了什么问题。

(2)区别问题的原因和基本关系，即为什么会产生这些问题。

(3)分析与产生问题原因的有关证据，这可能是非常详细和困难的。

(4)制订选择解决问题的行动方案，发挥行动的效果，即做什么能解决问题，可以提出许多供选择的行动方案。

(5)选择一个具体的解决方法，并制订实施这些方法的明确步骤。

(6)评价已经实施的解决方法的结果，即问题是否有效地解决了。

六、病案委员会的组织和任务

中华医院管理学会设计的医院评审文件要求各医院建立病案委员会（medical record committee）。它是医院内部组织机构，一些医院将其作为学术委员会下设的组织之一。病案书写质量反映着医疗单位的医疗质量和管理水平，关系着梯队建设的人才培育，病案书写与病案管理涉及医院的多个部门，如何写好病案记录，全面完整地收集和管理，这不是单纯的行政管理工作，更需要专家们进行维护与管理，国外的医疗单位普遍建有病案委员会，对病案书写与管理极具权威性，对不听劝阻的医师可以停止其处方权，延迟晋升年限。为了协助行政部门做好工作，二级以上医疗单位应当设立病案委员会，作为学术组织监督和指导病案书写和管理工作，提高医疗质量和医疗单位的学术水平。

（一）病案委员会的组织

(1)病案委员会由医院院长、临床科室、护理、医技、相关职能处室的专家及病案科主任组成，成员不宜过多。

(2)病案委员会应定期召开会议，每年应不少于两次，讨论有关病案书写和病案管理中存在的问题，形成的决议报院领导批准后成为医院工作的决定，每次会议要有记录。

(3)病案科主任为委员会的委员兼秘书，负责执行委员会的决定。病案科为委员会的办事机构。

(4)有关病案及管理的重大问题，病案科主任可随时提请委员会主任召开委员会议。

(5)病案科主任定期向委员会做工作报告。

（二）病案委员会的职责

(1)调查了解病案书写、病案管理存在的问题，提出解决方案。

（2）定期听取病案科（室）对病案管理情况的报告。

（3）建议、制订有关病案管理的规章制度，监督病案管理制度及医院决议的实施情况。

（4）审议医院有关病案信息管理工作的变更、改革，形成决议报领导审批。

（5）审批申报新制订的病案表格，监控病案记录内容、项目、格式的设置，提出表格印刷、式样的要求。

（6）组织病案书写及有关事项的教育培训，指导临床医师书写病案，遵守病案管理的有关规定。

（7）检查及考核病案的书写质量，对当事人提出奖惩意见。

（8）协调和加强病案科与各科室之间的联系，推进相互间的密切协作。

（9）定期向院领导汇报病案委员会工作。

七、病案信息管理的人文教育

病案信息管理工作与院内外的人员、科室有着广泛的接触和联系，病案信息管理工作应是体现以人为本，以患者为中心满足对病案信息多方面的要求做好服务工作。2002 年国务院颁发医疗事故处理条例以来，扩大了病案的服务范围，病案管理部门实际已经成为医院对外服务的一个窗口，除了与各科室、病房的业务联系外，每天要接待院内的医护人员查找调阅病案。随着医疗保险、新型农村合作医疗的实施以及人们的法律意识提高，病案科每日要接待大量的患者或家属复印病历，加大了现有人员的工作量。这就要求病案管理人员具有高尚的职业道德修养、良好的业务素质，"一切为了患者、一切方便患者、一切服务于患者"的宗旨，为构建和谐的社会做好工作。

（1）具备强烈的法制观念。国家和卫生部制订了一系列有关病案管理和病历书写的法律法规，病案管理人员要熟悉掌握，严格遵守，要向患者和医务人员宣传解释，依法管好病案。

（2）严格执行医院规定的各种规章制度。做好病案资料的收集、整理、存贮、管理等工作。严禁任何人涂改、伪造、隐匿、销毁、抢夺和窃取病历。

（3）恪守职业道德。病案管理人员要特别谨慎，始终考虑到患者的隐私权和自己的权利，不得泄露患者隐私和患者的病情等信息。不能以患者的隐私、缺陷作为谈话的内容和笑料。

（4）认真执行《医疗事故处理条例》中明确规定：患者有权复印或复制其门诊病历以及国家有关病历资料复印的规定，依法为患者复印病历。

（5）加强心理素质的培养。时刻牢记文明礼貌用语，牢记以患者为中心的服务理念，为外来人员提供热情、周到的服务。

（6）学习新知识，掌握新技能。努力提高业务能力和工作质量，适应不断发展的医疗改革、医学进展的工作能力，完成病案管理发展的工作需要。

（7）加强与兄弟科室的联系、密切协作，发现问题不扯皮、不推托，积极协调努力解决。

（8）注重人员业务素质和思想道德的教育培养，组织人员参加各种培训班，提高人员的素质。

八、信息传递

传统纸质文档格式病案的传递方式主要以人工为主，借助物流专用电梯、轨道式物流系统以及物流管道等传输工具，将病案送达医院各个部门。扫描文档格式和电子病历格式病案的传递方式主要是通过医院计算机网络，实现了病案信息广泛的数据共享和高效的利用开发这一使用要求。

(一)轨道式物流传输系统

轨道式物流传输系统主要组成包括中心控制器、监控主机系统、自推行物流小车、站点、末端操作面板、转换器、转换控制器、轨道、防火门、电源。

轨道式物流传输系统的运行方式:该系统主要是通过监控主机及末端控制来进行控制运行的。末端控制通过操作面板来进行系统使用操作,主要包括物流小车的发送、接收以及查找等。发送和查找时,只需键入相应的数字编码(如目标站点、物流小车编号等)即可。物流小车通过轨道接受来自末端操作面板或监控主机的指令,自动以系统设置的最短路径到达目标站点。在传输过程中,由转换控制器控制转换器实现轨道的转换和转向。系统的所有指令均由中心控制器控制和编译,并通过监控主机来进行可视化控制和调度管理。监控主机系统具有实时监控、自动报警(显示故障发生的地点和可能故障情况)、系统维护、各种报表和统计等功能。

轨道式物流传输系统传输应用:该系统传输的对象包括病案、检查检验报告单、部门之间的联系业务单以及各种文件和报表等;医学图片等,包括各种医学图片和胶片,如 X 线片、CT 片、MR 片等;标本,包括血、尿标本以及各种病理标本;各种药物及医用耗材;日常使用的供应物资。

通过轨道式物流传输系统传输病案,可以使病案的传输更加快捷、高效,为病案的规范化管理提供了保障。

(二)计算机网络传输系统

为了实现病案信息共享,信息必须在医院信息系统和病案信息系统之间或不同工作网点之间进行传输。信息传输的物质技术基础是计算机网络。

计算机网络是利用通讯设备和线路,将地理位置不同的、功能独立的多个计算机系统互联起来,能够实现互相通信的整个系统。

只有将病历中的各种信息转化为标准化的记录格式,信息系统才能正常高效地运转。

信息标准化的基础:例如分类编码,名称和内涵的标准化、代码化。

数据字典编码标准必须符合国家标准数据字典、行业标准数据字典、地方标准数据字典和用户数据字典,为确保数据规范,病案信息分类编码应符合我国法律、法规、规章及有关规定,对已有的国家标准、部颁标准以及行业标准字典,如职业、性别、行政区划等标准字典应采用相应的有关标准,不得自行定义。使用用户扩充的标准,应严格按照该标准的编码原则扩充,在标准颁布后,改用标准编码。例如:国际疾病分类 ICD-10 疾病分类字典和 ICD-9-CM-3 手术分类字典。

国际著名医学信息标准包括国际疾病分类代码(ICD)、国际社区医疗分类(ICPC)、系统医学命名法(SNOMED)、HL7(health level 7)医学信息交换标准、DICOM 数字化影像通信标准、统一医学语言系统(UMLS)等。HL7 是目前医疗信息数据交换标准中应用最广泛成熟的一个国际标准,是医疗领域不同应用之间电子数据传输的协议。HL7 可以规范临床医学和管理信息格式,降低医疗系统互连成本,提高医疗系统之间信息共享的程度。

九、信息服务

信息服务是病案管理工作的目的和归宿,病案工作的价值是通过服务来实现的。信息采集、信息存储和信息传递是管理信息的手段,其最终目的是让信息得到充分的开发和利用。随着病案利用的范围不断扩大,利用量越多,使用的对象不仅仅是医务工作者,而是扩展到社会各阶层。

病案信息是医院管理的支持系统,通过对病案资料采用现代化技术处理,对病案信息进行发掘、整理、深加工,组成各分类资料和医疗统计数据库,分析医疗数据,预测医学未来的发展,充实完善病案信息库,为各级管理者提供了有参考价值的信息,为医疗、教学、科研提供快捷、准确、高效的信息服务。

(一)为患者提供信息服务

患者到医院就诊,通常面临的最大的问题就是排队等待时间长,真正用于就诊的时间反而少。我们要以患者为中心,通过建立全新的信息交换和物流方式来减少不必要的中间环节,尽量缩短患者的无效移动和等待时间,能够提供快速、准确的诊断和治疗,合理配置医疗资源,全面提高医患满意度。

我们可以从患者就诊流程角度考虑,如何优化病案的工作流程,为患者就诊带来更便利、更高效快捷的信息服务。

1.登记挂号—病案的建立

应用就诊卡管理进行登记挂号,是健全门诊病历,实行就诊实名制形势下的必然趋势。患者初次到医院就诊时(门诊),需要在挂号处建就诊卡,就诊卡保存患者姓名、性别、年龄、住址、就诊编号、就诊科室等信息,并预先在挂号缴费处预缴款,然后在该医院进行就诊、检查、化验等项目的时候不用再到收费处去排队缴费,而是直接在预先存入的交款中扣除费用。患者在离开医院时可以到收费处退款,也可以不退款以便下次来该医院复诊时使用。

患者复诊的时候,如果已经在该医院建卡预缴款的,则不用进行排队挂号,而是直接到分诊室就诊。就诊卡管理的意义,在于避免患者到医院就诊时重复多次排队现象,节省患者在医院排队挂号和排队收费两个环节的时间,避免了起早排队挂号之苦。通过对医院 HIS 系统的改造建设,能够有效缓解目前各大医院普遍存在的"看病繁"的问题,简化看病流程,和谐医患关系。就诊卡的挂号形势给患者带来了便利。

2.候诊—病案的传递

患者在挂号的时候,如果有门诊病历,挂号员会在系统上标记需要使用门诊病历,该消息会自动传送到门诊病案室,可自动打印出查找病历的号条,病案人员及时找出病案,通过人工或纸质病案传递系统以最快的方式送到门诊医生手中。

如果医院已经完成了病案影像数字化工作,则可以大幅度地减少纸张病案的传递,并且降低了病案在传递过程中丢失的可能性。患者在挂号的时候,如果有门诊病历,挂号员会在系统上标记需要使用门诊病历,该消息会自动传送到影像病案服务器,系统会将该份病案的阅读权限自动开放给当天就诊的诊室,如果挂号时能具体到临诊医生,阅读权限也可以具体到某位医生。

医生可以从工作站上直接调阅就诊患者的影像病案,提高了工作效率;患者不用再因为"等"病案而耽误看病的时间,减少了投诉和不满;病案科可以不再安排专门人员去送病案,大大节省了人力。提高工作效率,提高了病案的共享性、安全性及利用效率,提高患者满意度。

3.就诊—病案的记录

目前在国内很多省市、地区为了方便患者就诊,启用并推广区域内通用的病历手册,首先让患者直接节约了购买病历的费用；其次，有助于推动同级医院间的医学检查结果互认，从而避免了患者转院就诊的重复检查，降低看病费用。对一些辗转各大医院专家门诊求诊的患者，连续使用同一个病历本，有助于医生全面地了解病情。同时，也便于保存统一完整的医学记录，若遭遇医疗事故或纠纷，病历本将成为法律承认的文本证据，便于分清责任。

因此，医院门急诊的病历记录都是记录在通用的病历手册上，并由患者自己保管。然而，患者对于病历保存的意识不强，通常将病历手册丢失或再次就诊时忘记携带，导致医生无法掌握历史就诊状况。

解决这种状况，可以采用手写板或手写笔等现代输入设备，不改变在通用病历手册上书写门（急）诊记录的方式，同时将门急诊病历记录的电子版本保存到医院的服务器中。医院保存了门（急）诊病历的电子版本之后，还可以对门急诊诊断进行疾病分类，为教学科研和质量管理提供数据分析的依据。医院通过对门（急）诊病历的检查，还可以考核门（急）诊医生的工作，反馈一个医生的诊断水平和工作质量。

门（急）诊病案的建设是医院现代化管理的一个必然趋势，是医疗行为严肃性的一个重要标志。

4.病案的复印

自 2002 年 9 月 1 日起，实施《医疗事故处理条例》之后，医院开始面临着大量的患者复印病案的申请需求，病案复印的工作成为了医院为患者信息服务的一个重要窗口，它从另一个方面反映了医院的服务形象。

对于纸质病案而言，检索是否及时，是直接影响复印病案工作的关键因素。如果检索效率低下，患者将会花大量的时间来等待病案人员找病案，这会直接影响患者对于复印服务工作的满意度。要提高检索效率，实现纸质病案的精确定位，就必须使用病案示踪系统来管理，实现"1 s 响应"的检索效率，病案管理人员只需输入病案号并按回车键，即可在系统中精确定位到病案当前的所在位置，可以使查找时间大幅度缩短，从而提高复印工作的服务质量。

如果医院已经完成了病案影像数字化工作，那么复印工作的整体服务效率将会大大提高。通过计算机系统检索病案并打印，就完成了传统的复印工作，省去了纸张病案复印服务中的查找、复印和归档的工作。即便该份病案由于科研教学的目的借出了病案科，也不会影响复印的需求，使得病案的利用效率得到提高，充分体现了影像病案的信息共享的优越性。

（二）为医院提供信息服务

通过对患者诊疗信息的收集和汇总，完整地以现代化的手段保存和管理患者的医疗信息，为医院管理层和临床医疗、教学和研究工作提供大量的信息资源，是病案信息管理部门的重要职责。由于国内大型医院已经普遍采用计算机网络管理模式，使信息服务更加快捷、准确，服务质量更高更优，推动了医院现代化管理的进程。

1.辅助决策

医院每一项管理工作和决策工作的最终目的是保证医院以最高的工作效率为患者提供最好的服务，并得到最佳的经济效益和社会效益。病案信息的发掘和分析可以帮助决策者及时了解医院运行的情况，开展一些在以往的传统管理中不能或难以实现的工作以提高对医疗护理工作决策水平，最终实现提高决策的质量和效果。病案统计分析应能为决策者迅速而准确地提供决策所需要的数据、信息和背景资料，帮助决策者明确决策目标，建立、修改决策模型，提供各种可选择的方案，并对各种方案进行评价和优选，为医院领导决策和实施有效的管理发挥强大的辅助作用。例如,分析医院的人、财、物资源是否与管理的目标相适应,是否达到合理配置,是否发挥最佳效能;检查医疗质量的高低,分析医院的管理制度是否严密、科学和切合实际,是否切实贯彻执行;分析各时期的患者来源,查明影响医院社会效益和经济效益的主要因素,找出提高效益的有效途径;分析各时期本院及本地区的疾病谱,实行前瞻性的卫生资源投入监督等。

2.统计服务

病案信息管理部门应提供强大的综合医务统计服务,完成医疗数量和质量指标的统计分析,在院内实现数据共享。例如,当日或当月医疗数据、医疗经济、患者信息、临床路径病种分析及各类统计报表等实现网上传输,提高信息的时效性。同时,还应提供多种多样的综合查询服务,使统计工作更加全面。应该变集中录入、定期分析为适时采集、适时分析,免去手工抄送报表,实现网上日报、月报及时生成,一键报送,使管理层可以及时了解到医院运行情况。例如,通过综合查询、医疗统计等功能模块,随时提供医疗数量和质量指标完成情况、医疗动态情况等,由以往单纯的医疗信息变为综合的和完整的信息,提升统计服务能力。

病案信息管理部门应提供统计分析图表,为医疗、科研和教学提供种类繁多的信息资料。同时,利用这些丰富的信息资源进行临床医疗管理、医院行政管理、卫生经济管理等方面综合对比和研究。例如,为业务部门提供查询某一时段、某一类型的医疗数据、医疗经济、患者信息、病种分析等服务。

通过单病种平均费用、人均费用以及各种费用的构成比的分析,为研究和制订医院卫生经济管理工作发展计划、管理制度、规范要求提供了基础的数据支持。

(三)信息发掘

提到信息发掘,就必须要提到数据仓库技术、联机分析处理(OLAP)技术和数据挖掘技术。数据仓库技术、联机分析处理(OLAP)技术和数据挖掘技术可以有效地对海量数据进行管理,并从中发现有价值的知识,以提高信息利用率。利用数据仓库、OLAP 技术及数据挖掘技术对病案资源进行科学的统计分析是医院重大决策及医学发展的主要依据。将决策支持技术应用到病案资源统计分析中是医院信息化发展的必然选择。

病案资源统计分析决策支持系统在医院管理中的应用如下。

(1)采用数理统计模型、运筹模型进行定量分析、预测趋势。可以回答"医院某种服务提供明年形式如何?"这样的问题。

(2)采用 OLAP 方法,通过代数运算将有关信息抽取出来,可作为"某月某医院的经营状况怎样?"这样问题的答案。

(3)采用数据开采技术,通过对数据进行逻辑运算,找出它们之间内在的联系,可回答"影响医院某种服务提供的因素是什么?"这样的问题。

具体来讲,就是通过数据仓库来清洗纷繁复杂的数据,然后利用联机分析系统独特的多维方式对数据进行分析,使用户从不同的维度了解历史及现状,最后利用数据挖掘工具自动地挖掘潜在的模式,找到正确的决策。例如,决策主题确定为病种诊疗质量分析。经过数据仓库的物理模型和逻辑模型的详细地设计,创建具有时间、病种、性别、年龄、科室、费用类别、入院病情、诊断对照组、诊断符合情况、治疗结果等维度和具有诊疗人数、住院天数、住院次数、平均住院天数、病种构成比、治愈率、病死率、诊断符合率、急危重症抢救成功率等度量值的病情诊疗质量分析多维数据集。通过数据透视表选项与数据库服务器端连接,多维度、灵活、细化地进行了病种诊疗质量方面的联机分析处理。系统可完成多维度的病种构成分析及各时期、各科室、常见病种的各项诊疗指标的多维度查询和动态趋势变化的潜在性规律分析,实现对疾病自然规律及病种诊疗质量的分析,从而有利于提高医院的工作效率和质量。

第四节　病案信息的开发利用

在信息技术飞速发展的今天,医院信息管理在医院生存和发展中的地位越来越显著,"数字医院"的建设已经成为各大医疗机构的重要战略目标。同时,病案信息作为医院信息最重要的组成部分也越来越受到人们的关注。

因此,了解病案信息的形成机制,弄清病案信息的基本内容以致探索病案信息的开发利用已成为医院管理学最活跃的课题之一。

一、病案信息概要

(一)病案信息的形成

按照信息的基本定义,信息是对客观事物的反映。信息本身是抽象的,它必须通过某种载体显现出来,如语言、符号、声音、文字、图形等。照此理解,病案信息就是患者在诊疗过程中形成的所有医学记录的集合。

在计算机还没有得到广泛应用的时代,病案信息主要是通过医生"手写"的病历表达出来;今天,由于医院信息系统的日趋成熟,病案信息不仅以纸张等为载体,而且正逐步形成"电子拷贝"(如纸张病历的计算机扫描);今后,随着电子病历的广泛应用,病案信息将完全脱离纸张而以完整的电子形式存在。显然,病案信息的这种"电子"属性将为我们对病案信息的开发利用创造十分有利的条件。

医院信息的内容包罗万象,而且各类信息之间有着千丝万缕的联系。虽然病案信息是医院信息的主体部分,但要给它确定一个明确的边界还是不容易的,例如,一个门诊患者的用药信息大体上可归属于门诊病案信息,而药房围绕发药而产生的一系列信息就应归属于药品管理信息。

(二)病案信息的分类

病案信息从内容上可分为门诊病案信息和住院病案信息两大类;从形成方法上可分为结构化的和非结构化的。

从信息来源上可分为主观的和客观的,通常把医护人员书写的记录称为主观记录,而由医疗仪器设备检查产生的记录称为客观记录。

显然住院病案信息远比门诊病案信息要复杂,而结构化病案信息更利于医疗信息的再加工、再利用。因此,随着现代信息技术的广泛应用,临床医学专家和计算机专家一直都在进行病案整体结构化探索和研究。然而,并非病案的所有内容都能进行结构化,如患者的病史、病程记录等描述性内容结构化后将变得没有意义。这也是争论"病案到底要不要结构化"产生的重要原因。

(三)病案信息的特点

1.病案信息具有复杂性和多样性

复杂性和多样性首先体现在它内容的多方面和记录的"海量"性,其次是表现形式的多样性,如文字的、图像的、数据库的等。尽管病案信息是"海量"的,但只要我们按专业属性进行分类,掌握其规律性就能很好地驾驭它,让它为医院的发展起作用。

2.病案信息是医院统计工作重要的数据来源

传统的医院统计工作从内容上分为门诊、住院和医技三大块,从性质上分为医疗总工作量、医疗质量和医疗效率三大块。无论从哪个角度分析,医院统计最主要的数据源头都是病案信息。特别是住院病案首页蕴涵着大量的医院统计信息,这也就是对它的研究经久不衰的重要原因之一。

3.病案信息具有丰富的知识挖掘价值

病案信息的主体是临床医疗信息,包括结构化和非结构化两大部分。医学永远是向未知世界进行探索和挑战的过程,对于医务人员来说,病案信息是我们进行临床研究最宝贵的资料。特别是对于循证医学、临床路径等当今最前沿的研究领域来说更是如此。当然,在管理学方面,病案信息的利用也毫不逊色,如药物经济学、医院中长期规划等都离不开病案信息。

二、数据挖掘基础

(一)数据挖掘概念

顾名思义,数据挖掘是一种动作,一个过程,是对数据的一种"深加工",其结果必然是产出有价值的产品。按照一种更书面化的定义:数据挖掘就是从大量数据中获取有效的、新颖的、潜在有用的、最终可理解的模式的非平凡过程。一言以蔽之:数据挖掘就是从大量数据中提取或"挖掘"知识。

目前,数据挖掘在各学科各领域很盛行,这归源于当今这种知识、信息爆炸时代和科学研究高速发展时代。同时飞速发展的计算机技术、应用数学和统计软件学也为数据挖掘创造了十分有利的条件。

医院数据挖掘是放在通常数据挖掘中的一个特例,由于医学的探索性和医疗过程的不可预知性,应用于医学科研的医院数据挖掘比一般的数据挖掘更活跃、更深入、更富有挑战性。因此,医院数据挖掘者必须具备以下条件。

(1)熟悉医院管理知识和业务流程,了解医院各层次管理者的需求,对医院的特殊性有充分的理解和认识。

(2)尽可能地参与到医院信息系统的建设中,了解医院数据库层次、结构和分类,了解医院的数据字典。

(3)具有丰富的计算机和统计学知识储备,具有一定的需求分析能力、模型构造运用能力和抽象思维能力。

(4)具有较强的沟通技巧和艺术,善于从医院管理学和临床医学之间寻找结合点,以至于从普通数据中找到新的目标。

医院数据挖掘基本遵循两个方向,一是先提出问题,再从医院数据仓库中通过数据挖掘寻求答案;二是直接从医院数据仓库出发通过某种统计学模型"挖掘"出新的有实际应用价值的知识或结论。不管何种方式都离不开医院信息系统,它们的关系可以理解为:医院信息系统是医院数据挖掘的前提,而医院数据挖掘是医院信息系统的延伸。

因为病案信息在医院信息系统中占有特殊地位,所以数据挖掘理论在病案信息的利用中可以得到很好的实践,成为病案信息开发利用强有力的工具。

(二)数据挖掘基本流程

各流程的简单解释如下。

定义问题:清晰地定义出业务问题,确定数据挖掘的目的。

数据准备:在医院数据仓库中选择数据集并进行筛选整理以保证数据的完整性及一致性,定义和处理奇异数据和缺失数据。

设计模型:指设计用来数据分析的统计学模型。

数据分析:用统计学软件包(如 SAS)和定义好的模型进行统计分析。

结果解释:结合实际问题,对统计分析结果作出解释,形成文字。

结果应用:这是数据挖掘的最终目的。结果应用得越好表明数据挖掘越有价值。

有了基本流程,开展一项数据挖掘的各种脉络就应该比较清晰了,下面以一个医院信息工作者为主体,谈谈基本思路。

1.从实际工作中发现问题

通过与医院领导及医院各级管理者的沟通,了解他们的需求,并将其升华到一个主题。如医院要实行临床医技科室的目标责任制,你可以考虑通过数据挖掘做点什么。

2.对数据有一个很好的认识

首先是数据的分类,是属于数量的还是质量的;其次是数据的分型,是计数的、计量的还是等级的,计量数据如何度量,等级数据如何划分。

3.选一个好的统计学模型

模型分参数型和非参数型,参数型必须进行正态性检验,非参数型以秩和比法为代表。时间序列及生存分析模型,逐步线性回归及 Logistic 模型等都有着很好的应用前景。实际研究中如要将全院各科室医疗质量水平进行分类最好用聚类分析模型;要研究引起患者医疗费用增加的主要原因最好用主成分分析法或因子分析法。

4.统计分析结果的解释一定要做到理论结合实际

样本量与数据取舍、随机性与偏倚控制、与医院管理者或临床专家的良好沟通都是取得有价值结果的关键。

(三)数据挖掘应用举例

下面以一个大型医院病床分配方法为例说明实现一次数据挖掘的基本思路。

问题提出:预测各专科最合理床位数区间,并以"科室床位数预测"为模块标题置入医院信息系统中供医院管理者使用。

目的意义:对于一个大型综合性医院来说合理分配病床对于医疗资源的有效利用,促进专科发展是十分有意义的,也是医院领导十分关注的。特别是在医院指标管理的杠杆作用下,各临床科室争相减少本科的额定床位数而增加实际开放床位数,这时如果能建立一个科学的床位数预测分析模型将是十分受医院管理者欢迎的。

数据来源:医院各临床科室过去 10 年病床使用率、出院人数等数据,来源于医院信息系统数据库。

原则及模型:着眼近期兼顾过去及黄金分割率(取去年数据的权重为 0.618,前 10 年数据平均值权重为 0.382)、正态分布和可信区间。

结果及应用:模型建立后可在任何时间断面预测医院每个科室未来最合适的床位数区间,将该模型植入医院信息系统之中,由医院管理者使用,方便快捷,灵活实用。

三、病案信息开发利用

病案信息的开发利用已不是一个新鲜的话题,如广大临床医学专家早就有利用病案进行回顾性研究的习惯。而本节所讨论的主题是利用医院信息系统数据仓库及现代计算机技术对"结构化的"病案信息进行开发利用。

按照第一节病案信息分类的讨论,依托数据挖掘技术,本节将对病案信息部分专题的开发利用进行简要的描述。

(一)挂号信息的开发利用

挂号信息归类于门诊病案信息,在医院信息系统中它属于最"基层"的信息,也可以认为它是住院病案信息的"入口"。如果医院门诊信息子系统足够完善,那么利用挂号信息,我们可以进行如下工作。

1 医疾院门诊量的趋势分析预测

这种预测包括医院门诊量逐年变化趋势、医院各分院门诊量的构成、医院门诊量的季节性变化规律等。总而言之,就是要对医院门诊情况进行宏观"把脉",这对于医院总体规划,提高医院的整体竞争能力是非常有意义的。

2.医院专科门诊量的趋势分析预测

这种预测包括各专科门诊量逐年变化趋势、各专科门诊量的构成、各专科门诊量的季节性变化规律等。进行专科门诊量分析目的是整合医疗资源,提高医疗资源的利用率,扶持优势专科,充分发挥医院品牌的作用。

3.门诊疾病谱研究

门诊疾病谱具有季节性、流行性、专家效应性等特点。随着人民生活水平的变化和环境状况的改变,门诊疾病谱将具有鲜明的时代特征。研究疾病谱将有助于医院的整体规划甚至一个区域的卫生规划,对于疾病的预防控制也将发挥重要作用。

4.门诊量峰值点的研究

采用时间序列法研究门诊量日峰值点出现的规律,从而更加合理地设计门诊排队叫号系统,最大限度地减少患者等待时间,消除"三长一短现象",落实"以患者为中心"的理念。

5.门诊专家出诊规律的分析

以辅助对门诊专家的管理和门诊医疗质量的管理。例如:对于特别知名的专家,我们要注意他们的工作量是否超负荷以免危及他们的身体健康。

(二)病案首页信息的开发利用

住院病案首页是患者住院信息的高度浓缩,其特点是信息量大、信息种类繁多、信息之间具有高度关联性。由于病案首页信息的计算机管理在我国是应用最早最成功的,所以关于病案首页信息的开发利用也是讨论最多的。通过病案首页信息可以进行以下研究。

1.住院患者基本结构的研究

患者基本结构主要体现在:患者来源、患者从事职业、患者生活水平和习惯等。了解一个医院或一个区域患者群的基本结构,对于一个医院的基本建设乃至一个区域的医疗卫生规划是十分有意义的。

2.疾病谱研究

随着人们生活水平的不断提高及医疗卫生条件的不断改善,同一区域内疾病谱是变化的,疾病谱十年差异呈显著性。疾病谱研究对于医院建设整体规划、专科建设、人才战略都是十分有意义的。疾病谱研究是一个长期的过程。

3.手术分级研究

医院的甲类手术率直接反映了它的硬实力,腔镜手术率反映了它掌握现代技术的能力,术者的年龄结构反映了它的发展潜力。为了人们健康的根本利益及临床科学的有序发展,卫生部要求三级以上医院严格执行手术分级制度,手术分级研究无疑是检验这一制度执行情况的有力武器。

4.医疗质量和效率的研究

卫生部医院评价指南对三级医院规定了50多项指标,这些指标集中反映了医院的医疗质量和效率,每个指标都有着十分重要的意义,每个指标的研究都可以作为一个子课题。如平均住院日的研究在当今医院管理研究领域中就十分地活跃,发表了大量相关的研究论文。

尽管医院指标名目繁多,内容复杂,但经仔细分析它们大致可以划分为三类:①管理类:如患者对医疗服务的满意度,中级以上医师比例;②医疗质量类:如治愈好转率,术前术后诊断符合率;③医疗效率类:如出院患者平均住院日,病床使用率。

医院指标决不是孤立的,指标与指标之间,指标类与指标类之间都有一定相关性,孤立地研究某一个指标是没有意义的。因此,多元分析方法如逐步线性回归方法、聚类分析方法、主成分分析法及因子分析法等在医疗质量和效益研究中发挥着重要的作用。特别值得一提的是,TOPSIS法在评价医疗指标上得到了广泛应用。

5.临床路径研究

卫生部已经在全国开展临床路径的试点工作,可以预见的是,今后一段时间临床路径的研究将在我国广泛地开展起来。对于临床路径研究来说,病案首页包含了大量信息,如患者的平均住院日、择期手术术前平均住院日等都是临床研究非常有价值的信息。尽管临床路径研究的内容远远不止这些,但病案首页信息对于各医院临床路径的总体方案确定,如病种选择、住院期限、拟施行的手术方式、住院费用控制等都将是关键的。

(三)患者用药信息的开发利用

归功于医院财务收费的管理,我国医院信息系统中的患者用药信息保留得相当完整。然而不知出于什么原因,患者用药信息的开发利用往往被忽视。医院患者用药信息具有数据最大、专业性强等特点。利用患者用药信息我们可以进行如下研究。

1.医院药品需求预测

目前,我国几乎所有医院药品都是自购自销的,药品费用占用医院很大一笔资金。从医院经营的角度来说,科学地预测医院药品的需求,最低限度地减少资金的积压同时保证药品的供应是很有必要的。除小部分特殊需要的药品外,大多数普通药品的需求应该是有规律性的,这种规律性主要体现在季节规律性、流行病规律性、疾病谱病种规律性。应用仓储管理理论、统计学预测模型及医院数据仓库即可在医院信息系统中建立医院药品需求预测模型。

2.抗生素使用监测

随着医疗改革的步步深入,为了从根本上改变我国滥用抗生素的现状,卫生部对三级医院提出了一系列关于抗生素使用的规则和规范,各医院为了响应卫生部的号召也制订了相应的制度和措施。然而要真正将制度措施落到实处,就必须要"用事实说话"。因此,对抗生素使用的历史数据进行回顾性调查分析,对遏制抗生素的滥用、指导抗生素科学合理地使用将是十分有意义的。

3.特殊用药和专科用药分析

特殊用药主要指麻醉精神类药品,这类药品的使用有严格的管理程序,只有特殊人群在特殊时期才能使用。统计和分析这类药品使用的品种结构、变化趋势对于加强麻醉精神类药品的管理是十分必要的;同样,专科用药分析可以达到指导专科用药、发展优势专科的作用。

(四)患者费用信息的开发利用

同用药信息一样,患者的费用信息在医院信息系统中也是保存最完整的。患者费用信息的流转贯穿患者整个诊治过程,是医院经营的重要内容。利用患者费用信息可以进行以下分析。

1.医院经营状况分析

平均每人次门诊费用、平均每人次住院费用,药品比例是反映医院社会效益水平及良好经营状况的指标,也是卫生部及卫生厅(局)对各医疗机构严格限制的指标。医院在注重社会效益的前提下也要提高经济效益,降低医疗成本,体现医务人员的智慧和劳动成果。定期或不定期从宏观上对患者的费用信息进行比较和趋势分析就一定能从经济角度查找出医院运行的弊端,通过持续改进,使医院经营步入良性循环的轨道。

2.医保费用分析

为了满足人民的基本医疗需求,我国正在大力推行全民医疗保障战略,将逐步实行新农合和城镇居民医保。连同原有的国家职工医疗保障和商业保险,医疗保险类型已多达十几种。为了保证新型医保机制有效运行,不断探索更好的医保方式,必须开展医保费用的统计结果。

(五)药物经济学研究

如何用最少的成本获得最佳的治疗效果,即如何最大限度地提高药物使用的性价比,这就是药物经济学的核心内容。药物经济学在20世纪80年代就被提出,虽然几十年的研究产生了一大批研究成果,但研究是永无止境的。在患者层面上,药物经济学研究所关联的内容是:患者基本信息、患者诊断信息、患者用药信息、患者费用信息及患者其他信息。T检验、方差分析、卡方检验、多元线性回归等仍是常用方法。

病案信息的开发利用是一个多学科、多专业的综合课题,随着"数字医院"目标的不断临近,可供利用的信息会越来越丰富,它将不断吸引我们从深度和广度上去挖掘。可以预见的是:对于广大医院管理者、医院信息工作者和医院临床专家来说,病案信息的开发利用将有着十分美好的前景。

参 考 文 献

[1] 陈灏珠,林果为.实用内科学[M].第 13 版.北京:人民卫生出版社,2009.

[2] 陆再英,钟南山.内科学[M].第 7 版.北京:人民卫生出版社,2008.

[3] 季社青,孙东津,许化恒,等.现代内科理论与实践[M].石家庄:河北科学技术出版社,2012.

[4] 周新丽,张春,王军,等.临床内科常见病诊疗学[M].长春:吉林科学技术出版社,2012.

[5] 于文,刘淑红,杨志宏,等.实用内科临床诊疗[M].长春:吉林科学技术出版社,2012.

[6] 刘新光.消化内科[M].北京:人民卫生出版社,2009.

[7] 李岩.消化系统与疾病[M].上海:上海科学技术出版社,2008.

[8] 雷寒.内科学[M].第 6 版.北京:人民卫生出版社,2009.

[9] 王吉耀.内科学[M].第 2 版.北京:人民卫生出版社,2010.

[10] 刘又宁.实用临床呼吸病学[M].北京:科学技术文献出版社,2007.

[11] 贾建平.神经病学[M].第 6 版.北京:人民卫生出版社,2008.

[12] 吴江,贾建平,崔丽英.神经病学[M].北京:人民卫生出版社,2011.

[13] 俞森洋,孙宝君.呼吸内科临床诊治精要[M].北京:中国协和医科大学出版社,2011.

[14] 葛均波,徐永健,梅长林,等.内科学[M].第 8 版.北京:人民卫生出版社,2013.

[15] 王辰,王建安.内科学[M].北京:人民卫生出版社,2015.

[16] 胡品津,谢灿茂.内科疾病鉴别诊断学[M].北京:人民卫生出版社,2014.

[17] 崔丽英,北京医师协会.神经内科诊疗常规[M].北京:中国医药科技出版社,2013.

[18] 赵久良,冯云路.协和内科住院医师手册[M].第 2 版.北京:中国协和医科大学出版社,2014.